A Enfermagem em Pediatria e Puericultura

PEDIATRIA, PUERICULTURA E NEONATOLOGIA

Outros livros de interesse

AAOS/SBOT — Atualização em Conhecimentos Ortopédicos: Pediatria
Allen — Prática Pediátrica
Ancona e Brasil — Nutrição e Dietética em Clínica Pediátrica
Araújo — Avaliação Clínico-Neurológica do Recém-Nascido Normal e Subnutrido
Ayres — Práticas Pediátricas — Depto. de Pediatria da Faculdade de Medicina da UFRJ
Barba Flores e Costa Vaz — Imagem em Pediatria
Barros — Adolescência — Uma Abordagem Prática
Bello, Macedo e Palha — A Criança que Não Come — Guia de Tratamento e Prevenção
Bicalho Lana — O Livro de Estímulo a Amamentação — Uma Visão Biológica, Fisiológica e Psicológico-Comportamental da Amamentação
Bonomi — Pré-Natal Humanizado — Gerando Crianças Felizes
Bruschinni — Ortopedia Pediátrica 2ª ed.
Capella — Alarme Cirúrgico do Recém-Nascido — Sinais Clínicos
Carvalho — Perguntas e Respostas Comentadas em Pediatria 3ª ed.
Carvalho — Cuidados Intensivos do Paciente Oncológico Pediátrico
Carvalho e Brunow — Terapêutica e Prática Pediátrica 2ª ed. (2 vols.)
Carvalho e Jiménez — Ventilación Pulmonar Mecánica en Pediatría (edição em espanhol)
Carvalho, Hirschheimer e Herwig — Primeiro Atendimento nas Emergências em Pediatria
Carvalho, Hirschheimer e Matsumoto — Terapia Intensiva Pediátrica 2ª ed. (2 vols.)
Carvalho, Lee e Mângia — Cuidados Neurológicos em Terapia Intensiva Pediátrica
Carvalho, Pauling e Moreira — Manual de Terapia Intensiva Pediátrica
Carvalho, Proença e Hirschheimer — Ventilação Pulmonar Mecânica na Criança
Carvalho, Souza e Souza — Emergência e Terapia Intensiva em Pediatria
Cat e Giraldi — Terapia Intensiva e Reanimatologia Pediátrica
César Bevilacqua — Emergências Pediátricas — Instituto de Pediatria e Puericultura da Faculdade de Medicina da UFRJ
Clemax — Tuberculose na Infância e na Adolescência, 2ª ed.
Coelho — Avaliação Neurológica Infantil nas Ações Primárias da Saúde (2 vols.)
Costa Vaz, Antranik e Zugaib — Assistência à Gestante de Alto Risco e ao Recém-Nascido nas Primeiras Horas
Costa Vaz e Diniz — Infecções Congênitas e Perinatais
Crepaldi — Deficiência Auditiva na Infância — Causas e Prevenção
De Ávila — Socorro, Doutor! Atrás da Barriga Tem Gente
Del Ciampo — Puericultura — Princípios e Prática: Atenção Integral à Saúde da Criança
Diament e Cypel — Neurologia Infantil 3ª ed.
Dias Rêgo — Aleitamento Materno
Diniz — O Leite Humano — A Sua Importância na Alimentação do Recém-Nascido
Dorina e Koda — Doenças Gastrenterológicas em Pediatria
Farhat — Imunizações — Fundamentos e Prática 4ª ed.
Farhat e Carvalho — Infectologia Pediátrica 2ª ed.
Farhat e Kopelman — Infecções Perinatais 2ª ed.
Fisberg — Atualização em Obesidade na Infância e na Adolescência
Fisberg — Adolescência... Quantas Dúvidas ...!
Flehmig — Texto e Atlas do Desenvolvimento Normal e seus Desvios no Lactente — Diagnóstico e Tratamento do Nascimento até o 18º Mês.
Garcia e Azoubel — A Placenta Humana — Morfologia e Patologia Fetal e Perinatal
Gauderer — Autismo 3ª ed.
Gesell e Amatruda — Psicologia do Desenvolvimento — Do Lactente e da Criança Pequena — Bases Neuropsicológicas e Comportamentais
Grisi e Escobar — Prática Pediátrica

Grumach — Alergia e Imunologia na Infância e na Adolescência
Grumach — Nefrologia Pediátrica
Grunspun — Crianças e Adolescentes com Transtornos Psicológicos e do Desenvolvimento
Grunspun — Psicoterapia Lúdica de Grupo com Crianças
Grunspun — Distúrbios Psiquiátricos da Criança 3ª ed.
Grunspun — Distúrbios Psicossomáticos da Criança 2ª ed.
Grunspun — Distúrbios Neuróticos da Criança 4ª ed.
Gurgel — Saúde Materno-Infantil — Auto-Avaliação e Revisão
Hirschheimer, Carvalho — Primeiro Atendimento nas Emergências Pediátricas
Huault — Pediatria e Neonatologia de Urgência
Jácomo — Assistência ao Recém-Nascido — Normas e Rotinas 3ª ed.
Klein — Atlas de Pediatria em Cores — O Recém-Nascido e o Primeiro Trimestre de Infância e Adolescência • Síndromes Especiais • Neoplasias
Kopelman — Diagnóstico e Terapêutica em Neonatologia
Kopelman e Almeida — Rotinas Médicas da Disciplina de Pediatria Neonatal da Escola Paulista de Medicina (EPM)
Kopelman e Grinsburg — Distúrbios Respiratórios no Período Neonatal
Krugman — Doenças Infecciosas em Pediatria 8ª ed.
Leone e Tronchin — Assistência Integrada ao Recém-Nascido de Alto Risco
Levin — Terapia Respiratória Intensiva em Pediatria
Lima — Pediatria Essencial 4ª ed.
Maculevicius — Manual de Organização do Lactário
Marinella — Atualização e Reciclagem em AIDS Pediátrica
Marinella — Manejo Clínico da AIDS Pediátrica
Martins e Cury — Temas de Cirurgia Pediátrica
Mattos — Pediatria e Adolescência Sociais
Merino — O Livro de Bolso de Doces-Receitas para o Diabético e Dietas de Baixa Caloria
Montalvão — Surdez e os Fatores que Compõem o Método Audiovisual de Linguagem Oral para Crianças com Perda Auditiva, 2ª ed.
Monte e Longui — Endocrinologia para o Pediatra (Livro Texto e Livro Apêndice com Tabelas, Valores de Referência e Medicamentos de Uso Comum (2 vols.) 2ª e
Negreiros — Alergologia Clínica
Novais — Como Ter Sucesso na Profissão Médica 2ª ed.
Okay, Costa Vaz, Muniz e Tobaldini — Manual do Médico Residente de Pediatria - Depto. de Pediatria da FMUSP
Palhares — Medicamentos em Neonatologia
Pernetta — Terapêutica Pediátrica 7ª ed.
Peterline — O Cotidiano da Prática de Enfermagem Pediátrica
Pimentel — Atlas e Manual de Endocrinologia Pediátrica
Protásio da Luz — Nem só de Ciência se Faz a Cura
Reis e Grisi — Manual de Pronto-Socorro em Pediatria Clínica
Rocha — Orientação Diagnóstica em Pediatria
Rodrigues — A Estimulação da Criança Especial em Casa — Um Guia de Orientação para os Pais de Como Estimular a Atividade Neurológica e Motora
Rozov — Doenças Pulmonares em Pediatria — Diagnóstico e Tratamento
Saito — Adolescência — Prevenção e Risco
Salvador — Urologia Pediátrica
Schettino — Diagnósticos em Pediatria — 100 Casos Clínicos Comentados
Schettino — Doenças Exantemáticas em Pediatria e Outras Doenças Mucocutâneas
Schettino — Terapêutica em Pediatria
Schmidt — Sistematização Terapêutica em Pediatria 2ª ed.
Silvestrini e Moraes — Diagnóstico e Terapêutica dos Distúrbios Hidreletrolítico em Pediatria
SPSP (Soc. Ped. SP) — **Carraza e Falcão** — Manual Básico de Apoio Nutricior em Pediatria
SPSP (Soc. Ped. SP) — Série Atualizações Pediátricas
    Vol. 1 Françoso — Sexualidade e Saúde Reprodutiva na Adolescência
    Vol. 2 Palma — Gastrenterologia e Nutrição
    Vol. 3 Bricks — Doenças Infecciosas — Manejo e Prevenção
    Vol. 4 Pachi — O Recém-Nascido de Muito Baixo Peso e o Ambiente
    Vol. 5 Waksman — Segurança na Infância e na Adolescência
    Vol. 6 Calliari — Endocrinologia Pediátrica
    Vol. 7 Cardoso — Temas Quentes em Nutrição Pediátrica
Telles e Tannuri — Suporte Nutricional em Pediatria
Valle — O Coma na Infância
Virginia Santana — Cardiopatias Congênitas no Recém-Nascido — Diagnóstico e Tratamen
Woiski — Nutrição e Dietética em Pediatria 4ª ed.

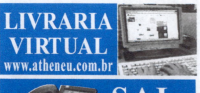

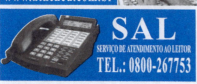

A Enfermagem em Pediatria e Puericultura

Edilza Maria Ribeiro Schmitz
*Enfermeira, Professora-Adjunto
do Departamento de Enfermagem da
Universidade Federal de Santa Catarina*

*Co-autoria de 35 Enfermeiros Docentes,
Assistenciais e Colaboração de 12
Especialistas e Revisores Científicos*

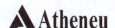

São Paulo • Rio de Janeiro • Ribeirão Preto • Belo Horizonte

EDITORA ATHENEU

São Paulo — Rua Jesuíno Pascoal, 30
Tels.: (11) 3331-9186 • 223-0143 •
222-4199 (R. 25, 27, 28 e 30)
Fax: (11) 223-5513
E-mail: edathe@terra.com.br

Rio de Janeiro — Rua Bambina, 74
Tel.: (21) 2539-1295
Fax: (21) 2538-1284
E-mail: atheneu@atheneu.com.br

Ribeirão Preto — Rua Barão do Amazonas, 1.435
Tel.: (16) 636-8950 • 636-5422
Fax: (16) 636-3889
E-mail: editoratheneu@netsite.com.br

Belo Horizonte — Rua Domingos Vieira, 319 — Conj. 1.104

PLANEJAMENTO GRÁFICO/CAPA: Equipe Atheneu

Dados Internacionais de Catalogação na Publicação (CIP)
(Câmara Brasileira do Livro, SP, Brasil)

A Enfermagem em pediatria e puericultura / Edilza Maria R. Schmitz...
[et al.]. — São Paulo: Editora Atheneu, 2005.

Vários colaboradores.

1. Enfermagem em pediatria 2. Pediatria 3. Puericultura
I. Schmitz, Edilza Maria R.

	CDD-610.7362
00-0035	NLM-WY 159

Índices para catálogo sistemático:

1. Pediatria: Enfermagem 610.7362
2. Puericultura: Enfermagem 610.7362

SCHMITZ EMR
A Enfermagem em Pediatria e Puericultura

© Direitos reservados à EDITORA ATHENEU — São Paulo, Rio de Janeiro, Ribeirão Preto,
Belo Horizonte, 2005

Co-autores

Adélia Tereza R. da Silva
Enfermeira responsável pela Comissão de Infecção Hospitalar do Hospital Infantil Joana de Gusmão, Fundação Hospitalar de Santa Catarina.

Astrid E. Boehs
Enfermeira, Professora Assistente III do Departamento de Enfermagem da Universidade Federal de Santa Catarina.

Aureli S. de Oliveira
Enfermeira responsável pela Unidade B, de Cirurgia e Oncologia do Hospital Infantil Joana de Gusmão, Fundação Hospitalar de Santa Catarina.

Diva de Mello
Acadêmica de Enfermagem da Universidade Federal de Santa Catarina.

Eleonora Cristina L. Stocco
Enfermeira do Hospital Infantil Joana de Gusmão, Fundação Hospitalar de Santa Catarina.

Eli R. C. Seibert
Enfermeira da Seção de Pediatria do Hospital Universitário da Universidade Federal de Santa Catarina.

Elizabeta Roseli Eckert
Enfermeira, Professora Auxiliar de Ensino II do Departamento de Enfermagem da Universidade Federal de Santa Catarina.

Elizabeth Tereza Back
Enfermeira Chefe do Serviço de Enfermagem do Hospital Infantil Joana de Gusmão, Fundação Hospitalar de Santa Catarina.

Elza Maria Pires
Enfermeira do Berçário da Maternidade Carmela Dutra, Fundação Hospitalar de Santa Catarina.

Ernesta S. Rebello
Enfermeira Chefe do Serviço de Pediatria do Hospital Universitário da Universidade Federal de Santa Catarina.

Evangelia Kotzias Atherino dos Santos
Enfermeira Chefe do Serviço de Enfermagem da Maternidade Carmela Dutra, Fundação Hospitalar de Santa Catarina e Professora Assistente IV do Departamento de Enfermagem da Universidade Federal de Santa Catarina.

Fernanda Carneiro Mussi
Acadêmica de Enfermagem da Universidade Federal de Santa Catarina.

Haydée E. H. Back
Enfermeira responsável pela Unidade de Internação D, de Problemas Respiratórios e Renais do Hospital Infantil Joana de Gusmão.

Ingrid Elsen
Enfermeira, Doutora em Ciências da Enfermagem pela Universidade da California, San Francisco, USA, Professora Adjunto III do Departamento de Enfermagem da Universidade Federal de Santa Catarina.

Iolanda Flores e Silva
Enfermeira do Departamento de Enfermagem da Universidade Federal de Santa Catarina.

Isabel Quint Berreta
Enfermeira responsável pela Unidade de Cuidados Intermediários do Hospital Infantil Joana de Gusmão, Fundação Hospitalar de Santa Catarina.

Joelle Marie Jacqueline Stefane
Enfermeira, Doutora em Saúde e Nutrição Pública pela Universidade de Paris, Sorbone, França. Professora Visitante no Departamento de Enfermagem da Universidade Federal de Santa Catarina.

Lélia M. M. Mesquita
Enfermeira responsável pela Unidade de Observação do Hospital Infantil Joana de Gusmão, Fundação Hospitalar de Santa Catarina.

Ligia Maria V. Pinheiro Martins
Enfermeira responsável pela Unidade de Isolamento do Hospital Infantil Joana de Gusmão, Fundação Hospitalar de Santa Catarina.

Lourdes de Costa Remor
Enfermeira Supervisora Noturna do Hospital Infantil Joana de Gusmão, Fundação Hospitalar de Santa Catarina.

Maria Anésia Nunes
Enfermeira da Seção de Pediatria do Hospital Universitário da Universidade Federal de Santa Catarina.

Maria de Fátima Padilha
Enfermeira Chefe da Seção de Pediatria do Hospital Universitário da Universidade Federal de Santa Catarina.

Maria Luiza V. Santos
Psicóloga do Hospital Infantil Joana de Gusmão, Fundação Hospitalar de Santa Catarina.

Marlene Rolden Speack
Enfermeira responsável pela Unidade de Adolescentes do Hospital Infantil Joana de Gusmão, Fundação Hospitalar de Santa Catarina.

Maristela Andrade
Enfermeira responsável pela Unidade de Terapia Intensiva do Hospital Infantil Joana de Gusmão, Fundação Hospitalar de Santa Catarina.

Rosana Beatriz R. Gandim
Enfermeira responsável pela Unidade de Neonatologia do Hospital Infantil Joana de Gusmão, Fundação Hospitalar de Santa Catarina.

Rosane G. Nitschke
Enfermeira Auxiliar de Ensino do Departamento de Enfermagem da Universidade Federal de Santa Catarina.

Rosani Ramos Machado
Enfermeira responsável pela Unidade C de Gastroenterologia e Cardiologia do Hospital Infantil Joana de Gusmão, Fundação Hospitalar de Santa Catarina.

Rosemery A. Lentz
Enfermeira responsável pela Unidade E, de Pacientes Desnutridos e com Problemas Neurológicos do Hospital Infantil Joana de Gusmão, Fundação Hospitalar de Santa Catarina.

Rosemary Eufrásio das Chagas
Enfermeira responsável pela Unidade de Cuidados Intermediários do Hospital Infantil Joana de Gusmão, Fundação Hospitalar de Santa Catarina.

Salete V. Sakae
Enfermeira Chefe do Serviço de Pediatria Ambulatorial do Hospital Universitário da Universidade Federal de Santa Catarina.

Silvia Lucia Ferreira
Enfermeira, Professora Assistente II do Departamento de Enfermagem da Universidade Federal de Santa Catarina.

Terezinha V. Junkes
Enfermeira responsável pela Unidade de Emergência do Hospital Infantil Joana de Gusmão, Fundação Hospitalar de Santa Catarina.

Zuleica Maria Patrício
Enfermeira, Professora do Departamento de Enfermagem da Universidade Federal de Santa Catarina.

Sumário*

---

*Codificação: *a*. co-autor; *b*. colaborador.

1
A enfermagem, o crescimento e desenvolvimento infantil 1
Joelle Marie Jacqueline Stefane[a]

2
Aleitamento materno 25
Evangelia Kotzias Atherino dos Santos[a], Ana Maria W. Batista da Silva[b], Rinald Althoff [b]

3
Imunização básica na infância 49
Edilza Maria R. Schmitz[a], Iolanda Flores e Silva[a], Lélia Maria Santana[b], Marlene Rolden Speack[b], Eli R.C. Siebert[b]

4
Cuidados com os dentes 65
Fernanda Carneiro Mussi[a], Elvion Antônio Ribeiro[b]

5
Terapia de reidratação oral — TRO 87
Edilza Maria R. Schmitz[a]

6
Sono na infância 103
Joelle Marie Jacqueline Stefane[a]

7
Exposição ao sol na primeira infância 109
Iolanda Flores e Silva[a], Ernesta S. Rebello[b], Haydée E. H. Back[b]

8
Observação da criança: ficha técnica 113
Joelle Marie Jacqueline Stefane[a]

9
Anamnese pediátrica 117
Elizabeta Roseli Eckert[a]

10

O exame físico como parte integrante da avaliação sistemática de enfermagem 127
Silvia Lucia Ferreira[a], Ingrid Elizabeth B. Bertoldo[b], Isabel Quint Berreta[b], Rosana Beatriz R. Gandim[b]

11

Subsídios para observação e avaliação das características das fezes, urina, vômito, secreções traqueobrônquicas, choro e alterações relacionadas à pele 135
Astrid E. Boehs[a], Haydée E. H. Back[b], Mari Stela Andrade[b], Salete V. S. Sakae[b]

12

Assistência de Enfermagem ao recém-nascido normal a termo e pré-termo em unidades de neonatologia 145
Elza Maria Pires[a], Diva de Mello[a], Rinald Althoff [b], Eleonora C. L. Stocco[b], Marisa Monticelli[b], Rosana Beatriz R. Gandim[b]

13

Fototerapia 159
Elza Maria Pires[a], Diva de Mello[a], Eleonora C. L. Stocco[b], Lélia Maria Santana[b], Rosana Beatriz R. Gandim[b], Rosane G. Nitschke[b]

14

Uso de incubadoras e berços aquecidos 163
Rosana Beatriz R. Gandim[a], Eleonora Cristina L. Stocco[a], Astrid E. Boehs[b], Elza Maria Pires[b], Ilma Nunes[b], Ligia Maria V. Pinheiro Martins[b], Lourdes de Costa Remor[b]

15

Assistência à criança hospitalizada: tipos de abordagem e suas implicações para a enfermagem 169
Ingrid Elsen[a], Zuleica Maria Patrício[a]

16

A problemática da hospitalização infantil: aspectos psicológicos 181
Edilza Maria R. Schmitz[a], Ernesta S. Rebello[b], Haydée E. H. Back[b], Telma A. Lenzi[b]

17

Recreação e estimulação: fundamentos para a prática da enfermagem pediátrica 197
Salete V. Sakae[a], Ernesta S. Rebello[a]

18

A enfermagem e a segurança do paciente na unidade pediátrica 205
Haydée E. H. Back[a], Astrid E. Boehs[b], Ilma Nunes[b], Ligia Maria V. Pinheiro Martins[b], Lourdes de Costa Remor[b]

19

Controle da infecção hospitalar 213
Adélia Tereza R. da Silva[a]

20

Assistência de enfermagem à criança nos períodos pré, trans e pós-operatório 223
Zuleica Maria Patrício[a], Aureli Silva de Oliveira[b], Isabel Quint Berreta[b]

21

Verificação de sinais vitais em pediatria 223
Eli R. C. Seibert[a], Astrid E. Boehs[b], Ilma Nunes[b], Ligia Maria V. Pinheiro Martins[b], Lourdes de Costa Remor[b]

22

Orientações para uso de colar de gelo pela enfermagem 249
Astrid E. Boehs[a]

23

Aleitamento por mamadeira 251
Maria Anésia Nunes[a], Elizabeth Tereza Back[b], Rosemary E. das Chagas[b]

24

Restrições físicas 259
Zuleica Maria Patrício[a], Ingrid Elizabeth R. Bertoldo[b], Isabel Quint Berreta[b], Rosana Beatriz Gandim[b]

25

Coleta de amostras para exames laboratoriais em pediatria 273
Edilza Maria R. Schmitz[a], Lélia M. M. Santana[b], Marlene Rolden Speack[b], Eli R. S. Siebert[b]

26

Sondagem gástrica, lavagem, lavagem gástrica, aspiração gástrica 293
Rosane G. Nitschke[a]

27

Inaloterapia: fundamentos para a atuação da enfermagem pediátrica 311
Edilza Maria R. Schmitz[a], Lélia M. M. Santana[b], Rosana Beatriz R. Gandim[b], Rosane Nitschke[b]

28

Fisioterapia respiratória em pediatria 323
Edilza Maria R. Schmitz[a], Marlene Rolden Speack[a], Adélia Tereza R. da Silva[b], Maria de Fátima Padilha[b], Rosemery A. Lentz[b], Silvia Lucia Ferreira[b]

29

Administração endovenosa de fluidos 333
Edilza Maria R. Schmitz[a], Maria Anésia F. Nunes[b], Elizabeta Roseli Eckert[b], Rosani R. Machado[b], Terezinha de A. Junkes[b]

30

Técnica de fixação butterflay em couro cabeludo com atadura gessada 343
Astrid E. Boehs[a]

31

Escabiose e miíase: fundamentos para a atuação da enfermagem 345
Maria de Fátima Padilha[a], Maria Anésia F. Nunes[b], Elizabeta R. Eckert[b], Rosani
R. Machado[b], Terezinha de A. Junkes[b]

32

Dietas terapêuticas: fundamentos para a atuação da enfermagem 349
Lélia M. M. Mesquita[a], Edilza Maria R. Schmitz[a], Ernesta S. Rebello[b], Haydée
E. H. Back[b], Glaci Closs[b]

33

Alimentação transpilórica naso ou orojejunal (enteral) 363
Rosemery A. Lentz[a], Terezinha V. Junkes[a], Haydée E. H. Back[b], Mari Stela
Andrade[b], Salete V. S. Sakae[b]

34

**Nutrição parenteral (NP): aspectos gerais e aplicados a enfermagem
pediátrica** 369
Ligia Maria V. Pinheiro Martins[a], Lourdes de Costa Remor[a], Elizabeth Tereza
Back[b], Mari Stela Andrade[b], Salete V. S. Sakae[b]

35

Acidentes na infância 379
Haydée E. H. Back[a], Rosemery A. Lentz[a], Edilza Maria R. Schmitz[a], Elizabeth
Tereza Back[b], Rosemary E. das Chagas[b]

36

Intoxicações acidentais agudas na infância 393
Terezinha de Aquino V. Junkes[a], Edilza Maria R. Schmitz[a], Elizabeth Tereza
Back[b], Rosemery A. Lentz[b]

37

**Distúrbios convulsivos e epilepsia na infância: aspectos gerais e
assistência de enfermagem** 403
Rosemery A. Lentz[a], Elizabeth Tereza Back[b], Rosemary E. das Chagas[b]

38

**Cuidados de Enfermagem a pacientes pediátricos com aparelho
gessado e tração** 417
Aureli S. de Oliveira[a], Astrid E. Boehs[b], Ilma Nunes[b], Ligia V. Pinheiro Martins[b],
Lourdes de Costa Remor[b]

39

**A enfermagem pediátrica e a quimioterapia antineoplásica: cuidados e
manejo** 429
Haydée E. A. Back[a], Edilza Maria R. Schmitz[a], Anésia de F. Nunes[b], Aureli S. de
Oliveira[b], Elizabeta Roseli Eckert[b], Terezinha de A. V. Junkes[b], Vera Radünz[b]

40

Cateterismo cardíaco e angiografia 439
Rosani Ramos Machado[a], Ernesta S. Rebello[b], Haydée E. H. Back[b], Maurício L.
Silva[b]

41
O psicólogo e o cateterismo 443
Maria Luiza V. Santos[a]

42
Drenagem pleural: fundamentos para a atuação da enfermagem em pediatria 445
Ligia Maria V. Pinheiro Martins[a], Lourdes de Costa Remor[a], Haydée E. H. Back[b], Mari Stela Andrade[b], Salete V. S. Sakae[b]

43
Insulinoterapia, glicosúria, cetonúria: fundamentos para a atuação da enfermagem 451
Rosemary Eufrásio das Chagas[a], Adélia Tereza R. da Silva[b], Maria de Lourdes S. Cardoso[b], Maria Salete Lopes Natividade[b], Silvia Lucia Ferreira[b], Rosemary E. das Chagas[b]

44
Assistência de enfermagem ao paciente pediátrico com comprometimento da consciência e/ou coma 461
Mari Stela Andrade[a], Elizabeta Roseli Eckert[b], Maria Anésia F. Nunes[b], Rosani R. Machado[b], Terezinha de A. Junkes[b]

45
A enfermagem e o paciente pediátrico terminal 469
Eleonora Cristina L. Stocco[a], Elizabeth Tereza Back[a], Isabel Quint Berreta[a], Adélia Tereza R. da Silva[b], Maria de Fátima Padilha[b], Rosemery A. Lentz[b]

Colaboradores

Ana Maria W. Batista da Silva
Enfermeira, Professora Assistente IV do Departamento de Enfermagem da Universidade Federal de Santa Catarina.

Elvion Antônio Ribeiro
Dentista, Mestre em Ciências, Ortodontia, pela Universidade Federal do Rio de Janeiro.

Glaci Closs
Nutricionista responsável pelo Serviço de Nutrição da Seção de Pediatria do Hospital Universitário da Universidade Federal de Santa Catarina.

Ilma Nunes
Enfermeira da Seção de Pediatria do Hospital Universitário da Universidade Federal de Santa Catarina.

Ingrid Elizabeth B. Bertoldo
Enfermeira da Seção de Pediatria do Hospital Universitário da Universidade Federal de Santa Catarina.

Maria de Lourdes S. Cardoso
Enfermeira, Professora Assistente III do Departamento de Enfermagem da Universidade Federal de Santa Catarina.

Maria Salete Lopes Natividade
Enfermeira Chefe do Serviço de Ambulatório do Hospital Universitário da Universidade Federal de Santa Catarina.

Marisa Monticelli
Enfermeira, Professora Assistente IV do Departamento de Enfermagem da Universidade Federal de Santa Catarina.

Maurício L. Silva
Médico Cardiologista do Hospital Infantil Joana de Gusmão, Fundação Hospitalar de Santa Catarina.

Rinald Althoff
Enfermeira, Professora Assistente I do Departamento de Enfermagem da
Universidade Federal de Santa Catarina.

Telma A. Lenzi
Psicóloga, Responsável pela Assistência Psicológica do Serviço de Pediatria
do Hospital Universitário da Universidade Federal de Santa Catarina.

Vera Radünz
Enfermeira Assistente IV do Departamento de Enfermagem da
Universidade Federal de Santa Catarina.

Agradecimentos

No sumário deste trabalho, estão citados os nomes dos revisores que contribuíram com seus conhecimentos e experiências para o enriquecimento dos textos, a eles sinceros agradecimentos.

Agradeço igualmente a Marina Estela S. Silva pela execução datilográfica, a José Ricardo Rafaeli pela execução da maior parte dos desenhos e a Rutsnei Schmitz por sua ajuda no encaminhamento dos textos para processamento datilográfico e execução de parte dos desenhos.

Ressalto e agradeço aos chefes do Departamento de Enfermagem Jorge Lorenzetti (anterior) e Nelcy T.C. Mendes (atual) pela liberação parcial de minhas atividades didáticas para que pudesse dar andamento a este trabalho.

Dedico o capítulo "Problemática da Hospitalização Infantil – Aspectos Psicológicos", à Dra. Eloita Pereira Neves, minha orientadora de Mestrado, já que muito deste tema pude aprender, quando sob sua orientação.

Prefácio

O trabalho ora apresentado tem como origem o desejo de enfermeiras docentes da Universidade Federal de Santa Catarina de dispor de uma bibliografia ligando a Enfermagem à Pediatria, que preenchesse determinadas lacunas constatadas quando do preparo de suas aulas.

Projetado seu sistema de produção, que envolveu enfermeiros docentes e/ou da prática assistencial, os objetivos iniciais se ampliaram com vistas a:

1) Oferecer subsídios teórico-práticos ao ensino de graduação e orientar e reorientar a prática assistencial diária da Enfermagem, através da ampliação e do enriquecimento dos recursos bibliográficos existentes com conhecimentos advindos do estudo, análise, reflexões e experiência cotidiana de enfermeiros docentes e assistenciais.

2) Oferecer subsídios para elaboração de trabalhos de pesquisa e marcos de referência teórica.

3) Motivar enfermeiros vinculados à área da saúde infantil para a produção e publicação de suas experiências.

Como previsto o trabalho foi elaborado a partir da escolha e experiência das autoras. A seguir procurou-se, através de uma etapa da produção denominada validação, aperfeiçoar e revisar cada trabalho. A validação foi efetuada por grupos de três a seis componentes do grupo de produção e outros profissionais da área de saúde, inicialmente, individualmente, seguindo-se um roteiro de validação e a seguir, numa sessão (predominantemente do grupo todo) para as conclusões e recomendações às autoras. A próxima etapa foi a de atualização, revisão e reformulação final do trabalho pela(s) autora(s).

Estas etapas se estenderam exaustivamente, ao longo de dois anos, e tiveram como sua mais séria limitação, a pouca disponibilidade de tempo dos enfermeiros docentes e assistenciais para executarem as diversas fases do trabalho no contexto de suas atividades habituais.

A produção de alguns capítulos não foi tão abrangente quanto gostaríamos, como foi o caso dos problemas de pele mais comuns e a intervenção de enfermagem específica. Da mesma forma, certos capítulos projetados não foram produzidos devido a problemas como desistência dos autores ou falta de afinidade e/ou experiência das enfermeiras com determinados conteúdos.

Para finalizar a apresentação deste trabalho, gostaria de afirmar que há um enorme potencial na produção conjunta assistencial-docente, que vem sendo pouco explorado em favor do desenvolvimento científico da Enfermagem. E ainda, que este trabalho possa atender, pelo menos em parte, aos objetivos que perseguimos quando de sua produção.

Florianópolis, verão de 2000

Edilza Maria Ribeiro Schmitz

Introdução

A ciência vem gerando conhecimentos e tecnologia de forma incrivelmente rápida e muitos setores, como o da saúde, têm incorporado-os de forma igualmente rápida.

Reafirma-se neste contexto a necessidade de desenvolver-se modelos de assistência que preservem e revigorem a qualidade da vida humana, tanto mais enquanto criança, por sua maior vulnerabilidade. Estes modelos devem voltar-se para atender necessidades, desenvolver potencialidades e favorecer a consecução das aspirações.

Enquanto a ciência dá passos largos em direção a medicamentos de alta eficácia e eficiência, transplantes sem rejeição, máquinas de efeito completamente previsível etc., é preciso não esquecer do assistir, do cuidar, fisicamente, mentalmente e socialmente.

Uma criança isolada em sistemas de proteção perfeitos necessitará de assistência, bem como as expostas a queimaduras, a radiação, ao transplante de órgãos etc.

Na nossa realidade de país com áreas de grande desenvolvimento e outras de nenhum desenvolvimento, a assistência, o cuidado, continuam centralizados nos problemas gerados pela inadequada organização social e pobreza.

Assim, a assistência em saúde, entendida como o atendimento de necessidades, desenvolvimento de potencialidades e criação de condições para obtenção das aspirações, é e continuará sendo essencial para a existência da vida com qualidade.

No sistema de saúde a Enfermagem tem papel importante no assistir. Porém, o que é visto com freqüência é que o assistir é executado por indivíduos despreparados física, mental, intelectual e socialmente para tal. Os enfermeiros, em tese melhor capacitados para essa tarefa, são numericamente inferiores ao preconizado por organismos internacionais de saúde. Quando presentes em uma instituição de saúde convivem freqüentemente com relações numéricas absurdas de enfermeiro/clientela, enfermeiro/funções, mantendo-se distante do verdadeiro assistir.

Para que os futuros enfermeiros e os já existentes possam estar aptos para o assistir, devem preparar-se para tal, e este trabalho pretende contribuir nesta preparação. Mas, além disto, é fundamental o desenvolvimento da consciência social de que a assistência é essencial e deve ser executada por pessoas aptas.

1

A Enfermagem, o Crescimento e Desenvolvimento Infantil

Joelle Marie Jacqueline Stefane

"O desenvolvimento é a característica primordial da criança que cresce, se modifica e se afirma como indivíduo. Ao atender suas necessidades essenciais, dia a dia, se garante seu crescimento e desenvolvimento harmonioso e se prepara a criança para o futuro. O desenvolvimento significa também saúde. Não pode haver crescimento nem desenvolvimento satisfatório se a saúde da criança está afetada por problemas crônicos, como a desnutrição.

Para o pleno desenvolvimento as crianças necessitam, além da saúde, de amor e segurança, novas experiências, estímulos e de responsabilidades que gradativamente devam cumprir desde o início de sua infância" (Manciaux, 1984).

"Na América Latina, um número importante de menores de cinco anos estão crescendo em condições sanitárias, culturais e sociais absolutamente deficientes e por isto não alcançarão seu desenvolvimento integral (pleno alcance de suas potencialidades físicas, psicológicas e espirituais). As suas oportunidades de desenvolver-se são poucas porque vivem em áreas demasiado povoadas, com pouco espaço para jogar, ficam sós e não têm suficiente variedade de coisas com que jogar, que estimulem seus sentidos, vocabulário, aptidão espacial e outras percepções.

Para evitar que estas crianças passem a integrar os grupos de extrema pobreza de seus países, o que constitui um grave impedimento para o progresso, é fundamental concentrar esforços em esgotar todos os mecanismos que permitam entregar-lhes oportunamente, não só os conhecimentos necessários para conservar a saúde, senão o estímulo necessário para desenvolver todo seu potencial genético.

Ainda na pobreza se pode melhorar a saúde, aprendendo a usar melhor os alimentos disponíveis, eliminar os insetos daninhos, tratar infecções comuns sem medicamentos caros ou ajudar a adquirir experiências variadas através de jogos e estimulação" (Cortés, 1985).

Pais, educadores, profissionais de saúde e autoridades devem trabalhar para que as crianças alcancem a boa saúde geral e para seu desenvolvimento integral.

CRESCIMENTO: FUNDAMENTOS PARA A ATUAÇÃO DE ENFERMAGEM

Parâmetros e características

Peso

O peso é um excelente indicador das condições de saúde e da nutrição da criança. Suas variações na infância são rápidas e importantes. As maiores informações não são obtidas, porém, com o peso de um momento preciso, mas na sua evolução no tempo (curva de peso), na variação entre duas pesagens sucessivas.

O método de pesagem, por sua vez, deve ser preciso para não oferecer dados incorretos.

Indicações da curva de peso

A curva de peso é indicada para:
— Avaliação da defasagem da situação de má nutrição bem antes do aparecimento de outros sinais clínicos.

– Vigilância da situação de desidratação e apreciação de sua gravidade.

– Implementação de ações preventivas educativas sanitárias: dietética, alimentação, educação e a participação dos pais. A demonstração da curva de peso vai explicar a situação de saúde da criança e as medidas a tomar.

– Avaliação da situação nutricional e da eficácia das medidas preventivas, a nível individual e coletivo.

Parâmetros ponderais

a) Ganho ponderal mensal nos dois primeiros anos de vida

até 3 meses	750 a 900 gramas por mês
de 3 a 6 meses	600 gramas por mês
de 5 meses a 1 ano	300 a 400 gramas por mês
de 1 a 2 anos	200 a 300 gramas por mês

b) Evolução do peso de 0 a 2 anos

Peso do nascimento (PN)	3.300 ± 500 gramas
Peso ± 5 meses	x 2
Peso ± 1 ano	PN x 3
Peso ± 2 anos	PN x 4

c) Ganho ponderal anual de 2 a 7 anos

de 2 a 3 anos	1.800g	a	2.000 gramas	por ano
de 3 a 4 anos	1.800g	±		por ano
de 4 a 5 anos	1.650g	±		por ano
de 5 a 7 anos	1.500g	±		por ano

O crescimento do peso se torna progressivamente mais lento no período de 2 a 10-12 anos.

Método de pesagem

a) *Recomendações*

– Determinar o momento habitual do dia em que se realiza a pesagem, antes do almoço e no mesmo horário.

– Pesar a criança sempre com o mesmo tipo de roupa: nua ou vestida, só com uma fralda ou calção.

– Utilizar a mesma balança, porque existem variações entre elas de alguns ou de muitos gramas.

– Manter um ritmo da pesagem.

b) *Preparativos antes da pesagem*

– Verificar a temperatura do quarto, fechar portas e janelas se for preciso.

– Tarar a balança, isto é, a agulha de leitura ou o fiel de balança deve indicar 0.

Em coletividade o material de proteção da balança (tecido ou papel) deve ser mudado antes de cada utilização. A tara deve ser verificada com este material de proteção.

– Providenciar caneta e papel para o registro do peso em prontuário, fichas etc. O registro do peso do momento, ao lado dos anteriores, permite análise imediata de sua evolução.

c) *Técnica de pesagem*

– Colocar a criança sobre a balança (deitada, sentada ou de pé), nua de preferência, conforme sua idade, capacidade motora e o tipo de balança utilizada.

– Manipular os pesos sobre a alavanca em caso de balança corrida.

– Ler o peso (a leitura é imediata em caso de balança automática) e comparar com o peso precedente. No caso de uma diferença importante verificar se a balança foi corretamente tarada e repesar.

— Anotar o peso.
— Vestir a criança ou fazê-la vestir-se (pais ou a própria criança).
— Transcrever o peso sobre a ficha médica, calculando a média diária e a idade em meses x dia se se tratar de criança de menos de seis anos. Fazer a curva do peso se indicado.

Recomendações

— Pesar a criança em presença de uma pessoa conhecida, isto é, sua mãe ou uma pessoa da coletividade com boa relação com a criança.
— Explicar à criança o que vai fazer, se ela puder compreender ou servir para tranqüilizá-la.
— Nunca deixá-la sozinha sobre a balança (risco de queda). Vigiar a criança pequena para segurá-la se necessário.
— Fazer gestos precisos, rápidos e eficazes para evitar a fadiga inútil. Quanto mais rápido e seguro o procedimento, maior a chance de manter a criança calma. A balança, por definição, é um instrumento instável.

Estatura

A estatura é uma medida fiel do crescimento de uma criança. Sua curva espelha a vida anterior e torna visível toda a história do crescimento. Com efeito, a desnutrição só se retrata tardiamente sobre a altura do corpo da criança; uma lentidão no crescimento da estatura indica o começo de uma desnutrição dois a três meses antes.

Ao contrário do peso que pode variar muito e rapidamente, a estatura é uma medida estável e regular. Porém é mais difícil de medir do que o peso. Até a idade de dois anos, a criança é medida deitada e são necessárias duas pessoas para tomar essa medida.

O crescimento intra e extra-uterino se processa da seguinte forma:

Aos seis meses de vida no útero, o feto mede cerca de 35cm. Cresce em seguida 5cm por mês até o nascimento, quando mede por volta de 50cm. Durante o primeiro ano, a estatura aumenta de 20 a 22cm, a metade no primeiro trimestre. Aumenta 12cm no segundo ano, 8cm entre dois e três anos e 7cm entre três e quatro anos. Aos quatro anos a criança mede mais ou menos um metro; duplicou sua estatura do nascimento. Porém, há variações de estatura entre as crianças, dependendo em particular da estatura dos pais.

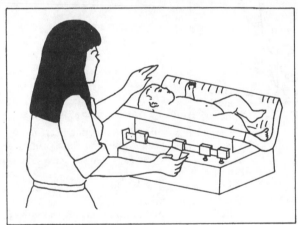

Fig. 1.1 – Pesagem de bebê.

Preparativos antes da medição

— Verificar a temperatura do quarto; fechar portas e janelas caso haja corrente de ar ou esteja frio.

Ganho estatural de 0 a 4 anos		Estimativa da estatura
No primeiro ano de vida		Ao nascimento ± 50cm
de 0 a 3 meses	3cm por mês	A 1 ano ± 75cm
de 3 a 6 meses	2cm por mês	Aos 2 anos ± 82cm
de 6 meses a 1 ano	1-1,5cm por mês	Aos 3 anos ± 91cm
Entre 1 e 2 anos	1cm por mês	Aos 4 anos ± 1m
Entre 2 a 4 anos	0,75cm por mês	

– Reunir o material necessário, que será diferente em função da idade da criança, ou seja:

a) Antes de dois anos
– toesa móvel
– prancha dura ou mesa, por exemplo (o colchão não é considerado um plano duro)
– lençol de proteção
– ficha ou gráfico para registro

A toesa é colocada horizontalmente e em todo seu comprimento, sobre a prancha dura, recoberta com um pano de proteção. Pode ser necessária ajuda para efetuar essa operação.

b) Depois de dois anos
– toesa mural, fixa
– ficha ou gráfico para o registro.

Técnica de mensuração

a) Antes dos dois anos
– Colocar a criança de pés nus, sem fraldas, em decúbito dorsal, ao longo da toesa, com a cabeça em contato com a parte fixa.

A observação da figura nos permite ver os três pontos de contato do corpo com a toesa, a saber:
– O alto do crânio
– As ancas
– A planta dos pés.

Respeitar a posição horizontal do corpo. Para isso é indispensável a ajuda de mais alguém. Este ajudante segurará o queixo da criança enquanto a pessoa encarregada de medir faz as seguintes tarefas:
– Pressionar levemente os joelhos da criança para manter as pernas perfeitamente alonga-

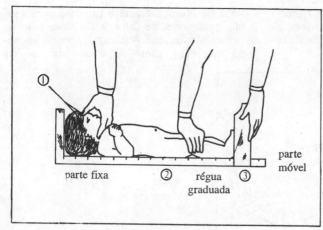

Fig. 1.2 – Mensuração até dois anos.
1 – Extremidade superior do crânio.
2 – Quadris apoiados sobre o plano duro.
3 – Pés em ângulo de 90°.

das. Com crianças obesas, fazer pressão sobre um só joelho a fim de preservar o seu conforto.
– Deslocar o cursor da régua até que os pés da criança fiquem em ângulo reto.
– Nesse momento ler a cifra situada sobre a régua da toesa, ao nível do calcanhar e na base do cursor.
– Vestir ou fazer vestir a criança.
– Registrar a estatura e sua curva sobre a ficha médica.

b) Depois dos dois anos
– Colocar a criança nua ou de tórax nu, de dorso e calcanhar contra a parede, pernas fechadas, olhar horizontal.
– Verificar que os quadris não pendam para a frente em posição de hiperlordose.

– Fazer deslizar o cursor sobre a régua até o alto do crânio da criança.
– Ler a cifra situada no ponto de encontro da toesa e do cursor.
– Vestir ou fazer vestir a criança.
– Transcrever a altura e a curva estatural sobre a ficha médica.

Observações

Em função da técnica de mensuração, pode ocorrer variação de 2 a 3cm. A utilização da toesa móvel acarreta espichamento do esqueleto enquanto que a posição de pé favorece um achatamento.

O uso de dados anteriores durante a mensuração permite refazer a medição em caso de grande diferença entre as duas cifras.

O crescimento dos órgãos e dos segmentos do corpo

O crescimento não se limita aos aumentos do peso e estatura. O aspecto físico de uma criança apresenta particularidades diferentes conforme as etapas de seu desenvolvimento. Os segmentos e órgãos do corpo também estão sujeitos ao processo de crescimento. Particularidades deste crescimento serão apresentadas a seguir.

Perímetro craniano (Pc)

O cérebro de um bebê se desenvolve de modo considerável. Seu volume vai de 25% a 60% em apenas 12 meses, em relação ao volume que ocupa numa pessoa adulta. Isso explica o aumento rápido do perímetro craniano e a importância da medição regular, sobretudo no primeiro ano de vida.

O controle da evolução do perímetro craniano tem por objetivo detectar uma anomalia cerebral. Esta pode ser particularmente grave no período de crescimento rápido.

Crescimento do Pc de 0 a 3 anos

Perímetro craniano ao nascimento: 35cm ±
1º trimestre: + 5cm
2º trimestre: + 5cm
3º trimestre: + 2cm
4º trimestre: + 1cm

Estimativa do perímetro craniano

Aos 12 meses:	47cm
Aos 18 meses:	48cm
Aos 2 anos:	49cm
Aos 13 anos:	50cm
Na idade adulta:	57cm

Observações

– O cálculo do Pc pode ser efetuado até um ano de idade, utilizando-se a fórmula.

$$Pc = \frac{altura + 10}{2}$$

– O ritmo acelerado ou uma parada brusca do aumento do Pc é patológico.
– Para controle do aumento do Pc verifica-se também o tamanho da fontanela anterior, a largura das suturas e a consistência dos ossos do crânio. O fechamento fisiológico da fontanela anterior (bregmática) se realiza entre 10 e 24 meses.

Método de mensuração do perímetro cefálico

– Aplicar a fita métrica em volta do crânio passando sobre os três pólos proeminentes: a bossa occipital, atrás; as duas bossas frontais, na frente (Fig. 1.3).
– Ler a cifra situada no ponto de encontro das duas partes da fita métrica depois de certificar-se da sua posição correta.

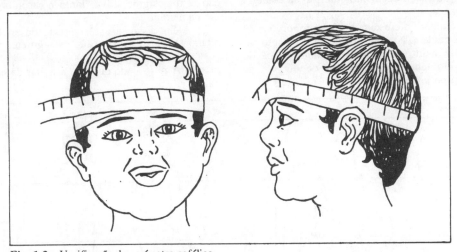

Fig. 1.3 – Verificação do perímetro cefálico.

– Transcrever a cifra sobre a ficha médica.
– Completar a curva da evolução do Pc.
Observação: Um simples deslocamento da fita métrica pode modificar o resultado. Por isso é bom que a medição de uma criança seja feita pela mesma pessoa.

Perímetro torácico (Pt)

A característica dessa medida consiste na mudança de sua relação com o perímetro craniano (Pc).

> **Relação entre Pc e Pt**
> Até 6 meses: Pc é superior a Pt
> Cerca de 6 meses: Pc é igual a Pt
> Cerca de 9 meses: Pc é inferior a Pt

Método de medição do perímetro torácico

– Passar uma fita métrica em torno do tórax da criança, passando sob a axila e ao nível das mamas.
A medida é tomada com a respiração intermediária e no decurso da expiração.
– Ler a cifra do ponto de encontro da fita métrica.
– Transcrever a medida sobre a ficha médica.

Segmentos do corpo

Distinguem-se:
– O segmento inferior (I) correspondente a distância que vai da borda superior da sínfise pubiana ao solo.
– O segmento superior (S) é calculado subtraindo-se o segmento inferior da estatura da criança.

Durante o crescimento, as proporções do corpo mudam. No nascimento, o segmento inferior é muito curto, representando cerca do terço do tamanho do corpo; depois ele se alonga progressivamente.

A relação dos segmentos define o aspecto morfológico de uma criança e seu grau de maturidade.

Não se calcula essa relação de maneira sistemática, durante o controle do desenvolvimento. Porém, em caso de dúvidas ou de anomalias evidentes, esta medida será efetuada a fim de fazer um estudo clínico do crescimento.

Evolução dos segmentos do corpo.

Aos nascer: $\dfrac{I}{S} = 0,5$

Aos 10 anos: $\dfrac{I}{S} = 1$

Na idade adulta: $\dfrac{I}{S} = 1$

Outras medidas

Na idade pré-pubertária e na adolescência, certas medições podem ser utilizadas em biometria, sobretudo para investigar anomalias de desenvolvimento indicadas por um índice de crescimento.

Por exemplo, a medida do diâmetro biacromial (DA) e do diâmetro bicrete ilíaco (DC), efetuada com um compasso, permite fazer uma relação entre $\dfrac{DA}{DC}$, índice de orientação sexual significativa, tanto no menino como na menina.

Além disso, a avaliação do desenvolvimento sexual repousa sobre os seguintes índices:
– A pilosidade pubiana e axilar da menina; e

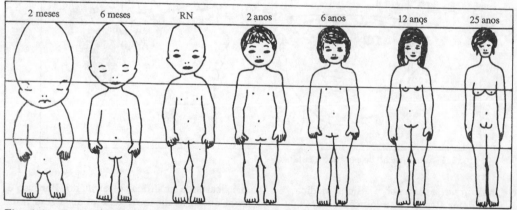

Fig. 1.4 – Evolução das proporções corporais do corpo do segundo mês de vida fetal à idade adulta.

– A pilosidade facial, a modificação da laringe e as medidas do pênis e dos testículos no rapaz.

Estes índices pubertários são transcritos sobre uma escala de referência, permitindo situar o estado de desenvolvimento sexual do adolescente. A sua utilização é freqüente no controle da avaliação dos tratamentos de hormonologia.

Os índices de maturação

Dentição

A maturação dentária começa na vida embrionária e prossegue até a idade adulta. A calcificação começa no quinto mês de vida intra-uterina, e fica subordinada ao valor dos nutrientes orgânicos e minerais durante a gravidez (Vide Capítulo 5).

Ossificação

Para a avaliação da maturação do esqueleto da criança, é mais significativo o aparecimento dos pontos de ossificação do que o dos dentes.

O crescimento do osso é caracterizado por:
– Crescimento no sentido do comprimento, pela formação do tecido ósseo a partir da cartilagem de conjugação epifisária.
– Crescimento da espessura no nível do periósteo.

A ossificação dos ossos, também chamada de calcificação, começa no quinto mês de vida fetal e se desenvolve de modo regular até o fim da adolescência. Efetua-se a partir de pontos de ossificação: a) no centro do osso (ossinho do punho, por exemplo); b) no centro e nas extremidades dos ossos longos (falanges dos dedos, rádio etc.).

A avaliação da maturação óssea se faz com a ajuda da radiografia. O cálcio é opaco à radiografia. Só uma sucessão de clichês permite aumentar os centros de ossificação ao nível das epífises e das suturas diáfise-epifisárias.

O que ocorre mais amiúde, é que até os seis anos os clichês da mão espalmada e do punho bastam para identificar o grau de maturação do esqueleto da criança.

O maior número de pontos de ossificação se encontra por volta dos 12-13 anos de idade, enquanto que as suturas cartílageno-epifisárias se completam, entre 13 e 18 anos. E o fim do crescimento (Fig. 1.5).

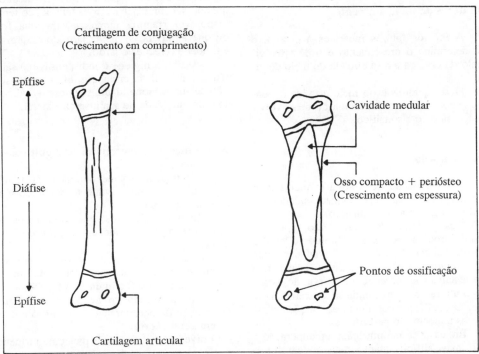

Fig. 1.5 – Crescimento do osso.

Três noções básicas acerca do crescimento ósseo devem ser ressaltadas:

a) O número de pontos de ossificação determina a idade óssea, que nem sempre corresponde à idade real da criança.

b) O ritmo de amadurecimento do esqueleto é variável segundo o sexo e o indivíduo, e depende das influências hormonais, contribuições em proteínas e vitamina D.

c) Há uma estreita correlação entre o estágio de desenvolvimento estatural, a idade óssea e a rapidez de crescimento.

Uma criança baixinha que apresentasse, ao contrário, uma idade óssea avançada é uma criança cujo crescimento estará concluído na idade habitual. Ela terá um tamanho inferior à normal.

Estudos estatísticos do crescimento dos ossos permitiram a elaboração de tabelas de referência, ao mesmo tempo que permitiram a constatação da variação fisiológica do ritmo de amadurecimento.

Fatores que influenciam o crescimento

Vários são os fatores que influenciam no crescimento:

Os fatores do meio ambiente

Além dos fatores inerentes à pessoa, o que determina o crescimento e o desenvolvimento da criança é a qualidade do meio de vida.

Desta qualidade do meio de vida dependem a boa saúde e a harmonia do desenvolvimento psíquico e somático.

A alimentação

A alimentação qualitativa e quantitativa da criança deve satisfazer as necessidades específicas ligadas ao crescimento.

Nos períodos de crescimento rápido, a falta de proteínas animais (sobretudo o leite) e a insuficiência de calorias são as carências mais prejudiciais para o organismo. Elas geram uma estagnação precoce da curva do peso. Mas a altura só é perturbada se a carência persiste. O equilíbrio hormonal, as funções enzimáticas também são perturbadas.

Em caso de má nutrição, a recuperação é tanto mais difícil quanto mais jovem for a criança, sobretudo no primeiro ano de vida.

Higiene de vida e higiene corporal

– *A higiene de vida:* É o equilíbrio que resulta das relações entre as atividades, as refeições, o repouso e o sono.

As condições de vida familiar e social nem sempre deixam as crianças seguirem seu próprio ritmo. Mas a mãe ou a pessoa encarregada de cuidar da criança dispõe de um certo número de informações para organizar o ritmo de vida de acordo com as necessidades de cada idade da criança.

– *A higiene corporal:* Também influencia no desenvolvimento da criança. Os cuidados higiênicos que se tem com o bebê e a criança, no período de semidependência por que passam, são de uma importância capital. Com efeito, a higiene do corpo é fonte de bem-estar e desempenha um papel importante na saúde graças à diminuição dos riscos de erupções cutâneas, feridas e suas conseqüências, ou protegem a criança contra as infecções de origem externa, além de manter sua boa saúde.

As numerosas horas consagradas a esses cuidados são também momentos privilegiados de comunicação com a criança, favorecendo o despertar dela ao mundo exterior.

Esta comunicação através dos cuidados higiênicos adquire especial relevo hoje em dia, quando sabemos que as mães têm pouco tempo disponível (família numerosa, trabalha fora) ou que as crianças vivem parte do dia em coletividade (creches e jardins).

Assim, a higiene é indispensável à saúde física e mental da criança e influi na construção de sua personalidade, seu desenvolvimento e na qualidade de sua inserção social.

As condições socioeconômicas e culturais

A situação socioeconômica da família repercute no desenvolvimento somático e intelectual da criança.

Embora os fatores sejam numerosos, parece que alguns influenciam mais decisivamente:

– Os alojamentos superlotados e sem suficiente salubridade que impedem uma qualidade dos cuidados e facilitam as infecções.

– A transplantação do meio rural ao urbano em função da deterioração da qualidade de vida em geral ocorre.

– O nível de instrução dos pais cuja influência é tão decisiva na qualidade do desenvolvimento quanto a situação econômica.

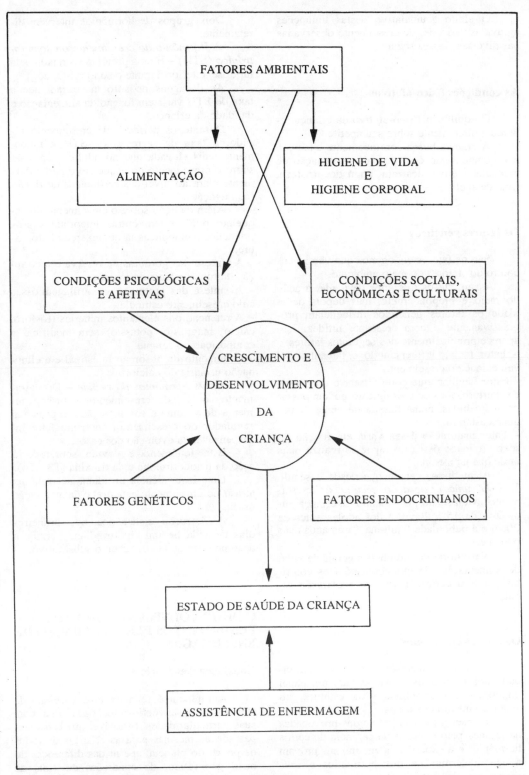

Fig. 1.6 – Fatores influentes no crescimento da criança.

O efeito acumulativo destas limitações agrava as variações de crescimento observadas nas diversas classes sociais.

As condições físico-afetivas

O equilíbrio físico-afetivo da criança repercute diretamente sobre seu apetite.

A criança busca continuamente a afeição e a comunicação com os pais. A situação de carência afetiva acarreta angústia, tristeza, falta de apetite.

Os fatores genéticos

São os fatores endógenos que vão ao encontro dos fatores do meio ambiente.

Assim, até os três anos de idade, a ação do meio é preponderante, mas depois dessa idade os fatores genéticos influenciam progressivamente e com crescente nitidez. Isto aparece principalmente nos seguintes fatores:
– Fator racial, influenciando o tamanho e a velocidade do crescimento.
– Fator familiar, que pode falsear o diagnóstico. Perturbações de crescimento podem passar desapercebidas, numa família de gente de pequena estatura.
– Fator maturação óssea varia em função do sexo. A idade óssea do rapaz se realiza mais tarde que na menina.

Além disso, parece que desde o século XIX *há uma aceleração secular* do crescimento. Num século, o tamanho da criança aumentou de 15 a 20cm, a dos adolescentes de 20cm e a puberdade feminina é três anos mais precoce.

A melhoria das condições gerais de vida, de alimentação, de cuidados médicos contribuíram com certeza para esta aceleração secular.

Os fatores endócrinos

Como fator intrínseco complexo, a atividade dos hormônios desempenham um papel importante no crescimento da estatura, no amadurecimento dos ossos.

A observação das patologias provocadas na criança pelo excesso ou carência de certos hormônios e a experiência em animais provam a ação determinante dos hormônios e seus efeitos complementares no organismo humano.

Dois grupos de hormônios intervêm diretamente:

a) *Hormônio do crescimento ou somatotrópico* (STH) – É uma proteína secretada pela hipófise anterior durante o sono profundo.

As dosagens no soro mostraram que a taxa de STH varia em função da alimentação e da idade da criança.

Durante os períodos de crescimento rápido, a taxa de secreção da STH é nitidamente mais elevada que no adulto. Sua ação sobre o crescimento do esqueleto é particularmente clara ao nível das cartilagens de flexão (conjugação).

Além da ação sobre o crescimento do esqueleto o STH tem outras importantes propriedades metabólicas já que exerce efeito sobre:
– A síntese das gorduras de reserva e a correção da hipoglicemia do jejum.
– A síntese das proteínas da cartilagem óssea cujo crescimento estimula.
– A retenção dos elementos minerais (fósforo, cálcio, magnésio, potássio) sem modificar a composição do sangue.
– O aumento da absorção intestinal e a eliminação urinária do cálcio.

b) *Os hormônios da tiróide* – Do nascimento ao fim do crescimento, a tiróide aumenta de volume e sua secreção é o principal regulador do crescimento, enquanto fator indispensável da evolução dos ossos.

Este fenômeno é devido sobretudo à ação da triiodotiroxina e da tiroxina (T3 - T4).

Uma insuficiência tiroidiana acarreta um atraso no crescimento estatural e da maturação óssea.

A detecção sistemática nos primeiros dias de vida de um hipotiroidiano permite a ação precoce de um tratamento substitutivo.

O DESENVOLVIMENTO INFANTIL: FUNDAMENTOS PARA A ATUAÇÃO DE ENFERMAGEM

Considerações teóricas

A infância é feita de uma sucessão de etapas de desenvolvimento, cada uma com suas particularidades. É notável que estas etapas são as mesmas para as crianças de todos os povos do planeta, apesar das diferenças do meio geográfico, de condições de vida, de valores culturais e de estruturas sociais.

O desenvolvimento é um fenômeno contínuo: cada etapa prepara a seguinte, embora os limites que as separam sejam vagos. Algumas etapas são mais importantes que outras, e abrem perspectivas totalmente novas, como é o caso do caminhar autônomo. A linguagem é adquirida lentamente desde os primeiros balbucios que só têm significação para os familiares, até a frase mais elaborada da criança de quatro anos.

O desenvolvimento é também um processo global: a criança cresce, encorpa e se desenvolve no plano intelectual, social e afetivo. Esses desenvolvimentos estão estreitamente ligados uns aos outros, recebendo influências comuns.

A harmonia do desenvolvimento de todos esses componentes é tão importante quanto a aquisição de tantos centímetros a mais em tal e tal idade. É mais importante o equilíbrio do desenvolvimento global do que o desenvolvimento de um só componente.

Cada criança é única. O esquema do desenvolvimento comporta-se de maneira diferente, por causa das diferenças de caráter das possibilidades físicas, do ambiente familiar. Cada criança tem também um ritmo de desenvolvimento próprio. O bebê, por exemplo, que caminha aos 11 meses não está mais próximo da norma do que o que caminha aos 16 ou 18 meses. Outra criança que no começo cresceu rápido vai diminuindo o ritmo de suas aquisições, podendo ser alcançada por outra criança que parecia atrasada meses antes.

O crescimento e o desenvolvimento da criança começam desde a concepção e são especialmente rápidos nessa idade e primeiros anos de vida.

Da concepção à puberdade, após a qual o crescimento e o desenvolvimento alcançam o máximo, dois fatos estão interligados:

a) Primeiro, o crescimento que é fenômeno quantitativo, pois se deve à multiplicação do número e do tamanho das células ao nível de cada tecido.

b) Depois, a maturação, fenômeno qualitativo causado pela modificação da estrutura de certos órgãos, do seu funcionamento celular.

O crescimento de um indivíduo é um fenômeno determinado de maneira genética. Porém, é fortemente influenciado pelo meio físico, familiar e social, como pela alimentação.

A vida no útero e os dois primeiros anos de vida são um período de desenvolvimento ativíssimo, mas neste período o crescimento propriamente dito e a maturação têm ritmo de atividade diferente: sua evolução simultânea dá a idade biológica, que é muitas vezes diferente da idade civil.

É bem sabido hoje que o cérebro alcança 90% de seu peso definitivo ao redor da idade de seis anos, enquanto que o peso será ainda multiplicado por três ou quatro vezes, antes da idade adulta. Mas este desenvolvimento cerebral rápido, que é fundamental para o ser humano, requer uma alimentação adequada e um estímulo apropriado do meio ambiente para se realizar, equilíbrio do sono, repouso e atividades.

A criança faz parte de uma família e de uma comunidade. Num ambiente de carinho e estimulação ela encontrará suas maiores oportunidades. Isso acontece nas famílias grandes de certas regiões do mundo e do Brasil. Mas quando os seus membros deixam a economia familiar e passam a viver de um salário ganho fora de casa, acontecem muitos problemas. O principal deles é o isolamento da criança. A creche pode não ser a melhor das soluções, mas apenas a solução menos ruim.

O desenvolvimento do lactente (1 mês a 2 anos)

Desenvolvimento motor

Um organismo só se desenvolve pelo funcionamento. A criança brinca de repetir sem cessar os mesmos gestos e ações que lhe permitem as aquisições, que a amadurecem progressivamente.

No nascimento, os movimentos do bebê não são coordenados. E do nascimento aos dois anos ele adquire duas possibilidades motoras importantes, a saber: o andar e o pegar objetos entre o polegar e indicador.

Quando a maturidade nervosa alcança um certo grau, a criança tem tônus suficiente para manter a cabeça levantada (entre um e três meses). A seguir, ela pode sentar-se de maneira estável (entre sete e oito meses) e passar da posição deitada à posição sentada, engatinhar e andar de quatro (oito a nove meses), manter-se de pé com apoio (10 meses mais ou menos) e enfim caminhar sozinho entre 10 e 18 meses.

O controle neuromotor se faz da cabeça para os pés e do tronco para os dedos.

A coordenação da visão e da preensão (das mãos) é também devida aos efeitos do exercício e da maturação: por volta dos três meses de idade, a criança vê suas mãos e brinca com elas. Por volta dos seis meses, ela pode agarrar objetos intencionalmente. Por volta de um ano de idade, ela consegue segurá-los entre o polegar e o indicador.

Uma vez que estas *performances* de base foram adquiridas, a criança só precisa melhorá-las.

O desenvolvimento da inteligência cognitiva

A criança tem necessidade de agir para aprender. Ela não possui a experiência do adulto, para ela tudo está para descobrir.

Por seus brinquedos e experiências, e a partir de objetos, ela armazena os dados que a levam a *gravar* sensações que são identificadas quando ela falar: "é redondo, é uma flor, é azul" etc.

É brincando que a criança elabora os esquemas mentais, isto é, as imagens mentais que a conduzirão aos conceitos.

As imagens de objetos percebidos muitas vezes se fixam na memória: é a conceituação. Assim o conceito de copo se forma à medida que ela enxergar e tocar copos. A memória faz abstração do tamanho, forma, cor dos copos: a matéria de que são feitos o vidro e o uso ao qual são destinados (beber).

Sua inteligência é primeiro prática: a criança elabora esquemas de ação, de espaço, de causalidade. As imagens (esquemas) são descobertas pela criança através do brinquedo. O bebê é incapaz de representar mentalmente os objetos. É preciso que ele os veja, os apalpe.

No começo, quando os objetos desaparecem do campo de visão e de preensão do bebê, os objetos cessam de existir para ele.

Quando um objeto colocado próximo cai no chão ou some de sua visão, o bebê não o busca, a menos que o estivesse utilizando.

Pelos brinquedos funcionais, a criança gosta de repetir gestos: lançar algo numa caixa só pelo prazer de achar de novo.

Assim, seu pensamento se estrutura a partir de experiências que ela interioriza, pela repetição freqüente e por suas semelhanças. A criança modifica seus comportamentos face aos novos objetos e a novas situações.

Desenvolvimento da afetividade

O clima de confiança

No começo da vida, a criança brinca com seus membros superiores, com seus membros inferiores, com sua boca e com todo seu corpo, que ela descobre ao fazê-lo funcionar.

No decurso das experiências quotidianas, a criança descobre o prazer de se comunicar com outrem. Ela *balbucia*, se o adulto lhe responde, ela retoma seu balbucio e o aperfeiçoa. O brinquedo torna-se a alegria de se comunicar com os outros.

As etapas do desenvolvimento da criança

Lactente (1 mês a 2 anos)

As aquisições aqui enumeradas não são marcos que a criança seja obrigada a ultrapassar na dita idade. São pontos de referência no desenvolvimento da motricidade, das percepções, da linguagem e das relações com os outros. Existem muitos outros que o pessoal de serviço e os pais encontrarão por si mesmos, através da observação e experiência.

Pré-escolar (dois a seis anos)

Desenvolvimento motor

A criança em idade pré-escolar, de boa saúde, tem boa motricidade, mas uma coordenação motora ainda pouco desenvolvida. Será pelo jogo ou brinquedo que ela vai aprender essa coordenação, aperfeiçoando seus gestos e tornando-os mais precisos e eficazes.

Aos dois anos de idade, a coordenação sensomotora está avançada graças às experiências infantis. No final do segundo ano seu andar se torna mais à vontade.

O brinquedo sob a forma de movimentos de todo o corpo levará a criança a coordenações motoras mais amplas e completará a maturidade nervosa.

Ao atingir quatro anos, o sistema nervoso central e os órgãos dos sentidos adquirem um desenvolvimento suficiente para a coordenação completa dos movimentos do corpo.

O brinquedo vai melhorar o equilíbrio, a agilidade, o domínio do comportamento, a harmonia dos movimentos e contribuirá para a aquisição dos automatismos. Estes permitirão um encadeamento mais harmonioso dos gestos e maior rapidez de execução.

Pouco a pouco, os gestos da criança vão se afinar, as coordenações vão tornar-se mais precisas, a atividade da criança localizando-se sempre mais nos membros, nas mãos, nos dedos. Estes vão aprender a mover-se e os músculos vão fortalecer-se.

Quadro 1.1
As etapas do desenvolvimento da criança (lactente)

Idade	Desenvolvimento Motor	Desenvolvimento Intelectual	Desenvolvimento Social	Brinquedos e Atividades	Ações de Enfermagem
1 mês 3 meses	Dorme quase todo o tempo. Aprende a levantar a cabeça e depois a mantê-la direita. Afina e adapta seus reflexos primários, tais como a preensão; guarda dentro da mão, involuntariamente, o objeto que ali se colocar.	– Reflexo de sucção. – Chupa seu polegar ou seus dedos, brinca com sua língua. – Reproduz sons por prazer. – Olha suas mãos. – Segue com os olhos uma pessoa ou um objeto que se desloca. – Cessa de chorar à vista de uma mamadeira. – Leva objetos à boca. (A boca é um meio de conhecimento importante para a criança lactente.) – Morde um pedaço de pão.	– Cessa de chorar à chegada de sua mãe ou ao escutá-la. – Pequenos ruídos guturais. – Sorri ao ouvir a voz humana. – Se imobiliza ao ouvir uma voz familiar que fala. – Reconhece sua mãe e seu pai, pela vista, mas, sobretudo, pelo olfato, pelo ouvido e talvez por outras percepções difíceis de definir. – Balbucia espontaneamente e como resposta.	– Retalhos de pano e de papel de cores vivas suspensos fora do alcance de suas mãos. – Objeto de madeira ou de outro material fácil de manipular (anéis, chocalhos). – Fazê-lo escutar porangos (cabaças) e música suave. Cantar cantigas de ninar.	– Falar à criança com voz natural, calma e respeitosa. – Não ter medo que a criança seja pequena demais para compreender. A criança é uma pessoa que se comunica com seu meio e reage ao comportamento psíquico de sua mãe. – Os objetos de manipulação devem ser laváveis porque passarão da mão à boca. – Respeitar os horários do sono e conhecer os ritos do adormecer. Pode dormir três vezes: 1h30 a 2h (ver capítulo sobre o sono).

14

Quadro 1.1 (continuação)

Idade	Desenvolvimento Motor	Desenvolvimento Intelectual	Desenvolvimento Social	Brinquedos e Atividades	Ações de Enfermagem
De 3 a 6 meses	– Procura alargar o campo de sua visão, apoiando-se, por exemplo: sobre o antebraço se estiver de bruços, levantando a cabeça e as espáduas se estiver de costas. – Mantém a cabeça erguida e pode ficar uns instantes sentado com apoio. – Começa a pegar voluntariamente um objeto ao alcance da mão e estender a mão para um objeto que se lhe oferece. – Leva objetos à boca. – Segura pequenos objetos com a palma e os quatro dedos.	Ver item anterior.	– Balbucios, vocalizações prolongadas. – Sorri a toda pessoa que se aproxime dela sorrindo. – Comunicação com a mão baseada no olhar. – Ri às gargalhadas. – Reage ao chamado por seu nome, virando a cabeça. – Grande riqueza de emissões vocais. – Ri e vocaliza brincando. – Lança gritos de alegria. – Começa a utilizar os contatos físicos (apalpa) para se comunicar com outras pessoas.	– Bolas de pano. – Cubos coloridos. – Animais de pano. – Música. – Cantigas suaves e ritmadas.	Ver item anterior.

Idade	Desenvolvimento Motor	Desenvolvimento Intelectual	Desenvolvimento Social	Brinquedos e Atividades	Ações de Enfermagem
De 6 a 9 meses	– Deitado de costas se vira para se colocar sobre o ventre. – Começa a ficar de pé com apoio. – Desloca-se por reptação. – Pega os objetos entre o polegar e o indicador. – Mantém-se assentado só, durante um momento. – Anda de gatinhas.	– Toca um espelho e sorri. – É capaz de segurar a mamadeira sozinho. – Age sobre os objetos, bate sobre eles, contra a borda de um leito. – Passa um objeto de uma a outra mão. – Segura um objeto dentro de cada mão. – Descobre um objeto escondido, se uma parte dele fica visível. – Se diverte a lançar objetos. – Chama a atenção sobre si, por exemplo: desperto só chora ou grita quando ouve a sua mãe levantar-se.	– É capaz de rastejar para aproximar-se de um objeto ou de uma pessoa. – *Começo da socialização*. Vocaliza várias sílabas que tendem a limitar-se aos sons que ouve na língua materna. – Reconhece os rostos familiares e pode ter medo de rostos estranhos. – Começa a participar de jogos de relação social (bater palmas, jogo de esconder). – Gosta de morder.	– Bolas de pano. – Cubos coloridos. – Animais de pano laváveis. – Música. – Brincar de esconder. – Cantigas suaves e ritmadas. – Pedaços de madeira para chupar e morder.	– Respeitar o sono. – Falar à criança. – Satisfazer sua curiosidade natural, fornecendo-lhe objetos capazes de despertar seus sentidos e a desenvolver suas atitudes. É necessário variar os objetos e apresentar poucos de cada vez. – Se o ambiente permite, pôr a criança no chão ou sobre tapete, cuidando que não haja nenhum perigo.

Quadro 1.1 (continuação)

Idade	Desenvolvimento Motor	Desenvolvimento Intelectual	Desenvolvimento Social	Brinquedos e Atividades	Ações e Enfermagem
De 9 a 12 meses	É capaz de pôr-se de pé sozinha apoiando-se em alguma coisa ou em alguém, e de caminhar segurando com as duas mãos ou apoiando-se em algum móvel. — Rasteja ou anda de gatinhas. — Começo do andar. — Sabe largar um objeto sob pedido. — Consegue segurar os objetos entre o polegar e o indicador.	— Age intencionalmente: retira o cobertor para pegar o brinquedo que se enfiou por baixo. — Imita um ruído, por exemplo: batendo um objeto contra outro. — Começo do jogo de embutir.	— Repete o som que ouviu. Aprende a pronunciar duas ou três palavras. — Compreende uma proibição ou ordem simples. — Manifesta grande interesse em explorar o mundo, ver tudo, tocar em tudo e levar tudo à boca. — Colabora em brinquedos com adultos.	— Bolas de pano. — Cubos coloridos. — Animais de pano laváveis. — Música. — Brincar de esconder. — Cantigas suaves e ritmadas. — Pedaços de madeira para chupar e morder.	— Cuidar de sua segurança: a criança ignora os perigos que a rodeiam: risco de queimadura, de afogamento, de intoxicação, de picadas, de mordidas de animais. — Garantir sua proteção total, pondo a seu alcance objetos inofensivos. Quando a criança começar a deslocar-se e a explorar o meio, deixar-lhe certas experiências que a farão conhecer o risco. Tanto a hiperproteção quanto a negligência devem ser proscritas. — Cuidar da qualidade do sono. Pode ainda dormir 1h30 pela manhã e 1 a 2h à tarde. Respeitar esse ritmo.

Quadro 1.1 (continuação)

Idade	Desenvolvimento Motor	Desenvolvimento Intelectual	Desenvolvimento Social	Brinquedos e Atividades	Ações de Enfermagem
De 12 a 18 meses	– Caminha sozinho e explora a casa e seus arredores. – Ajoelha-se sozinho. – Sobe as escadarias usando as mãos.	– Empilha 2 a 3 cubos. – Enche um recipiente. – Amassa.	– Era de socialização. – Manifesta ciúme (gestos de cólera, choro) e reações de rivalidade nas brincadeiras com os irmãos maiores ou pessoas de sua convivência.	– Cubos ou caixas de empilhar, justapor. – Cubos ou seixos para manipular e pôr num recipiente. – Brinquedos com rodas, para puxar e empurrar. – Bolas e botões. – Imagens, livros, catálogos. – Bonecas. – Água, bacia d'água para brincar dentro. – Areia. – Troteadores. – Instrumentos de música de percussão. – Címbalos, tambores, tamborins, sininhos, instrumentos de sopro, pipôs. – Plantas não-tóxicas. – Cantigas ritmadas, e bem pronunciadas. – Brincadeiras de esconder.	– Idem páginas anteriores.

Quadro 1.1 (continuação)

Idade	Desenvolvimento Motor	Desenvolvimento Intelectual	Desenvolvimento Social	Brinquedos e Atividades	Ações e Enfermagem
De 18 meses a 2 anos	– Sobe e desce uma escada, agarrando-se num corrimão. – Aprende a comer sozinho. – Começa a ter controle de esfíncteres durante o dia (fezes e depois urina). – Início do dançar ao som de música.	– Empilha cubos. – Mostra seus olhos, seu nariz. – Imita um traço sobre o papel ou na areia. – Garatuja de forma espontânea. – Coordenação mais complexa: pode agir a distância, por exemplo, utilizando um pau para aproximar um objeto ou puxando o cobertor sobre o qual está o brinquedo. – Estuda os efeitos produzidos ao longo de sua atividade: varia a maneira de deixar cair os objetos "para ver". A mesma coisa com a água.	– Associa duas palavras e enriquece seu vocabulário. – Manifesta muito interesse por outras crianças e procura brincar com elas, mas de modo muito pessoal (pegando os objetos, por exemplo).	– Cubos ou caixas de empilhar, justapor. – Cubos ou seixos para manipular e pôr num recipiente. – Brinquedos com rodas, para puxar e empurrar. – Bolas e botões. – Imagens, livros, catálogos. – Bonecas. – Água, bacia de água para brincar dentro. – Areia. – Troteadores. – Instrumentos de música de percussão. – Címbalos, tambores, tamborins, sininhos, instrumentos de sopro, pipôs. – Plantas não-tóxicas. – Cantigas ritmadas e bem pronunciadas. – Brincadeiras de esconder.	– Treinamento do controle esfincteriano anal e vesical. A aquisição do controle depende da maturidade neuromuscular, intelectual e afetiva da criança. A assistência psicoafetiva por parte do adulto, através de uma atitude tolerante, um conhecimento suficiente da criança e uma atitude educativa são fundamentais. – Respeitar e atender o ritmo do sono. O ritmo do sono se modifica durante o dia. O sono da tarde se torna o único do dia.

Desenvolvimento da inteligência cognitiva x social

A personalidade da criança procura dominar a si própria e a dominar os objetos a seguir.

Os resultados positivos que a criança obtém lhe dão segurança e lhe permitem conhecer-se a si mesma. As brincadeiras funcionais evoluem para a proeza: a criança se submete às provas, compara-se a si mesma, procura correr o mais depressa possível, gritar o mais forte que pode.

As brincadeiras de proeza e de destreza evoluem por sua vez com a socialização. O primeiro grau de socialização é o de chamar alguém para satisfazer um desejo ou uma necessidade.

Por volta dos três-quatro anos a criança utiliza junto com outras os mesmos objetos mas ainda sem partilhá-los, e sem associar-se e sem competir, é unicamente por tolerância do outro e por curiosidade. O desejo de afirmação vai levá-la a impor regras a si mesma.

Cada criança inventa as suas e se submete a elas. Estas regras são simples, como por exemplo: traçar um itinerário pulando sobre um pé só. Estas regras a preparam para os brinquedos coletivos que lhe permitem um aprendizado da disciplina de grupo e uma integração na sociedade infantil.

Quadro 1.2
As etapas do desenvolvimento da criança
(pré-escolar)

Idade	Desenvolvimento Motor	Desenvolvimento Intelectual	Desenvolvimento Social
De 2 a 3 anos	– Aprende a pular, a trepar, a pular sobre uma perna. – Corre e chuta na bola sem perder o equilíbrio. – Pode levar um copo cheio de água sem derramar. – Começo do controle de esfíncter vesical noturno. – Participa ativamente no vestir-se. – Dança ao som da música.	– Amontoa objetos em equilíbrio. – Pode reproduzir um círculo sobre o papel ou na areia. – Começa a brincar realmente com outras crianças e a compreender que há gente fora do meio familiar. – Se reconhece no espelho.	– Desenvolve consideravelmente a linguagem, utiliza "eu", "mim" começa a perguntar, compreende a maior parte das palavras e frases que lhe são dirigidas (cerca de 300 palavras). – Nomeia-se por seu nome. – Participa na arrumação de suas coisas. – Começo da utilização sistemática do *não* (maneira de afirmar-se, opondo-se ao meio). – Comunica-se com gestos, posturas, mímicas, sobretudo com outras crianças até cinco anos. – Comunica-se com os outros por meio de imitação de posturas e gestos. – Teatraliza rituais de cozinha, de arrumação de cama e banho (brinquedos com a boneca, com cozinha em miniatura etc.).

Quadro 1.2 (continuação)

Idade	Desenvolvimento Motor	Desenvolvimento Intelectual	Desenvolvimento Social
De 3 a 4 anos	– É capaz de andar sobre a ponta dos pés. – Aprende a vestir-se e a despir-se sozinho. – Adquire o controle do esfincter vesical noturno. – É capaz de realizar tarefas simples. – Anda de bicicleta de três rodas. – Agarra uma bola a um metro de distância.	– Imita uma cruz. – Desenha uma pessoa com cabeça, tronco e às vezes com outras partes do corpo. – Reconhece três cores. – Reconhece o alto e o baixo, atrás e diante. – Se interessa pelo nome dos objetos.	– Passeia sozinha, visita vizinhos. – Fala de modo inteligível mas guarda um linguajar infantil. – Compreende cerca de 1.000 palavras. – Diz seu nome, sexo, idade. – Interessa-se por atividades de casa. – Pergunta muito. – Escuta as histórias e pede para repetir as que gosta. – Brinca com outras crianças e começa a partilhar. – Manifesta afeição por seus irmãos e irmãs. – Crise de personalidade: opõe-se vigorosamente a outrem para afirmar-se. – Pergunta pelo nome dos objetos. Começo da utilização do pronome pessoal e do advérbio de lugar. Integração progressiva dos artigos, pronomes e advérbios.
De 4 a 5 anos	– Salta. – Balança-se. – Desce as escadarias, pondo um pé só em cada degrau.	– Desenha um homem com os principais membros do corpo. – Copia um quadrado, um triângulo. – Sabe contar nos dedos. – Pode reconhecer quatro cores. – Pode apreciar o tamanho e a forma, distinguir o grosso e o fino. – Sabe dizer sua idade.	– Fala de modo inteligível. – Escuta uma história e pode repetir os fatos. – Protesta energicamente quando impedido de fazer o que quer. – Mostra interesse pelas atividades dos adultos. – Aparecem os medos infantis. – Conhece uma quinzena de verbos de ação. – Exulta com as palavras escatalógicas (palavras de baixo calão).
De 5 a 6 Anos	– Sabe trepar em árvores. – Agarra uma bola jogada a 2 metros. Obs.: Muitas outras características poderão ser encontradas pelos pais, pessoal de enfermagem e outros, através da observação e experiência.	– Desenha um homem com cabeça, tronco, membros e mãos. – Começa a lateralização: distingue a esquerda da direita, hoje, ontem, amanhã. – Pergunta o significado dos termos abstratos. – Distingue o doce, o salgado, o ácido, o amargo. – Inventa brincadeiras e muda suas regras durante a realização.	– Fala de maneira correta, perdendo a característica infantil da linguagem. – Interessa-se pelas atividades da escola. – Domina bem o sistema fonético. – Define os objetos por sua utilização. – Detesta a autoridade imposta. – Realiza atividades simples, com interesse.

BRINCADEIRAS E BRINQUEDOS QUE CONTRIBUEM NO DESENVOLVIMENTO DA CRIANÇA EM IDADE PRÉ-ESCOLAR (DOIS A SEIS ANOS)

Brincadeiras e brinquedos que contribuem para a motricidade da criança

– Todas as instalações ou configurações de terreno, todas as situações de brinquedos que permitem subir, desligar, rastejar, saltar, galopar; tudo o que suscita deslocamentos variados.
– Brinquedos de tombar, cordas para pular, bolas. Todas as brincadeiras que favorecem o aprendizado do equilíbrio e pedem gestos precisos e firmes.

Brincadeiras e brinquedos que contribuem para a motricidade pura da criança e a coordenação dos gestos

– Utensílios simplificados que permitem a imitação dos gestos profissionais elementares: pregar, bater, parafusar, engastar, encaixar, serrar, amarrar, ensacar, dobrar, embolar, fechar, abrir etc. Brincadeiras que fazem apelo ao movimento das mãos e dos braços, como as manivelas que ativam engrenagens, formas de enfiar uma haste, de enfiar um fio.

Brincadeiras que favorecem a coordenação do gesto-palavra

– Brincadeiras com as mãos, cantigas e canções, rodas, jogos dançados. . .
– Atividades que se responde por um gesto definido.

Brincadeiras que favorecem a coordenação olho-mão

– Todas as atividades manuais: espicaçar, rasgar, cortar, colar, costurar, tecer, modelar, enfiar contas e objetos. . .
– O desenho, enquanto exercício lúdico que favorece a motricidade fina, testa e favorece a memorização, a conceituação e a abstração, a partir de uma atividade concreta.
– Certas atividades da vida corrente: abotoar suas roupas ou as de sua boneca, prender uma corrente, fazer o nó dos cadarços de um sapato, transportar um objeto frágil, ou contendo objetos que não se pode deixar cair.

– Lançar ou atirar qualquer coisa: pedra, flecha etc.
– Agarrar alguma coisa em movimento.

Brincadeiras que favorecem a coordenação olho-pé

– Caminhar sobre uma trave ou sobre um traço.
– Chutar uma bola.
– Andar num terreno pedregoso, numa trilha, numa rede.

Brincadeiras que favorecem outras coordenações importantes

– Andar sobre uma trave com um objeto nas mãos ou sobre a cabeça.

Brincadeiras que favorecem o desenvolvimento da inteligência

Para a elaboração dos conceitos

– Reunião do maior número de objetos possível, reconhecimento e classificação das cores, das formas, das dimensões, estimativa do peso, das proporções, imagens, linhas, fotos.

Para a organização espaço-temporal

O espaço da criança é um espaço fechado antes de ser geométrico. A criança deve, portanto, poder estruturar este espaço por meio de manipulação de caixas (abertas ou fechadas), enchendo-as de água ou de areia, transvasando-as na terra, brincando com objetos-gigonha (objetos dentro de outros), encaixando contas em barbantes, fazendo seus objetos percorrerem distâncias rolando, deslizando, voando, atirando (pistas, labirintos, traçados).

Para análise e síntese

– Inventar objetos e estabelecer suas finalidades, comparando-os: triagem, classificação, pranchas de encastramento, encaixamentos, construção, *puzzles,* lotos, todos os brinquedos, dos simples aos complexos.

Para o acesso à lógica

– Brincadeiras de quantificação e de ordenamento (garagem de carros, roças com animais, rolhas, búzios, grãos etc.).
– Brincadeiras de paridade: correspondência entre objetos, conjunto.

Brincadeiras e brinquedos que favorecem o desenvolvimento sócio-afetivo

– Todas as brincadeiras sensomotoras que permitam à criança se valorizar por um *sucesso*.
– Atividades da vida corrente: vestir-se, amarrar os sapatos, lavar a louça, prestar um serviço transportando um objeto frágil, ser responsável por uma criança menor, por um animal, por uma planta.
– Brincadeiras que permitem à criança o ritmo regular de vida intra-uterina (o ritmo corresponde à necessidade de ordem e de segurança: balanço, canções de berço, canções ritmadas com as mãos).
– Objetos cuja presença permanente é reconfortante: pedaços de cobertor, ursos, bonecas.
– Brincadeiras coletivas de toda espécie, em particular cirandas, jogos dançados e cantados, caravanas.

Ações de enfermagem: dois a seis anos

– Dar poucos brinquedos de cada vez. Afastá-los quando o interesse da criança diminuir.
– Dar os jogos mais simples (*puzzles* e jogos de construção) antes dos mais complexos, pois as dificuldades encontradas pela criança devem ser graduadas: os primeiros cubos devem ser de tamanho maior que os seguintes. Também é importante que o interesse da criança seja mantido graças à renovação dos objetos que lhe são destinados.

Os brinquedos de construção devem oferecer muitas possibilidades, sendo suporte da imaginação da criança.

Uma brincadeira pode ter por objetivo classificar formas, da menor à maior, da mais fina à mais espessa, da mais escura à mais clara. Mas não deve reunir todas essas dificuldades de uma só vez.
– Saber interessar-se pelas criatividades da criança, por sucessos, por seus fracassos, sem interromper o brinquedo espontâneo da criança.

É preciso incitá-la a verbalizar suas ações, porque seu pensamento lógico vai se elaborando ao mesmo tempo que sua linguagem. Por isso, ela deve aprender a respeitar e a arrumar seu material. A arrumação é um jogo que corresponde à necessidade de ordem para a criança.
– Saber estimulá-la, encorajando-a a empreender atividades e a levá-las a termo.
– O material posto à disposição da criança deve ser ao mesmo tempo individual e coletivo, a fim de respeitar ao mesmo tempo a individualidade e a socialização.

Assim é muito importante estimular as situações de jogo a dois, três ou mais crianças e as atividades coletivas. Convém então observar o grupo de crianças, descobrir os líderes e impedir que oprimam os demais. As crianças tímidas serão assim detectadas, a fim de facilitar sua integração.

Para isso, a brincadeira deve ficar brincadeira e não tornar-se uma obrigação.

Em relação ao falar, cuidar da boa pronúncia das palavras junto às crianças. Como já escrevemos, é preciso traduzir para elas e repetir-lhes para que elas ouçam bem.

Exemplo, a criança diz "O camelo". O adulto responde "Sim, é um camelo. É um bonito camelo. É um camelo de duas bossas".

As canções, as cirandas e os brinquedos com as mãos permitem as repetições não opressivas porque as crianças pedem as repetições. Com efeito, não devemos esquecer que pensamento e linguagem estão ligados. A criança que fala compreende a linguagem que utiliza.

Ela deve organizar seu pensamento para expressá-lo e traduzi-lo em sons inteligíveis.

Assim, a criança aprende a se expressar logicamente, ao descrever, por exemplo, o desenrolar de uma ação; esta ação pode ser a de vestir-se.

Em vez de dizer à criança: "vai enfiar as meias e depois calçar os sapatos", é preferível que ela organize estas ações por si.

"O que vai colocar agora? Vais enfiar as meias e depois que vais fazer?"

Esta sucessão lógica permite à criança situar-se no tempo presente e no futuro.

As imagens seqüenciais ajudam a criança a situar-se no tempo e a exercer sua lógica. Elas devem ser curtas no começo: duas imagens justapostas, depois duas e mais imagens.

Elas permitem também passar da frase simples à frase complexa.

A aquisição da linguagem é assim causa e efeito do desenvolvimento da criança. Resulta da criatividade da criança, motivada pela efetividade e pelo desejo de se comunicar.

Seis anos: o jardim de infância x a escola

A partir dos seis anos inicia-se a idade de entrada na escola e a criança é posta em presença de uma autoridade diferente da dos pais. Vê-se uma criança entre outras da mesma idade, com os quais inicia os jogos e brinquedos coletivos. Aos seis ou sete anos esta iniciação se intensifica. No entanto, essa iniciação não está isenta de confrontos e dificuldades. A qualidade da espera familiar desempenha um papel tão importante como nas idades anteriores: a atitude da mãe não deve ser superprotetora, a fim de permitir a criança ir progredindo na autonomia.

O pai, em certas sociedades, representa tradicionalmente a autoridade, a força, um pouco mais do que a mãe, necessárias para que a criança vá adquirindo a consciência da lei social, isto é, da responsabilidade. Por imitação, a criança vai repetir no meio extrafamiliar as experiências vividas na família.

Nessa altura, a posição da criança na família (a menos que seja filho ou filha única), a divisão dos sexos no interior da família são fatores importantes para o desenvolvimento psíquico, social e intelectual.

A imaginação está em pleno florescimento. Depois dos brinquedos de imitação surgem os jogos de representação fantástica que misturam o sonho com a realidade.

A criança está apta a participar nas atividades da escola.

A necessidade de expressão

A expressão, tal como é definida em psicologia, é uma necessidade oriunda de um direito de todo o ser humano e apresenta-se de várias formas.

Independentemente da expressão involuntária, a necessidade de expressão é a manifestação consciente da personalidade e sua comunicação a outras pessoas.

Para a criança, esta necessidade se traduz por um desejo de ação. A forma de expressão que ela escolhe depende da fase de seu desenvolvimento, de sua família e do que tem para expressar.

Para que a necessidade de expressão da criança seja satisfeita, não basta desenvolver os meios de expressão. É preciso também criar condições favoráveis à sua manifestação e desenvolver as faculdades que permitam a expressão.

A prática de uma técnica de expressão, qualquer que seja (teatro, dança, pintura), não contribui para a satisfação da necessidade de expressão se essa técnica não é motivada. Com efeito, para exprimir-se é preciso sentir a necessidade e ter o material para fazê-lo.

A criança que recopia um desenho só efetua um exercício motor. A motivação brota da experiência da criança ao longo dos dias, ela acumula impressões, sensações, sentimentos e sente a necessidade de comunicá-las aos outros.

A impressão sentida e a expressão que brota dali podem até ser a imitação. Ao contrário da cópia, a imitação permite à criança criar sua própria expressão, a partir da expressão de outras pessoas. Ela imita seus personagens, torna-se o lobo, o herói, a mãe, o pai.

A criança deve ser encorajada a observar o que a rodeia, a exercitar todos os seus sentidos, a espreitar todos os fatos e fenômenos de seu meio ambiente.

A criança dispersa-se se recebe objetos e fatores numerosos demais e num ritmo acelerado; ela não pode apreendê-los e nem interessar-se.

Outro empecilho é a atitude demasiado autoritária ou demasiado permissiva do adulto. A exigência de resultado conforme às esperanças e os conceitos do adulto reduz a expressão a nada.

Não é raro os trabalhos escolares e outros serem realizados inteiramente sob a orientação do adulto. Esses trabalhos lisonjeiam os responsáveis e os pais, mas não trazem nada às crianças do ponto de vista da expressão, da criatividade e da autonomia. Eles instalam o conformismo, porque a criança procura continuamente a aprovação dos adultos para se sentir segura.

Conclusões

Os seis primeiros anos da vida são a etapa importante na qual a criança descobre o mundo que a rodeia, adquire as experiências básicas e elabora valores de referência.

Este conjunto de noções orienta seu comportamento e atitude, permitindo-lhe formar sua personalidade e sua imagem guia para seu futuro.

A enfermeira(o) deve basear as atividades de educação para a saúde da criança e o conhecimento do meio desta criança.

É preciso partir do meio, analisá-lo, definir as necessidades, métodos e ações para satisfazê-las, e enfim traduzi-las em elementos de conhecimento para a criança e em gestos técnicos a realizar em relação a ela.

Estas noções não devem constituir um programa à parte mas, ao contrário, serem incluídas nas atividades e brincadeiras realizadas com as crianças. Estes conhecimentos transmitidos e estas atividades devem ser adaptados aos recursos do meio. Como pedir à criança para lavar-se com regularidade se a torneira de água estiver situada a centenas de metros da sua casa?

É preciso encorajar a criança a agir mas propondo-lhe ações realizáveis no seu meio e condição de vida e em relação com sua idade, suas possibilidades, sua religião, sua cultura.

Referências Bibliográficas

1. BETTELHEIM, B. – *Psycanalyse des Contes de Feés*. Paris, Laffont, 1976.
2. BOUTON, J. – *Bons et monvais dormeurs*. Paris, Gamma, 1982.
3. CADERNO DE PUERICULTURA. A criança, o crescimento e higiene. França, Masson, 1984.
4. CENTRO INTERNACIONAL DA CRIANÇA – INSTITUTE DE PEDIATRIA SOCIAL – DAKAR – As condições de vida da criança em meio ambiente urbano na África. Dakar, Caderno, 1964.
5. CENTRO INTERNACIONAL DA INFÂNCIA – *Rev. L'Enfant en milieu tropical*, Paris, 1984.
6. CORTÉS, A. S. – La educacion en Salud. Base para el desarrolo integral del nino. *Bol. Of. Sanit. Panam.*, 98 (6): 513-524, 1985.
7. CREPON, P. – *Les Rythmes de la vie de l'enfant, du tont petit a l'adolescent*. Paris, Rets, 1983.
8. DOLTO, F. – *Psychanalyse e Pediatrie*. Paris, Points, 1980.
9. GASSIER, J. – *Manuel du Development psycho-matem de l'enfant*. Paris, Masson, 1982.
10. LEVY, J. – *L'Éveil an Mundo*. Paris, Sevil, 1980.
11. LEVY, J. – *L'Éveil du tont-petit, gynastique du premier age*. Paris, Sevil, 1978.
12. MANCIAUX, M. – Requisitos para un desarrolo armonioso. *Bol. Of. Sanit. Panam.*, 96 (3): 238-240, 1984.
13. MINITOWSITI, A. – *Pour un noneau-né saus risque*. Paris, Points, 1983.
14. REIMÃO, R. e cols. – *O sono na infância: aspectos normais e principais distúrbios*. Monografias Médicas XXV, São Paulo, Sarvier, 1985.
15. SEMPE, P. e cols. – *Croissance e maturation osseuse*. Paris, Laboratóre Thepaplix, 1984.
16. TOMKIEWICZ, J. – *Le Developpment Biologique de l'Enfant*. Paris, S.U.P. P.U.F., 1980.
17. UNICEF/CADERNO: O desenvolvimento da criança de 0 a 6 anos. Gênova, 1985.
18. WALLON, H. – *L'evolution psychologique de l'enfant*. Paris, Colin, 1977.
19. WINNICOTT, D. W. – *L'Enfant et sa famille les premières relations*. Paris, P.B.P., 1981.
20. WYATT, G. L. – *La Relation Mere – Enfant et l'aqquisition du langage*. Bruxelas – Bélgica, Dessart, 1979.

2
Aleitamento Materno

Evangelia Kotzias Atherino dos Santos

Assiste-se, inquestionavelmente, a uma crescente retomada de consciência sobre a superioridade e importância nutricional, bioquímica e imunológica do leite humano. Jamais se reuniram tantos e tão variados conhecimentos sobre a prática do aleitamento natural e inúmeras vantagens têm sido descritas por vários autores. Pesquisas de campo de diversos países descobriram taxas de mortalidade e morbidade mais elevadas entre crianças desmamadas precocemente.

Para alguns, a interrupção prematura da amamentação é perigosa, especialmente nos países em desenvolvimento, pois muitos dos alimentos que passam a ser utilizados a partir do desmame são inadequados do ponto de vista nutricional. Paralelamente, a probabilidade de que a criança sofra de episódios de diarréia aumenta significativamente, pois parte dos alimentos utilizados no desmame e os substitutos do leite materno podem expor a criança, pela primeira vez, a muitos organismos infecciosos.

As características bioquímicas e imunológicas de espécie-especificidade próprias do leite humano lhe conferem uma composição ideal e incomparável a qualquer outro tipo de leite: bacteriologicamente é seguro e imunologicamente apresenta fatores de proteção e de defesa contra infecções, especialmente as gastrintestinais.

Do ponto de vista nutricional, o leite humano é capaz de suprir todas as necessidades alimentares da criança durante os seis primeiros meses de vida.

Os benefícios psicológicos se revestem de igual importância, uma vez que através da amamentação se estabelece uma profunda relação entre o binômio mãe/filho, determinada por um processo de interação e transação proporcionadas por fortes estímulos sensoriais, auditivos, táteis, visuais e emocionais. Além destes aspectos a amamentação, como método, pode ser considerada tecnicamente natural, de fácil aprendizagem, higiênica e prática, economicamente barata, praticamente isenta de custos.

Entre estas vantagens, encontramos ainda na literatura benefícios para a saúde da mulher que amamenta, entre os quais citamos: os fenômenos regressivos do puerpério (loqueação e involução uterina) ocorrem com maior rapidez graças ao efeito da ocitocina, que agindo sobre a musculatura do útero, previne também a atonia uterina no pós-parto imediato; a probabilidade da mulher engravidar diminui no período de lactação; a incidência do câncer de mama é menor nas mulheres com maiores períodos de amamentação.

Apesar do reconhecimento de todas as vantagens citadas e do valor inimitável do leite humano, a incidência do desmame precoce em nosso meio ainda é elevada. As causas também estão sendo estudadas e muitas já são conhecidas. Entre as principais, destacamos a desinformação sobre a função biopsicológica do ato de amamentar, tanto da população em geral como dos profissionais da área de saúde.

Neste capítulo procuramos fornecer aos profissionais e estudantes da área de Enfermagem algumas informações básicas sobre a anatomia da glândula mamária feminina, fisiologia da lactação, aspectos bioquímicos, nutricionais e imunológicos do leite humano, obstáculos e aspectos práticos da amamentação, incluindo técnica, principais problemas e a assistência de Enfermagem.

Anatomia da glândula mamária feminina

Na mulher, as glândulas mamárias estão simetricamente localizadas uma de cada lado do tórax e se estendem verticalmente da segunda à sexta costela e transversalmente da margem do esterno até a linha médio-axilar. São ricamente vascularizadas e nutridas por ramos perfurantes da artéria torácica interna e por diversos ramos da axilar, estando embebidas em tecido adiposo e conjuntivo. A forma, o tamanho e a consistência variam nas diferentes idades e nos diferentes indivíduos de acordo com a etnia, biotipo e o grau de adiposidade, entre outros fatores. Na mulher jovem nulípara, o corpo mamário é proeminente, coniforme, discoidal ou hemisférico, com consistência elástica firme. Torna-se gradualmente mais flácido e pendular com a idade e o número de gestações.

Estruturalmente a mama está formada por duas porções distintas: o *parênquima* e o *estroma mamário*. O primeiro se constitui na porção secretória, e pode ser descrito como um sistema canalicular, com forma semelhante à da couve-flor (Fig. 2.1), compostos de 15 a 20 pedúnculos crassos com inflorescências muito ramificadas, ostentando pequenas flores nas extremidades (alvéolos).

Essas flores estão ligadas a pequenas e diversas ramificações (canalículos) derivados de ramificações mais largas e mais compridas (canais galactóforos) que se dilatam sob a base areolar, formando a ampola galactófora, cada qual, com um ducto lactífero excretor independente, que se abre na papila da mama.

Estas dilatações sob a base da aréola também são chamadas de seios galactóforos ou reservatórios de leite e têm como finalidade servir de depósito para parte do leite que é produzido nos intervalos das mamadas. Para cada conjunto de alvéolos, canalículos, canais, ampola galactófora e ducto lactífero excretor, denominamos de *lobo,* que se constitui na unidade estrutural básica da mama feminina. Cada lobo, por sua vez, é formado de muitos lóbulos que são significativamente variáveis em número e tamanho. Possuem de 3 a 100 ou mais *ácinos ou alvéolos* que se apresentam atapetados por camadas de células produtoras de leite e estão ricamente providas de células mioepiteliais contráteis e vasos sangüíneos em sua parede. Ao conjunto de 15 a 20 lobos (pedúnculos com inflorescências ramificadas) denominamos de glândula mamária.

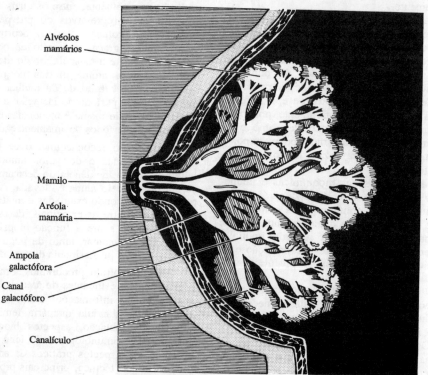

Fig. 2.1 - Ilustração da estrutura parenquimatosa da glândula mamária feminina em corte transversal.

A pele que reveste as mamas é macia e está constituída de glândulas sudoríparas e sebáceas, sem particularidades especiais.

Cada mama tem na sua porção apical o mamilo que está constituído de tecido erétil, dotado de grande sensibilidade, determinada pelas terminações nervosas sensoriais, medindo aproximadamente de 10 a 15mm de comprimento, sendo o diâmetro variável. Possui papilas dérmicas altas e fibras musculares lisas circulares e longitudinais, que o torna mais rígido e saliente especialmente na gestação e período menstrual: Anatomicamente pode ser classificado em:

a) *Mamilo normal:* extremamente elástico, de fácil apreensão, apresenta-se saliente e em plano diferente da região areolar, formando um ângulo de 90° entre o mamilo e a aréola. O grau de saliência ou protrusão é determinado pelo seu comprimento, podendo ser protruso ou semiprotruso (Figs. 2.2 e 2.3, respectivamente).

b) *Mamilo plano:* situa-se no mesmo nível que a aréola, inexistindo a presença de um ângulo entre os dois. É de tecido pouco elástico, devido a grande quantidade de aderências de tecido conetivo existente em sua superfície (Fig. 2.4).

c) *Mamilo invertido:* caracteriza-se pela inversão total do tecido epitelial, podendo ocasionar o desaparecimento completo do mamilo. Freqüentemente não é de tecido elástico e é de difícil apreensão e correção (Fig. 2.5).

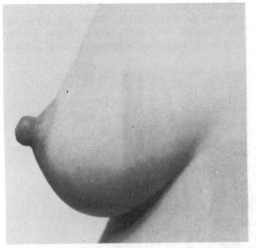

Fig. 2.2 – Mamilo protruso.

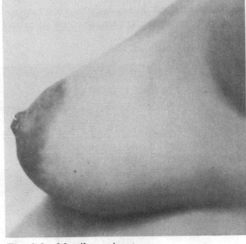

Fig. 2.3 – Mamilo semiprotruso.

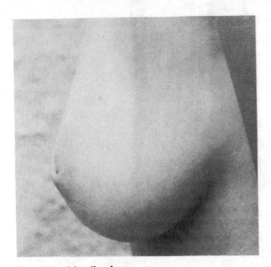

Fig. 2.4 – Mamilo plano.

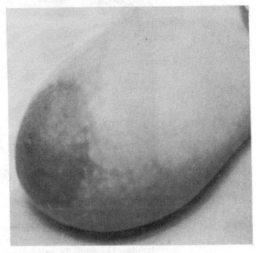

Fig. 2.5 – Mamilo invertido.

d) *Mamilo pseudo-invertido:* aparentemente com as mesmas características do mamilo invertido, só que de fácil correção após estímulos e manobras para exteriorização (Fig. 2.6).

e) *Atelia:* ausência de mamilos nas mamas. Ao redor do mamilo encontramos uma área cutânea pigmentada com 2 a 4cm de diâmetro: *a aréola.* Nesta área localizam-se glândulas areolares ou mamárias acessórias, responsáveis pelas proeminências nodulares da superfície areolar, que na gravidez crescem até o diâmetro de 2,5mm e produzem secreção lipóide, cuja função consiste em lubrificar os mamilos: são os tubérculos de *Montgomery.*

Toda esta estrutura arquitetônica da glândula mamária está imersa em tecido conjuntivo colágeno e adiposo, constituindo-se o que denominamos de *estroma,* que é o responsável pela consistência característica da mama (Fig. 2.7).

Fisiologia da lactação

O funcionamento da glândula mamária está intimamente ligado às transformações que ocorrem durante seu desenvolvimento e basicamente compreende três fases distintas:

1. *Fase mamotrófica ou mamogênica,* que consiste no desenvolvimento da glândula mamária.
2. *Fase galactogênica ou da lactação,* responsável pela produção e ejeção do leite.
3. *Fase de galactopoiese,* responsável pela manutenção da lactação.

Fase mamotrófica ou mamogênica

A glândula mamária feminina sofre modificações estruturais importantes desde o nascimento até a senilidade, sendo que apresenta um grau de diferenciação acentuado quando ocorre seu completo desenvolvimento. Apenas

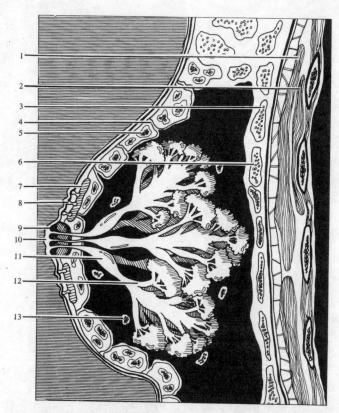

Fig. 2.7 – Estrutura da glândula mamária feminina: 1. Músculo peitoral maior. 2. Músculo peitoral menor. 3. Plano costal. 4 Ligamento de Cooper. 5. Tecido adiposo subcutâneo. 6. Tecido adiposo retromamário. 7. Músculo areolar. 8. Glândulas areolares. 9. Orifício ducto excretor. 10. Mamilo. 11. Ampola galactófora. 12. Canal galactófoto. 13. Tecido adiposo intramamário (estroma).

delineada no sexo masculino, a mama da mulher se desenvolve após a puberdade e especialmente durante a gestação e lactação, regredindo com a senilidade, quando ocorre a atrofia do parênquima mamário, diminuição do tecido conjuntivo e rarefação dos vasos sangüíneos. Na puberdade, sofre rápido crescimento e profundas alterações, determinadas pelo estímulo *estrogênico* que age preferencialmente sobre o *sistema ductal,* em contraposição à progesterona que tem como sítio de ação os *ácinos e alvéolos.* A ação combinada dos dois hormônios produzidos pelo ovário, no entanto, não determina ainda o desenvolvimento glandular completo, uma vez que são necessários outros estímulos hormonais como a prolactina (PRL) e hormônio do crescimento somatotropina (STH), ambas secretadas pela hipófise e a tireotropina (TSH) produzida pela tiróide (Fig. 2.8).

Durante a gravidez a prolactina se eleva a partir da quinta-sexta semanas, chegando a níveis de 200 ng/ml estando este aumento relacionado com os níveis plasmáticos de estrógenos. Apesar de todos os elementos necessários para a produção láctea estarem presentes, esta se manifesta por pequenas quantidades de colostro, também chamado de primeiro leite. Isto acontece porque os hormônios sexuais da placenta, estrógenos e progesterona inibem a ação da prolactina armazenada na hipófise e ainda antagonizam sua ação sobre a mama. Acredita-se que a prolactina está sob efeito de fatores do hipotálamo e que o mesmo contém uma substância que impede sua liberação – fator de inibição da prolactina (PIF).

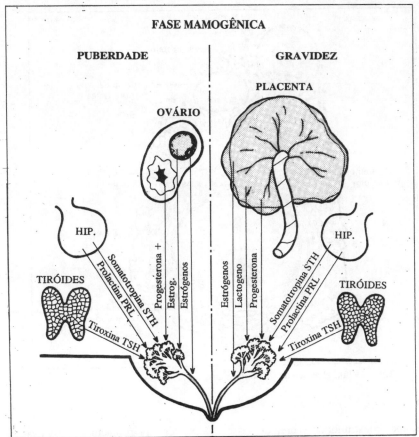

Fig. 2.8 – Representação esquemática dos fatores endócrinos que interferem na fase mamogênica nos períodos da puberdade (à esquerda) e gravidez (à direita). Nos dois casos o crescimento mamário é determinado pelos hormônios ovarianos (estrogênio e progesterona), hipofisários (prolactina e somatotropina) e tireoidianos (tiroxina ou tireotropina). Na gravidez, surge nova substância produzida pela placenta, que é o hormônio lactogênico placentário.
Modificado de Botella, 1978.

Fase galactogênica ou da lactação

A fase galactogênica compreende duas etapas distintas: uma inicial em que o leite é produzido e armazenado no interior da glândula mamária, denominada *fase de secreção do leite;* e outra onde o leite produzido deve estar estocado e disponível para atender às necessidades do recém-nascido na medida em que este o solicite, que é a *fase da ejeção ou excreção láctea.*

Fase da secreção Láctea

A secreção do leite compreende os processos pelos quais as células glandulares são estimuladas pela *prolactina,* que é um hormônio secretado pela *hipófise anterior,* a sintetizarem os constituintes do leite (gordura, lactose e proteínas) a partir de componentes precursores derivados do sangue. A gordura do leite surge na base da célula alveolar em forma de gotículas associadas ao ergastoplasma, que, dirigindo-se ao ápice celular, aumentam de tamanho até serem completamente envolvidas pela membrana da célula, que ao romper-se libera-as, fazendo-as cair no interior de alvéolos. A *lactose* é sintetizada a partir da glicose sangüínea no aparelho de Golgi, das células epiteliais que contornam os alvéolos. As *proteínas* são sintetizadas no ergastoplasma e aparecem sob a forma de grânulos no interior dos vacúolos de Golgi, sendo excretadas ao se romperem no ápice celular, para a luz dos alvéolos (Fig. 2.9).

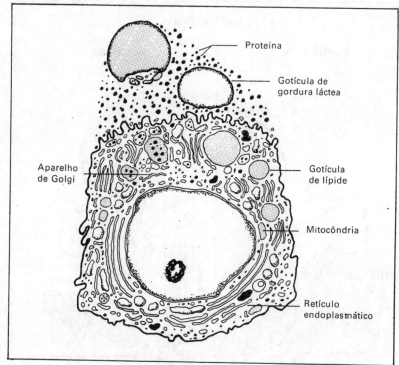

Fig. 2.9 – Célula alveolar da glândula mamária.

Fonte: Catz, C. S. e cols. 1972.

O leite, após constituído, é excretado para os alvéolos e armazenado nos canículos, canais e ampolas galactóforas. Sua composição pode variar no período de armazenamento, uma vez que o leite permanece em equilíbrio osmótico com o sangue que irriga a glândula, podendo produzir-se trocas de água e constituintes hidrossolúveis entre o sangue e o leite.

Além da prolactina, pesquisas recentes têm revelado a ação do hormônio do crescimento no processo galactogênico. Acredita-se que a somatotrofina age junto à prolactina como ativadora da mesma, para que possa exercer suas funções.

A prolactina atinge níveis sangüíneos máximos na terceira ou quarta semana de puerpério, diminuindo posteriormente de forma gradual e progressiva até atingir seus níveis normais.

No processo galactogênico os fatores nervosos desempenham papel muito importante na liberação ou *release* da prolactina.

Imediatamente após o parto, com a saída da placenta, os teores de estrogênio, progesterona e hormônio lactogênio placentário diminuem bruscamente, deixando por um lado de impedir a liberação da prolactina pela hipófise, e por outro, de exercer ação antagonizante de seu efeito sobre a mama. Em contraposição, a prolactina, o hormônio adenocorticotrófico (ACTH) e os corticosteróides aumentam sua quantidade com o desaparecimento da placenta, estabelecendo o início da lactação. A ocitocina liberada com o reflexo da sucção parece desempenhar ação inibidora do PIF. Associado ao momento do parto, onde ocorre uma grande descarga de ocitocina, o desaparecimento dos hormônios placentários determina uma grande liberação de prolactina o que desencadeia o início da lactação.

A fase de secreção do leite, propriamente dita, inicia-se no terceiro ou quarto dia de puerpério, sendo mantida pelo mecanismo de sucção e esvaziamento completo e freqüente das glândulas mamárias.

Neste período observa-se aumento das mamas que se tornam extremamente sensíveis, túrgidas, dolorosas e quentes. A produção láctea está classificada de acordo com sua idade, sendo considerado colostro o leite de 0 a 5 dias de puerpério, leite de transição do 6º ao 10º dia e leite maduro do 11º dia em diante.

A fase da ejeção ou excreção láctea é determinada por um reflexo neuro-hormonal, cuja via nervosa aferente inicia-se em receptores localizados no mamilo e nos canais galactóforos, sendo que o principal estímulo é o da sucção. O estímulo age sobre a *hipófise posterior*, liberando via aferente, a *ocitocina*, que é o hormônio responsável pela ejeção do leite, o qual age sobre as células mioepiteliais dos alvéolos e canais galactóforos, contraindo-os (Fig. 2.10).

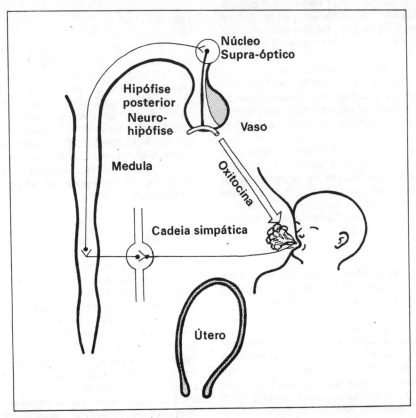

Fig. 2.10 – Esquema da ejeção láctea.
Fonte: Botella, 1978. Modificado.

O mecanismo de contração exercido pelas células mioepiteliais que revestem os alvéolos, canalículos, canais e ampolas galactóforas, determinado pela liberação de ocitocina, provoca aumento da pressão do leite que se encontra em seu interior, ocasionando o processo denominado de "expulsão ou descida do leite". Esse reflexo ocorre 30 a 60 segundos após o início da sucção e pode sofrer influência de determinados fatores como o *stress* emocional, a tensão e a dor, que agem inibindo a liberação da ocitocina.

A pressão negativa exercida pela sucção do lactente oscila entre 30 e 70mmHg no primeiro dia pós-parto e entre 30-15mmHg no segundo dia.

Fase da Galactopoiese

A manutenção da secreção láctea ou galactopoise depende de fatores neuroendócrinos desencadeados principalmente pelo estímulo da sucção sobre o mamilo.

A prolactina (PRL) responsável pelo desencadeamento da lactação parece exercer baixo poder na fase de manutenção. A somatotrofina parece ter maior atuação mantenedora da lactação, agindo sobre a bioquímica do metabolismo da glândula mamária.

A ACTH e os corticóides também parecem influir na galactopoiese. Estudos mais recentes têm evidenciado também a participação da insulina e tireóide na manutenção deste processo.

Com relação aos fatores nervosos o reflexo de sucção sobre o mamilo desempenha papel importante. Através da sucção, as terminações nervosas do mamilo desencadeiam, através dos gânglios simpáticos da medula, estímulos no núcleo hipotalâmico, determinando a inibição do PIF.

Aspectos bioquímicos, nutricionais e imunológicos do leite humano em relação à saúde dos recém-nascidos e lactentes

Como regra geral o leite humano pode ser considerado como uma solução altamente complexa, com cerca de 160 substâncias conhecidas, constituídas basicamente por proteínas, células, sais minerais e carboidratos, que contêm gordura em suspensão (Tabela 2.1). A produção láctea das diversas espécies mamíferas difere entre si, obedecendo rigorosamente características bioquímicas de suas crias.

A concentração protéica encontrada no leite humano é aproximadamente três vezes menor que no leite de vaca. No entanto, é importante ressaltar que a proteína do leite de vaca está constituída principalmente por caseína (82%) que, através da digestão, coagula-se em macropartículas, formando grandes coalhos de consistência firme, ocasionando difícil absorção, digestão e assimilação. Em contraposição, a secreção láctea da mulher, constituída basicamente por proteínas do soro, como a lactoalbumina, lactoferrina, lisozima, imunoglobulinas, especialmente imunoglobulina A secretória (Tabela 2.2) coagula-se em micropartículas em forma de flocos, facilitando sua passagem para o intestino delgado. Portanto, o teor protéico inferior do leite humano, quando comparado com o do leite de vaca, está compensado pelo seu alto valor biológico, em função principalmente da lactoalbumina, que é própria para a espécie humana, de fácil digestão, e constitui um componente decisivo na síntese da lactose.

Lactoferrina

Em contraposição ao leite de vaca, onde praticamente inexiste, a *lactoferrina,* proteína de transporte, é encontrada em grande quantidade no leite humano, numa concentração de 3,5 ou 4mg/ml no colostro e aproximadamente de 1,7mg/ml no leite tardio. Tem ação bacteriostática através da propriedade de se ligar ao ferro das bactérias enteropatogênicas, impedindo sua proliferação e crescimento.

Estudos recentes admitem que sua concentração no leite pode ser alterada por alimento ricos em ferro.

Lisozima

A lisozima tem uma concentração aproximada de 0,3 a 0,5mg/ml no leite humano, cerca de 5 mil vezes maior que no leite de vaca. Através de fatores antimicrobianos inespecíficos, exerce ação bacteriolítica, impedindo o crescimento de enterobactérias e de bactérias Gram-positivas. Graças a sua presença em grande quantidade nas eliminações intestinais das crianças alimentadas ao seio, o que não se observa nas crianças que recebem outro tipo de leite, sugere-se que a lisozima contribua para o desenvolvimento e manutenção da flora intestinal das crianças que recebem o leite humano.

Tabela 2.1
Composição do leite humano maduro e do leite de vaca

Composição	Leite humano	Leite de vaca	Composição	Leite humano	Leite de vaca
Água (m/100ml)	87,1	87,2	Glicina	0	11
			Prolina	80	250
Energia (kcal/100ml)	75	66	Serina	69	160
			Tirosina	61	179
Total de sólidos (g/100ml)	12,9	12,8	Ácidos graxos (% insaturados)	47	32,5
Proteína (g/100ml)	1,1	3,5			
Lipídios (g/100ml)	4,5	3,7	Principais minerais por litro		
Lactose (g/100ml)	6,8	4,9	Cálcio (mg)	340	1.170
Cinzas (g/100ml)	0,2	0,7	Fósforo (mg)	140	920
			Sódio (m/q)	7	22
Proteínas (% da proteína total)			Potássio (mEq)	13	35
Caseína	40	82	Cloro (mEq)	11	29
Proteínas do soro	60	18	Magnésio (mg)	40	120
			Enxofre (mg)	140	300
Nitrogênio não protéico					
(mg/100ml)	32	32	Traços de minerais por litro		
(% do nitrogênio total)	15	6	Cromo (ug)	–	8-13
			Magnésio (μg)	7-15	20-40
Aminoácidos (mg/100ml)			Cobre (μg)	400	360
Essencial			Zinco (mg)	3-5	3-5
Histidina	22	85	Iodo (μg)	30	47
Isoleucina	68	228	Selênio (μg)	13-50	5-50
Leucina	100	350	Ferro (mg)	0,5	0,5
Lisina	73	277	Vitaminas por litro		
Metionina	25	88	Vitamina A (UI)	1.898	1.025
Fenilalanina	48	172	Tiamina (μg)	160	440
Treonina	50	164	Riboflavina (μg)	360	1.750
Triptofano	18	49	Niacina (μg)	1.470	940
Valina	70	245	Piridoxina (ug)	100	640
Não essencial			Pantotenato (mg)	1,84	3,46
Anginina	45	129	Fólico (μg)	52	55
Ácido aspártico	35	75	B_{12} (μg)	0,3	4
Cistina	116	166	Vitamina C (mg)	43	11_{ii}
Ácido glutâmico	22	32	Vitamina D (UI)	22	14_{il}
	230	680	Vitamina E (mg)	1,8	0,4
			Vitamina K (μg)	15	66

Fonte: Jelliffe, D.B. & Jelliffe, E.F.P., 1980.

Tabela 2.2
Principais componentes das proteínas do soro no leite humano e de vaca

Composição	Leite humano	Leite de vaca
Lactoferrina	1,5	Traços
Alfa-Lactalbumina	1,5	0,9
Beta-Lactoglobulina	1,5	3,0
Albumina	0,5	0,3
Lisozima	0,5	0,0001
IgA	1,0	0,03
IgG	0,01	0,6
IgM	0,01	0,03

Fonte: Hambraeus e cols. *Apud* Martins Filho, J., 1984.

Imunoglobulinas

As imunoglobulinas do leite humano diferem substancialmente das encontradas no leite de vaca, não só nos aspectos quantitativos como também nos qualitativos. O leite de vaca contém principalmente IgG e IgM, sendo que no colostro e leite humano, apesar de encontrarem-se todas as classes de imunoglobulinas, as que predominam são as IgAs (secretória e sérica). A primeira, em maior quantidade, representa mais da metade do total de proteínas do colostro, tem atividade específica de anticorpos contra as infecções causadas por: *Bacillus tetanus, D. pneumoniae, Hemophilus pertussis, Corynebacterium diphtheriae, Salmonella, Schigella, poliovirus, Coxakie, Echo* viroses 6 e 9, e vírus Influenza (Mata & Wyatt, *apud* Assis, M.A.A., 1981).

As IgAs têm ação no tubo digestivo, evitando que as enterobactérias se liguem às glicoproteínas na mucosa intestinal, protegendo o hospedeiro da ação patogênica. Também as IgAs têm a propriedade de inibir a absorção de vários antígenos alimentares, prevenindo determinadas reações alérgicas.

Além das propriedades antigênicas das IgAs, também as infecções causadas pela *Rickettsiase*, protozoários, antígeno H de *Salmonella*, toxinas bacterianas, anticorpos RH incompletos, encontram atividade específica de anticorpos na fração IgG. A fração IgM contém aglutininas RH, sífilis reagina, crioaglutinas e anticorpos ao antígeno O das enterobctérias (Mata & Wyatt) citado por Assis (1981).

Aminoácidos e nucleotídeos

Entre os aminoácidos a relação albumina/caseína é maior no leite humano enquanto a relação metionina/cistina é a menor de todas as fontes de proteína animal, condição de real importância, uma vez que o fígado do feto humano e também do prematuro, não possuem as enzimas (cistotionases) necessárias para utilizar a metionina e dependem exclusivamente da cistina como fonte de aminoácidos contendo sulfeto. O leite de vaca possui de duas a cinco vezes mais metionina que cistina.

A taurina é um aminoácido livre biodisponível citado recentemente na literatura, encontrado em grande quantidade no leite humano e totalmente ausente no leite de vaca. Graças a seu baixo peso molecular é considerado um dos moduladores do crescimento, tendo papel importante na maturação e no desenvolvimento do sistema nervoso central.

Os aminoácidos aromáticos, em especial a tirosina e a fenilalanina, são encontrados no leite humano em pequena quantidade ao contrário do leite de vaca que possui concentrações bem maiores. Os lactentes e especialmente os prematuros não possuem capacidade metabólica adequada para estes constituintes em grande quantidade, como no leite de vaca, podendo sofrer alterações cerebrais importantes.

Os nucleotídeos, constituintes indispensáveis para a síntese de proteínas, estão presentes em maior quantidade no leite humano e com características específicas em relação ao leite de vaca.

Estudos recentes demonstram diferenças significativas nos níveis de aminoácidos essenciais entre grupos de lactantes com dietas diferentes (Silva, A.M.W.B. da, 1985).

Vitaminas

O leite humano se constitui em verdadeira fonte de vitaminas, sendo capaz de suprir as necessidades do lactente, particularmente em relação às vitaminas A, B1, B2, B6, B12, C, E, niacina, e ácido fólico. A concentração de vitaminas no leite humano, no entanto, está sujeita a alterações provocadas pela dieta da nutriz, especialmente pelas vitaminas A, C, riboflavina e tiamina.

Carboidratos ou glicídios

O principal carboidrato encontrado no leite humano é a *lactose,* presente em quantidades muito maiores que no leite de vaca (7% e 4,8%). No entanto foram identificados traços de glicose, galactose, glucosaminas e determinados oligossacarídios nitrogênicos cujas funções ainda não estão totalmente definidas. Sabe-se, entretanto, que os oligossacárídeos nitrogenados têm a propriedade de promover o crescimento do *fator bifidus* através do *Lactobacilus bifidus*, o que não ocorre com o leite de vaca. Esse microrganismo cresce no intestino das crianças alimentadas com leite humano e divide a lactose em ácido lático e ácido acético, baixando o pH intestinal a níveis inadequados para o desenvolvimento de bactérias enteropatogênicas.

Entre as principais funções da lactose foram descritas as seguintes: aumenta a absorção do cálcio, desempenhando importante papel na prevenção do raquitismo. Sua alta solubilidade conserva a água do organismo materno. Associada ao fator *bifidus,* promove o crescimento do lactobacilo no intestino, aumentando a acidez das fezes dos bebês que são alimentados com leite humano.

Lípides ou gorduras

O leite humano apresenta diferenças qualitativas no teor de gorduras, quando comparado ao leite de vaca. Possui menos gorduras saturadas e é mais rico em ácidos graxos não-saturados como o ácido linoléico, sendo esta característica altamente significante para o crescimento e desenvolvimento normal do cérebro, pois contribuem para a síntese de lípides do tecido nervoso (mielinização) e das prostaglandinas.

A fácil digestibilidade e absorção da gordura do leite humano atribui-se, particularmente, à presença dos ácidos graxos não-saturados, os quais são sintetizados com maior rapidez que os saturados, sendo que a absorção da gordura proveniente do leite humano é de 90% enquanto que para o do leite de vaca é de somente 60%.

Minerais

O conteúdo total de minerais encontrados no leite humano é de três a quatro vezes menor que no leite de vaca, o que determina melhor aproveitamento pelo lactente, uma vez que a concentração elevada de minerais no leite de vaca compromete a carga solúvel fornecida para o rim, levando com freqüência a

Quadro 2.1
Obstáculos ao aleitamento materno

Obstáculos maternos		*Obstáculos relacionados à criança*
Patologias orgânicas	Desnutrição Tuberculose bacilífera Forma lepromatosa de hanseníase Agalactia ou hipogalactia Malformação do mamilo Mastites supuradas graves	Fissura palatina Síndrome de Pierre-Robin Cardiopatias graves Problemas neurológicos que obstaculizam ou impedem a sucção e deglutição.
Patologias psíquicas	Psicoses Neuroses Fobias	
Ingesta obrigatória pela mãe das seguintes drogas	Tetraciclinas Iodetos Maconha Propiltiouracil Iodo radioativo Corticosteróides Alcalóides de Ergot Diazepínicos Antineoplásicos Anticoagulantes Atropina Crortiázida Quinina Reserpina	*Obstáculos Fisiopatológicos*

retenção de sódio e a elevação da taxa plasmática de uréia, e conseqüentemente a uma hiperosmolaridade.

No leite humano são encontrados, principalmente: potássio, cálcio, fósforo, cloro e sódio; o ferro, o cobre e o manganês estão presentes em pequenas quantidades, mas as reservas acumuladas durante a gravidez suprem as necessidades da criança aproximadamente até o sexto mês de vida, desde que neste período a mulher seja orientada para uma dieta rica em ferro.

Apesar da concentração de ferro no leite humano ser baixa, a suplementação oral para crianças amamentadas ao peito está contra-indicada porque pode interferir no mecanismo de defesa conferido pela lactoferrina.

Obstáculos relacionados a fatores socioeconômico-culturais

– Desinformação da população e profissionais da área de saúde sobre as vantagens e importância do aleitamento materno.
– Não cumprimento da legislação: creches em locais de trabalho, horário especial para amamentação etc.
– Propaganda dos substitutos do leite humano.
– Existência de rotinas hospitalares que retardam, obstaculizam e impedem a prática do aleitamento natural: confinamento de recém-nascidos em berçários, horários rígidos de amamentação, administração de líquidos nos intervalos das mamadas, início da amamentação tardio etc.

– Tabus relacionados à amamentação.
– Falta de preparo da mulher no período pré-natal para amamentação.
– Atitudes negativas em relação ao aleitamento materno.
– Falta de suporte para a mulher no período pós-natal.
– Peculiaridades da fase de lactação – fantasia/realidade.

Amamentação: aspectos práticos

Preparo da mulher para amamentação

O sucesso da amamentação requer preparo e conhecimento prévio sobre aspectos anatomofisiológicos e cuidados profiláticos com a mama.

Durante a gravidez o preparo dos seios para a função lactogênica deve ser enfatizado e alguns cuidados já devem ser observados.

A inspeção da glândula mamária deve ser efetuada rotineiramente e a realização de exercícios para fortalecer, corrigir vícios e aumentar a elasticidade do tecido epitelial da região mamilo-areolar devem ser iniciados pela gestante tão logo seja diagnosticada a gravidez. Preferencialmente estes exercícios deverão ser realizados no mínimo 20 vezes por dia até o final da gravidez, o que certamente evitará problemas como mamilos doloridos, escoriados ou fissurados, que surgem quase sempre acompanhados com dor (figs. 2.11A e B e 2.12).

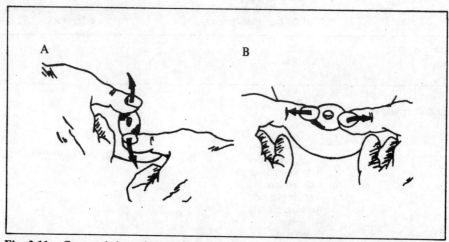

Fig. 2.11 – Com os dedos polegares fazer manobras com pressão leve sobre a região areolar, tracionando-a no sentido da setas, isto é, para cima e para baixo (A) e posteriormente para os lados (B).

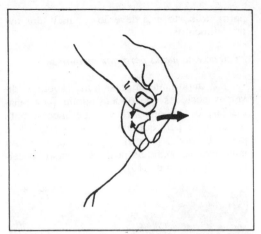

Fig. 2.12 – Após facilitada a protrusão do mamilo fazer movimentos rotatórios com o auxílio dos dedos polegar e indicador e em seguida tracioná-lo para a frente.

Após a 20ª semana de gravidéz fazer expressão do colostro com o objetivo de ativar a produção de secreção lipóide que contribuirá para a lubrificação natural do mamilo e a remoção de resíduos e crostas nele depositados.

Lavar os seios apenas com água durante o banho. O uso de sabonete ou sabão está contra-indicado pela sua composição alcalina que determina a desidratação do tecido através de uma ação físico-química, retirando sua lubrificação natural e diminuindo a acidez da epiderme.

Friccionar os bicos dos seios levemente com tecido felpudo, escova macia ou esponja, deixando-os expostos ao ar durante alguns minutos para deixar a pele mais resistente.

Fazer uma "janelinha" no centro do sutiã na altura do bico dos seios para propiciar o contato deste com a roupa; o roçar constante entre um e outro fortalece a pele.

Em caso de mamilo semiprotruso, plano ou pseudo-invertido, adaptar um dedal ou outro material similar sobre o mamilo de modo que o mesmo possa se moldar dentro deste objeto. Tal medida contribui para a correção dos problemas acima citados.

Expor as mamas às radiações solares (raios infravermelhos e ultravioletas) diariamente, por períodos curtos, de no máximo 30min, especialmente entre 8 e 10 horas da manhã. Tais radiações se diferenciam entre si pela capacidade de penetração e tipo de ação na pele e no organismo, e se constituem, juntamente com a luz visível, no conjunto da irradiação eletromagnética do sol (o seu espectro).

Os raios infravermelhos apresentam feixe de radiações com comprimento de ondas maior que os ultravioletas, tendo capacidade de penetrar no tecido epidérmico até atingir a derme, onde têm ação vitalizante e calórica. Promovem a estimulação das terminações nervosas da pele, a dilatação dos poros e aceleram a eliminação de resíduos tóxicos produzidos pelas combustões intramusculares. Os raios infravermelhos são também dotados de poder germicida e bactericida, além de ativar a reparação dos tecidos, ajudando na cicatrização das feridas.

No tecido epitelial da glândula mamária, além de dilatar vasos e capilares, atua no sistema canalicular, promovendo dilatação dos canais e canalículos, o que favorece a ejeção do leite. Também atribui-se aos raios infravermelhos a propriedade salutar de curar infecções e cicatrizar feridas superficiais.

Os raios ultravioletas têm seu domínio nas reações bioquímicas e apresentam feixe de radiações com curto comprimento de ondas, estando sua capacidade de penetração limitada à camada córnea da epiderme, onde tem ação actínica, provocando inicialmente eritema e posteriormente aumento da pigmentação. Tal fenômeno determina maior proteção e resistência do tecido epitelial às infecções, agressões e traumas. Os raios ultravioletas desempenham ainda papel importante na prevenção do raquitismo, pois são responsáveis pela síntese da vitamina D, reguladoras do equilíbrio fotocálcio, efeito anti-raquítico primordial para a criança.

Primeiras mamadas

Preferencialmente a primeira mamada deve acontecer logo após o nascimento da criança, antes mesmo da dequitação ou secundamento. Quanto mais cedo após o parto acontecer a primeira mamada, maior a chance de ser bem-sucedida. Tal medida favorece não só a amamentação precoce, como também contribui para que a involução uterina ocorra mais rápida e fisiologicamente pela descarga de ocitocina que é liberada com o estímulo da sucção.

Após iniciada a amamentação, outros cuidados deverão ser observados para preservar a manutenção da produção láctea. O bebê deve ser amamentado todas as vezes que manifestar desejo. Não deverá existir horário rígido nem fixo. No início as solicitações ocorrerão com maior freqüência, estabelecendo com o tempo maior espaçamento entre uma mamada e outra. Daí a importância da adoção do *sistema alojamento conjunto* nas unidades hospitalares, pois o confinamento de recém-nascidos normais em berçários obstaculiza, retarda e por vezes impede a prática do aleitamento natural.

A amamentação poderá ser única e exclusiva até o sexto mês de vida desde que a mulher o faça adequadamente e que a criança apresente parâmetros de desenvolvimento (peso e altura) compatíveis com sua idade. A partir do sexto mês deverão ser incluídos outros alimentos.

Posição adequada para amamentar-se

É importante orientar a mãe sobre as diversas posições que poderá adotar para amamentar, e também fazê-la experimentar para poder optar pela que ofereça maior conforto e praticabilidade, para si e para a criança. As mais indicadas são as posições sentada e deitada (Figs. 2.14 e 2.15).

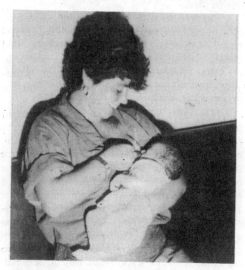

Fig. 2.14 – Posição sentada.

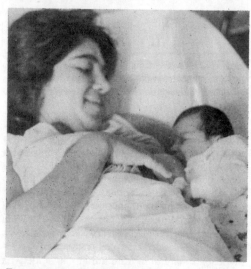

Fig. 2.15 – Posição deitada.

Técnica da amamentação

Sendo a lactação a última fase do ciclo reprodutivo dos mamíferos, deve ser tratada e encarada como um procedimento natural, simples, espontâneo e caloroso, desprovido de artifícios e sofisticação. Para esta fase ser concluída com êxito, no entanto, lembramos de alguns cuidados importantes durante a amamentação.

a) Não usar sabonete, álcool ou água boricada nos bicos dos seios.

b) Expor os mamilos às radiações solares por períodos curtos, diariamente entre às 8 e 10 horas.

c) Lavar bem as mãos antes das mamadas.

d) Evitar o uso de pomadas e bicos protetores nos mamilos.

e) Antes de colocar a criança ao seio verificar se a aréola está macia, apreensível e flexível (Fig. 2.16).

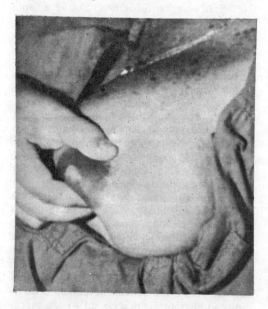

Fig. 2.16 — Verificação — exame prévio da aréola

f) Introduzir na boca do bebê não só o bico mas também toda a aréola, de maneira que não deixe o seio obstruir o nariz e impedir a respiração do bebê. Para isso a nutriz pode utilizar os dedos indicador e anular e posicioná-los como uma tesoura aberta, sustentando a região mamilo-areolar entre os mesmos (Fig. 2.17).

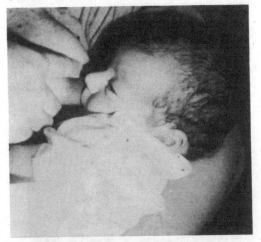

Fig. 2.17 – Posicionamento correto para amamentar: o nariz do bebê permanece afastado da mama, possibilitando a respiração.

g) Alternar os dois seios durante as mamadas.

h) Não administrar líquidos à criança nos intervalos das mamadas (chá, água, sucos).

i) Para retirar o bebê do seio colocar o dedo mínimo no canto da boca do bebê e apertar levemente (Fig. 2.18).

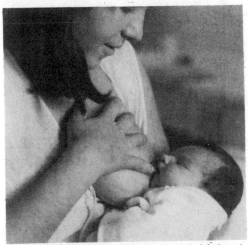

Fig. 2.18 – Técnica para retirada do bebê do seio materno com auxílio do dedo mínimo.

j) Após as mamadas colocar o bebê para eructar.

k) Retirar o excesso de leite após as mamadas, utilizando a técnica de extração manual (vide item adiante).

l) Usar sutiã adequado e de maneira correta, com boa sustentação na base.

Técnica para extração manual de leite

Considerando a estrutura anatômica da glândula mamária e o mecanismo fisiológico da liberação do leite, a extração manual deve obedecer à seguinte seqüência (Fig. 2.19):

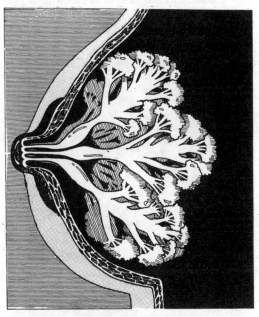

Fig. 2.19 – Sequência a ser obedecida na extração manual do leite: 1. Ampola galoctófora. 2. Canal galactófaro. 3. Canalículos. 4. Alvéolos.

a) Antes de iniciar o esvaziamento propriamente dito, estimular a região mamilo-areolar, exercendo movimentos rápidos e intermitentes sobre a região, aproximadamente durante 30 a 60 segundos, com a finalidade de promover a liberação da ocitocina e, conseqüentemente, a ejeção do leite.

b) Iniciar a extração fazendo pressão intermitente com os dedos polegares e indicadores sobre a região areolar, local onde internamente se encontram as ampolas galactóforas ou depósitos de leite.

c) Após o esvaziamento das ampolas galactóforas fazer extração do leite depositado nos canais galactóforos.

d) Estando as ampolas galactóforas e os canais com seu nível de tensão normais, esvaziar os canalículos e alvéolos.

Problemas da amamentação e assistência de Enfermagem

Especialmente nos primeiros dias após o parto (do primeiro ao 15º dia aproximadamente) quando o processo de amamentação e o ritmo das mamadas se apresentam ainda instáveis, surgem alguns problemas que podem ser solucionados com medidas simples. Este período requer *paciência, firmeza* e, acima de tudo, conhecimento da fisiologia da lactação, tanto por parte do profissional de saúde como da nutriz. Este conhecimento é uma condição essencial para que a nutriz encare o fenômeno como passageiro e persista amamentando. Vejamos os problemas mais freqüentes que podem ocorrer e como podemos resolvê-los.

Ingurgitamento mamário

O fenômeno de ingurgitamento mamário ocorre pelo congestionamento venoso e linfático da mama e pela estase láctea em qualquer das porções do parênquima (lobular, lobar, ampolar ou toda região glandular) (Figs. 2.20, 2.21, 2.22, 2.23, respectivamente).

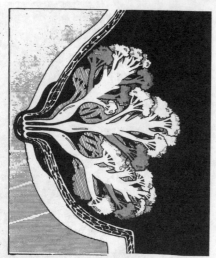

Fig. 2.20 – Ingurgitamento lobular.

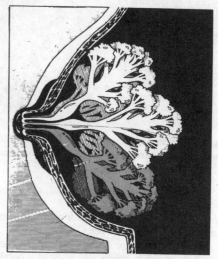

Fig. 2.21 – Ingurgitamento lobar.

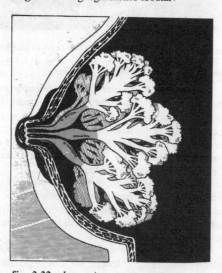

fig. 2.22 – Ingurgitamento ampolar.

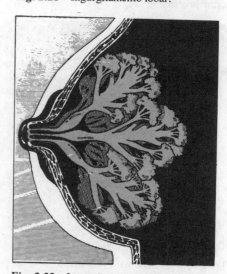

Fig. 2.23 – Ingurgitamento glandular.

É comum sua ocorrência entre o terceiro e oitavo dias de puerpério devido a pressão exercida pelo leite no sistema canalicular, podendo desaparecer entre 24 e 48 horas após seu início.

Atribui-se ao esvaziamento incompleto da glândula mamária, determinado pela sucção deficiente ou pelo desequilíbrio entre a produção e ejeção da secreção láctea.

As mamas apresentam-se aumentadas de tamanho, em tensão máxima, túrgidas, dolorosas e quentes. A rede de Haller apresenta-se bastante visível e saliente com ingurgitamento venoso. Poderá ocorrer ainda mal-estar geral, cefaléia e calafrios.

Assistência de Enfermagem no ingurgitamento mamário

Profilaxia	Justificativa
– Orientar sobre uso de sutiã adequado e de maneira correta, de modo que os seios fiquem firmes e suspensos, sem contudo provocar garroteamento da rede venosa, linfática ou do sistema canalicular.	O aumento do volume das mamas durante a gravidez e especialmente no puerpério na fase de lactação pode ocasionar o acotovelamento dos canais galactóforos impedindo o funcionamento normal da glândula.
– Antes da mamada observar a tensão da mama e da região areolar. Em caso de tensão máxima, esvaziar previamente a glândula mamária até que a aréola se torne macia e o mamilo flexível e apreensível.	A estase láctea no sistema canalicular determina a distensão da região areolar e conseqüentemente a não protrusão do mamilo, dificultando a apreensão e sucção adequada do mesmo.
– Estimular o reflexo de ejeção do leite, através de pressão intermitente sobre a região mamilo-areolar antes de iniciar a mamada de extração do leite.	A estimulação tátil sobre as terminações neurossensitivas, da região mamilo-areolar, determina a liberação da ocitocina, que é responsável pela ejeção do leite.
– Orientar sobre o posicionamento correto no momento de amamentar, com a finalidade de estabelecer adequada capacidade de sucção, demonstrando como colocar e retirar a criança do seio e as posições corretas para amamentar.	O posicionamento adequado no momento de amamentar assegura conforto ao binômio mãe/filho, favorece o funcionamento normal da mama e previne complicações como lombalgia (materna), trauma, fissura mamilar e ingurgitamento mamário.
– Propiciar ambiente tranqüilo para amamentação.	Estímulos externos podem interferir no processo fisiológico da amamentação, diminuindo sua produção ou interferindo na ejeção do leite.
– Orientar sobre alternância dos seios e freqüência das mamadas (demanda livre).	Os dois seios devem ser estimulados a cada mamada e oferecidos na medida em que a criança os solicite, sem horários rígidos para que haja um equilíbrio adequado e constante entre a produção e o consumo requerido pelo recém-nascido e lactente.
– No período de amamentação oferecer única e exclusivamente o seio.	A introdução de outros alimentos no período de amamentação antes do sexto mês de vida interfere na produção do leite.

Profilaxia	Justificativa
– Após as mamadas realizar a inspeção e palpação da glândula mamária à procura de pontos doloridos ou endurecidos, procurando identificar o tipo de ingurgitamento por área de localização. Em caso de presença dos mesmos tentar removê-los através da extração do leite.	O esvaziamento inadequado e incompleto das mamas favorece o ingurgitamento mamário.
– Prevenir a fadiga, a dor e a ansiedade no puerpério.	Tais fatores podem inibir o estabelecimento do reflexo de ejeção do leite, determinando falha na lactação.

Tratamento	Justificativa
– Fazer palpação em sentido circular sobre as áreas afetadas.	Para facilitar a desobstrução dos canais e canalículos.
– Esvaziar completamente o peito após as mamadas através de ordenha, preferencialmente manual, iniciando na base areolar, até que desapareçam os pontos dolorosos (ver ordenha manual do leite).	O excesso de leite, quando acumulado nos canais canalículos e ampolas galactóforas, determina aumento da tensão interna da glândula, provocando dor pela obstrução do sistema canalicular.
– Em caso de difícil reflexo ejecto-lácteo aplicar calor (banho de sol, compressa ou bolsa de água quente) sobre a glândula mamária; fazer massagem intermitente na região mamilo-areolar minutos antes de iniciar a sucção ou extração; fazer massagem delicada e firme sobre a mama, iniciando na região ampolar até atingir os alvéolos.	O calor promove a vasodilatação dos canais e canalículos, favorecendo a ejeção do leite; a massagem sobre a região mamilo-areolar estimula a liberação da ocitocina responsável pela ejeção do leite.
– Orientar sobre a diminuição da ingesta de líquidos até se estabelecer equilíbrio entre a produção e o consumo.	A quantidade de líquidos interfere na quantidade de leite produzido.

Fissura mamilar

Fissura ou rachadura mamilar consiste na ruptura do tecido epitelial que recobre o mamilo provocada por inadequada apreensão no momento da sucção. Ocorre com maior freqüência nas mulheres com pele clara, idosas, primíparas e portadoras de mamilos planos ou invertidos. Podem ser circulares e verticais; as circulares ocorrem ao redor do mamilo em forma de círculo e as verticais na porção papilar do mamilo.

Fatores predisponentes

Sucção ineficiente: Durante a mamada a criança não consegue esvaziar adequadamente a mama e permanece por maior tempo sugando.

Uso de lubrificantes: São responsáveis pela remoção das células superficiais da região areolar, tornando a região suscetível a lesões.

Uso de medicamento tópico: destroem a flora bacteriana normal e favorecem o crescimento da flora bacteriana patológica. Ressecam a pele, propiciando o aparecimento de fissuras e escoriações.

Higiene excessiva: Remove a ação lubrificante natural.

Falta de preparo do mamilo no pré-natal: A falta de exercícios no período pré-natal diminui a resistência do tecido mamilar no início da lactação.

Fatores causais

Uso de bombas (manual e elétrica): A pressão negativa exercida artificialmente sobre o mamilo, em especial nos primeiros dias após o parto, quando não se estabeleceu efetivo equilíbrio entre a produção e drenagem de secreção láctea, provoca estiramento da pele acompanhada de dor.

Sucção inadequada provocada pelo ingurgitamento: Quando a tensão interna da mama é máxima, e a estase láctea invade todo o parênquima mamário, a capacidade de apreensão do mamilo e aréola fica prejudicada pela distensão da região, ocorrendo a sucção inadequada e conseqüentemente lesão mamilar.

Sintomas

Presença de solução de continuidade em forma de fenda, com profundidade e extensão variáveis, podendo apresentar sangramento e dor localizada.

Assistência de Enfermagem/fissura mamilar

Profilaxia	*Justificativa*
– Identificar o risco materno. – Preparo do mamilo no pré-natal. – Tipo de mamilo: protruso, semiprotruso plano, invertido ou pseudo-invertido. – Conhecimento prévio da nutriz sobre noções de anatomia da glândula mamária feminina, fisiologia da lactação, vantagens do aleitamento e técnica de amamentação. – Coloração da pele. – Número de filhos. – Idade. – Experiência negativa anterior com fissuras.	A falta de preparo do mamilo no período prénatal contribui para o aumento de lesões do epitélio mamilar com o início da sucção. O tipo de mamilo interfere na capacidade de apreensão adequada, sendo difícil nos casos de mamilo plano ou invertido. A desinformação sobre o funcionamento normal da glândula mamária contribui para aumentar a ansiedade e insegurança da mulher que amamenta. As mulheres jovens, caucasianas e primíparas apresentam risco maior de apresentar fissura/trauma mamilar.
– Expor os seios às radiações solares por períodos curtos (no máximo 15min) no horário entre às 8 e 10 horas da manhã.	Vide item anterior.
– Inspecionar diariamente os mamilos.	O epitélio mamilar pode apresentar alterações e lesões que deverão ser imediatamente tratadas para não impedir a amamentação.
– Orientar sobre a contra-indicação do uso de lubrificantes, pomadas ou outros medicamentos tópicos.	O uso de pomadas lubrificantes ou outros medicamentos predispõe os mamilos a lesões. Os mesmos alteram ainda a produção de secreção lipóide naturalmente produzida para proteção local, mantém os mamilos úmidos, escorregadios e com resíduos nocivos à criança, fazendo-a algumas vezes rejeitar o seio.
– Evitar o uso de bomba de sucção (manual ou elétrica), especialmente nos primeiros 10 dias de puerpério.	A pressão exercida pelas bombas extratoras do leite na região mamilo-areolar provoca distensão epitelial, causando, com freqüência, trauma e dor.
– Orientar sobre a contra-indicação de lavar os seios com sabão ou sabonete.	Vide item anterior.

Profilaxia	Justificativa
– Orientar a nutriz sobre ingesta de alimentos ricos em vitamina especialmente a vitamina A.	Tendo em vista suas propriedades epitelizantes e antiinfecciosas.
– Evitar higiene excessiva do mamilo.	Promove a remoção de substâncias que protegem a pele, tornando-a suscetível a lesões e traumas.
– Oferecer o seio ao bebê com a aréola macia.	Tal medida contribui para a apreensão adequada do mamilo, evitando sucção ineficiente.
– Em caso de ingurgitamento mamário esvaziar previamente a mama, através da extração manual.	O ingurgitamento mamário provoca distensão da região areolar, dificultando a apreensão e sucção adequadas pela criança.
– Alternar os seios durante as mamadas, especialmente nos primeiros dias.	A sucção permanente em apenas um seio causa estiramento do tecido epitelial.
– Observar procedimento correto para retirar o bebê do seio.	
– Durante a mamada observar apreensão adequada do mamilo e aréola.	A apreensão adequada do mamilo e aréola evita trauma e maceração mamilar pois a pressão é exercida sobre a ampola galactófora e o leite é facilmente liberado.

Mastite puerperal

A mastite puerperal consiste na infecção da mama lactante, causada pela invasão do tecido mamário por microrganismos patológicos. Ocorre com maior freqüência entre o oitavo e 12º dias de puerpério, sendo mais comum as primíparas e nas mulheres com outras infecções associadas. O desmame precoce também mantém relação com a ocorrência da patologia e na prática é comum observar-se maior incidência entre mulheres com mamas volumosas.

Está classificada de acordo com a localização e pode ser parenquimatosa, areolar, ou intersticial. Na mastite parenquimatosa e areolar a liberação do leite se faz com secreção purulenta pelo mamilo sendo que na intersticial é liberada somente a secreção láctea. A mastite parenquimatosa pode ser classificada de acordo com sua localização: lobular (Fig. 2.24), lobar (Fig. 2.25), ampolar (Fig. 2.26) e glandular (Fig. 2.27).

Etiologia

O agente infeccioso mais comum é o estafilococo *aureus* e as formas de acesso variam desde as mãos da própria mãe ou pessoal que lhe presta assistência, da nasofaringe do bebê, por onde penetram através das fissuras, até pelas bactérias normais presentes nos canais e canalículos que passam a ser patológicas quando lesionados.

Estas lesões podem ser ocasionadas por massagens incorretas ou pelo ingurgitamento mamário prolongado.

Sintomas

Presença de edema, calor, rubor, tumoração, com turgescência, podendo ser localizados, loco-regionalizados ou generalizados (intersticial), de acordo com a localização da mastite. A lactente apresenta calafrios e temperatura de 39º a 40ºC e queixa-se de mal-estar geral.

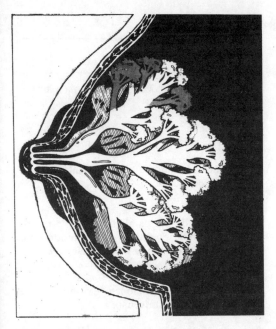

Fig. 2.24 – Mastite parenquimatosa (lobular).

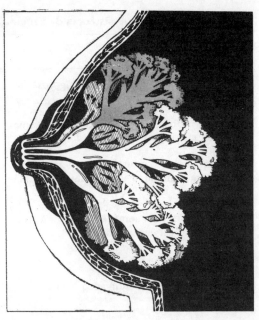

Fig. 2.25 – Mastite parenquimatosa (lobar).

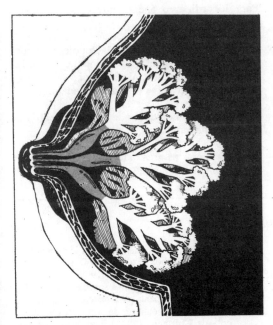

Fig. 2.26 – Mastite parenquimatosa ampolar.

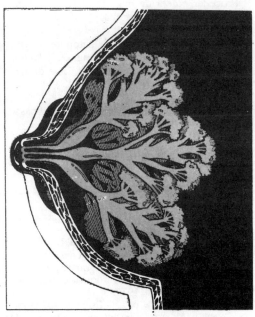

Fig. 2.27 – Mastite parenquimatosa glandular.

Assistência de Enfemagem/mastite puerperal

Profilaxia	Justificativa
– Orientar a nutriz para higiene rigorosa das mãos antes das mamadas.	Para prevenir infecções localizadas na mama.
– Orientar e observar técnica correta na amamentação, massagens e extração do leite.	Para propiciar o perfeito funcionamento da glândula mamária e prevenir complicações.
– Adotar medidas profiláticas e terapêuticas para fissura mamilar e ingurgitamento mamário.	Os mesmos são fatores condicionantes para a ocorrência de mastite.
– No período de amamentação oferecer à criança única e exclusivamente o seio.	A introdução de outros alimentos neste período promove o desequilíbrio entre a produção e o consumo, favorecendo a estase láctea e obstrução do sistema canalicular.
– Orientar para uso de sutiã adequado e limpo.	Para favorecer o funcionamento normal da glândula e prevenir infecção.
– Procurar manter equilíbrio entre a produção e liberação do leite.	A estase láctea nos canais, canalículos e ampola galactófora são fatores condicionantes para o aparecimento de mastite.

Tratamento	Justificativa
– Proceder coleta de material para realização de cultura com antibiograma.	Para identificar o agente infeccioso e tomar medidas adequadas.
– Não inibir o processo de lactopoiese, estimulando o funcionamento normal de glândula através da sucção ou extração do leite da mama afetada.	O mecanismo fisiológico da lactopoiese requer estimulação constante da glândula mamária para evitar diminuição da produção do leite e obstrução progressiva do sistema canalicular.
– Observar evolução ou regressão do abcesso mamário.	Para avaliar as condições de funcionamento da glândula mamária.
– Administrar terapêutica; antiinflamatórios e antibióticos de acordo com a prescrição médica.	Para recuperar as áreas afetadas e restabelecer o funcionamento normal da glândula mamária.

Referências Bibliográficas

1. AMERICAN ACADEMY OF PEDIATRICS – Comittee on Nutricion – Commentary on breast-feeding and infant formulas, including proposed standards for formulas. *Pediatrics*, *57:* 278-285, Feb. 1976.
2. ARAÚJO. B. F. e cols. – Estímulo ao Aleitamento Materno. *Jornal de Pediatria, 41* (15-16): 61-64, 1976.
3. ARRATA, W. S. M. & CHATTERTON, R. T. – Human Lactation: apropriate and inapropriate. *Obst. Gynecol. Annu., 3:* 443, 1974.
4. AUDIBERT, P. – *A energia Solar*. Universidade Moderna, Lisboa, Publicação Don Quichote, Documento 61, p. 215-221, 1979.
5. ASSIS, M. A. A. – Estudos sobre a preservação do colostro humano para bancos de leite. Faculdade de Engenharia de Alimentos e Agrícola da Unicamp, 1981. Dissertação de Mestrado.
6. BLAC, R. E. e cols. – Contamination of Weaning foods and transmission of enterotoxigenic Escherichia coli diarrhoea in children

rural Bangladesh. *Transactions of the Royal Society of Tropical Medicine and Hygiene, 76* (2): 259-264, 1982.

7. BERG, A. – *The nutrition factor: its role in national development.* Washington, Brokings Inst., 1973

8. BOMFIM, D. C. – Leite Materno: Alimento Natural. Nestlé, Serviço de Informação científica. Temas de Pediatria nº 6.

9. LLUSIÄ, J. B. & NUNEZ, C. J. – *Tratado de Ginecologia. Patologia Obstétrica.* 11 ed. Barcelona, Editorial Científico Médica, p. 835-845, 1978.

10. BULLEN, J. J. e cols. – Tronbinding proteins in milk and resistance to Escherichia coli infection in infants. *Br. Med. J.,* 69-65, 1972.

11. CANTRELLE, P. & LERIDON, H. – Breastfeeding, mortality in childhood, and fertility in a rural zone of Senegal. *Population Studies, 25:* 505-533, 1971.

12. CATZ, C. S. & GIACOIA, G. P. – Drugs and Breast Milk. *Pediat. Clin. N. Amer., 19:* 151, 1972.

13. COBO, E. – Neuroendrocine controle of milk ejection in women. In *Lactogenic hormones, fetal nutrition and lactation.* New York, John Wiley & Sons, p. 433-451, 1974.

14. COWIE, A. T. & FOLLEY, S. J. – Glândula mamária y lactation.In Barner, E. E. e cols. – *Fundamentos científicos de la Obstetricia y Ginecologia.* Barcelona, Editorial Científico Médico, 1972.

15. GARDNER, E. e cols. – *Anatomia.* 2. ed. Rio de Janeiro, Guanabara Koogan, p. 124-126, 1967.

16. GIBBONS, G. & HUFFMAN, L. S. – *El Redescubrimiento de la lactancia materna.* New York, Unicef, p. 4-8, 1986.

17. GIOSIOSA, R. – Incidence of pregnancy during lactation in 500 cases. *Am. J. Obst. Gynecol., 70:* 162-174. 1955.

18. GŸORGY, P. – The uniqueness of human milk. Biochemical aspects. *American Journal of Clinical Nutrition, 24:* 950-5, Aug., 1971.

19. GŸORGY, P. – Aspectos bioquímicos. In *El valor incomparable dela leche materna.* Publicacion científica da OPAS, *250:* 4-10, 1972.

20. GOLDMAN, A. S.& SMITH, C. W. – Host resistence factores in human milk. *The Journal of Pediatrics, 82* (6): 1082-8, 1973.

21. GOMES, F. e cols. – Malnutricion in infancy and childhood, with special reference to kwashiorkor. In Levine, S. Z. *Advances in pediatrics.* New York, Year Book Publishers, p. 131-169, 1955.

22. GONZALES, F. T. & GOMES, A. T. – *Tratamento del cancer de mama.* Madrid, Salvat, p. 41-45, 1986.

23. GORDON, J. E. e cols. – Weanling diarrhoea. *American Journal of the Medical Sciences, 245* (3): 129-161, March, 1963.

24. GORDON, J. E. – Acute diarrhoea disease in less developed countries. *Bulletin of the World Health Organization, 31* (1): 9-20, 1964.

25. GORDON, J. E. – Social implications of nutricion and disease. *Archives of Environmental Healt., 18:* 216-234. February, 1969.

26. HANSON, L. A. e cols. – Breast-feeding and its promotion. *Acta Paediatrics Scandinavia, 72:* 801-803, 1983.

27. JELLIFFE, D. B. – Nutrition in early childhood. *World Rev. Nut an Deit., 16:* 1-21, 1972.

28. JELLIFFE, E. F. P. – Maternal Nutrition and lactation. In Breast-feeding and the mother. *Exerta Medica,* Symposium 45, 1976.

29. JELLIFFE, D. B.& JELLIFFE, E. F. P. – *Human milk in the modern world.* Inglaterra, Oxford Medical Publications, 1980.

30. JELLIFFE, D. B. & JELLIFFE, E.F. P. – Infant practices: associated iatrogenic and commerciogenic diseases. *Pediatr. Clin-North Am., 24:* 49-61, 1977.

31. JONES, E. A. – Lactose biosysthesis. In *Laction a comprehensive treatise.* New York, Academic Press, v. 4. p. 371-385, 1978.

32. YEN, S. S. C. – Physiology of human prolactin. In Yen, C. & Jaffer, R. B. *Reprodutive endocrinology, phisiology, patophisiology and clinical management.* Philadelphia, W. B. Saunders Company, 1978.

33. LIMA, G. R. – *Funções e disfunções endócrinas em Ginecologia e Obstetrícia.* São Paulo, Manole, p. 181-183, 1979.

34. MACY, I. G. e cols. – *The composition of the milks: a compilation of comparative composition and properties of human, cow and goat milk, colostrum, and transitional milk.* Washington, National Academy of Sciences/National Research Council, publ. nº 254, 1953.

35. MARTINS FILHO, J. – *Como e porquê amamentar.* 1. ed. São Paulo, Sarvier, 1984.

36. MCNELLY, A S. – Physiology of location. *J. Biosoc. Sci.* (Suppl.), 4: 5-21, 1977.

37. ORGANIZATION MUNDIAL DE LA SALUD – Contemporary patterns of breats-feeding: Informe sobre el estudio en colaboración de la OMS acerca de la lactância natural. Genebra, 1985.

38. PIATO, S. – Diagnósico e terapêutica em mastologia. In *Anatomia da Mama.* Rio de Janeiro, Atheneu, 1979.

39. PONCET, D. – Sol e Água do Mar. São Paulo, Verbo/Lisboa, p. 168-179, 1980.

40. REEDER, S. R. e cols. – Cuidados de Enfermagem durante el puerpério. In *Enfermeria Materno Infantil.* 13. ed. Washington, OMS, p. 775-785, 1978.

41. REZENDE, J. & MONTENEGRO, A. B. – *Obstetrícia fundamental.* 3. ed. Rio de Janeiro, Guanabara Koogan, p. 226-231, 1980.

42. ROOK, J. A. F. & WHEELOK, J. U. – The secretion of water and of watersolubre constituints in milk. *Journal of Dairy Research,* 34, 273, 1967.

43. SANTOS, E. K. A. & COELHO, R. C. A. – *Manual da Mamãe Recente*. Florianópolis/SC Pró-criança/Ladesc, 1985.

44. SILVA, A. M. W. B. da – Estado nutricional da lactante e composição do seu leite: Um estudo monográfico. São Paulo, Escola de Enfermagem de Ribeirão Preto, 1985. Dissertação de Mestrado.

45. STURMAN, J. A. e cols. – Absence of cystahionase in human fetal liver: is cystine essencial? *Science, 169:* 74, 1976.

46. SHINO, K. K. A. e cols. – Mama Puerperal - uma proposta de cuidados. *Feminina, 13* (2): 159-166, fev., 1985.

47. TAGLE, M. A. – *Nutrição*. São Paulo, Artes Médicas, p. 145-150, 1981.

48. TYSON, J. E. e cols. – Human milk secretion after TRH – induced prolactina reliase. In Gual (Ed) Hipophisiotropic Hormones. Amsterdan, *Excerpta Médica*, p. 396-403, 1976.

49. VILLARS, C. – *Saúde e Beleza da Pele*. São Paulo, Verbo/Lisboa, p. 124-129, 1984.

50. VINHA, V. M. P. – *Amamentação Materna. Incentivo e cuidados*. São Paulo, Sarvier, 1983.

51. VITIELLO, N. e cols. – Vantagens do aleitamento materno. *Feminina, 12* (8): 713-716, agosto, 1984.

52. WORTHINGTON, B. S. – Lactação, leite humano e considerações nutricionais. In Worthington, B. S. e cols. *Nutrição na gravidez e lactação*. Rio de Janeiro, Interamericana, p. 106-123, 1980.

53. ZIEGEL, E. E. & CRANLEY, M. S. – *Enfermagem Obstétrica*. 8. ed. Rio de Janeiro, Interamericana, p. 533-569, 1980.

3

Imunização Básica na Infância

Edilza Maria R. Schmitz
Iolanda Flores e Silva

Imunização é o conjunto de métodos terapêuticos destinados a conferir ao organismo um estado de resistência, ou seja, de imunidade, contra determinadas enfermidades infecciosas.

A imunização, particularmente na infância altamente suscetível às doenças transmissíveis, é uma das estratégias de prevenção das mais significativas da sociedade nos tempos atuais. No mesmo nível de importância da imunização, são colocadas como medidas de proteção e promoção da saúde infantil a amamentação, o acompanhamento do crescimento e desenvolvimento e o controle – tratamento precoce da diarréia infantil.

Devido às grandes dificuldades socioeconômicas sofridas pela maioria da população de países como o Brasil, que fazem parte do "Terceiro Mundo", as crianças, de uma forma geral, são as que mais sofrem com esta situação. As conseqüências são bastante conhecidas destacando-se os altos índices de mortalidade e a formação de contingentes de indivíduos com seqüelas físicas, intelectuais, psicológicas, decorrentes de doenças prevenidas por esquemas básicos de imunização como o sarampo, tuberculose, poliomielite, difteria, tétano etc.

A prevenção destas enfermidades por meio de vacinas é uma técnica simples, relativamente barata, porém exige uma boa organização dos serviços de saúde (Mahler, 1984).

"A multiplicidade das vacinas, o esforço para proteger a criança o mais cedo possível, com o mínimo de problemas para seus responsáveis, as dificuldades freqüentes de acesso aos locais de vacinação e uma série de outros fatores explicam o interesse de associar as diversas vacinas, especialmente em países como

o nosso, onde predominam grandes massas populacionais de baixo poder ecorômico, sem o menor conhecimento de profilaxia de doenças." (Aguiar, 1980).

A imunização, em contrapartida, não está isenta de riscos ligados a vários fatores como:

– Infecção no local da inoculação.
– Transmissão de doenças por meio do produto injetado (pouco freqüente) e principalmente contaminação do material empregado na administração, como ocorre com a hepatite infecciosa.
– Complicações devidas a outros componentes dos produtos imunizantes (hidróxido de alumínio, alúmen, antibiótico etc.).
– Encefalite pós-vacinal que pode ocorrer quando da utilização com antígenos vivos.
– Agravamento de enfermidades crônicas: cardíacas, renais, do SNC etc.
– Reações locais e gerais quase sempre benignas tipo nódulos, edema, dor ou mal-estar, lipotímia etc.
– Reações de hipersensibilidade.
– Complicações específicas segundo a natureza e o tipo de antígenos ou substâncias fontes de anticorpos.

"Os enfermeiros têm tido variadas atribuições no que diz respeito às imunizações, ligadas ao planejamento de esquemas de vacinações de rotina e/ou planejamento de campanhas de vacinação; previsão e provisão de recursos humanos e materiais para os programas de vacinação; treinamento e supervisão de pessoal auxiliar; instalação e coordenação de postos de vacinação em campanhas ou serviços de vacinação em unidades sanitárias locais; orientações e decisões sobre o esquema a ser seguido para familiares e/ou pessoal auxiliar dos serviços; aplicação de vacinas, registros de dados estatísticos para os programas de vacinação e educação de grupos da comunidade sobre as vacinas." (Nogueira, 1982).

Este trabalho tem por objetivo fornecer subsídios para o desempenho de algumas daquelas atividades desenvolvidas pelos enfermeiros quando de sua participação nas atividades de imunização.

Tipos de imunização

"A imunidade pode ser *natural* ou *adquirida*. A *imunidade natural* compreende mecanismos inespecíficos de defesa, tais como pele, pH etc., e a imunidade conferida pela mãe via transplacentária ao recém-nascido através da placenta. A *imunidade adquirida* pode ser *espontânea*, após um processo infeccioso, ou *induzida* de maneira passiva ou ativa.

Imunidade passiva é obtida através da administração de anticorpos previamente formados (imunoglobulinas) ou soros hiperimunes. É útil nos pacientes com defeito na formação de anticorpos ou nos indivíduos normais que podem desenvolver a doença antes que a imunização ativa possa estimular a produção de anticorpos.

Imunidade ativa: utiliza-se de *microrganismos vivos atenuados, mortos e componentes inativados de microrganismos*. Os microrganismos vivos atenuados são multiplicados e tratados em culturas de tecidos onde há perda da patogenicidade sem perda do poder imunogênico. Os microrganismos mortos são inativados por calor, fenol, raios ultravioletas etc. A imunização conferida por microrganismos vivos em geral apresenta resposta imune superior e mais prolongada." (Ouricuri, 1986).

Características dos antígenos imunizantes

Em geral as substâncias imunizantes estão preparadas sob forma de vacinas, anti-soros e gamaglobulinas.

– As vacinas formam, segundo Kempe e cols. (1986), um produto complexo representado por *antígeno principal:* a própria bactéria ou vírus, seus produtos bacterianos ou subestrutura.

– *Antígenos derivados* do hospedeiro no qual o antígeno principal foi produzido (proteínas ou outros componentes teciduais).

– *Antígenos alterados:* estão incorporados às vacinas por serem produzidos durante a atuação do vírus ou bactéria sobre o tecido hospedeiro.

– *Preservativos, estabilizantes:* são produtos químicos, agregados a fim de evitar o crescimento bacteriano.

– *Antibióticos:* existem em quantidades mínimas em algumas vacinas em decorrência de sua preparação em meios que contenham tais substâncias.

– *Líquido solvente:* todas as vacinas possuem uma fase líquida e estão apresentadas em solução ou suspensão.

– *Constituintes indesejáveis ou desconhecidos,* incorporados inadvertidamente às vacinas durante seu preparo.

– *Adjuvantes:* determinadas substâncias podem aumentar o efeito antigênico do antígeno principal. Dentre eles estão o alúmen, fosfato de alumínio e o hidróxido de alumínio.

– Os preparados de gamaglobulina são constituídos em geral por uma solução com teor protéico de 16%, porém com variação no número de anticorpos. São obtidos através do armazenamento e concentração do plasma de doadores recém-estimulados (gamaglobulinas específicas) ou independentemente do seu estado de imunização anterior (gamaglobulinas inespecíficas) contra determinada infecção; daí a razão da variação no potencial de anticorpos.

As gamaglobulinas só devem ser empregadas por via intramuscular em função dos riscos de reações anafiláticas na administração endovenosa.

As provas intradérmicas com gamaglobulina são desnecessárias já que podem surgir reações cutâneas sem ocorrência de sensibilidade à administração intramuscular do produto.

– A utilização dos anticorpos existentes no soro eqüino implica sempre no risco de presença ou aparecimento imediato ou posterior de sensibilidade. Quando aplicado deve-se dispor de medicamentos apropriados ao tratamento do choque anafilático. Em caso de utilização do soro as provas de sensibilidade (testes cutâneos e conjuntivas) devem ser efetuadas; porém as reações de hipersensibilidade podem ocorrer na execução destes testes.

O teste cutâneo é efetuado administrando-se 0,1ml do soro, diluído em soro fisiológico, na proporção de 1:100. A dose utilizada para os indivíduos alérgicos é de 0,05 da diluição 1:1.000. O aparecimento de bolhas num período de 10 a 30 minutos indica hipersensibilidade. O teste na conjuntiva é efetuado pingando-se no saco conjuntival uma gota do soro diluído na proporção de 1:100 em soro fisiológico. A hipersensibilidade é indicada por ocorrência de conjuntivite e lacrimejamento em 10 a 30 minutos (Kempe e cols. 1986).

Contra-indicações gerais das vacinas

Farahat (1985), Graef (1986) e Ouricuri e cols. (1986) apontam como contra-indicações gerais ao uso de vacinas as seguintes condições:

– *Doenças infecciosas agudas* com febre alta, doenças eruptivas, lesões generalizadas de pele, vômitos e diarréia.

As enfermidades banais, não febris, não contra-indicam o uso de vacinas (ex. afecções leves de vias aéreas superiores).

– *Pacientes com imunodeficiências* por defeitos congênitos ou enfermidades ativas do sistema linfóide ou reticuloendotelial (leucemia, linfomas etc.). Em função da deficiência imunitária pode ocorrer disseminação da vacina ou mutações dos microrganismos para cepas mais virulentas, levando a doenças graves e até fatais.

Os desnutridos são considerados como imunodeprimidos, por depresão da imunidade celular, diminuição da IgA secretora e da ação bactericida dos neutrófilos. Porém, a desnutrição não deve ser considerada contra-indicação para as imunizações, porque sua condição não impede o aparecimento de títulos protetores de anticorpos humorais para as vacinas de sarampo, poliomielite, tétano etc. Outro argumento a favor da imunização dos desnutridos está relacionada à seriedade das complicações decorrentes da doença natural.

Considera-se que as crianças com menos de 2.500g ou desnutridos de 3º grau não devam ser vacinados até a correção parcial do estado nutricional.

– *Terapia imunossupressora*, radioterapia, corticóides, antimetabólicos. Segundo Graef (1986), o uso de corticosteróides em dias alternados, para a supressão da inflamação respiratória, não constitui contra-indicação para a vacinação.

As crianças em uso de terapêutica imunossupressiva têm restaurada sua resposta imunitária a partir de três meses de suspensão das drogas, quando a doença estiver sob controle ou em remissão, podendo ser vacinada a partir deste prazo.

– *Gamaglobulina*, plasma ou transfusão de sangue dentro dos dois a três meses precedentes, por diminuírem ou interferirem acentuadamente na eficácia das vacinas.

– *Reação alérgica anterior à mesma vacina ou correlata.* Vacinas como da influenza, febre amarela, raiva desenvolvidas em embrião de pinto ou de pato não devem ser recebidas pelas crianças alérgicas. As vacinas contra sarampo, rubéola e caxumba desenvolvidas em fibroblastos de pinto ou de pato são consideradas de aplicação segura nas crianças alérgicas.

– *Crianças com doenças neurológicas progressivas, com sintomatologia oscilante*, já que principalmente as vacinas de vírus vivos atenuados podem recrudescer e/ou complicar a doença.

Quadro 3.1
Considerações e cuidados relacionados às imunizações básicas na infância
Difteria, Tétano e Coqueluche

Vacinas específicas/características	Esquema de vacinação	Dose, via e local de aplicação	Apresentação, conservação e validades	Possíveis reações e complicações	Observações e precauções
— DPT ou tríplice, contém os toxóides diftérico, tetânico e suspensão bacteriana de *Bordetella pertusis* mortas. A proteção conferida pelo toxóide tetânico e diftérico, com esquema completo, é de aproximadamente 10 anos. Já a proteção conferida pela imunização antipertússis não é tão eficiente quanto a proteção oferecida pelas primeiras. Porém diminui a freqüência e gravidade da coqueluche em proporções consideráveis.	A vacinação básica é de três doses com intervalo mínimo de 30 dias entre as mesmas a partir dos dois meses de vida. Não há intervalo máximo entre as doses. Havendo atraso, qualquer que seja, o esquema deve prosseguir. Reforço com o DPT após um ano da vacinação básica entre 18 e 24 meses. Reforço com DT infantil entre quatro e sete anos já que a DPT não deve ser usada acima de quatro anos pelas fortes reações a vacina antipertúsis. Reforço com DT adulto entre 7 e 14 anos.	0,5ml, cada dose aplicada IM, no quadrante súpero-externo da região glútea, nas crianças maiores (acima de seis meses) e vasto externo da coxa, nos lactentes entre dois e seis meses, a fim de evitar lesões do ciático.	Frascos de 1-50 doses com rolhas perfuráveis e ampolas de 0,5ml com uma dose. Deve ser conservado em geladeira, fora do congelador, entre 2 e 8°C.	São principalmente decorrentes da associação da suspensão bacteriana antipertússis aos toxóides e podem ocorrer em 50% dos vacinados: febre de até 38°C, dor local e irritabilidade, prostração, anorexia, vermelhidão ou tumefação local e choro persistente de três a 21 horas. Normalmente cedem espontaneamente ou com uso de antitérmicos e analgésicos. Como reações graves secundárias ao DTP estão as convulsões (0,06%), colapso acompanhado de choque (0,06%); encefalite (encontrados proporções variáveis entre 1:170.000 a 1:1.240.000); sinais neurológicos focais ou alterações de consciência. Estas situações contra-indicam o uso de futuras doses de vacina antipertússis.	— As crianças com episódios convulsivos isolados ou controlados podem ser imunizadas com DPT. — Agitar levemente o frasco ou ampola para homogeneização do líquido. — Trocar a agulha no momento da aplicação. — Injetar uma bolha de ar na seringa que remova ao final da introdução todo o líquido da agulha. A dispersão do líquido da agulha nos diversos tecidos produz intensa reação e necrose do tecido gorduroso. — Orientar o acompanhamento sobre medidas para redução da temperatura em caso de febre (vide Capítulo 2) e analgésico em caso de dor.

Vacinas específicas/características	Esquema de vacinação	Dose, via e local de aplicação	Apresentação, conservação e validade	Possíveis reações e complicações	Observações e precauções
— *DT ou dupla* contendo o toxóide diftérico e tetânico (tipo pediátrico e adulto). Usados na: a) 1ª infância quando contra-indicada a vacinação contra a coqueluche (vide DTP/complicações; ou se a criança apresentou a doença natural). b) Imunização de maiores de quatro anos e menores de oito anos não imunizados, completando a imunização já iniciada ou aplicando dose de reforço, naqueles que já tenham completado o esquema básico há mais de três anos.	— Na primovacinação de crianças entre quatro e oito anos são empregadas duas doses com intervalo de 60 dias e reforço após um ano. — Maiores de oito anos podem receber a vacina dupla, porém, apenas 0,1 a 0,2ml da dose usada para as faixas de idade menor ou utilizar a vacina tipo adulto.	Entre 0,5 a 1,0ml intramuscular profunda.	Precipitada / liofilizada. Idem DPT.	Semelhantes ao DPT.	— A partir de oito anos a sua aplicação deve ser precedida por testes cutâneos.

Quadro 3.1 (continuação)
Difteria, Tétano e Coqueluche

Vacinas específicas/características	Esquema de vacinação	Dose, via e local de aplicação	Apresentação, conservação e validades	Observações e precauções	Possíveis reações e complicações
— Toxóide tetânico simples e toxóide adsorvido ou precipitado pelos sais de alumínio (o último tem sido mais empregado). A imunização tetânica pode ser aplicada em indivíduos previamente vacinados ou não. Prevenir a superimunização que é desnecessária e perigosa.	A vacinação básica compreende três doses. O intervalo ideal entre as duas primeiras é de quatro semanas e de seis a 12 meses entre a 2ª e 3ª doses. Reforço de cinco em cinco anos até 12 anos e a seguir de 10 em 10 anos. Em caso de ferimento tetanogênico o reforço deve ser efetuado quando: a) houver ferimentos extensos, profundos e a imunização básica efetuada há mais de 12 meses ou o reforço há mais de três anos. b) em ferimentos superficiais e profundos, limpos ou sujos caso a imunização básica tenha sido efetuada há mais de 10 anos ou reforço há mais de três anos ou esquemas incompletos ou não efetuados.	Aplicando 0,5ml por via intramuscular já que as vias subcutânea e intradérmica ocasionam intensas reações colaterais, na região glútea (quadrante súpero-externo) ou região deltóide nas crianças maiores.	Liofilizado. Deve ser conservado em geladeira, fora do congelador entre 2 e 8°C.	Estimada na proporção 1:50.000 doses, aumentando com os reforços. Podem ser locais: eritema, nódulo, edema e dor. Sistêmica: artralgia, urticária, edema angioneurótico, nefrose, encefalite, neuropatia periférica e excepcionalmente choque. A maioria das reações são observadas 24 a 48h após a administração.	– Idem a DPT.

Quadro 3.1 (continuação)
Difteria, Tétano e Coqueluche

Vacinas específicas/características	Esquema de vacinação	Dose, via e local de aplicação	Apresentação, conservação e validades	Possíveis reações e complicações	Observações e precauções
– Vacina contra coqueluche ou pertússis, é feita de bacilos mortos ou fração bacteriana. O tipo solúvel determina resposta rápida e menos duradoura. O tipo adsorvido determina resposta lenta e mais duradoura.	Uso no 2º, 4º e 6º meses de vida, fazendo-se um reforço aos 18 meses e outro dos 36 aos 48 meses. O intervalo mínimo entre as doses é de seis a oito semanas. A vacinação de crianças acima dos sete anos e adultos não é recomendada, dado o caráter benigno da doença natural, além da prevalência de reações locais e sistêmicas severas.	*Solúvel:* usada em épocas de epidemia, por via intradérmica 0,5 ml. *Adsorvida* por via intramuscular profunda 0,5ml. Para crianças acima de sete anos, pessoal médico e paramédico podem receber 0,2ml da vacina pertússis adsorvida.	Solúvel e adsorvida. Devem ser conservadas em geladeira na temperatura de ± 3°C. Nesta conservação a durabilidade é de 18 meses.	São mais comuns em crianças cuja primovacinação seja iniciada depois de três anos. Normalmente são benignas. As complicações graves incluem convulsões, hipsarritmia, encefalopatias, paralisias etc.	– As contra-indicações particulares são a doença neurológica em atividade e progressiva e reação sistêmica severa à primeira injeção.
– Toxóide diftérico pediátrico.	– *Toxóide fluido:* três doses espaçadas de quatro semanas e um reforço seis a 12 meses após, a partir dos dois meses de vida. – *Toxóide precipitado:* duas a três injeções espaçadas de oito semanas, e uma dose de reforço seis a 12 meses após. Só deve ser aplicada até oito anos. A seguir empregar o tipo adulto.	Toxóide fluido, via intramuscular ou subcutânea, 0,5 a 1,0ml. Toxóide precipitado via intramuscular, 0,5 a 1ml.	Fluido ou precipitado; deverá ser refrigerado entre 2 e 8°C. Validade até dois anos.		– Fazer teste cutâneo aplicando 0,1ml da diluição toxóide/solução salina 1:100. Resultados positivos apresentam nódulos de 10mm ou mais.

Quadro 3.1 (continuação)
Poliomielite

Vacinas específicas/características	Esquema de vacinação	Dose, via e local de aplicação	Apresentação, conservação e validade	Possíveis reações e complicações	Observações e precauções
—*Vacina de vírus vivos atenuados* (VPO). No preparo da vacina são usadas amostras de três tipos sorológicos. Confere imunidade humoral e intestinal natural e a imunidade induzida parece ser duradoura.	Na vacinação de menores de cinco anos devem ser dadas quatro doses com início aos dois meses sendo as três primeiras dadas com intervalos de dois meses e uma quarta dose (reforço) um ano após a terceira. A imunização de crianças maiores de cinco anos e adolescentes pode ser feita com três doses com intervalo de dois meses entre a 1ª e 2ª doses e, seis meses a um ano após a 3ª dose.	Gotas por via oral e o número de gotas depende do laboratório.	Frascos com conta-gotas ou bisnagas, com doses variáveis, dependendo do laboratório produtor. A estocagem deve ser feita sob congelamento a temperatura de 15 a 20°C abaixo de zero. A nível local (centro de saúde) deve ser conservada em estado líquido, refrigerada entre 4 a 8°C. Validade de seis a 12 meses. Durante a aplicação deve ser conservada em recipiente cujo volume esteja ocupado em 1/3 por gelo e protegido da luz solar. Sob refrigeração o frasco aberto poderá ser usado apenas sete dias.	Considerada segura. Risco remoto de produzir paralisia infantil 1:9 milhões de doses. Nos contatos com indivíduos vacinados 1:3,5-4 milhões de doses. As crianças com deficiência imunológica apresentam um risco 10 mil vezes maior que as pessoas normais.	— A criança que já apresentou a doença deve ser vacinada para cobertura dos outros vírus. — A imunização inicial com a vacina atenuada está contra-indicada acima dos 18 meses. — Manter o frasco em pé hermeticamente fechado. —Não aplicar em crianças doentes, febris, com vômito, diarréia. — Evitar que o conta-gotas entre em contato com a mão e boca da criança. —Repetir a dose caso a criança vomite. — Não alimentar a criança no espaço de 1 hora após a ingestão da vacina.

Vacinas específicas/ca-racterísticas	Esquema de vacinação	Dose, via e local de aplicação	Apresentação, conser-vação e validade	Possíveis reações e complicações	Observações e precau-ções
— *Vacinas de vírus mortos ou inativados.* Usada para crianças com maior risco de contágio à infecção como os imunossupri-midos e com deficiên-cia imunológica.	A imunização primária é feita com três doses com intervalos de quatro a seis semanas e a quarta seis a 12 me-ses depois. Há necessi-dade de doses repetidas de reforço para manter a imunidade.	Via intramuscular ou subcutânea.	Armazenamento em refrigeração entre 2 e 8°C.	Normalmente bastante segura por ausência dos vírus vivos ex-cluindo a mutação po-tencial e a reversão da virulência. Não induz à imunidade intestinal, não elimi-nando o risco de rein-fecção.	

Quadro 3.1 (continuação)
Sarampo, Rubéola e Caxumba

Vacinas específicas/características	Esquema de vacinação	Dose, via e local de aplicação	Apresentação, conservação e validade	Possíveis complicações e reações	Observações e precauções
— Vacina contra sarampo com o vírus atenuado (VAS).	Obrigatória a partir dos nove meses. Sempre que possível fazer revacinação a partir dos 15 meses (idade ideal para obtenção da imunidade) de preferência associada à caxumba e rubéola. A revacinação não é indicada se a criança foi vacinada com vacina viva entre 12 e 15 meses de idade.	É administrada por via subcutânea geralmente 0,5ml na região deltodiana ou glútea (quadrante superior esquerdo).	Liofilizada e acompanhada do respectivo diluente, em frasco, ampola individual ou com maior número de doses. Deve ser mantida refrigerada antes da diluição, igualmente o diluente, e não deve ficar exposta à luz. Validade nestas condições de dois anos. Se reconstituída deve ser protegida da luz e deve ser usada num prazo máximo de quatro horas e a seguir ser desprezada.	5 a 15% dos vacinados desenvolvem febre alta (39°C), que inicia por volta do sexto dia de vacinação e perdura mais ou menos cinco dias. Exantemas transitórios podem ocorrer em aproximadamente 5% dos vacinados e encefalite ou encefalopatia ocorrem em 1:1 milhão de doses aplicadas, enquanto que a proporção ocorrida para a doença natural é de 12 mil casos. Estes riscos não foram encontrados para os casos de vacinação. Como a vacina é preparada em cultura celular de embrião de pinto e possui traços de neomicina é possível ocorrência de reações anafiláticas em crianças com estas alergias específicas porém é raro.	— Não aplicar em crianças com história de sensibilidade a albumina do ovo. — Realizar teste cutâneo ou de conjuntiva nas crianças com história de alergia. — O diluente deve estar na mesma temperatura por ocasião da diluição da vacina.

Vacinas específicas/características	Esquema de vacinação	Dose, via e local de aplicação	Apresentação, conservação e validade	Possíveis complicações e reações	Observações e precauções
— *Vacina anti-rubéola.* Visa principalmente evitar a contaminação de mulheres grávidas, já que a rubéola é uma doença benigna.	Aplicada entre 1 e 12 anos em ambos os sexos, adolescentes do sexo feminino e mulheres que podem engravidar, no mínimo três meses antes. Não há necessidade de reforço para a vacina.	É administrada por via subcutânea, geralmente 0,5ml.	Liofilizada; deve ser conservada em refrigeração de 2 a 8°C e ao abrigo da luz. Validade por dois anos.	Geralmente leves e transitórios: febre moderada, linfadenopatia discreta, dor de garganta e *rash* rubeoliforme. São raras em crianças a artrite, artralgia e neurite periférica.	— Contra-indicada na gravidez.
— *Vacina atenuada contra a caxumba.*	As complicações gonodais (ooforite, orquite etc.) constituem a razão de se proteger adolescentes e adultos contra a caxumba. Indicada para crianças principalmente do sexo masculino, próximas à puberdade ou que vivam em regime de internato e adultos. A dose é única.	Estritamente subcutânea.	Liofilizada em doses individuais. Antes da reconstituição deve ser conservada ao abrigo da luz e à temperatura de 2 a 8°C com validade de dois anos. Reconstituída, deve ser utilizada dentro do período de três a quatro horas, se mantida à temperatura ambiente e 8 horas se mantida entre 2 e 8°C e sempre ao abrigo da luz.	Complicações e reações são raras, incluindo tumefação das parótidas, febre e dor no local de aplicação.	

Quadro 3.1 (continuação)
Sarampo, Rubéola e Caxumba

Vacinas específicas/características	Esquema de vacinação	Dose, via e local de aplicação	Apresentação, conservação e validade	Possíveis complicações e reações	Observações e precauções
— Vacinas combinadas MMR (associados antígenos anti-rubéola, sarampo e caxumba).	Aplicada entre 12 e 15 meses.	Subcutânea na região deltoidiana ou glútea (quadrante superior externo).	Idem anteriores.	Idem anteriores.	

Quadro 3.1 (continuação)
Tuberculose

Vacinas específicas/características	Esquema de vacinação	Dose, via e local de aplicação	Apresentação, conservação e validade	Possíveis complicações e reações	Observações e precauções
— BCG produz uma primoinfecção com bacilos atenuados, disseminando e multiplicando-os. Sendo fagocitados pelos macrófagos do hospedeiro ocorre a liberação de substâncias antigénicas que sensibilizam os linfócitos e, a partir daí, a reação imunitária. O grau de proteção conferido está entre 0 a 80% e a duração da proteção em torno de 10 anos.	Deve ser aplicada no 1º ano de vida inclusive em recém-natos. Reforço na idade escolar mesmo sem vacinação prévia. Pode ser aplicada com vacinas tríplice, antipoliomielite e antiamarílica.	0,1 ml aplicada rigorosamente intradérmica na porção inferior da região deltoidiana direita.	Produto liofilizado sensível à luz. Guardar em refrigeração a temperatura entre 2-4°C. Nestas condições sua durabilidade é de até 1 ano a partir da data de fabricação. À temperatura ambiente a validade do produto liofilizado reduz-se para 20 a 60 dias. A vacina preparada pode ser mantida em temperatura ambiente e ao final do dia deve ser desprezada.	São bastante raras. Abcesso subcutâneo, linfadenite supurativa; osteomielite e artrite séptica; disseminação do BCG. As osteomielites são mais frequentes em crianças imunodeprimidas. A disseminação do BCG é rara, observada em pacientes imunodeprimidos, quase sempre fatal. Manifesta-se por febre prolongada, emagrecimento, adeno e esplenomegalias associadas com diarréia e candidíase generalizadas.	— Ver as contra-indicações gerais. A injeção intradérmica com injetores de pressão e uso de agulhas bifurcadas produz variações na dose administrada. — Usar material estéril, porém a pele sadia e limpa não necessita de desinfecção prévia à injeção. — Retirar a vacina liofilizada do congelador e misturá-la com soro fisiológico quando atingir a temperatura ambiente.

Observações e precauções

Esquema no primeiro ano de vida (obrigatório por lei)

Vacinas	Via	Nº de Doses	Intervalo entre as doses	Idade recomendada	Limite máximo de idade	Reforços após a primo-infecção
BCG	Intradérmica	1	—	0 m. a 1 ano.	—	Na idade escolar.
Tríplice	IM	3	60 dias entre as doses.	dois, quatro e seis meses.	quatro-cinco anos.	18 meses e entre 36-48 meses.
Antipólio	Oral	3	Intevalo de 60 dias entre as doses.	dois, quatro e seis meses.	—	18 meses e entre 36-48 meses.
Sarampo	SC	1	—	nove meses.	—	15 meses normalmente associada (MMR).

A vacina preparada deve ser conservada ao abrigo da luz e sua aplicação deve ser feita em ambiente com luz artificial que não emita raios ultravioltas.

— Misturar e homogeneizar a solução delicadamente.

— Injetar a quantidade de líquido previsto, procurando formar pápula esbranquiçada de espectro rugoso.

— Orientar o acompanhante para que não use no local curativos, pomadas etc.; não deve ser coçado.

— Orientar sobre a evolução da "pega": mácula avermelhada, endurecida de 5 a 15 mm, uma semana; formação da crosta na 3ª ou 4ª semana; úlcera da 4ª semana em diante após a saída da crosta. A cicatrização pode se prolongar até o 6º mês.

Esquema no primeiro ano de vida (obrigatório por lei)

Vacinas	Via	Nº de doses	Intervalo entre as doses	Idade recomendada	Limite máximo de idade	Reforços após a primi-infecção
BCG	Intradérmica	1	–	0m a 1 ano	–	Na idade escolar
TRÍPLICE	IM	3	intervalo de 60 dias entre as doses	dois, quatro e seis meses	quatro cinco anos	18 meses e entre 36-48 meses
ANTIPÓLIO	Oral	3	intervalo entre 60 dias entre as doses	dois, quatro e seis meses	–	18 meses e entre 36-48 meses
SARAMPO	SC	1	–	nove meses	–	15 mess normalmente associada (MMR)

Princípios e cuidados gerais

Relacionados ao esquema de imunização e à criança

É possível efetuar associações de vacinas mesmo fora do esquema não previsto em calendário padrão, como por exemplo: tríplice, Sabin e anti-sarampo e BCG intradérmico. Nestas situações determinados princípios devem ser adotados:

– Só podem ser aplicadas juntas às vacinas assim já preparadas, como dupla, tríplice, VAV, rubéola, sarampo, caxumba, tifo-paratifo etc. Não devem ser misturados antígenos embalados separadamente.

– Vacinas inativas e/ou vacinas atenuadas podem ser aplicadas ao mesmo tempo, em locais diferentes do corpo, desde que não haja acentuação das reações, como no caso do uso da vacina da cólera, peste e febre tifóide.

– As vacinas de vírus vivos não devem ser dadas com intervalo menor que um mês entre si, devido à possibilidade de interferência.

– As crianças com dermatite agudas ou lesões exsudativas devem ser isoladas em caso de uso de vacinas pelos familiares, ou outro contato.

– As vacinas não feitas nas datas previstas podem ser feitas posteriormente, respeitando-se as doses e indicações.

– A vacina dupla tipo adulto (DT) tem menor proporção de antígenos que a do tipo infantil.

– As vacinas antipertússis e tríplice não devem ser efetuadas após os quatro anos de idade já que os riscos de complicação superam o benefício possível.

– Em caso de dúvida da criança ter sido vacinada ou não, vacinar e seguir o esquema normalmente.

– São permitidos uso de compressas de gelo, álcool e pomadas com base heparinóide, em caso de intumescimento, nódulos, e critemas.

– Reações alérgicas de ordem local podem ser tratadas com cremes antialérgicos.

– Reações febris podem ser tratadas com antitérmicos tipo aspirina, acetominofenol etc.

– As reações anormais devem ser comunicadas e assistidas imediatamente.

– Os pais devem ser orientados sobre a vacina que a criança irá receber, para a(s) doença(s) que ela(s) protege(m), tipo de proteção, número de doses que a criança deverá receber, a data do próximo reforço, e os cuidados com as reações normais que podem ocorrer.

Relacionados à conservação das vacinas

De modo geral a temperatura indicada para a conservação se aplica para a estocagem e transporte das vacinas.

– As vacinas uma vez descongeladas não devem retornar ao congelador.

– As precauções com assepsia ou esterilização visam impedir a introdução de agentes patológicos como bactérias e vírus da hepatite.

– As seringas descartáveis e as vacinas em dose única são sempre mais indicadas.

– As seringas de vidro e material auxiliar devem ser autoclavadas à temperatura de 121°C (15 minutos), ou esterilizadas em calor seco durante duas horas à temperatura de 170°C ou fervida durante 30 minutos.

– A temperatura deve ser rigorosamente mantida como indicado, entre 4 e 8°C. Para melhor instalar um termômetro que indique a temperatura máxima e mínima e um relógio que indique o tempo de falta de energia.

– A porta do refrigerador só deverá ser mantida aberta durante a colocação e retirada do material.

– O refrigerador não deve conter quaisquer outros materiais, senão os de uso próprio para as imunizações.

– As vacinas devem ser colocadas nas prateleiras centrais ou bandejas, distanciadas do fundo da geladeira, a 12cm da parte inferior, para que haja bom resfriamento.

– Em caso de transporte, dispor as vacinas em caixas de isopor, distribuindo gelos e vacinas intercaladamente.

Referências Bibliográficas

1. AGUIAR, A. – Associação de vacinas. *Clínica Pediátrica, 5* (1): 36-40, outubro, 1980.
2. FARAHAT, C. K. – *Fundamentos e prática das imunizações em clínica médica e pediátrica*. 2. ed. São Paulo, Atheneu, 1985.
3. GRAEF, J. W. & CONE, T. E. Jr. – Assistência à criança sadia. In *Manual de Terapêutica Pediátrica*. 3. ed. Rio de Janeiro, Medsi, 1986.
4. KEMPE, C. M. e cols. – Imunizações. In *Pediatria, diagnóstico e tratamento*. 8ª ed. Rio de Janeiro, Guanabara Koogan, 1986.
5. MAHLER, H. – Salud del niño: riqueza del mañana. *Bol. of. Sanit. Panam., 96* (3), 1984.
6. MENDEZ, G. G. – Imunizações. In *Técnicas Pediátricas. Normas e Procedimentos*. Taiwan, Hosby Company, 1976.
7. NOGUEIRA, Mº J. da C. – A enfermagem no programa nacional de imunizações. *Rev. Paul. de Enf., 2* (1): 13-20, jan-fev., 1982.
8. OURICURI, A. L. e cols. – Complicações das imunizações. *Clínica Pediátrica, 10* (7): 34-42, agosto, 1986.

4
Cuidados com os Dentes

Fernanda Carneiro Mussi

A espécie humana apresenta duas dentições, uma primária ou decídua, caracterizada pela presença dos dentes de leite, que posteriormente será substituída pela dentição permanente.

Os dentes de ambas dentições possuem funções muito importantes.

Uma vez que o processo de digestão se inicia com a mastigação dos alimentos, a nutrição adequada está relacionada com a boa saúde dentária e condições gerais da boca. As condições dos dentes podem ter uma relação direta sobre o bem-estar nutricional, pela influência no tipo de alimento ingerido e no grau ao qual as partículas alimentares são misturadas adequadamente com as enzimas salivares. Assim sendo, qualquer desconforto na boca devido a lesões labiais, inflamação da mucosa bucal, ou outras condições, pode ter um efeito prejudicial sobre a ingestão de alimentos (Brunner, 1980).

Os dentes trabalham em conjunto, cortando, esmagando e triturando os alimentos, como uma engrenagem. Da mesma forma que a manutenção da engrenagem é necessária para o bom funcionamento da máquina, é preciso conservar a integridade dos dentes para se obter mastigação correta e boa digestão. Dessa forma, podemos dizer que os dentes são usados para o preparo mecânico dos alimentos, para a posterior digestão e assimilação, durante um dos seus períodos mais ativos de crescimento e desenvolvimento.

Sabe-se que a perda de apenas um dente, qualquer que seja, prejudica a mastigação e a disgestão porque retira o apoio dos dentes vizinhos que se deslocam, desengrenando as arcadas.

Verifica-se que a perda dos dentes não só torna a criança mais suscetível à desnutrição, visto a relação direta entre dentição e alimentação, mas acarreta uma série de outros problemas, como os de gengiva. A estética pode estar comprometida, desfavorecendo a aparência da criança; a fala pode ser afetada e o crescimento dos maxilares, que se dá através da mastigação, especialmente no desenvolvimento da altura dos arcos dentários, pode ficar prejudicado.

A capacidade de utilizar os dentes para a pronúncia é inteiramente adquirida com o auxílio dos dentes decíduos.

A perda precoce dos dentes frontais pode gerar dificuldade na pronúncia de f, s, l, z, e th.

Mesmo depois do surgimento dos dentes permanentes a dificuldade na pronúncia de s, z e th pode persistir até o ponto em que a criança precise de correção da fala.

Embora os dentes de leite caiam, eles servem de guia, abrindo caminho para os dentes permanentes nascerem na posição correta, ou seja, eles apresentam importante função de manter espaço nos arcos dentários para os dentes permanentes. Sendo assim, a conservação dos dentes em perfeito estado deve ser iniciada logo na infância, tanto para evitar os problemas citados como para garantir o papel importante de dentição decídua na oclusão dos dentes permanentes.

É importante ressaltar que em casos de processos cariosos em dentes decíduos, que podem determinar um encurtamento do arco (comprimento) e/ou da dimensão vertical (altura), ou ainda em casos de perdas precoces, podem ocorrer problemas posteriores.

Cabe-nos, então, avaliar, orientar e encaminhar a criança ao odontólogo, a fim de que dê ao paciente condições bucais, próximas às naturais para impedir as referidas mal oclusões.

Orientação de pais e filhos

Sendo a criança um ser extremamente dinâmico, em constantes modificações físicas e psicossociais, cabe ao profissional que com ela lida, atuar em nível de prevenção, sabendo orientar o paciente adequadamente para um profissional especializado, quando isso for necessário.

Não se deve ignorar que a educação odontológica do cliente e seus responsáveis é fator determinante no sucesso do tratamento. Os pais servem como modelo, assim como auxiliam a criança a cuidar de seus dentes.

Obviamente não é função da enfermagem examinar e diagnosticar todas as entidades normais e anormais da cavidade bucal, mas é de sua responsabilidade dar orientações aos pais e crianças, no que diz respeito à manutenção de dentes hígidos, uso de flúor, a época da primeira visita ao dentista, bem como exames dentários regulares e periódicos. Permitir que entendam a razão de ensinar-lhes técnicas de higienização bucal, de indicar-lhes uma dieta sem excessos de alimentos açucarados, a importância do tratamento dos dentes da dentição primária e permanente, desde as cáries até os problemas decorrentes de lesões traumáticas.

Enfim, conscientizá-los da necessidade de cuidar constantemente dos dentes, fazendo com que isto resulte na manutenção de um estado de saúde bucal satisfatório. Assim sendo, propiciaremos ao paciente usufruir dos benefícios de uma boa dentição, que refletirá de maneira favorável no seu estado de saúde geral.

A enfermeira, como um proponente de práticas de saúde, deve apoiar os programas comunitários de saúde dentária, demonstrando e ensinando técnicas dentárias e supervisionando as práticas dentárias adequadas. Poderá ainda facilitar o plano dentário terapêutico, estimulando a cooperação do paciente e a persistência em programas periodontais.

Após a avaliação do conhecimento dos pais ou responsáveis e/ou crianças podemos iniciar um programa de orientação, tendo como principais áreas de preocupação:

a) Técnica apropriada de higiene dentária.
b) Valor da boa nutrição.

c) Valor da fluoretação.
d) Importância das consultas regulares ao dentista a cada três a seis meses (Brunner, 1981).

Discriminando estas quatro áreas, nos itens que seguem abaixo, temos condições de planejar uma orientação dos pais e crianças. Cabe-nos aproveitar as oportunidades de contato com os mesmos para ensinar-lhes e alertá-los sobre medidas que promoverão a saúde dentária, conscientizando-os da necessidade de:

a) Conhecer a importância da dentição primária e os cuidados na primeira dentição.
b) Prevenir a cárie dentária e a enfermidade periodontal inflamatória.
c) Conhecer e praticar os princípios da boa higiene oral.
d) Conhecer o valor da boa nutrição e seu efeito na prevenção da cárie dentária.
e) Conhecer o valor do exame odontológico periódico e das medidas preventivas utilizadas para reduzir a deterioração dos dentes.
f) Conhecer outras medidas que ajudarão a evitar o comprometimento da saúde dental.

Avaliação dos dentes e genvivas na anamnese

Para realizar um bom exame bucal deve-se incluir um exame dos dentes, dos tecidos moles, da oclusão e mais especificamente ao odontólogo caberia a um exame radiográfico completo.

Faz-se necessário utilizar abaixador de língua e lanterna para realizá-lo. Não havendo condições para se adquirir estes instrumentos, deve-se procurar um local onde a iluminação facilite a visualização da cavidade oral.

A avaliação dos dentes deve ser associada à faixa etária da criança. É essencialmente importante observar:

Nos dentes:

– erupção (dificuldade)
– número (dentes extras ou ausência)
– distribuição
– estado geral (evidência de cárie, extrações, abcessos recentes, má oclusão, manchas, tártaro; sensibilidade dolorosa, hálito, práticas de higiene).

Nas gengivas:

Segundo Goldman, citado por Marcondes (1978, p. 165-166), a gengiva é a mucosa que se estende desde a porção cervical do dente até o sulco vestibular. Está dividida em uma porção papilar, que ocupa o espaço interdental; uma porção marginal, que forma um manguito de gengiva livre em torno do colo do dente, e a gengiva inserida, que é a porção unida ao osso alveolar adjacente por tecido fibroso. A coloração dos tecidos gengivais varia de rosa a rosa-pálido, se bem que a coloração pode estar relacionada com a cor do indivíduo, com a espessura do tecido e o grau de queratinização. Apresenta-se pontilhada, com aspecto de casca de laranja.

Podem-se verificar quatro aspectos importantes: cor, textura, secreção, edema ou retração.

Anatomia e fisiologia do dente

Dentes são estruturas vivas, rijas, as mais duras do organismo humano, esbranquiçadas, alimentados através do sangue e implantadas em cavidades da maxila e da mandíbula, denominadas alvéolos dentários. Distinguem-se três partes em cada dente: a raiz, implantada no alvéolo; a coroa, livre; entre elas uma zona estreita, o colo, circundado pela gengiva.

Conforme já mencionado, uma das funções dos dentes é a de preparar os alimentos para a posterior digestão. Durante a mastigação os alimentos são cortados, esmagados e triturados. É devido a isto que existem funções

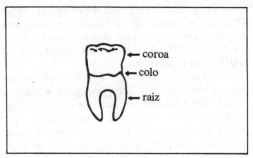

Fig. 4.1 – Partes do dente.

e características morfológicas essenciais dos diversos tipos de dentes que constituem a arcada dentária superior e inferior.

Assim, temos: os *incisivos*, com coroa em bisel, margem cortante e uma única raiz, estando situados anteriormente à arcada dentária e trabalhando como uma tesoura, cortando os alimentos; os *caninos*, com coroa cônica, terminando em ponta e com raiz única, localizando-se lateralmente aos incisivos e como lanças, furam os alimentos mais duros; os *pré-molares*, com coroa, apresentando dois tubérculos ou cúspides e raiz única ou bífida, situando-se na região lateral da arcada dentária, posteriormente aos caninos, funcionando como martelos, amassando os alimentos; os *molares* possuem coroa com três a cinco cúspides e duas de três raízes, são posteriores aos pré-molares, terminam a mastigação triturando os alimentos como um pilão.

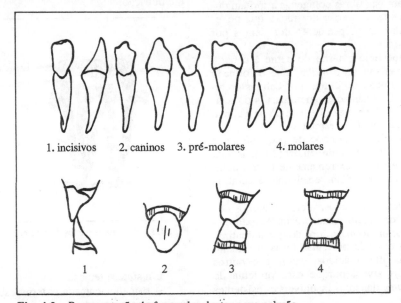

Fig. 4.2 – Representação da forma dos dentes e sua oclusão.

Para os dentes desempenharem estas funções, os maxilares têm músculos extremamente potentes, capazes de uma força oclusiva de 15 a 45kg nos dentes dianteiros e de 61 a 91kg nos posteriores.

Os dentes superiores e os inferiores também estão providos com projeções e facetas que se articulam de maneira que o conjunto de uma arcada se ajuste com o da outra. A este ajuste denomina-se oclusão, o que permite que partículas, mesmo pequenas, de alimentos sejam apanhadas e moídas entre as superfícies dentárias.

As principais partes funcionais de um dente são:

a) Esmalte
b) Dentina
c) Polpa (nervo)
d) Cemento.

As estruturas mais importantes do periodonto são o osso alveolar e a gengiva.

A parte principal do dente é composta de *dentina*, uma estrutura óssea muito forte. Constituída principalmente de sais de cálcio, fosfato e carbonato (cristais de hidroxiapatita) embebidos em uma forte rede de fibras colágenas. É nutrida por uma camada de células denominadas odontoblastos, que reveste a superfície interna da cavidade pulpar (já que não possui espaço para vasos sangüíneos e nervos).

Os sais de cálcio da dentina tornam-se extremamente resistente a forças compressivas, enquanto as fibras colágenas a tornam dura e resistente às forças de tração que poderiam resultar do golpeamento dos dentes por objetos sólidos.

A superfície externa do dente é coberta por uma camada de *esmalte*, que é formada antes da erupção do dente, por células epiteliais especiais chamadas ameloblastos ou adamantoblastos. Uma vez que o dente nasça, não se forma mais nenhum esmalte.

O esmalte é formado de pequeníssimos cristais de hidroxiapatita embebidos em uma rede fina de fibras, extremamente fortes, compostas de uma proteína semelhante à ceratina do cabelo.

A pequenez da estrutura cristalina dos compostos de cálcio torna o esmalte extremamente duro, muito mais duro do que a dentina. Também a rede de proteínas torna o esmalte muito resistente a ácidos, enzimas e outros agentes corrosivos, porque essa proteína do esmalte é uma das mais insolúveis e resistentes conhecidas.

O *cemento* é uma substância óssea secretada pela membrana periodôntica que reveste o alvéolo dentário. Forma uma fina camada entre o dente e a superfície interna do alvéolo.

Muitas fibras colágenas passam diretamente do maxilar através da membrana periodontal e daí ao cemento. Muitas fibras colágenas saem diretamente do maxilar, atravessam a membrana periodontal e chegam ao cemento. Graças a ela e ao cemento o dente é mantido no seu lugar. Quando os dentes são expostos a tensões excessivas, a camada de cemento aumenta em espessura e resistência.

Isso também ocorre com o passar dos anos, fazendo com que os dentes se tornem cada vez mais fortemente instalados no maxilar, à proporção que se atinge a idade adulta e daí para diante.

O interior de cada dente está formado pela *polpa*, que é composta de tecido conjuntivo, com um suprimento abundante de nervos, vasos sangüíneos e linfáticos. As células que revestem a superfície da cavidade pulpar são os odontoblastos que, durante os anos de formação dos dentes, se assentam na dentina; mas, ao mesmo tempo, invadem progressivamente a cavidade da polpa, tornando-a menor. Na idade adulta, a dentina pára de crescer, e a cavidade pulpar permanece bastante constante em tamanho. Entretanto os odontoblastos são ainda viáveis e emitem projeções para os pequenos túbulos da dentina que penetram inteiramente nela; são de importância, pois fornecem nutrição.

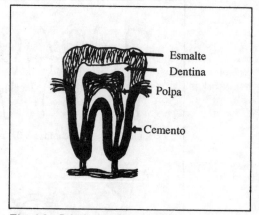

Fig. 4.3 – Principais partes do dente.

Em síntese temos:
– Esmalte: camada externa esbranquiçada e extremamente dura.

– Dentina: camada abaixo do esmalte, muito sensível à dor porque recebe prolongamento do nervo.

– Polpa (nervo): é a parte de dentro do canal; contém sangue e nervo.

– Cemento: é a camada em volta da raiz; liga o dente ao osso através de fibras.

Desenvolvimento do dente, processo de erupção dentária e problemas de erupção

Inicia-se no segundo mês de vida intra-uterina a formação dos dentes, ou seja, as formações especiais denominadas germes dentais.

A calcificação dos germes dos dentes de leite começa no terceiro mês de gravidez (12ª semana). Na época do nascimento a primeira dentição está bem adiantada no seu desenvolvimento podendo-se verificar, por meio de radiografias, evidências de calcificação parcial de alguns dentes. *A calcificação* dos dentes permanentes começa na época do nascimento, nos primeiros molares permanentes e prossegue até aproximadamente 14 anos. Os terceiros molares até 25 anos.

Durante o início da infância os dentes começam a emergir do maxilar, através do epitélio oral para a luz da boca.

Os fatores responsáveis pela erupção dentária ainda não foram totalmente entendidos. Entretanto, várias teorias sobre ela foram propostas. Os elementos tais como: aumento radicular, forças exercidas pelos tecidos vasculares em volta e abaixo da raiz, crescimento do osso alveolar, crescimento da dentina, contração pulpar, crescimento e expansão da membrana periodontal, pressão proveniente da ação muscular e reabsorção da crista alveolar podem estar incluídos e associados no processo de erupção.

Os resultados da maior parte dos estudos clínicos indicam que a dentição nas meninas irrompe ligeiramente mais cedo que nos meninos. Gorn e cols. (*apud* Donald, 1977), investigaram a diferença entre o tempo de calcificação dos dentes em cada sexo num grupo de 225 crianças, desenvolvendo cinco estágios de calcificação e erupção. Concluíram que, geralmente, as meninas eram mais adiantadas em qualquer dos estágios, principalmente nos últimos. As meninas estavam em torno de 3% na frente dos meninos. Entretanto, o tempo de erupção, em ambas as dentições, variou bastante. Assim sendo, variações de até seis meses, para mais ou para menos, na data de erupção usual podem ser consideradas dentro dos padrões normais.

Marcondes (1978) coloca que "os dentes tanto primários, como permanentes, têm sua época normal de erupção, sem que a normalidade abranja, para os dentes decíduos, uma variação para mais e para menos por volta de três meses, para os dentes anteriores e, de seis meses para os posteriores, como uma faixa de normalidade, e, para os permanentes, por volta de um ano para mais e para menos, dentro de uma faixa considerada normal".

O atraso na erupção pode ser de caráter familiar, expressão de doenças como raquitismo e hipotireoidismo, a presença de dentes supranuméricos, entre outras causas.

Particularmente com respeito aos dentes permanentes, a seqüência favorável de erupção é um fator importante para um bom arranjo de oclusão. Torna-se, portanto, importante a observação periódica da seqüência e da maneira com que ela ocorre para que se possa determinar uma intervenção ou não do odontopediatra, que procurará auxiliar no arranjo adequado dos dentes do arco dentário.

Na maior parte das crianças a erupção da dentição primária pode ser precedida por um aumento da salivação e a criança tenderia a levar as mãos ou objetos à boca. Isto pode ser um sinal de que os dentes estão prestes a nascer.

Entretanto, segundo alguns autores, a salivação abundante nesta fase seria decorrência da maturação das glândulas salivares, que ocorre simultaneamente com a erupção dos primeiros dentes decíduos.

Na época da erupção dentária a gengiva torna-se mais espessa e apresenta bordas mais arredondadas.

Há algum tempo que diversas manifestações patológicas eram atribuídas incorretamente à erupção estando entre elas a difteria, a diarréia, a febre, a convulsão e alterações gerais. Como a erupção dos dentes é um processo fisiológico não se justifica a sua associação com distúrbios sistêmicos.

Com base em diferentes autores que pesquisaram sobre a presença de distúrbios locais, como inflamação da gengiva, hiperemia da mucosa, cistos de erupção e úlceras bucais, associados com a erupção dos dentes decíduos, estas ocorrências locais são controvertidas.

Os dentes natais se apresentam na cavidade bucal ao nascimento e os neonatais erupcionam até 30 dias após o nascimento.

Geralmente os dentes supranuméricos são em pequena proporção.

Faz-se necessário a orientação de pais ou responsáveis e o encaminhamento da criança ao odontopediatra a fim de que através do exame clínico e radiográfico verifique a possibilidade de se manter ou não estes dentes. Cabe considerar que em alguns casos, quando o desenvolvimento radicular é pequeno, estes dentes são bastante móveis, podendo ser deslocados e aspirados. Podem pela sua borda incisal aguda causar dilacerações da superfície lingual ou podem ainda interferir com a amamentação. Nestes dois casos relatados a extração está indicada. Quando é comprovada a existência do dente natal e neonatais, como extranumerários, sempre devem ser extraídos.

Ocasionalmente, poucas semanas antes da erupção do dente decíduo ou permanente, nota-se a formação de um *hematoma de erupção* que pode se dar no dente decíduo ou permanente, caracterizado por uma área de tecido púrpuro-azulado. É basicamente um cisto cheio de sangue e na maioria das vezes nenhum tratamento se faz necessário. Em geral, dentro de poucos dias o dente brota através do tecido e o hematoma desaparece.

Estes cistos são mais freqüentemente vistos nas regiões do segundo molar decíduo e primeiro molar permanente. Tal peculiaridade substancia o fato de a condição desenvolver-se como resultado de um trauma.

Algumas vezes, observa-se, nos recém-nascidos, pequenas formações brancas ou branco-acinzentadas, situadas na mucosa alveolar, que podem ser confundidas como *dente natal*. Normalmente, essas formações são múltiplas, não aumentam de tamanho. Nenhum tratamento é indicado, pois as mesmas se desprendem espontaneamente algumas semanas após o nascimento.

Fromm classificou estes elementos como:

a) Pérolas de Epstein – são formadas ao longo da rafe palatina (foram consideradas restos do tecido epitelial preso na rafe, na fase do desenvolvimento do feto).

b) Nódulos de Bohn: são formados ao longo das porções vestibular e lingual das cristas dentárias e no palato fora da rafe (os nódulos foram considerados remanescentes do tecido glandular mucoso e são diferentes histologicamente das pérolas de Epstein).

c) Cistos de lâmina dental: são encontrados na crista dentária das arcadas inferior e superior (é possível originarem-se de restos da lâmina dental).

Ordem cronológica do surgimento dos dentes

Durante a vida humana ocorrem duas dentições. A primeira, denominada decídua, primária ou de leite. É constituída por 20 dentes, que consistem de um incisivo central, um incisivo lateral, um canino, um primeiro e um segundo molar em cada quadrante da boca, da linha média para o segmento posterior.

Os dentes permanentes que correspondem à segunda dentição são em número de 32 e consistem de incisivo central, incisivo lateral e caninos, que substituem os dentes decíduos similares; os primeiros e segundos pré-molares que sucedem aos molares primários e os primeiros, segundos e terceiros molares que não substituem dentes primários, mas erupcionam por trás deles.

A cronologia de desenvolvimento dos dentes humanos decíduos e permanentes pode ser verificada na tabela 4.1.

A gestação e amamentação: relações com a saúde dos dentes

Cuidados primários odontológicos durante a gravidez ainda são assunto pouco divulgado. Entretanto, Torres (1985) coloca que devem ser entendidos como imprescindíveis, ímpares, prioritários, fundamentais, limitados aos aspectos de promoção e proteção da saúde bucal da díade mãe-filho.

Há um ditado popular que diz: "Para cada gravidez, um dente a menos na boca." Mesmo que o ditado não tenha crédito no campo científico, está inexoravelmente ligado à crença das populações de diversas partes do mundo. É lamentável que um grande número de futuras mães não toma as devidas precauções para com a sua saúde bucal e, ao mesmo tempo, negligencia a saúde dental de seu bebê. Somando-se a isso, há uma escassez de atenção primária odontológica nos serviços de saúde.

O cuidado odontológico primário na gravidez preconizado por Torres consiste na orientação despretensiosa que o profissional deverá dar às mães, de forma a alertá-las para a importância da saúde dental do ser que se encontra no seu ventre.

Esta advertência pode ser transmitida às mães, colocando-se que estudos científicos

Tabela 4.1
Cronologia da dentição humana

	Dente		*Início da formação de tecido duro*	*Montante de esmalte formado ao nascer*	*Esmalte completado*	*Erupção*	*Raiz completada*
decídua	Maxilar	Incisivo central	4 meses *in utero*	Cinco sextos	1 1/2 mês	2 1/2 meses	1 1/2 anos
		Incisivo lateral	4 1/2 meses *in utero*	Dois terços	2 1/2 meses	9 meses	1 1/2 anos
		Canino	5 meses *in utero*	Um terço	9 meses	18 meses	3 1/4 anos
		Primeiro molar	5 meses *in utero*	Cúspides unidas	6 meses	14 meses	2 1/4 anos
		Segundo molar	6 meses *in utero*	Pontas das cúspides ainda separadas	11 meses	24 meses	3 anos
	Mandibular	Incisivo central	4 1/2 meses *in utero*	Três quintos	2 1/2 meses	6 meses	1 1/2 ano
		Incisivo lateral	4 1/2 meses *in utero*	Três quintos	3 meses	7 meses	2 anos
		Canino	5 meses *in utero*	Um terço	9 meses	16 meses	3 1/4 anos
		Primeiro molar	5 meses *in utero*	Cúspides unidas	5 1/2 meses	12 meses	2 1/2 anos
		Segundo molar	6 meses *in utero*	Pontas das cúspides ainda separadas	10 meses	20 meses	3 anos
permanente	Maxilar	Incisivo central	3-4 meses	–	4-5 anos	7-8 anos	10 anos
		Incisivo lateral	10-12 meses	–	4-5 anos	8-9 anos	11 anos
		Canino	4-5 meses	–	6-7 anos	11-12 anos	13-15 anos
		Primeiro pré-molar	18-21 meses	–	5-6 anos	10-11 anos	12-13 anos
		Segundo pré-molar	24-27 meses	–	6-7 anos	10-12 anos	12-14 anos
		Primeiro molar	Ao nascer	Às vezes, indícios	2 1/2-3 anos	6-7 anos	9-10 anos
		Segundo molar	2 1/2-3 anos	–	7-8 anos	12-13 anos	14-16 anos
		Terceiro molar	7-9 anos	–	12-16 anos	17-21 anos	18-25 anos
	Mandibular	Incisivo lateral	3-4 meses	–	4-5 anos	6-7 anos	9 anos
		Incisivo lateral	3-4 meses	–	4-5 anos	7-8 anos	10 anos
		Canino	4-5 meses	–	6-7 anos	9-10 anos	12-14 anos
		Primeiro pré-molar	21-24 meses	–	5-6 anos	10-12 anos	12-13 anos
		Segundo pré-molar	27-30 meses	–	6-7 anos	11-12 anos	13-14 anos
		Primeiro molar	Ao nascer	Às vezes, indícios	2 1/2-3 anos	6-7 anos	9-10 anos
		Segundo molar	2 1/2-3 anos	–	7-8 anos	11-13 anos	14-15 anos
		Teceiro molar	8-10 anos	–	12-16 anos	17-21 anos	18-25 anos

Fonte: Donald, 1977.

relatam que as primeiras evidências do desenvolvimento do dente humano podem ser constatadas já na quarta semana de vida embrionária, portanto os cuidados deverão ser iniciados antes do nascimento.

Outro cuidado resume-se em incitar a futura mãe à prática do aleitamento materno, esclarecendo-lhe que o leite materno como alimento biológico, natural, gratuito, nutritivo, simples na sua técnica de administração, dificilmente contaminável, favorecedor do estabelecimento de trocas binômio mãe-filho, e tendo na sua composição sais minerais, funciona como elemento protetor da saúde dos dentes do recém-nascido.

Informações, ainda por demais importantes, precisam ser dadas às gestantes. No que se refere ao uso de medicamentos é essencial alertar às mães de que a passagem transplacentária de numerosos medicamentos implica em risco para o feto.

Muitos autores admitem que os antibióticos promovem efeitos teratogênicos, quando administrados durante os três primeiros meses de gravidez. Eles advertem, principalmente, quanto ao uso do grupo das tetraciclinas. "Como as tetraciclinas são transferíveis através da placenta, as coroas dos dentes decíduos podem apresentar descoloração (Donald, 1977).

No que se refere ao uso de flúor devemos enfatizar às gestantes que as pesquisas mostram que o fluoreto de sódio, quando administrado sistematicamente, na fase de formação do órgão do esmalte, reduz significativamente a cárie dental. É, então, importante motivá-la a procurar saber se a água de sua cidade é fluoretada. Caso não o seja, incentivá-la a buscar orientação de uma dentista quanto a dosagem correta.

Quanto a higienização bucal devemos ensiná-la e/ou enfatizar que uma escovação correta, associada ao uso do fio dental, é valiosa para a prevenção dos processos cariogênicos já que autores defendem que o aumento da incidência da cárie dental no período gestatório é motivado pela negligência de tratamento, e não pela gravidez.

Não poder-se-ia aqui deixar de enfatizar que a orientação dietética deve ser feita às mães e no que diz respeito a alimentação-dentição. Ressaltar que o fato necessita de elementos (como Ca, P, F) para a mineralização dos dentes, o que implica na ingestão de uma dieta rica nestes minerais, além de todos os outros constituintes, essenciais para o crescimento do bebê. Cabe relatar que o banho de

sol deve ser aconselhado a gestantes já que a vitamina D sintetizada através dele é necessária para absorção do Ca^+ ao nível do trato gastrintestinal (intestino delgado).

Ainda referindo-se à alimentação deve se aconselhar a gestante que a sua dieta seja pobre em alimentos açucarados, para evitar lesões carióticas.

Medidas preventivas para o cuidado dos dentes

Alimentação

O consumo diário de todos os nutrientes indicados para as suas respectivas idades é um fator essencial na manutenção da vida e do nível de saúde.

A enfermagem deve ter conhecimentos básicos de nutrição a fim de promover hábitos dietéticos apropriados a seus pacientes, tanto relacionados à saúde em geral, como à saúde oral.

Rust, citado por Donald (1977), propõe regras básicas para eliminação da maioria dos problemas da alimentação infantil:

a) Evitar ao máximo forçar a ingestão de alimentos, pois isto pode determinar aversão e conseqüente diminuição do consumo alimentar.

b) Desencorajar alimentação fora das refeições, freqüentemente inadequadas e não acompanhadas do cuidado dentário adequado.

c) Evitar discussões que possam destacar como "inconveniente" qualquer alimento. Fazer da sobremesa um prêmio por ter comido os legumes, é tão contraproducente quanto o uso de suborno para obter bom comportamento em outras atividades.

d) Evitar o consumo excessivo de leite, pois serve para diminuir a fome e o desejo natural de outros alimentos básicos.

e) Evitar o consumo excessivo de carboidratos refinados, que muitas vezes são dados com o propósito de satisfazer a fome da criança.

f) Fazer da hora das refeições um acontecimento familiar agradável, situando o alimento em segundo plano. Isto pode trazer muitos benefícios nutricionais, relaxamento das tensões, e melhora no padrão de comportamento das crianças.

Os elementos nutritivos foram divididos em seis grupos: proteínas, lipídios, carboidratos, vitaminas, minerais e água. Todos estes elementos são exigidos diariamente para a promoção de um crescimento ótimo, manutenção dos tecidos do organismo e regulagem da função metabólica.

Cabe considerar algumas das influências destas categorias de alimentos na saúde oral. Conforme mencionado, o estado sistêmico implica no estado de higidez dos dentes. Sabe-se que há determinados fatores dietéticos básicos; devem estar presentes de maneira regular na alimentação, se se deseja conservar os dentes e tecidos bucais sãos por toda a vida do indivíduo, e, obviamente, para conservar a saúde do orgnismo.

Katz (1977) coloca que apesar de não ter sido demonstrada uma correlação definida entre o consumo das proteínas e cáries, existem informações que sugerem que as proteínas podem exercer uma influência protetora sobre a dentição. Nos estudos com animais de laboratório, tem sido possível reduzir de forma significativa a incidência de cáries, mediante a adição de caseína, proteína do leite, a uma dieta cariogênica.

Weiss e Biddy, citados por Katz (1977), têm demonstrado que o leite reduz a solubilidade do esmalte em ácido, fator este que parece dever-se ao conteúdo das suas proteínas. Mas deve-se também levar em consideração que o uso inadequado do leite adoçado, sem higiene posterior, pode originar aumentos realmente significativos na incidência de cáries. O uso prolongado da mamadeira com leite açucarado, chá açucarado e outros, antes de dormir ou dormindo, é indevido. A partir do momento em que a criança já tem uma alimentação semelhante à do adulto, o uso de mamadeira deverá ser paulatinamente abolido, de forma que a partir de um ano de idade, a criança não se alimente antes de dormir ou dormindo e que outros grupos de alimentos essenciais ao seu desenvolvimento lhe sejam proporcionados. O problema crucial não reside na utilização da mamadeira, mas no fato de se alimentar num momento em que diminui significativamente a atividade salivar e nenhuma higiene é realizada, de forma que os ácidos formados pela degradação dos carboidratos atuarão de maneira irrestrita sobre os dentes, determinando a conhecida cárie por mamadeira, que pode ser evitada se os pais forem alertados.

Os carboidratos são os mais danosos de todos os agentes nutritivos. Entretanto, nem todos os carboidratos devem ser eliminados e nem todos têm o mesmo potencial cariogênico. As crianças em crescimento requerem energia muito maior do que a necessária para os adultos, e eliminar o consumo de carboidratos pode ser prejudicial.

Investigadores têm demonstrado que o mais perigoso de todos os carboidratos é o açúcar comum ou sacarose, pois tem a capacidade de se difundir através da placa e chega à superfície dos dentes, onde os microrganismos o usam como combustível e formam com ele ácidos e mais matriz da placa. Os monossacarídeos, glucose e frutose e o dissacarídeo maltase são menos cariogênicos que a sacarose.

O ideal seria encontrar substitutos à altura para os carboidratos refinados, a fim de que as necessidades energéticas sejam supridas sem eles. Um recurso para convencer os pacientes a reduzirem o consumo dos carboidratos refinados e de refrigerantes é alertá-los para a relação dos mesmos com as cáries dentárias. Os refrigerantes não têm qualquer valor nutritivo e prejudicam a ingestão de uma dieta adequada na hora das refeições (Donald, 1977).

A relação entre açúcar e cáries não é pura e exclusivamente quantitativa, mas é influenciada por outros fatores.

O clássico estudo de Vipeholm, *apud* Katz (1975), conclui que:

a) As propriedades retentivas dos alimentos são determinantes parciais, porém importantes, de sua cariogenicidade.

Os alimentos adesivos favorecem o contato prolongado da sacarose nos dentes e são mais cariogênicos que aqueles que são removidos rapidamente da boca. Por esta razão, os alimentos açucarados sólidos são *menos desejáveis,* do ponto de vista odontológico, que os líquidos.

b) Com toda probabilidade o determinante primário da cariogenicidade é a freqüência da ingestão.

Se os alimentos ricos em açúcar são consumidos unicamente durante as refeições, o *risco* de cárie é mínimo; a cariogenicidade se incrementa de forma *linear,* em função da freqüência da ingestão, em particular fora das refeições principais.

Estudos recentes demonstram que os estreptococos cariogênicos podem metabolizar sorbitol, manitol e açúcares artificiais similares com toda facilidade, produzindo em animais tantas cáries como a sacarose.

Em conseqüência, a recomendação de goma de mascar "livre de açúcar", como não cariogênica deveria ser omitida até que estudos clínicos bem controlados, inexistentes até

73

o momento, esclareçam definitivamente a situação.

Assim, do ponto de vista prático, os pais devem ser orientados quanto a:

– Evitar oferecer lanches entre as refeições de alimentos produzidos com açúcar refinado e o uso de refrigerantes:

– Proporcionar a sobremesa antes da higienização bucal ou orientar a escovação dos dentes em seguida a sua ingestão:

– Iniciar a orientação da criança quando obtiver uma certa capacidade de compreensão (mais ou menos por volta de dois anos de idade) sobre por que se deve evitar alimentos açucarados; e

– Instruir o adolescente sobre sua dieta e seu efeito sobre a decomposição dentária. Alertá-lo para ter em mente as modas dietéticas e a pressão exercida pelo grupo de amigos. Encorajá-lo a uma auto-avaliação nutricional, a executar exame odontológico periódico e medidas preventivas para reduzir a deterioração dos dentes.

Os minerais são um grupo muito importante de agentes nutritivos. Entre outros existentes, temos o cálcio, fósforo, magnésio e flúor, que são os componentes básicos dos tecidos duros. O Ca^{++} e o P são os componentes principais do esqueleto e dentes. A deficiência destes minerais na dieta acarreta problemas de calcificação dentária. É necessário considerar que a mineralização dentária pode ser afetada pela carência de vitamina D, já que esta promove a absorção do Ca^{++}, através do trato gastrintestinal. Em virtude desta função a vitamina D é essencial para a formação dos dentes.

Lay Mellandy, citado por Katz (1977), observou em cachorros que a deficiência de Ca^{++} e vitamina D acarretava a formação do esmalte e dentina mineralizados de forma imperfeita. Apareciam, então, problemas como hipoplasia do esmalte e dentina, resultando em funcionamento alterado dos ameloblastos e odontoblastos. A superfície do esmalte hipoplásico é rugosa e apresenta fissuras e fossas que facilitam a retenção da placa.

O flúor tem sido considerado como um dos agentes nutritivos essenciais, por aumentar a resistência dos dentes em relação aos ácidos que provocam a cárie.

É importante, ao se realizar um planejamento dietético, procurar avaliar as condições socioeconômicas e culturais da família e em função disto procurar adaptar a alimentação o mais próximo do ideal e da melhor maneira possível.

Higiene Bucal

A realização da higiene oral diária, cuidadosa e eficaz tem por finalidade romper mecanicamente a placa bacteriana, promovendo assim a manutenção de dentes hígidos.

Observa-se que a cárie e a doença periodontal são responsáveis pela perda dos dentes. Sabe-se que ambas doenças são causadas pelos microrganismos habitantes naturais da cavidade bucal que, quando aderidos à superfície dental, formam uma estrutura conhecida como placa dental ou bacteriana.

A aderência das bactérias à superfície dentária faz-se através de polissacarídeos por ela produzidos, isto é, dextrano e levano, a partir da sacarose da dieta. Dependendo do componente microbiano e da localização da placa dental, ela pode agredir o esmalte dentário ou ambas estruturas periodontais. Sendo assim, é importante que se faça uma boa higiene dentária, seguida imediatamente à ingestão de alimentos, para evitar a formação de placas. É importante estar ciente que após a ingestão de doces e guloseimas há um aumento da acidez da saliva a partir de 10 minutos da ingestão (daí a exigência da escovação ser executada, no máximo, até 10 minutos após a ingestão de alimentos). O desaparecimento da acidez é gradual e varia de indivíduo a indivíduo, tendo o pico por volta de 1 hora após a ingestão, a menos que se escovem e enxaguem os dentes virogosamente. O ponto máximo de acidez também difere de indivíduo para indivíduo, havendo um pH mais baixo nos indivíduos mais suscetíveis à cárie dentária. Comendo-se doces a intervalos curtos o período de acidez elevada se prolonga e, ao mesmo tempo, aumentam as possibilidades de formação da cárie.

Diante disso acredita-se que um dos aspectos mais importantes na conscientização por parte do cliente é a do valor da escovação dental e do uso de fio dental, recomendando-lhe o tipo adequado de escova, determinado dentifrício e a melhor técnica de higiene bucal.

Marcondes (1978) coloca que a limpeza bucal da criança deverá ter início desde o nascimento. Dessa época, até cerca de 1 a 1 e 1/2 ano, a limpeza deve ser feita pela mãe ou responsável, utilizando um pedaço de gaze estéril enrolada no dedo indicador. Indica-se gaze umedecida apenas com água, sendo que uma vez ao dia poder-se-ia utilizar uma solução fraca bicarbonatada, massageando-se suavemente a gengiva e dentes com o objetivo de remover todos os resíduos. Paulatinamente, estas limpezas seriam substituídas pela escovação.

Issaó e Pinto (1981) recomendam iniciar-se a escovação o mais cedo possível, desde que a criança aceite esta prática. Acreditam que uma das maneiras mais apropriadas é que os pais escovem seus próprios dentes na presença dos filhos, pois dessa maneira estarão despertando a curiosidade da criança e o instinto de imitação, em particular daquelas mais novas, isto é, com menos de dois anos. Numa etapa posterior, os responsáveis dariam uma escova infantil para que as crianças pudessem imitá-los. Quando estivessem adaptadas à escova dental, os pais executariam a escovação com pequenos movimentos vibratórios, sendo que tais movimentos nunca deveriam ser realizados nas áreas hiperêmicas, características do estado erupcional dos dentes naquela idade. Acreditam, ainda, que ao utilizar-se desse sistema, após 15 dias ou um mês as crianças estariam acostumadas à textura da escova, sendo possível iniciar-se os primeiros movimentos de escovação.

Issaó e Pinto (1981) recomendam a escova de textura média por considerá-la mais eficiente que as escovas com cerdas moles ou duras. Segundo Guerreiro (1983), "as cerdas macias são mais recomendáveis pela sua facilidade de ação entre os sulcos gengivais e por serem menos irritantes à gengiva". O comprimento da escova deve ser de treze centímetros, sendo três correspondentes à parte ativa e dez ao cabo, com aproximadamente onze fileiras de cerdas no sentido longitudinal e três no sentido transversal; todas as cerdas devem ter a mesma altura, o que vale dizer que a ponta das cerdas deve ser arredondada e polida para evitar traumatismos no tecido gengival. O arredondamento da ponta da cerda evita ulcerações que ocorreriam se a escova tocasse a gengiva.

É importante lembrar aos pais ou responsáveis que as escovas devem ser trocadas periodicamente, assim que suas cerdas percam a flexibilidade e o alinhamento. Após o uso diário, elas devem ser limpas e secas, o que permitirá mantê-las em bom estado, por tempo razoável. Quanto ao tamanho das escovas, o uso de escovas de adulto em bocas pequenas dificulta sensivelmente a execução da técnica de higienização.

Um grande número de dentifrícios é divulgado pelos meios de comunicação. Donald (1977), baseado em estudos realizados, recomenda um dentifrício contendo fluoreto estanoso. Este deve cumprir duas finalidades específicas na escovação dentária: limpar a superfície de resíduos alimentares, manchas, e agir como agente preventivo da cárie. Segundo Guerreiro (1983), "infelizmente, as pastas dentifrícias não apresentam uma composição ideal, pois algumas são muito abrasivas, outras demasiado alcalinas. A melhor conduta, portanto, seria a troca de marca de pastas, ou seja, não usar sempre a mesma pasta, a fim de evitar possíveis danos ao esmalte". Ressalta que a rigor os principais fatores da higiene oral consistem no uso correto da escova, do fio dental e de muita água.

Os autores acima citados fazem considerações sobre a técnica de escovação para a idade pré-escolar. Entendem que para as crianças até sete anos, os pais ou responsáveis devem auxiliar na escovação dos dentes, ainda que a criança mostre habilidade e controle neuromotor para executar estes movimentos por volta dos cinco a seis anos, não executa todos os movimentos, esquecendo inclusive de escovar algumas áreas. Mesmo até os oito ou 10 anos, deve haver sempre por parte dos pais uma fiscalização, pois não é raro, em crianças, após um período de escovação correta, sensível piora de técnica.

A técnica na posição de Sarkey (vide Figs. 4.4, 4.5 e 4.6) é recomendada para a criança que está na fase pré-escolar e possui pouca habilidade manual. A criança fica em pé, na frente e de costas para a mãe, e encosta a cabeça contra ela. A mãe usa a mão esquerda para segurar e estabilizar a mandíbula e com os dedos desta mão afasta os lábios e bochechas; com a mão direita empunha a escova, executando os movimentos. A mandíbula deve ficar num plano horizontal.

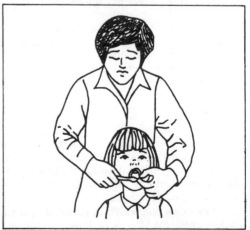

Fig. 4.4 – A criança fica em pé, em frente da mãe.

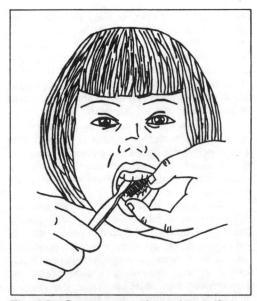

Fig. 4.5 – Para escovar os dentes da mandíbula, o plano oclusal fica paralelo ao solo.

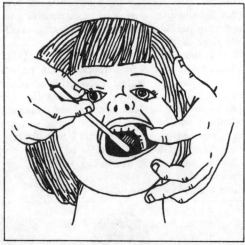

Fig. 4.6 – Posição para escovar o arco superior. A criança fica com a cabeça inclinada para trás, de tal forma que a mãe possa ver os dentes superiores.

Para a higienização do arco superior a criança fica com a cabeça fletida para trás, de modo que a mãe possa ter visão direta. A mão esquerda do operador deve afastar lábio e bochecha, enquanto a mão direita executa os movimentos de escovação.

A técnica recomendada para crianças em idade escolar é a técnica de Fones e Stillman, modificada ou similar.

A técnica de Fones é executada da seguinte forma: a criança empunha a escova e com os dentes cerrados faz movimentos circulares na face vestibular de todos os dentes superiores e inferiores, indo do último dente de um hemiarco a outro. Nas faces palatinas ou linguais os movimentos também são circulares, agora, como é óbvio, com a boca aberta; ex.: nas faces incisais e oclusais, os movimentos são no sentido ântero-posterior.

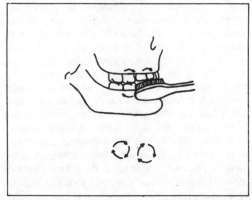

Fig. 4.7 – As flechas em círculo demonstram os movimentos circulares que se devem executar na técnica de Fones.

Para as crianças mais habilidosas e interessadas recomenda-se a técnica de Stillman modificada ou Bass, já que são consideradas mais eficientes que a de Fones. Apesar desta técnica ser de mais difícil aprendizado, após conseguir-se com que as crianças a executem corretamente, elas reterão por um período de tempo bem maior o aprendizado. Este aspecto foi observado em pesquisas.

A técnica de Stillman modificada é executada da seguinte forma: a escova é colocada com o longo eixo das cerdas lateralmente contra a gengiva e as cerdas são deslizadas de gengivas para oclusal ou incisal. Quando as cerdas estiverem junto ao ponto de contato dos dentes, realizam-se movimentos vibratórios. Este movimento é repetido dez vezes para cada grupo de dentes que está sendo escovado. O movimento é o mesmo para os arcos superiores e inferiores e para as superfícies vestibular e lingual.

Esta técnica não só é eficiente quanto a capacidade de remoção da placa como na massagem à gengiva.

Faz-se essencial ao ensinar a técnica, estabelecer uma metodologia de ensino para não se deixar nenhuma área sem escovação.

Por exemplo: Vamos começar, no arco superior por vestibular esquerdo, ir até o lado direito, depois o palatino na mesma ordem e assim por todas as áreas dos dois arcos.

É importante estar a par de que a região lingual inferior direita é a menos escovada pelos indivíduos destros, portanto, deve ser mais fiscalizada.

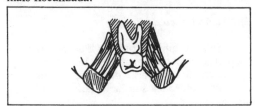

Fig. 4.8 – Escova colocada junto às superfícies do dente, antes de iniciar os movimentos.

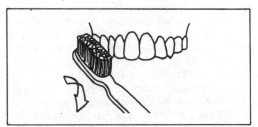

Fig. 4.9 – Início do movimento das cerdas de gengival para oclusal ou incisal.

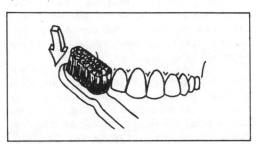

Fig. 4.10 – Junto ao ponto de contato a escova é vibrada para que as cerdas limpem as faces proximais dos dentes.

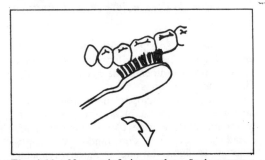

Fig. 4.11 – No arco inferior a colocação da escova e os movimentos são os mesmos que para o arco superior.

Issaó e Pinto (1981) recomendam que os pais supervisionem a escovação, mesmo em crianças de idade escolar, já que a responsabilidade da escovação só pode ser realmente transferida unicamente à criança quando esta entra na puberdade e a vaidade de ter boa aparência passa a ocupar lugar de importância na vida do jovem.

Cabe, ainda, enfatizar que os dentes devem ser escovados imediatamente após cada refeição. Além disso, devem ser escovados e limpos com o fio dental todas as noites, antes da criança ir para a cama. Há um grande espaço de tempo entre a última refeição da noite e a primeira refeição pela manhã, e durante esse tempo haverá diminuição do fluxo salivar e movimentos da boca que eliminarão os resíduos dos dentes. Logo, a remoção cuidadosa de toda a placa, uma vez por dia, deve ser feita de preferência após a última refeição, antes da criança deitar, pois isso diminuirá a atividade cariogênica durante esse longo período e manterá os tecidos moles em volta dos dentes num bom estado de saúde.

Os métodos utilizados pelos pacientes em seu controle de placa podem ser de natureza mecânica, que consiste, conforme já visto, na escovação dos dentes complementada por meios auxiliares de escovação como o uso de fio dental, escovas interdentárias etc. e os de natureza química cuja aplicação requer um conhecimento mais específico cabendo, então, ao odontólogo a avaliação de sua necessidade e eficácia.

De maneira geral, a escova dentária não tem acesso ao espaço interproximal, por isso meios auxiliares são necessários para conseguir-se uma boa higienização bucal. O fio e a fita dental, através da fricção, conseguem uma efetiva remoção da placa no espaço interproximal.

Das diversas técnicas de utilização do fio dental preconizados, Donald (1977) considera a que se segue como mais indicada:

a) Apanhar 60 a 80cm de fio dental sem cera e enrolar no dedo médio da mão D, deixando livres 22cm de fio.

b) Enrolar a ponta de fio livre no dedo médio da mão E, prendendo-o.

c) Passar o fio sobre as pontas dos polegares ou do polegar e indicador, ou dos indicadores, mantendo-os afastados mais ou menos 2,5cm.

d) Passar o fio entre cada dois dentes, introduzindo-o gentilmente num movimento de vaivém através do ponto de contato.

e) Após passar o fio entre os pontos de contato, curvá-lo de encontro ao dente anterior, levando-o abaixo da gengiva, até que se sinta alguma resistência. Pula-se então essa superfície, esfregando o fio para cima e para baixo, procedimento que será repetido para a superfície mesial do dente posterior do par.

f) À medida que o fio fica esgarçado ou manchado desenrola-se do dedo D uma quantidade suficiente, enrolando-a no dedo esquerdo e continuando a limpeza.

Durante o ato de escovação dental, muitas partículas de alimentos e placas bacterianas são deslocadas das superfícies e são eliminadas com um vigoroso bochecho com água.

Através de um bochecho poderá haver mais rápida eliminação dos hidratos de carbono semilíquidos que, porventura, se encontrem na boca. Issaó e Pinto (1981) mencionam que podem ser utilizados para eliminar os resíduos alimentares imediatamente após as refeições, quando a escovação na ocasião é impraticável.

Muitas vezes, as crianças, ao ingerirem alimentos, especialmente os açucarados, estão em lugares onde não é possível escovar seus dentes. Devemos, então, instruí-las para que façam bochechos fortes com água, o que naturalmente será um substituto aceitável da escovação.

Aspectos como o significado e conseqüências da placa dental, originando cáries, quando abordados aos pais ou responsáveis e pacientes, constituem-se num método eficaz de motivá-los a prevenir estes problemas, adquirindo a responsabilidade de executar a higienização bucal adequadamente.

Para que os pacientes possam avaliar a eficácia da higienização dentária que realizaram, podemos aconselhá-los a utilizar o que se chama de evidenciadores de indutos moles.

Estes são à base de corante e permitem evidenciar a presença de placa dental, facilitando a motivação do paciente com finalidade de alcançar uma melhor higiene bucal. Existem diversas substâncias evidenciadoras, sendo a maioria à base de eritroxina. Apresentam-se sob a forma de solução ou pastilhas. A evidenciação da placa dental mostra a sua maior deposição nas áreas onde a higienização é mais precária. Estas freqüentemente estão localizadas no terço cervical da superfície dental e nos espaços interproximais. O paciente e familiares começam a conscientizar-se de que estes são os pontos críticos da higienização bucal.

Os evidenciadores devem ser aplicados sobre os dentes com cotonetes e a seguir o paciente faz bochecho com H_2O, então os depósitos de placa dental serão observados, pois ficam de cor mais escura.

Podemos orientar os pacientes e/ou familiares que, no momento, encontram-se à venda, no mercado, pastilhas com sabor de frutas para a revelação da placa dental.

Aplicação tópica de flúor

Sabe-se que as soluções fluoretadas aplicadas topicamente constituem um outro meio de prevenção da cárie dentária, acarretando uma diminuição na sua incidência de 40% em média.

Quando o flúor é aplicado topicamente sobre o esmalte dental, dá-se uma reação cujo produto é o fluoreto de cálcio, que é ácido resistente. Algumas pesquisas têm demonstrado que a aplicação tópica dos fluoretos diminui a solubilidade do esmalte aos ácidos e aumenta a sua dureza superficial, contribuindo para reduzir a incidência da cárie dentária.

Convém ressaltar que a proteção promovida pelo flúor não é permanente, tornando-se necessária a repetição das aplicações em intervalo de tempo que variará de acordo com o tipo de fluoreto usado.

As aplicações tópicas são realizadas no consultório odontológico e podem ser utilizadas até mesmo em pacientes que já fazem uso do flúor por via sistêmica, não havendo contra-indicações.

É recomendada a primeira aplicação por volta dos três anos de idade, quando toda a dentição primária normalmente deve estar completa. O retorno para a repetição das aplicações ficará sob orientação do odontólogo, já que o intervalo entre estas varia em função da solução escolhida pelo dentista.

Fluoretação da água e flúor por via sistêmica ou endógena

Uma relação significativa foi encontrada entre a quantidade de fluoreto naturalmente presente nos suprimentos de água e a incidência de cáries dentárias.

"Acima de 0,5ppm (parte por milhão) de fluoreto, há uma redução progressivamente maior na incidência de cáries dentárias entre populações que têm consumido estes suprimentos de água durante o desenvolvimento dos dentes, até que aproximadamente 60 a 80% de reduções foram observadas a 1,2ppm. Com um aumento das quantidades de fluoreto começam a ocorrer esmaltes manchados com freqüência e gravidade suficientes para constituir um problema estético" (Leavell, 1978).

A proteção dada pela fluoretação prossegue até a idade adulta. Arnols e cols. e Aayes e cols. citados por Donald (1977), descobriram que os benefícios pós-eruptivos por beber água fluoretada resultam numa redução da cárie de aproximadamente até 70%, conforme centenas de pesquisas.

Uma das conclusões do comitê de peritos em fluoretação das águas do OMS, reunido em Genebra de 26 a 30 de agosto de 1957, foi que: a água potável com 1ppm de flúor possui notável ação preventiva contra a cárie. A proteção é máxima, quando tal água se consome durante toda a vida do indivíduo (Marcondes, 1978).

Quando o fluoreto não está presente nas águas de abastecimento, outras formas de administração deste halogênio poderão ser utilizadas. Porém, onde a água já tenha certo teor de flúor, a suplementação deve ser feita criteriosamente. De fundamental importância é procurar saber inicialmente o teor de flúor da região e complementá-lo até um nível ideal para cada paciente.

Recomendam-se comprimidos com 2,21 mg de fluoreto de sódio, que por sua vez contém 1mg de flúor.

A posologia varia de acordo com a faixa etária. Assim, indica-se:

Zero a dois anos de idade: dissolver um comprimido em 1 litro de água, usando-a para beber ou no preparo dos alimentos.

Dois a três anos de idade: administrar um comprimido em dias alternados ou meio comprimido diariamente, procedendo como anteriormente.

Três a nove anos de idade: administrar um comprimido por dia, devendo ser ingerido de uma só vez. Esta dosagem vai até os nove anos de idade quando a coroa do segundo molar permanente já estará completa.

Issaó e Pinto (1981) colocam que esta posologia está relacionada com a saturação esquelética pelo flúor, assim como com o período de mineralização dos dentes, pois a administração por via endógena, qualquer que seja o método, para se obter o efeito desejável, deve ser efetuada durante o período de calcificação dos dentes. Mencionam que atualmente se opta pela dissolução do comprimido de flúor em um litro de água potável, pois com este método se obtém aproximadamente uma solução com 1ppm de flúor, semelhante a água de abastecimento fluoretada, considerada ideal para prevenção da cárie.

A solução preparada deve ser oferecida à criança quando ela tiver sede, ou utilizada toda vez que se preparar alimentos e sucos.

Um outro recurso que se tem lançado mão no combate às cáries são os *bochechos com soluções fluoretadas*.

Quando da aplicação deste método os responsáveis pela criança podem exercer a função de supervisor ou orientador.

A função básica dos bochechos com flúor é a inibição da formação de ácidos na cavidade bucal e redução do número de lactobacilos. Apresenta vantagens por sua simplicidade e economia.

Pesquisadores ainda não chegaram a uma posição definida, a uma padronização quanto a este métoc'c no que se refere ao tipo de solução, concentração, tempo e freqüência do bochecho.

Entretanto, todos são unânimes em afirmar que há uma redução em torno de 35% na incidência das lesões cariosas.

A utilização do flúor por via sistêmica determina a formação de fluoropatia, e a sua presença é perene na estrutura dentária. Porém, o flúor quando ingerido durante a época da mineralização dos dentes, numa dcse diária adequada, determina uma redução na incidência da cárie dentária em cerca de 60%.

Marcondes (1977) cita que em editorial de revista pediátrica (Schlesinger, 1963), uma dosagem diária de 0,5mg de flúor é recomendada para crianças até a idade de três anos, de 1mg para crianças acima desta idade.

Issaó e Pinto (1981) preconizam algumas formas de fluoretação da água domiciliar. Entre elas temos:

Na água de consumo dissolver 1,7g de fluoreto de sódio em 1 litro de água. Esta solução é concentrada, devendo-se, então, guardá-la em lugar seguro, fora do alcance de crianças, sempre com uma indicação de alerta no frasco, pois a sua ingestão acidental poderá ocasionar efeitos adversos, inclusive envenenamento grave.

Da solução concentrada retirar 1ml e adicionar a um litro de água potável, que pode ser oferecida à vontade, às crianças e até mesmo ser utilizada no preparo dos alimentos.

Essa água contém 0,76mg de flúor, correspondendo a um teor de 0,76ppm (partes por milhões), o que oferece uma margem de segurança para a ingestão de quantidade superior a 1 litro de água por dia. Traz os benefícios semelhantes àqueles recebidos pela água fluoretada.

Segundo Marcondes (1978) é esse, pelo grande número de vantagens, o melhor meio de administação de flúor por via sistêmica, quando não se tem este halogênio na água de abastecimento.

Flúor em gotas: aconselha-se a solução de 2,21mg (miligramas de fluoreto de sódio) para 20ml de água destilada.

É recomendada a manutenção da solução fora do alcance das crianças e a posologia é de acordo com a idade:

Zero a dois anos de idade: uma gota da solução.

Dois a três anos de idade: duas gotas da solução.

Quatro anos em diante: quatro gotas.

O efeito, segundo Issaó e Pinto (1981), assemelha-se ao observado com a ingestão de flúor na água de consumo.

Flúor em comprimidos: apesar deste método ser trabalhoso, esta maneira de administração de flúor permite uma dosagem de íon bastante exata. Os comprimidos devem ser oferecidos às crianças até os nove anos de idade, que corresponde à época em que a coroa do segundo molar permanente deveria estar completamente calcifidada.

Se houver interrupção na administração, os benefícios não serão os desejáveis.

De acordo com as pesquisas o tempo em que a solução deve ser bochechado varia de um a três minutos.

Issaó e Pinto (1981) apresentam a crença de diversos autores quanto aos aspectos ainda não definidos e como orientação recomendam bochechos diários em concentração de 0,02% ou quinzenal de 0,2% de fluoreto de sódio. Relatam que devem ser contra-indicados em crianças que não tenham a capacidade de reter água na boca, correndo o risco de deglutir. Ressaltam, então, que esta orientação de bochechos com solução fluoretada somente deve ser iniciada no momento em que a criança possui pleno controle deste método.

Inicialmente é feito treinamento com água, mandando manter na boca por 1 minuto.

Problemas mais comuns de saúde do dente e gengiva/cuidados

Cárie

Conforme já foi mencionado observa-se que na prática odontológica, a *cárie* e a *doença periodontal* são os dois problemas responsáveis pela perda dos dentes.

Existem três teorias sobre o mecanismo da cárie dentária: a teoria de quelação proteolítica, a teoria da proteólise e a teoria químico-parasitária ou acidogênica, sendo esta última, de Miller, a mais popular e aceita até hoje.

Nesta, a cárie nada mais é que uma desmineralização das estruturas duras do dente, causada pela ação dos ácidos liberados por tipos de microrganismos da placa dental (estrutura complexa, semelhante à gelatina viscosa, constituída de bactéria e seus metabólitos: está aderida à superfície do dente e nem sempre é visível). Isto leva à formação de uma cavidade que, em sua evolução natural, destrói a estrutura mineralizada do dente, podendo levá-lo até sua perda total.

Brunner (1980) coloca que a extensão do dano nos dentes depende de vários fatores, sendo os mais significativos:

a) presença da placa dentária
b) a foça dos ácidos e a capacidade da saliva para neutralizá-los.
c) a extensão de tempo que os ácidos estão em contato com os dentes.
d) a suscetibilidade dos dentes à cárie.

A cárie dentária inicia-se com uma pequena fissura ou falha do esmalte, principalmente nas regiões de difícil limpeza. Cabe considerar que o acúmulo da placa dental se dá principalmente nas fossas ou fissuras da superfície oclusal e nas faces proximais dos dentes (vide Fig. 4.12).

Quando não se tomam medidas para tratar a cárie, os ácidos elaborados pela placa cariogênica iniciam um processo de desmineralização do esmalte. Este processo é contínuo e dependente da presença da placa dental. Na figura 4.13 observa-se que não há ainda cavidade no esmalte; na figura 4.14 já há a formação da cavidade cariosa com perda da porção superficial do esmalte. A cavidade formada se encontra totalmente preenchida por placa dental, o que mantém e intensifica o processo carioso.

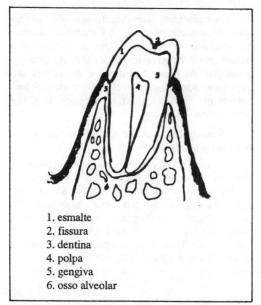

1. esmalte
2. fissura
3. dentina
4. polpa
5. gengiva
6. osso alveolar

Fig. 4.12 – Fase inicial do processo carioso.

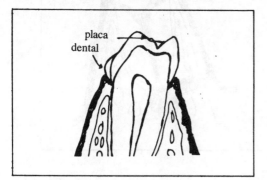

Fig. 4.13 – Formação da placa dental.

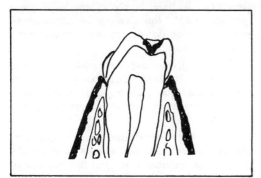

Fig. 4.14 – Formação da cavidade cariosa.

A descalcificação começa a se processar na dentina. Isto ocasiona o surgimento dos primeiros sintomas pulpares, como sensibilidade à ingestão de açúcares e substâncias frias. A desmineralização contínua leva à formação da cavidade na dentina, que por sua vez é imediatamente preenchida por placa dental e resíduos alimentares (Figs. 4.15; 4.16 e 4.17).

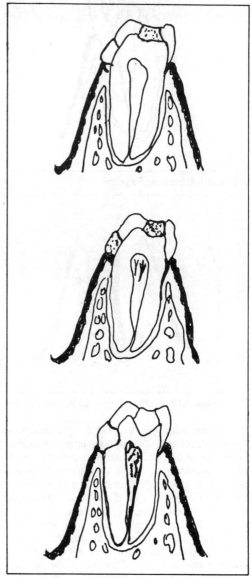

Figs. 4.15; 4.16 e 4.17 – Descalcificação contínua.

A constante infiltração de enzima e toxinas bacterianas na dentina remanescente leva ao aumento da sintomatologia dolorosa. Visto que a dentina não é tão dura como o esmalte, a cárie progride mais rapidamente e com o tempo atinge a polpa. Assim sendo, a evolução da cárie em direção à polpa pode levar à mortificação pulpar.

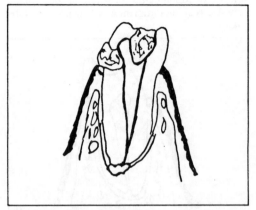

Fig. 4.18 – Cárie atinge a polpa.

A constante desmineralização da dentina leva ao enfraquecimento da estrutura dental, favorecendo a fratura. Com a mortificação pulpar pode ocorrer lesão periapical. Quando o sangue, os vasos linfáticos e os nervos são expostos, tornam-se infectados, podendo formar-se um abcesso, quer no interior do dente ou na ponta da raiz.

Sensibilidade e dor habitualmente acompanham o abcesso.

À medida que a infecção aumenta, a face pode tornar-se inchada e haver dor pulsátil. Os dentes que apresentam essa evolução da cárie perdem a sua função, passam a causar irritação para a mucosa da língua e bochechas e comprometem a estética. A evolução final da cárie não tratada leva à destruição total da coroa dental (Figs. 4.19 e 4.20).

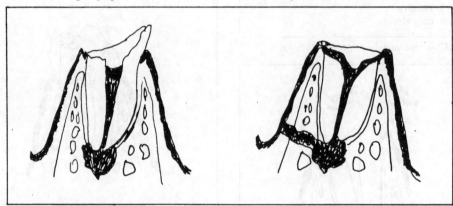

Figs. 4.19 e 4.20 – Destruição da coroa dental.

Marcondes (1978) aborda que independente da aceitação de qualquer uma das teorias da etiologia da cárie dentária, é válido pensar-se no aumento da força defensiva do dente através de uma dieta balanceada e pela utilização dos fluoretos, e na diminuição das forças injuriantes pelo controle da dieta com diminuição dos carboidratos fermentecíveis, bem como pela utilização de métodos de higiene bucal adequada que impeçam a formação da placa bacteriana ou dentária. Sabe-se que existem indivíduos relativamente imunes à cárie dentária e que não apresentam cáries mesmo ingerindo grandes quantidades de açúcares e não higienizando os dentes. Mas esses constituem uma pequena minoria; conclui-se que, de maneira geral, é evidente que a adoção de uma dieta de baixo conteúdo de açúcar e a utilização adequada dos métodos da escovação proporcionam, na maioria dos indivíduos, uma diminuição do número de cáries.

É importante enfatizar que as consultas periódicas ao dentista são essenciais e que a qualquer sinal e/ou sintoma de comprometimento da saúde dos dentes faz-se necessária a visita ao odontólogo.

A *gengivite* severa é relativamente rara em crianças, embora várias pesquisas tenham demonstrado que grande parte da população infantil sofre de um tipo de gengivite branda e reversível.

A doença periodontal é uma resposta inflamatória originada nos tecidos periodontais, à ação das enzimas e toxinas liberadas pelos microrganismos da placa. Estes produtos atingem o interior do tecido periodontal através do sulco gengival.

A forma inicial da resposta inflamatória é conhecida por gengivite. Esta fase de doença é caracterizada por inchação e vermelhidão da gengiva marginal e sangramento a estímulos mecânicos provenientes da mastigação e escovação. Além desses sinais clássicos pode ocorrer um aumento de volume da gengiva marginal, conhecido como hiperplasia gengival.

Muitos são os problemas que podem acometer a gengiva e os tecidos de suporte do dente. Entre eles a gengivite por erupção e gengivite por má higiene bucal, que serão discutidos. Ainda temos: gengivite, estomatite herpética, gengivite ulceronecrosante (infecção de Vicent), gengivite crônico-inespecífico, gengivite puberal e periodontites (processo inflamatório que atinge o tecido ósseo).

Gengivite simples

a) *Gengivite erupcional*

É uma gengivite temporária geralmente observada durante a erupção dos dentes decíduos. Está associada a uma *erupção difícil*, persistindo após o aparecimento do dente na cavidade oral (Donald, 1977).

A maior incidência de gengivite em crianças ocorre entre os seis e sete anos de idade, quando os dentes permanentes começam a irromper. Godman (1973), citado por Donald (1977), relacionou esse aumento ao fato de que a margem gengival não recebe qualquer proteção do contorno da coroa dental durante as fases precoces da erupção ativa, causando o trauma contínuo dos alimentos sobre a gengiva, um processo inflamatório.

Restos de alimentos, matéria alba e placa bacteriana amiúde ficam presos em torno e abaixo do tecido que cobre parcialmente a coroa do dente em erupção, levando ao desenvolvimento de um processo inflamatório (Donald, 1977).

A gengivite erupcional branca não requer tratamento, mas exige melhora da higiene oral.

b) *Gengivite associada à má higiene oral*

Donald (1977) coloca que "nas crianças existe uma relação entre o grau de limpeza dos dentes e a saúde da gengiva". A limpeza da boca estaria associada com freqüência à escovação e à remoção cuidadosa de toda a placa bacteriana da superfície dos dentes.

Este tipo de gengivite é geralmente brando, onde as papilas e as margens estão inflamadas. É reversível, podendo ser tratada com uma boa profilaxia oral através da remoção dos depósitos calcários e dos restos alimentares.

É de fundamental importância alertar e/ou ensinar ao paciente uma boa técnica de escovação para manter os dentes livres da placa bacteriana.

Hábitos que comprometem a saúde dos dentes

Marcondes (1978) coloca que "de todos os hábitos viciosos que intervêm na formação bucal, o da sucção do dedo ou chupeta é, sem dúvida, o mais generalizado. Traz como conseqüência um deslocamento no sentido labial dos dentes anteriores superiores ou, às vezes, toda a porção anterior dos maxilares superiores está deslocada para a frente, podendo determinar ou não um deslocamento no sentido lingual dos dentes anteriores, inferiores.

Além disso, a mal oclusão dos incisivos ocasionada pela sucção do dedo ou da chupeta favoreceria outros hábitos anormais de língua e de lábios e também a respiração bucal.

É de fundamental importância procurar avaliar esses hábitos, pois podem estar relacionados a problemas psicológicos. Algumas crianças percebem que uma forma segura de atrair a atenção dos pais é chupar o dedo. As crianças que são alimentadas com mamadeira mostram mais freqüentemente hábitos de sucção, se a mamadeira é usada como um meio para acalmá-las ou induzi-las ao sono.

Até 1 1/2 a 2 anos de idade os hábitos de sucção geralmente desaparecem, sendo que a sua persistência pode determinar a instalação definitiva de uma mal oclusão no arco dentário.

A conseqüência da sucção ou mordida dos lábios é o deslocamento no sentido labial ou vestibular dos incisivos superiores, acompanhado de inclinação paralingual dos incisivos inferiores. Já o hábito de morder a língua e a deglutição atípica poderão acarretar um afastamento dos dentes do plano oclusal, que acaba por produzir a chamada mordida aberta.

A má postura, como, por exemplo: "o hábito de sentar ou dormir com o rosto apoiado sobre a mão ou o braço, por tempo prolongado", determina pressão sobre os maxilares, acarretando, muitas vezes, a ocorrência da mordida cruzada posterior, ou seja, os dentes superiores ficam numa posição lingual (para dentro) em relação aos inferiores (Marcondes, 1978).

Um fator significativo a ser analisado é a função respiratória. Adenóides, desvio de septo, hipertrofia das amígdalas podem alterar

Quadro 4.2
Como distinguir problemas

Sinais/Sintomas Principais	Outros	Possibilidade diagnóstica
Dor de dente depois de comer ou beber	O dente não dói ao ser batido de leve Há presença de cárie	Cárie
Dor de dente após a comida e ao ser batido de leve	O dente parece sadio	Tártaro entre os dentes
Dor de dente contínua, mesmo à noite	O dente parece um pouco mais mole ao ser batido de leve Rosto inchado no momento ou anteriormente Dificuldade de abrir a boca	Abcesso
Dor de dente na inspiração de ar frio	Segue-se a um traumatismo	Dente trincado ou quebrado
Dor em vários dentes, inclusive se batidos de leve	Segue-se a um resfriado forte	Sinusite
Rosto inchado	Idade entre 16 e 24 anos Dificuldade de abrir a boca Edema na região posterior da arcada dentária	Nascimento de dente
Rosto inchado debaixo ou atrás do queixo	O inchaço aumenta quando a pessoa, com fome, sente cheiro de comida	Infecção da glândula salivar
Rosto inchado	O inchaço é antigo e não demonstra melhora	Tumor
Dente mole	Gengiva edemaciada Comida e tártaro no dente	Infecção na raiz
Dente mole	Precedida por dor, porém atualmente assintomática Acompanhada da lesão	Infecção óssea
Dente mole	Surgido depois de traumatismo	Raiz quebrada abaixo da gengiva
Gengiva hiperemiada e edemaciada	Sangra durante a escovação	Início de gengivite
Gengiva hiperamiada e edemaciada em um ponto entre os dentes		Processo inflamatório provocado por corpo estranho
Gengiva inflamada	Retração gengival Pus e sangue em volta do(s) dente(s) afetado(s) Mau hálito	Infecção severa
Dificuldade de abrir a boca	Dor no local de inserção da mandíbula Estalos quando da tentativa de abrir a boca	Mal oclusão gerando no encaixe ou mandíbula deslocada

Fonte: Dicson, 1985

a respiração nasal na época do desenvolvimento do organismo, ocasionando crescimento alterado, deformações da face, do complexo maxilomandibular e, conseqüentemente, na posição dos dentes.

Além da remoção do agente causal, algumas vezes se faz necessária uma reeducação respiratória e as medidas ortodônticas necessárias à correção da oclusão.

Perda precoce de dentes primários e de dentes permanentes

A perda precoce de dentes decíduos ou permanentes quase sempre acarreta as mal oclusões. Para solucionar este problema aconselha-se a colocação de mantenedores de espaço.

A perda de dentes primários, ocorrida cerca de seis meses antes da queda prevista, deve sempre ser seguida da colocação de mantenedores de espaço. "Particularmente na região anterior, os mesmos terão muito mais uma função estética, fonética e impedidora de formação de hábitos anormais (como a deglutição atípica)" (Marcondes, 1978).

Faz-se necessário alertar pais ou responsáveis quanto a estes problemas, a fim de conscientizá-los de que o ideal é o que assegura a conservação dos dentes em condições saudáveis nos maxilares.

Traumatismos em dentes permanentes

Quando ocorrem perdas dentais (avulsão dental) por acidentes, esportes, quedas etc., o procedimento mais indicado é o seguinte:

– Recolocar o dente *imediatamente* no local de onde saiu, e procurar *imediatamente* um dentista;

– Se o local está com contaminação maior, ex., poeira, lama etc., deve-se, evidentemente, lavar imediatamente o dente embaixo de uma torneira, colocar o dente no local correto e procurar de imediato um cirurgião-dentista.

Nos dois casos, deve-se estudar cuidadosamente se medidas antitetânicas são necessárias.

Estes procedimentos são vitais para que o dente se mantenha na boca sem ser reabsorvido.

Referências Bibliográficas

1. CORRÊA, G. M. & GEBARA, O. – Higiene dentária – Relato de uma experiência com grupos de mães. *Rev. Bras. Enf., 37* (3/4): 228-235, jul/dez. 1984.
2. DICSON, M. – *Onde não há dentista*. São Paulo, Paulinas, 1985.
3. DONALD, Mc. & RALPH, E. – *Odontopediatria*. 2 ed. Rio de Janeiro, Guanabara Koogan, 1977.
4. FATTINI, C. A. & DANGELO, J. G. – Anatomia básica dos sistemas orgânicos. In *Sistema Digestivo*. Rio de Janeiro, p. 123-124, 1983.
5. GUERREIRO, E. M. P. – Higiene Oral. *M. M.,* 2 (6): 68-74, 1983.
6. GUYTON, A. C. – *Fisiologia Humana*. 5. ed. Rio de Janeiro, Interamericana, p. 409-411, 1981.
7. ISSAÓ, M. & PINTO, A. C. G. – Análise de dentição decíduo-flúor-escovação dental. In *Manual de Odontopediatria*. 5. ed. São Paulo, Artes Médicas, 1981.
8. KATZ, S. – Princípios de Nutricion e Educando al paciente sobre nutricion. In *Odontologia Preventiva em Accion*. Buenos Aires, Medicina Panamericana, p. 271-343, 1975.
9. KESSEL, I. – *Fundamentos de Pediatria*. 1. ed. Barcelona, Toray, 1979.
10. LEAVEEL, H. & CLARK, E. G. – Aplicação de Princípios – História Natural e Prevenção da Doença Oral. In *Medicina Preventiva*. São Paulo, McGraw-Hill do Brasil, p. 320-339, 1978.
11. MARCONDES, E. & ALCÂNTARA, P. – Pediatria Preventiva - Odontologia na Infância. In *Pediatria Básica*. 6. ed. São Paulo, Sarvier, p. 170-175, 1978.
13. SUDDARTH, D. S. & BRUNNER, L. S. – *Moderna Prática de Enfermagem,* 2ª ed. Rio de Janeiro, Interamericana, v. 2, 1980.
14. SUDDARTH, D. S. & BRUNNER, L. S. – *Enfermagem Médico-Cirúrgica*. 1ª ed. Rio de Janeiro, Interamericana, v. 2. 1982.
15. TORRES, I. A. & ANDRADE, M. G. N. – Cuidados primários odontológicos durante o período gestatório. *Ars. Curandi em Odontologia, 11* (2): 15-18, março/abril/1985.

5

Terapia de Reidratação Oral (TRO)

Edilza Maria R. Schmitz

A diarréia, junto com as enfermidades das vias aéreas (coqueluche, pneumonia e bronquite), mantém-se como uma das principais causas de morbidade e mortalidade infantil nos países em desenvolvimento.

Embora os dados estatísticos dos últimos 10 anos sejam animadores, apresentando a diminuição das taxas de morbidade/mortalidade infantil nestes países, o número de crianças que morrem anualmente por diarréia está em torno de 4 milhões. Ou ainda, cada menor de cinco anos, nascido nos países em desenvolvimento, apresenta em média dois a três episódios de diarréia por ano; a taxa geral de mortalidade está em torno de 1,4 para cada 100 casos de diarréia.

"Em muitos países, os casos de diarréia representam 30% ou mais dos ingressos em 'unidades infantis', criando uma carga pesada para as instituições nacionais de saúde, devido ao escasso espaço disponível nos hospitais, a administração de líquidos intravenosos e custo elevado de antibióticos e outros medicamentos necessários ao tratamento" (Epstein, 1984).

Vários fatores interdependentes existentes nos países em desenvolvimento são responsáveis pela situação apresentada, ou seja:

– Pobreza de grande parte da população, sem condições de acesso a moradias adequadas, alimentos, vestuário, transporte, utilização de energia, educação, apresentação de alto índice de doenças, como verminoses, sarampo, desnutrição etc.

– Falta de saneamento ambiental, determinando inadequados e insuficientes serviços relacionados a água, esgoto, lixo, controle de vetores etc.

– Estruturação inadequada dos serviços de saúde, em boa parte localizados incorreta-mente (nos centros urbanos), cara, sofisticada, privilegiando o tratamento etc.

– Despreparo da população em termos de educação em geral e em saúde, gerando práticas inadequadas: adoção de crendices, condutas dirigidas por orientação incorreta, convívio e/ou acomodação com a má higiene pessoal, dos alimentos e doméstica etc.

– Inadequação da organização social, com desdobramentos variados como subemprego, condições insalubres de trabalho, dificuldade de acesso à educação, falta de ação comunitária, inadequação na produção e distribuição dos alimentos etc.

Dado tal quadro, a OMS, através do Programa de Luta contra as Enfermidades Diarréicas, propõe quatro estratégias, com seus desdobramentos, como forma de reduzir a morbidade e mortalidade por diarréia, ou sejam:

– Melhor tratamento dos casos, com uso precoce da terapia de reidratação oral em pacientes com diarréia aguda e na manutenção da alimentação adequada durante a enfermidade e convalescência.

– Melhor atenção à saúde materno-infantil, na qual se dá importância ao aleitamento materno, às práticas do desmame, a higiene pessoal, doméstica e a alimentação materna.

– Redução dos agentes patógenos, através do melhor uso e manutenção das instalações de abastecimento de água potável, saneamento, controle dos vetores.

– Detecção, controle e prevenção de epidemias de diarréia.

A terapia de reidratação oral, no contexto das estratégias propostas, tem comprovadamente papel importantíssimo na redução da mortalidade por diarréia, dada a sua eficácia, segurança, e possibilidade de aplicação em larga escala, por ser de simples execução e custo reduzido.

Até 1989 a OMS tem como meta prevenir pelo menos 1,5 milhão de mortes infantis em 80 países, utilizando a TRO como estratégia essencial. Tem planos de fomentar estabelecimento de instalações locais de sais de reidratação oral e sistema de apoio logístico para garantir a sua administração correta.

Dada a amplitude do problema e a variedade das tarefas inerentes a sua solução, em função de fazerem parte dos recursos da saúde, com responsabilidades na promoção e recuperação da mesma, a enfermagem pode desempenhar uma função básica, ou mesmo essencial, no desenvolvimento de programas que objetivem diminuir a morbidade e mortalidade por doenças diarréicas agudas.

Este trabalho destina-se a oferecer subsídios sobre a TRO, aos enfermeiros pediatras que prestam assistência à clientela infantil com doença diarréica aguda e desidratadas. Procurar-se-á abordar aspectos gerais e os preconizados pela OMS, Ministério da Previdência e Assistência Social, Ministério da Saúde e Sociedade Brasileira de Pediatria. Na implementação da terapia, quando efetuada por vários elementos da equipe de saúde, devem-se delimitar as funções específicas de cada membro.

Desenvolvimento de tópicos fundamentais para a compreensão das indicações-aplicações da terapia de reidratação oral

Noções sobre diarréia

– *O sintoma diarréia surge em decorrência de alterações* nos mecanismos de absorção e secreção gastrintestinal que podem determinar distúrbios hidreletrolíticos. A diarréia se manifesta por aumento da freqüência, aumento do volume e diminuição da consistência de exonerações fecais.

– *As causas da diarréia podem ser não-infecciosas e infecciosas*.

Cerca de 70% dos episódios de diarréia são de causa não-infecciosa em função de problemas como:

– erros alimentares – desrespeito à capacidade de digestão e absortiva da criança;

– ingestão de alimentos ou substâncias tóxicas.

– ingestão de medicamentos;

– outros: doença celíaca, fibrose cística, intolerância à lactose, uremia, tireotoxicose, diabete, decorrente de fatores emocionais etc.

As diarréias infecciosas, de menor freqüência, cerca de 30%, são responsáveis porém pelos quadros agudos e mais graves. São causadas por agentes como vírus, bactérias (*Escherichia coli, Shigella, Salmonella, Enterobacter* etc.) e protozoários (Ameba e Giandia).

Os rotavírus são responsáveis por 50 a 80% dos episódios de diarréia infecciosa.

Quanto à evolução e duração as diarréias são classificadas em:

– diarréia aguda, com tempo de evolução inferior a 10 dias, potencialmente autolimitada, de origem predominantemente infecciosa. A maioria das diarréias infecciosas tem esta evolução;

– diarréia aguda prolongada ou protraída – é a diarréia aguda que se prolonga por alterações secundárias funcionais e/ou morfológicas do trato gastrintestinal, muitas vezes decorrentes do tratamento inadequado da diarréia aguda;

– diarréia crônica, tem duração maior de 30 dias; tem etiologia variada como, por exemplo, a intolerância à lactose, hipersensibilidade à proteína do leite de vaca, doença celíaca etc.;

A diarréia aguda prolongada e a crônica requerem manejo especial, uso de medicamentos e dietas restritivas. Freqüentemente produzem desnutrição.

– *Os mecanismos básicos causadores de diarréia são* o osmótico e secretor.

– No mecanismo osmótico a diarréia é produzida em função do aumento exagerado da osmolaridade na luz intestinal, que ficando maior que a do plasma, vai provocar transferência de água dos capilares para a luz, até que se restabeleça o equilíbrio osmolar. Este mecanismo é responsável por cerca de 80% das diarréias.

As principais causas do mecanismo osmolar são:

a) Fórmulas preparadas para o lactente com elevada osmolaridade (excesso de açúcar e engrossantes).

b) Deficiências secundárias de enzimas, principalmente a lactose, gerando intolerância à lactose. Esta deficiência enzimática ocorre comumente durante e após (duas a três semanas) a diarréia infecciosa (vírus, bactérias, parasitas), na desnutrição ou qualquer outro problema que lese o enterócito, impedindo ou limitando o aumento de enzimas que degradem os substratos alimentares.

c) Deficiência primária de certas enzimas ou defeitos no transporte ao nível da membrama (ex.: cloridorréia congênita–defeito na absorção do cloro).

A diarréia osmótica pode ser dividida em *osmolar*, ou causada pela presença de substâncias não absorvíveis na luz intestinal, e *fermentativa*, causada pela presença de quantidade significativa de hidratos de carbono. Estes, por ação da flora normal e/ou bacteriana do intestino, são fermentados e ainda transformados em ácidos. Parte destes ácidos formados são absorvidos e parte é eliminada pelas fezes que se tornam ácidas.

No mecanismo osmolar a perda de água e eletrólitos não é importante na massa fecal da diarréia. A perda de Na, K e Cl é baixa.

Suas complicações são a desnutrição protéico-calórica e enterite necrotizante causada pela proliferação significativa das bactérias da flora normal do intestino (superpopula-ção bacteriana), à custa da fermentação dos hidratos de carbono.

No mecanismo secretor ocorre um movimento hidreletrolítico importante na direção plasma-luz intestinal. A principal causa do mecanismo secretor é a infecção.

Em função dos vários agentes infecciosos (vírus, *Escherichia coli* etc.) ocorrem diferentes mediações, ou seja: nucleotídeos cíclicos AMPc (Adenosina Monofosfato Cíclico), GPMc (Guanasina Monofosfato Cíclico), evocados, combinados, potencializados por estímulo dos agentes infecciosos ou suas toxinas atuariam, inibindo o transporte de Na para dentro do enterócito (efeito antiabsortivo) e expulsariam o cloro já absorvido (efeito secretório).

No mecanismo secretório a perda de água e eletrólitos é *importante,* porém varia em função do agente envolvido. Assim, em relação à perda de Na teríamos:

Perda fecal normal	Perda fecal na diarréia por		
	Vírus	Bactérias invasoras	Bactérias toxigênicas
± 10 mEq/1 Na	30-50 mEq/1	50 a 100 mEq/1 (*Salmonella, Escherichia coli* invasora, *Schigella*)	+ 100mEq/1 (*Escherichia coli* toxigênica)

Os agentes infecciosos da diarréia determinam alterações estruturais e funcionais gastrintestinais em função de sua espécie. O quadro acima apresenta os efeitos patogênicos e a sintomalogia das diarréias agudas infecciosas.

– Quanto às complicações da diarréia as mais freqüentes são a desidratação e a desnutrição. A acidose pode ocorrer especialmente quando há eventos que estimulam a produção e retenção de ácidos.

A produção pode ocorrer em situações como o jejum (aumento de ácidos gerado pelo catabolismo protéico e de gorduras), na fermentação de hidratos de carbono, no estabelecimento de metabolismo anaeróbio. A retenção está associada à incapacidade dos rins de excretar os ácidos produzidos (desidratação = diminuição da filtração).

Noções sobre desidratação

– Desidratação é a condição clínica conseqüente à perda de líquido corporal, com equilíbrio negativo de água e em geral de eletrólitos.

A desidratação grave põe em risco a integridade de tecidos e órgãos por lesar e/ou destruir as células, através de distúrbios osmóticos agudos, intoxicações (por Na, uréia, ácidos etc.) e alterações circulatórias (hipoxemia, isquemia, trombose) ou pôr em risco a própria vida, por afetar funções vitais como circulação, oxigenação, atividade cardíaca etc.

– A maioria dos casos de desidratação são provocados pela diarréia, porém existem várias outras causas desidratantes: vômitos repetidos, febre, afecções respiratórias com taquipnéia intensa, ingestão inadequada de água em caso de perda maior, como no verão etc.

– A criança é presa mais fácil da desidratação que o adulto, em função de características, tais como: a) Grande nível metabólico, gerando necessidades hídricas maiores (ex.: necessidade hídrica de lactente 150ml/kg; adulto 30 ml/kg); b) Perdas mínimas obrigatórias maio-res em função da maior superfície corporal em relação ao peso, maior freqüência respiratória

Quadro 5.1
Mecanismos patogênicos e sintomatologia das diarréias agudas infecciosas

Agentes		Mecanismos e efeitos	Sintomatologia
Escherichia coli enteropatogênica (Yersinia)	a)	Colonização (fatores CFA/I, CFAIT e ES 775)	Diarréia aquosa em grandes volumes, fétidas
	b1)	Toxina TL-ativação sistema adenilciclase (AMPc)	Desidratação
	b2)	Toxina TE-ativação sistema guanilciclase (GMPc)	Diarréia aquosa em grandes volumes
	b3)	Toxina da ativação do sistema Cólera adenilcidase (AMPc)	Desidratação
Salmonella	a)	Colonização	Fezes disentéricas, tenesmo
Shigella	b)	Invasão e multiplicação celular e na submucosa	Dores abdominais, febre, cólica intensa (simula apendicite)
Escherichia coli enteroinvasora Yersinia	c)	Invasão epitelial	Leucócitos e sangue nas fezes
Rotavírus	a)	Invasão epitelial	Vômitos, febre, por 1-2 dias
	b)	Desnutrição das vilosidades	Diarréia aquosa por 5-7 dias Desidratação Substâncias redutoras presentes.
Escherichia coli enteropatogênica	a)	Aderência	Diarréia com muco em pequenos volumes
	b)	Lesão da mucosa	
Staphylococcus aureus Clostridium perfringens Bacillus cereus E. Coli 0157-H7		Toxinas ingeridas	Diarréia com muco, pus e sangue Descamação da mucosa Febre, abatimento, estado geral Colite hemorrágica

Fonte: Carraza, F.R., 1985.

(ex: 60mov/min) etc.; c) Imaturidade do sistema imunológico o que a predispõe a infecções; d) Imaturidade renal, determinando dificuldade de adaptação em situações patológicas que geram perda excessiva de água, sobrecarga eletrolítica etc.

– Na maioria dos casos de desidratação a perda de líquidos e eletrólitos é equivalente (65 a 85% das situações), determinando a chamada desidratação isotônica (ou isonatrêmica) que não produz ajustes na osmolaridade dos espaços extracelular (EEC) e intracelular.

Por causa da perda de água e eletrólitos, sucede a contração de EEC. Isto aumenta a secreção de renina, angiotensina e hormônio antidiurético (HAD), diminuindo a taxa de filtração glomerular, bloqueando a acidificação da urina e retendo prótons (ácidos), que promovem a secreção tubular de K. Estes eventos causam retenção compensadora de Na e H_2O (Ministério da Saúde, 1983).

– Em situações como diarréias prolongadas e recidivantes, diarréias em prematuros e lactentes de baixa idade, diarréia em crianças desnutridas ou compensação de perdas anormais com soluções hipotônicas (água) produz-se maior *deficit* de eletrólitos que de água ou a desidratação hipotônica (ou hiponatrêmica).

Na desidratação hiponatrêmica a diminuição da osmolaridade intravascular determina a saída da água do mesmo para compensar o excesso de osmolaridade celular. Os resultados são a hiperidratação ou edema celular, reequilíbrio da osmolaridade e aumento do *deficit* de volume do espaço extracelular. O risco de hipovolemia é acentuado, já que a perda de água do espaço intravascular se dá em três direções: célula, rim (continua a diurese já que a existência da hiposmolaridade diminui a secreção do hormônio retentor de água ou antidiurético), local de perda (intestino, pele, pulmão etc.).

Em função da hiperidratação celular os sintomas como hipotomia, hiporreflexia, letargia e coma estão presentes.

Com a contração do espaço extracelular a hipotonicidade pode ser mantida em situação de hidratação normal, já que o sódio migra, juntamente com a água, para dentro da célula em função da excreção do potássio. A água ingerida é retida para compensar a diminuição de volume.

– Em situações como febre, vômito de origem gástrica, quadros clínicos com perdas compensadas por soluções com alta concentração eletrolítica (leite fervido, refrigerantes etc.) produz-se maior *deficit* de água que de eletrólitos ou a chamada desidratação hipertônica (ou hipernatrêmica).

Na desidratação hipernatrêmica o aumento da osmolaridade intravascular determina a saída da água do espaço intracelular, na tentativa de manter a isotonicidade, porém desidratando a célula.

Quando o *deficit* de volume se acentua, há diminuição da eliminação de catabólitos normais e resultantes do metabolismo anaeróbico (vigente em regimes de hipoxemia) por diminuição da capacidade do rim de acidificar a urina e excretá-los.

A incorporação de novos ácidos produzidos em situações como jejum (provocada por catabolismo de proteínas e lipídios) e fermentação de substratos intestinais acentua a elevação de íons H.

O *deficit* de volume e eletrólitos também mantém a economia de Na em detrimento do K. Nos processos iniciais de excreção do K, o Na o substitui dentro da célula. Mas, em caso de acidose, o H substitui o Na e este se acumula no espaço intravascular.

Tanto a acidose como a hipernatremia causam hiperglicemia, provocando diurese osmótica e aumentando a perda de água por via pulmonar, já que o organismo em estado de acidose entra em hiperventilação para eliminar maior teor de CO_2 (ácido).

O excesso de Na produz lesão das células cerebrais por desidratá-las, intoxicá-las e por determinar micro-hemorragias.

– A desidratação pode ser avaliada em relação ao tipo e ao grau. Os quadros 5.2 e 5.3 apresentam os sinais característicos dos tipos e graus de desidratação.

O grau de desidratação pode ser calculado a partir do conhecimento do peso anterior da criança. Ou seja:

peso anterior 100%
peso atual . . . . x (percentual atual)

Percentual de *deficit* = 100 percentual atual

Através de sinais clínicos é possível efetuar-se uma estimativa do grau de desidratação, quando o peso anterior ao das perdas for desconhecido, da seguinte forma:

Tomar cinco sinais ou sintomas clássicos e em função da gravidade pontuar de 0 a 3. Efetuar a somatória e definir o grau de desidratação em leve (somatória de 3 a 5 pontos), moderada (somatória de 5 a 10 pontos) e grave (somatória maior que 10).

Assim para uma criança irritada (2), diurese diminuída (2), fontanela deprimida (2), pele seca (2), prega presente (2), poderia se estimar uma desidratação de ± 10%.

Terapia de reidratação oral – (TRO)

Conceito

Método de administração de uma solução hidroglico-saliva de composição/concentração/osmolaridade estabelecidas, por via oral (ou através de sonda nasogástrica) para prevenção e tratamento da desidratação provocada principalmente pela diarréia.

A TRO faz parte do Programa de Controle de Doenças Diarréicas da OMS e vem sendo difundida sob o patrocínio e a orientação de órgãos governamentais ligados à saúde (Ministério da Saúde, INAMPS, secretarias estaduais etc.).

Além da administração de líquidos a TRO anexa a orientação sobre princípios relacionados à alimentação durante a diarréia, sobre limitações e contra-indicações de uso de medicamentos e educação e orientação de familiares sobre DHE e diarréia.

Indicações

– Prevenção da desidratação na diarréia recém-iniciada.
– Tratamento de desidratação leve, moderada e das graves não complicadas (sem prostração intensa, vômitos excessivos, falência do trato gastrintestinal septicemia etc.).

Princípios

Na TRO alguns princípios devem ser seguidos:
– *Repor no menor espaço de tempo possível* o volume de líquidos e eletrólitos que a criança perdeu (reidratação).

Quadro 5.2
Tipos de desidratação/sinais físicos

Tipos de DHE Sinais Físicos	Isoosmolar (perda de H_2O proporcionalmente igualada de sal) DHE/ ISOTÔNICA	Hiperosmolar (perda de água proporcionalmente maior que a do sal) DHE/HIPERTÔNICA	Hipoosmolar (perda de água proporcionalmente menor que o sal) DHE/HIPOTÔNICA
Pele Cor Temperatura Turgor Ao tato	Pálida Normal ou aumentada Diminuído Seca	Pálida Aumentada Regular Engrossada	Acinzentada Baixa Muito diminuído Viscosa
Mucosas	Secas	Muito secas	Viscosas
Fontanelas	Diminuídas	Diminuídas	Diminuídas
Globo ocular	Diminuído	Diminuído	Diminuído
Psiquismo	Apatia	Agitação, hiperirritabilidade	Hipotonia, hiporreflexia, coma, letargia
Sede	Intensa	Muito intensa	Discreta ou ausente
Pulso	Rápido	Ligeira/alterado	Acelerado
PA	Baixa	Normal	Muito baixa
Sinais clássicos de DHE	Evidentes	Pouco evidentes	Muito acentuados
Eliminação	Oligúria	Oligúria acentuada	Diurese presente
Choque	Em casos de muita gravidade	Tardio	Precoce
Convulsão	Nos casos de muita gravidade	Freqüente no início da reidratação endovenosa	Nos casos severos; freqüente antes da reidratação endovenosa.
Ocorrência	Maioria dos casos	Recém-nascidos e lactentes até dois meses, bom estado nutritivo, duração curta da doença, febre, predomínio de vômitos, uso de sol. eletrolíticas concentradas.	Diarréias prolongadas ou recidivantes, com pausas alimentares longas, levando a DNT, mesmo recém-nascidos e lactentes de baixa idade.
		Desidratação celular	Hiperidratação celular.

Fonte: Murahovschi, 1982.

Quadro 5.3
Relação sinais físicos/graus de DHE

Sinais Físicos	1º grau (leve)	2º grau (moderada)	3º grau (grave)
Aspectos geral e comportamento	Irritada, agitada, dorme pouco e mal	Mais agitada, raramente dorme. Pode apresentar-se quieta ou emitindo gritos de tonalidade alta.	Largada, inconsciente. Não chora mais. O choque hipovolêmico determina alterações sensoriais de correntes da anoxia cerebral.
Sede	Sim	Extrema, mas vomita logo em seguida; às vezes recusa o alimento.	Não aparenta em virtude do estado geral.
Boca	Seca, lábios de cor vermelha, brilhante língua seca e saburrosa.	Muito seca, lábios secos freqüentemente cianosados.	Lábios cianosados.
Pele	Quente, seca, podendo estar avermelhada; elasticidade não muito diminuída, a não ser na criança muito magra.	Extremidades frias, embora o corpo possa estar quente. Elasticidade diminuída.	Pele fria acinzentada. Extremidades cianosadas.
Olhos	Brilhantes, podem estar ou não um pouco afundados.	Afundados	Muito afundado, virados para cima ou parados. Conjuntivas hiperemiadas, córnea seca, sem brilho.
Fontanela	Normal ou ligeiramente deprimida.	Deprimida	Deprimida
Tono Muscular		Comumente aumentado, principalmente na acidose. Rigidez de nuca, tremores e convulsões podem ocorrer.	Flacidez completa.
Temperatura	Normal ou elevada	Elevadas, extremidades frias.	Geralmente elevada, cai quando se instala o colapso.
Ritmo cardíaco	130-140	160-180, mas regular. Bulhas bem audíveis no precórdio.	Mais de 180. Bulhas mal audíveis no precórdio. Nos casos piores, lento e irregular.
PA	Normal	Elevado devido à agitação.	Diminuída.
Respiração Acidose Alcalose		Rápida, profunda e "suspirada". Lenta e superficial.	Profunda e "suspirada". Muito lenta e superficial.
Diurese	Normal	Grandemente diminuída	Extremidade diminuída.
Peso Perda líquida	Queda de 2,5 a 5% ± 50ml/kg.	Queda de 5 a 10% 50 a 100ml kg/P.	Queda de mais de 10% 100 a 150ml kg/P.

Fonte: Fiori e cols., 1975.

Quadro 5.4
Estimativa do grau de desidratação

Sinais/Sintomas de DHE	Pontuação em função do grau de comprometimento			
1. Aspecto	Normal 0	alerta 1	irritado 2 olhos fundos	Prostrado 3 olhos muito fundos
2. Condições das mucosas	Normal 0	ligeiramente secas 1	secas 2	muito secas 3
3. Diurese	Normal 0	pouco diminuída 1	diminuída 2	muito diminuída 3
4. Elasticidade da pele	Normal 0	prega pouco definida 1	prega presente 2	prega intensamente presente 3
5. Fontanela	Normal 0	pouco deprimida 1	deprimida 2	muito deprimida 3

Quadro 5.5
Comparação dos sistemas de reidratação

	Endovenosa	Oral
1. Modelo fisiológico	Consideram-se vários graus de desidratação e tonicidade, requerendo cuidadosa monitoração.	Uma terapia simples e unificada com uma solução de glicose – eletrólitos.
2. Velocidade da reidratação	24-48 horas.	4-8 horas.
3. Solução reidratante inicial	Hipotônica com sódio entre 30-60 mEq/l especialmente para menores de 1 ano.	Solução polieletrolítica com concentração de Na de 90mEq para todas as idades.
4. Uso de potássio	Somente depois que a criança urina.	Desde o início.
5. Uso do bicarbonato	Somente em acidose severa.	Desde o início.
6. Uso de líquidos orais	Jejum nas primeiras 24 horas com pequenos e infreqüentes goles de água.	Ingestão livre de soro.
7. Alimentação	Jejum nas 24-48 horas seguido por reintrodução lenta e cuidadosa de alimentação.	Alimentação tão logo termine a reposição dos líquidos (4-8 horas) em quantidades pequenas e sem restrição.
8. Trauma físico e emocional	Presente	Ausente Não afasta a criança da família.
9. Risco de infecção secundária	Presente	Pouco provável.
10. Pessoal técnico necessário	Preparo especializado	Preparo simplificado.
11. Custo	Alto	Baixo
12. Aprendizagem das mães em relação à reidratação e ao reconhecimento dos sinais de DHE.	Não	Sim
13. Adaptabilidade aos postos de saúde e mesmo aos domicílios.	Não	Sim

Fonte: Ministério da Saúde, 1983.

– *Não interromper o aleitamento materno.*
– Efetuar *pausa alimentar* (a menor possível) *apenas durante a reidratação*.
– *Oferecer os alimentos* a que a criança *esteja acostumada* e conforme sua aceitação, tão logo esteja reidratada.
– *Manter o estado de hidratação* através de uma oferta hídrica elevada, ao final da recuperação das perdas, enquanto permanecer a causa desidratante (vômitos, diarréia etc.)

Limitações da TRO

– Não trata a diarréia, principal causa de desidratação.
– Uso limitado para tratamento de diarréias crônicas ou disentéricas, responsáveis por grande parte da mortalidade por diarréia em deteminados países.
– Não pode ser usada em criança com desidratação severa complicada por vômitos severos, choque, depressão, falência do trato gastrintestinal, quadros diarréicos prolongados etc.
– Não deve ser usada em desnutridos tipo *Kwashiorkor,* onde preexistem *deficits* hidreletrolíticos agravados na diarréia.

Características da solução

A concentração dos ingredientes do soro oral está baseada em uma série de fatos científicos, obtidos da pesquisa sobre o transporte intestinal de água e eletrólitos durante o processo diarréico. Os principais fatos são:
– As soluções glicose-eletrólitos estimulam a absorção intestinal quando a concentração de sódio na solução é semelhante à sua concentração no intestino e a glicose está presente, pois os dois solutos estimulam mutuamente seu transporte, aumentando a pressão osmótica efetiva nas células das vilosidades intestinais, forçando a absorção da água. A absorção é mais efetiva quando a glicose e o sódio estão na relação molecular 1:1.

– O máximo de absorção de sódio e água é conseguido a uma concentração de glicose no soro oral entre 56 e 140 mM/1. A concentração maior de 160 a 200 mM/1 reduz a absorção intestinal.
– Quando a concentração de sódio ingerida é menor que a do jejuno, ocorre secreção intestinal, inclusive quando a glicose está presente.
– O bicarbonato é absorvido ativamente no jejuno e aumenta a absorção do sódio.
– O potássio é absorvido passivamente quando sua concentração no conteúdo intestinal é maior que no plasma.
– A perda de sódio na diarréia aguda é menor na diarréia de origem viral e maior nas diarréias toxigênicas.

Assim, para tratamento da desidratação o soro deve ser suficientemente concentrado em sódio, conter potássio e bicarbonato e ser isoosmolar com o plasma.

O receio de que a solução recomendada pela OMS seja hiperosmolar (90mEq/l) tem sido resolvido na prática, quando dos quadros sugestivos de diarréia viral por uso de 2/3 do soro e 1/3 de água pura, chás, sucos etc. Ou ainda pela comprovação de que o rim excreta os eletrólitos excedentes tão logo haja reidratação e realimentação'' (Ministério da Saúde, 1983).

A solução proposta pela OMS utiliza os quatro ingredientes nas quantidades baseadas nos deficits estimados de água e eletrólitos, apresentada nos quadros 5.6 e 5.7.

Método de preparo do reidratante

– O sal reidratante, guardado em pacotes aluminizados para garantir a estabilidade, deve ser dissolvido em um litro de *água* fervida (ou de boa qualidade). A alteração da proporção determina quebra do equilíbrio entre o sódio e glicose.
– A água empregada *deve estar* à temperatura ambiente. A água gelada diminui o esvaziamento gástrico, reduzindo a velocidade de absorção do soro e possibilitando vômito.

Quadro 5.6
Composição do soro para TRO

Ingredientes	g/1 água	Composição	mol/1 água
Cloreto de sódio	3,5	Sódio	90
Bicarbonato de sódio	2,5	Bicarbonato	30
Cloreto de potássio	1,5	Cloreto	80
Glicose	20	Glicose	111
mOsm			311

Quadro 5.7
Deficit estimado em caso de desidratação grave em crianças

Tipo de desidratação	água (ml)	Deficit *para kg de peso corporal*		
		sódio (mEq)	potássio (mEq)	cloreto (mEq)
Isotônica	100-120	8-10	8-12	8-10
Hipotônica	100-120	10-12	8-12	10-12
Hipertônica	100-120	2-4	0-4	2-6

Fonte: Ministério da Saúde, 1983.

– O soro preparado *deve ficar* à temperatura ambiente por 24 horas e após o prazo deve ser desprezado, preparando-se nova solução. Os recipientes devem ser protegidos de insetos e outros vetores.

As soluções reidratantes caseiras podem ser utilizadas preferindo-se porém o soro da OMS, distribuído em postos de saúde, institui-

Quadro 5.8
Solução caseira para TRO

Fórmula caseira Componentes	Quantidade
- Sal de cozinha	1 colher das de chá rasa (4-5ml)
- Açúcar comum	4 colheres das de chá bem cheias
- Bicarbonato de sódio	1/2 colher das de chá (não é essencial)
– Água	1 litro

O potássio deve ser oferecido na dieta como forma de compensar sua deficiência.

Fonte: SA e cols., 1985.

Quadro 5.9
Quantidade de certos alimentos ricos em K requeridos para suplementar uma reidratação oral com a solução de sal e açúcar

Alimentos	Quantidades requeridas em 24h
Banana (crua) amassada grande	1 1/2 xícara (281g) 2 bananas (256g)
média	2 1/5 bananas (261g)
pequena	3 bananas (270g)
Banana-da-terra (crua)	1 banana (263g)
Água de coco	3 xícaras (720g)
Suco de limão (fresco)	3 xícaras (973g)
Suco de laranja (fresco)	2 xícaras (496g)
Mamão amassado	2 xícaras (460g)
Tomate (cru) maduro	4 2/3 xícaras (467g)

Fonte: OMS/Population Reports, 1981.

ções hospitalares etc. As ressalvas às soluções caseiras devem-se à possibilidade de erros de concentração com alteração de osmolaridade, principalmente porque o açúcar comum é a sacarose e não a glicose como recomendado, o que implicaria no uso de 40g por litro e não os 20g de glicose.

Uma fórmula de solução caseira no entanto deve ser conhecida para uso em situações de impossibilidade de aquisição do pacote de reidratante.

Locais de aplicação da TRO

Poderão receber tratamento domiciliar, ambulatorial e hospitalar com TRO as crianças com doenças diarréicas que apresentarem as seguintes condições: lactentes após o segundo mês de vida, sem vômito ou dois a três episódios de vômitos diários, apetite conservado ou pouco alterado, aceitando líquidos por via oral, sem DHE, com sinais de DHE de 1º, 2º e 3º graus, humor não alterado ou pouco alterado, sem sinais de toxemia (inapetência pertinaz, febre persistente ou hipertermia, distensão abdominal, sinais de DHE e acidose, transtornos sensoriais, convulsões).

Tais crianças devem retornar aos locais de atendimento nos dias seguintes para verificação das suas condições.

As mães das crianças que necessitarem de tratamento hospitalar devem ser orientadas quanto a:

– urgência do tratamento hospitalar;
– reidratação imediata e durante todo o tempo que anteceder a hospitalização da criança, com solução hidroglissalina, conforme a aceitação da mesma.

Deverão receber tratamento hospitalar para reidratação endovenosa as crianças com doenças diarréicas, que apresentam:

– Comprometimentos do estado geral: sinais de toxemia e acidose, de disseminação da enteroinfecção (meningite, septicemia).

– Desnutrição de 3º grau.
– DHE de 2º grau submetido à intensa perda hidreletrólica (vômitos intensos, alta freqüência de dejeções, febre elevada).
– Prematuro e recém-nascido não alimentados com leite materno.
– Crianças com quadros diarréicos exuberantes cujas fezes apresentam pus e sangue.
– Diarréia com mais de duas semanas de duração resistente a tratamento habitual.

Método de reidratação oral (orientação da OMS)

Exames preliminares

– Exame físico, pesagem sem roupa.
– Orientar a mãe quanto aos sinais e sintomas de DHE.
– Avaliar o grau de DHE.
– Verificar a viabilidade de hidratação oral.
– Calcular o volume de líquido a ser administado se a criança estiver desidratada ou não desidratada.
– Investigar o tipo de dieta em uso.

Conduta frente à criança com diarréia, não desidratada

– *Administrar reidratante* oral (mãe de preferência) por mamadeira, copo, colher, contagotas etc., após cada evacuação de consistência líquida e semilíquida até o desaparecimento da diarréia. A quantidade média será de 10ml por kg de peso a cada evacuação ou 10 ml/kg x 10, distribuídos conforme aceitação da criança. Ex.: uma criança de 6kg com diarréia e não desidratada pode receber 10ml x 6 kg = 60ml após cada evacuação ou 10ml x 6 kg x 10 = 600ml nas 24h. Caso disponíveis, podem-se consultar tabelas de manutenção.

Quadro 5.10
Cálculo do volume de manutenção

Peso Corporal	Volume
3 a 5,0kg	50ml após cada evacuação ou 500ml em 24h
6 a 9kg	90ml após cada evacuação ou 900ml em 24h
9 a 12kg	120ml após cada evacuação ou 1.200ml em 24h
12 ou mais	240ml após cada evacuação ou 1.200 a 2.500ml nas 24h

Fonte: Ministério da Saúde, 1982.

– *Continuar com leite materno.*
– *Administrar* e aumentar a oferta de *outros líquidos* (chás, água pura, sucos etc.).
– *Orientar uma dieta* mais adequada à idade e condições nutricionais, *se necessário,* de preferência o mais semelhante à dieta habitual, sem estabelecer uma dieta especial ou restritiva. Nunca deixar a criança em jejum.
– *Agendar retorno* para reavaliação 24/48 horas e orientar para procura de serviço especializado em caso de agravamento.

Conduta frente a criança com diarréia e desidratação (de 1º, 2º e 3º grau)

– *Calcular* o volume de líquido perdido, o volume total a ser administrado, o volume/hora e o tempo de reidratação.

  a) *Cálculo de perda hídrica*
    Peso x grau de DHE x 10
    Ex.: Cálculo da perda hídrica de uma criança de 6kg que desidratou em aproximadamente 10%.
    Peso x grau de DHE x 10 = perda hídrica

    6kg x 10 x 10 = 600ml.

  b) *Cálculo de volume a ser administrado*
    Volume a ser administrado = Perda hídrica x 2
    Ex.: A criança de 6kg que perdeu 600ml *deve receber* 600 x 2 = 1.200 ml.
    Destes 1.200ml a serem administrados à criança, 2/3 serão de soro e 1/3 de chás, sucos, água etc. Nas diarréias toxigênicas e invasoras os 1.200ml administrados serão de reidratante.

  c) *Quantidade a tomar por hora*
    É calculada multiplicando-se a capacidade gástrica da criança que é de 30 a 40ml por cada quilo de peso.
    Ex.: 30ml x 6kg = 180ml por hora
             180 = 4 = 45ml/ a cada 15min.
    A quantidade a ser administrada por hora, para uma criança de 6kg, varia de 180 a 240ml e pode ser dada, por exemplo, 45/60ml a cada 15min. O desrespeito à capacidade gástrica pode provocar vômito.

  d) *Tempo para completar a reidratação*
    Vol. total a ser administrado = Tempo de reidratação
    Capacidade gástrica por hora

    $$Ex.: \frac{1.200 \text{ ml}}{180} = 7 \text{ horas}; \frac{1.200}{240} = 5h$$

Desta forma, para reidratar a criança de 6kg que perdeu 10% de seu peso ela deve receber 1.200ml em ± 6h.

– Administrar o soro (de preferência a mãe) conforme cálculos efetuados. Quando a administração for por sonda a velocidade será também de acordo com a capacidade gástrica (vide capítulo de sondagem gástrica).

O período calculado não deve ser ultrapassado já que o objetivo é repor rapidamente o volume perdido do espaço extracelular.

– Orientar a mãe ou responsável, durante o período de reidratação, aproveitando o momento em que as condições da criança sejam melhores, sobre:

– causas de diarréia
– prevenção
– período de evolução normal do episódio diarréico (até 10 dias, porém com regressões dos sintomas)
– sinais e sintomas de desidratação
– conseqüência da desidratação
– preparo e administração do soro reidratante
– conduta frente a intercorrências, como vômitos esporádicos, distensão abdominal, sede intensa etc.
– necessidade absoluta de iniciar a realimentação após a reidratação e possibilidade de aumento do número e volume das dejeções.

– Preparar a mãe para avaliar a evolução do quadro e procura imediata dos serviços de saúde e hospital quando a criança apresentar: elevação da temperatura persistente, ampliação dos vômitos e da desidratação, aumento da freqüência e volume das dejeções, prolongamento do quadro diarréico apesar das medidas tomadas, piora do estado geral, sinais de desnutrição.

– Orientar sobre o aumento de uma refeição no número eventualmente oferecido a criança durante uma semana (recuperar a perda ponderal).

– Orientar sobre a contra-indicação do uso sintomático de antibióticos e necessidade de suspender temporariamente vitaminas e medicamentos à base de ferro. A maioria dos antibióticos e sintomáticos são desnecessários, não melhoram a diarréia e podem ter efeitos negativos, como destruir a flora intestinal, efeito alergizante, prolongar o quadro etc.

– Reavaliar a criança e se ainda continuar desidratada recalcular o volume a ser administrado, conforme grau de desidratação residual, e administrar este volume em uma a duas horas, se possível.

– Passar para a fase da manutenção e realimentação quando a criança estiver reidratada: seu objetivo é manter o nível de hidratação, apesar das perdas continuarem, e evitar comprometimento nutricional.

– Interromper a TRO em caso de vômitos repetidos e abundantes (mais de quatro vezes após o início da reposição); ausência de reidratação satisfatória após quatro-seis horas; distensão abdominal severa e persistente (íleo paralítico).

– Dar alta para a criança com bom estado geral, hidratada e tolerando a alimentação. Reforçar as orientações efetuadas.

– Agendar o retorno para reavaliação em 24/48 horas e orientar a procura de serviço especializado em caso de agravamento.

Instruções gerais

Vômitos – São comuns durante o processo diarréico (60%) mas a maioria (40 a 50%) das crianças tratadas com TRO apresentam somente um a dois episódios após o início da reidratação. Em caso de vômito fazer uma pausa de 10 a 15 minutos e oferecer outra vez o soro mais lentamente, no início. Não usar antieméticos por produzirem sedação e conseqüente diminuição da aceitação do soro. Não oferecer quantidades maiores que a capacidade gástrica, mesmo se a criança o desejar.

Se a criança continuar vomitando proceder a gastrólise. Se persistir, apesar da gastrólise, a TRO deve ser suspensa e utilizada a reidratação endovenosa.

Febre – Em geral não devem ser usados antitérmicos. O controle de temperaturas elevadas deve ser feito por meio de compressas, colar de gelo etc. As temperaturas moderadas (entre 37 e 39°C) não devem ser diminuídas já que determinam sede, incentivando a criança a aceitar o soro. A própria reidratação reequilibra a temperatura em grande parte dos casos.

Sintomáticos (antiespasmódicos, adsorventes, etc.).

Não devem ser utilizados, uma vez que podem produzir efeitos indesejáveis ou complicações, como intolerância gástrica, retenção de produtos tóxicos e microrganismos.

Antibióticos – Só devem ser usados em casos especiais, como nas diarréias infecciosas graves (shigellose, salmonellose etc.), nos quadros que não melhoram com a hidratação e dieta, na concomitância com outros focos ou disseminação da enteroinfecção, nos quadros diarréicos incidentes em crianças com baixa imunidade. Nas diarréias infecciosas, em quadros leves e moderados, os antibióticos não estão indicados já que grande parte das diarréias infecciosas são produzidas por vírus. Determinados antibióticos produzem intolerância gástrica e exterminam a flora intestinal normal, ou ainda são inespecíficos para os agentes causais. Um grande número de diarréias infecciosas são autolimitadas, ou seja, *curam-se* em função dos *mecanismos de defesa do organismo*.

Dieta – Uma análise cuidadosa da dieta da criança deve ser efetuada. Nas dietas hiperosmolares os agentes responsáveis pela osmolaridade devem ser retirados ou recalculados (ex.: farinhas, açúcares etc.). Nas diarréias produzidas por vírus e bactérias invasoras é comum a diminuição da lactase e sacarase, enzimas que degradam a lactose do leite de vaca e a sacarose do açúcar comum. Neste caso o uso do leite e açúcares em concentrações normais determina efeitos hiperosmolares por diminuição enzimática secundária e possibilidade de desenvolvimento de intolerância quando da quebra da barreira epitelial. Assim, quando no uso do leite de vaca há tendência à piora da diarréia, distensão abdominal, dor abdominal, torna-se necessária a diluição do leite usado. A diluição inicial pode ser de 50% (metade de leite, metade de água) e a seguir a concentração pode aumentar 10% a cada dia. Em caso de piora retornar à diluição anterior.

O açúcar pode ser substituído por outros com menor poder de fermentação (ex.: açúcar de milho).

Dietas à base de amido, de alimentos sem resíduos, hipoalergênicas e apropriadas à idade do paciente, evitam os efeitos hiperosmolares e tóxicos sobre o epitélio intestinal (vide quadro 5.11).

Com respeito a dieta lembra-se que serão melhor aceitos os alimentos conhecidos e usuais da criança. A falta de ingesta na diarréia e na desidratação provoca hipernatremia, impede o amadurecimento dos hepatócitos e conseqüente normalização de níveis enzimáticos, mantendo mecanismos osmolares e prolongando a diarréia.

Reforçando ainda as intervenções na dieta serão feitas quando identificadas necessidades de correções. As dietas restritivas (de cereais, frutas, verduras) não estão sendo indicadas pelos técnicos e cientistas da OMS, durante a diarréia aguda, pois determinam carências de elementos essenciais, predispõem a intolerâncias e desestimulam a criança de se alimentar, levando-a à desnutrição.

Quadro 5.11
Alimentos e bebidas alternativos para uso na diarréia aguda

– Diferentes apresentações de arroz
– Banana amassada
– Maçã raspada
– Peixe magro, carne magra, galinha
– Canja de galinha
– Leite de soja
– Biscoitos de polvilho de água e sal
– Óleo vegetal, arroz, fubá, semolina
– Gema cozida
– Ricota, queijo prato ou parmesão
– Batata, abóbora, chuchu, cenoura, mandioca e soja amassados e passados na peneira
– Gelatina sem açúcar
– Suco de frutas coados (uva, laranja, maçã, limão, caju)
– Chás
– Sopas
– Água de coco
– Água mineral
– Sopa de cenoura (cozinhar 1/2kg de cenoura em água e sal, passar na peneira, e completar esta solução até formar 1 litro).
– Mucilagem de arroz: 10g até o 2º mês, 30g no 3º mês, 100 g após o 3º mês cozinhar, passar na peneira e acrescentar água fervida até completar 1 litro

Atuação de enfermagem na prevenção da diarréia na infância

Além da atuação em conjunto com outros profissionais da área da saúde ou em conjunto com outros elementos da equipe de enfermagem nos programas de TRO, os enfermeiros podem e devem desenvolver uma série de ações visando a prevenção da diarréia. Dentre elas destacamos:

Incentivar a vacinação das crianças e participar das ações relacionadas à mesma.

As imunizações protegem a criança das doenças infectocontagiosas que afetam seus mecanismos de defesa, predispondo-a a novas infecções, com a diarréia.

"Considerações teóricas indicam que nas crianças menores de cinco anos 1 a 7% dos epsódios de diarréia têm relação com o sarampo. Assim, a imunização anti-sarampo é uma possível medida para combater a diarréia, já que os casos de sarampo complicados com diarréia têm taxa de letalidade elevada. E ainda, segundo cálculos teóricos, a cobertura vacinal contra o sarampo de 60% pode diminuir a diarréia de crianças entre 9 a 18%; de 75%

pode reduzi-la de 11 a 22% e de 90% reduzi-la em torno de 13 a 26%" (Feachem & Koblinsky, 1985).

Incentivar o aleitamento materno uma vez que, alem de favorecer o crescimento e desenvolvimento físico e emocionais da criança, estabelece-se como mecanismo de defesa da criança em relação à contaminação oral por germes causadores da diarréia, por indução de flora especial (*Bacillus bifidus*) e outros fatores de defesa (imunológicos).

Feachem & Koblinsky (1985) analisaram pesquisas efetuadas em 14 países e levantaram dados como:
– Parece que o aleitamento materno exclusivo ou parcial oferece proteção a crianças até um ano de idade e não a de mais idade.
– A proteção é maior durante os três primeiros meses de vida e diminui a seguir.
– Durante o primeiro ano de vida o aleitamento natural exclusivo confere maior proteção que o parcial; este, por sua vez, confere maior proteção que o aleitamento artificial.

Cálculos teóricos, baseados nos estudos, mostram que o incentivo ao aleitamento natural pode reduzir a taxa de morbidade por diarréia entre 8 a 20% e a taxa de mortalidade de 24 a 27% nos seis primeiros meses de vida; nas crianças de 0 a 9 meses as taxas de morbidade diminuiriam de 1 a 4% e de mortalidade de 8 a 9%.

Participar na luta pela melhoria das condições de vida da população em geral (água limpa e tratada, fossas adequadas, habitação e alimentação adequadas).

Participar da montagem e execução de programas que tenham como objetivo a melhoria das condições de vida da população.

Colaborar em programas educativos de elementos envolvidos com assistência de saúde à comunidade.

Orientar e supervisionar a aplicação de medidas de saneamento básico (H_2O, preparo e conservação de alimentos, cuidados com roupas e objetos da criança etc.).

Conhecer crenças, tabus e hábitos vigentes na população a qual o enfermeiro presta assistência e *orientar conforme necessidade* (ex.: defecar no solo, combater diarréia com laxantes enérgicos, desconsiderar a diarréia da época da dentição, não alimentar a criança com diarréia).

Conhecer, orientar e combater as fontes de contágio e impedir a transmissão de agentes enteropatogênicos (combate a vetores, uso de sanitários adequados, lavagem das mãos

após eliminações, destino adequado dos dejetos dos portadores de doenças diarréicas etc.).

"A maioria dos organismos patógenos que causam diarréia e todos os agentes conhecidos como causas principais da enfermidade em muitos países se transmitem principal ou exclusivamente pela via fecal-oral. Para alguns patógenos intestinais o ser humano é o reservatório principal e, por conseguinte, quase toda a transmissão se origina das fezes humanas, por exemplo, a *Escherichia coli* enterotoxigênica, *Shigella* Spp, Vibrião colérico, *Giardia lamblia* e *Entamoeba histolytica*. . . A transmissão oral-fecal pode efetuar-se através da água ou comida ou diretamente através dos dedos, utensílios de cozinha, toalhas, e terra ingerida por menores de cinco anos. . . A interrupção da transmissão direta depende principalmente da boa higiene e de instalações adequadas, com melhor abastecimento de água e instalações sanitárias que facilitem melhor higiene" (Feachem, R. G., 1985).

Segundo Feachem (1985), através da análise de várias pesquisas sobre o assunto, a educação para higiene pode melhorar a higiene pessoal e reduzir as taxas de morbidade por diarréia de 14 a 18%. Estudos realizados em hospitais sobre a prática de higiene das mãos demonstraram que médicos e enfermeiros freqüentemente deixam de lavar suas mãos em cerca de 20 a 90% das situações de contato com seus pacientes.

Igualmente identificou-se que bactérias entéricas sobrevivem nas mãos por pelo menos 3 horas, em quantidades detectáveis, e podem transmitir-se aos alimentos e outras mãos. A prática de cuidadosa limpeza das mãos com água e sabão pode eliminar de 90 a 100% das bactérias presentes, porém, a prática de apenas enxaguar elimina apenas cerca de 23% dos germes presentes nas mãos.

Participar no combate à desnutrição – trabalho em programas de hortas, elaboração e avaliação de esquemas alimentares essenciais para crianças carentes, tais como: leite materno exclusivo até quatro a seis meses, leite materno e uma fruta, de preferência banana, de quatro a seis meses; leite materno, uma fruta e sopa (de legumes, cereais e carne), caldo de feijão entre seis a oito meses e toda alimentação disponível pela família após os oito meses de idade.

– Orientar e acompanhar a mãe na aplicação de cuidados gerais à criança (hidratação em qualidade e quantidade adequadas, vestuário de acordo com as condições da criança e o

clima, preparo e ofertas de alimentos em boas condições, prevenção de acidentes).
.– Participar na divulgação dos problemas causados pela diarréia e desidratação e divulgar suas causas, condições que a agravam (alimentação errada e malfeita, falta de higiene no preparo de alimento, hidratação errônea, excesso de agasalho etc.).
– Orientar a mãe para a procura imediata de seviços de saúde para tratamento da criança com febre elevada e prolongada, vômitos repetidos, diarréia intensa e/ou prolongada.

Referências Bibliográficas

1. ARCHER, D. T. B. e cols. – *Manual de terapia de reidratação oral para pessoal auxiliar*. Florianópolis, Secretaria de Saúde/DSP/INAMPS, 1983.
2. BORGES, V. – *Atencion de Enfermeria en enfermidades entéricas*. Org. Panam. da Saúde/OMS, Publicação científica nº 302, 1975.
3. BRASIL, Ministério da Saúde – *Normas para aplicação de terapia de reidratação oral (TRO) em estabelecimentos de saúde: documento preliminar*. Brasília, 1982.
4. BRASIL, Ministério da Saúde – *Abordagem terapêutica das doenças diarréicas*. Brasília, mimeo, 1983.
5. CARRAZA, F. R. – *Hidratação Oral: Atualização*. São Paulo, Centro de Estudos Prof. Pedro de Alcantara. USP, 73 p, 1985.
6. CLIFORD, W. & WALKER, W. A. – Chronic Protracted Diarrhoea of Infancy: a Nutritional Disease. *Pediatrics, 72* (6): 786-795, 1983.
7. EPSTEIN, D. – Enfermidades diarréicas. Las principales exterminadoras de los ninos. *Bol. Of. Panam, 96* (3): 245-246, 1984.
8. FEACHEM , R. G. e cols. – Control de las enfermidades diarréicas. Análisis de posibles intervenciones para reduzir sua alta incidência. 1. *Biol. Of. Sanit. Panam., 99* (2): 173-177, 1985.
9. FEACHEM, R. G. & KOBLINSKY, M. A. – Medidas para el control de las enfermidades diarréicas em niños menores de cinco anos. 2. Inmunizacion antisarampiosa. *Bol. Of. Sanit. Panam., 99* (3): 217-231, 1985.
10. FEACHEM, R. G. & KOBLINSKY, M. A. – Fomento de la lactancia materna. *Bol. Of. Sanit., 99* (5): 464-491, 1985.
11. FEACHEM, R. G. – Medidas para el control de las enfermidades diarréicas em ninos menores de cinco anos. 5. Fomento de la higiene personal y domestica. *Bol. Of. Sanit. Panam., 99* (6): 571-583, 1985.
12. MARTINS, R. de M. – *Hidratação Oral*. Serviço de informação científica, Nestlé, Tema de Pediatria nº 31, 1984.
13. MESSIAS, D. K. H. – Reidratação oral – a solução apropriada e eficaz para o problema de diarréia infantil. *Rev. Paul. Enf., 4* (4): 141-145, out./dez., 1984.
14. MURAHOVSCHI, J. – Desidratação aguda por diarréia e vômitos. In *Pediatria: Diagnóstico e Tratamento*. 3. ed. São Paulo, Sarvier, 1982.
15. NETO, A. L. N. – Terapia de reidratação oral. *Clínica Pediátrica, 9* (7): 65-68, 1985.
16. ORGANIZAÇÃO MUNDIAL DE SAÚDE/OMS. – A Terapia de Reidratação Oral (TRO) para Diarréia Infantil. *Population Reports, 1* (2): 1-40, jul., 1981.
17. SÁ, J. G. de e cols. – Diarréias Infecciosas. *Clínica Pediátrica, 9* (7): 32-46, 1985.
18. SABRÁ, A. – *Diarréia aguda na infância*. 2. ed. Rio de Janeiro, Cultura Médica, 174 p, 1982.
19. SABRÁ, A. e cols. – Diarréia na Infância. *Ars Curandi, 16* (6), julho, 1983.
20. SECRETARIA DA SAÚDE DO ESTADO DE SÃO PAULO. – *Terapia de Reidratação Oral*. São Paulo, Abbott, Norma Técnica SS nº 31/85, 1985.

6

Sono na Infância

Joelle Marie Jacqueline Stefane

Teoria do Sono

Há muitos anos, já foi possível identificar, por meio de exames, os mecanismos do sono e de confirmar o caráter individual das necessidades do sono. Estas necessidades se definem como o tempo de recuperação e de reconstrução necessárias a cada indivíduo para que se *sinta bem*. Estes exames são:
– O eletroculograma (EOG), que registra os movimentos dos globos oculares;
– O eletrencefalograma (EEG), que capta as pulsações elétricas do cérebro;
– Outros métodos de exame permitem medir as diversas características fisiológicas que variam durante o sono: temperatura do corpo, amplitude respiratória, atividade muscular, ritmo cardíaco etc.

Para se poder respeitar o ritmo fisiológico do sono de uma criança é, com efeito, necessário conhecer o mecanismo deste sono e de compreender o seu papel no equilíbrio físico e psíquico.

Fisiologia do sono

O sono diurno ou noturno se desenrola em ciclos de cerca de duas horas cada um. Cada ciclo compreende quatro períodos:
a) Um período de adormecimento que dispõe o indivíduo ao sono, logo antes do sono lento.
b) Um período de sono lento, durante o qual a atividade cerebral vai diminuindo; neste ocorre uma diminuição gradativa das oscilações eletrencefalográficas.

c) Um período de sono rápido ou paradoxal, traduzido no EEG por ondas de oscilação rápidas.
d) Um período intermediário, feito de sono leve, que se situa entre dois ciclos.

Portanto, a criança dorme tantos ciclos de 2h quanto necessários para seu organismo recuperar-se. Porém, a cada 1h e 40min ou 2h ela está prestes a despertar.

Neuromediadores, produzidos pelo cérebro sob forma de hormônios, agem sobre o aparecimento do sono, do despertar e dos sonhos:
– a noradrenalida é o hormônio do despertar;
– a serotonina que é o hormônio do sono, age durante a fase de adormecimento. Ela é produzida quando aparecem os sinais de cansaço e neste momento, inibe a noradrenalina;
– a acetilcolina é o hormônio dos sonhos.

Em contrapartida, o hormônio do crescimento ou somato-hormônio é secretado durante o sono.

a) *O período de adormecimento* precede o sono lento e se caracteriza por bocejos, por relaxamento muscular dos globos oculares, da nuca e estancamento da secreção lacrimal.

b) *O período de sono lento* dura cerca de 90 minutos e compreende quatro fases:

– A fase I ou fase de descontração dura uns 10 minutos. O sono é leve, o indivíduo adormecido reage ao chamado, tem uma impressão de peso ou, pelo contrário, de extrema leveza. Ele sai facilmente deste sono.
– A fase II dura 20 minutos. É uma fase de sonhos confusos. O indivíduo ouve o apelo, suspira mas não se mexe.

– As fases III e IV são de sono profundo. Continuam o sono leve das duas fases precedentes. No decurso da fase III, a temperatura do corpo e a tensão arterial diminuem, o pulso e a respiração se tornam lentos. O indivíduo não percebe mais nada em volta, mesmo se ele tiver os olhos semi-abertos. Na fase IV, as funções vitais são reduzidas ao mínimo, os movimentos são raros e o relaxamento muscular é total. Nem a luz e nem o barulho incomodam o adormecido.

A calma é a nota comum das quatro fases do sono lento. Outras características do período lento são:

– respiração regular;
– os olhos são inertes;
– o coração bate regularmente. Longos suspiros marcam este sono.

c) *O período de sono rápido,* ou fase V, dura 15 a 20 minutos (às vezes mais). É chamado de *sono paradoxal,* porque a atonia muscular contrasta com a hiperatividade cerebral: *é a fase do sonho.*

Esta fase é anunciada por um sobressalto (*Jerk*) e por uma brusca descontração do corpo e pela perda de tonicidade. Outras características da fase são:

– sono profundo mas o adormecido parece acordado;
– respiração regular;
– movimentos oculares rápidos;
– aparecem freqüentes mímicas do rosto: sorrisos, risos ou lágrimas;
– tremores musculares que causam movimentos dos braços, das espáduas ou da perna;
– o ritmo cardíaco é acelerado;
– os órgãos genitais são excitados;
– a cor e o calor da pele são modificados: suor, calafrios etc.;
– dificuldade de acordar o adormecido.

d) *O período intermediário:* ao término da fase de sono paradoxal, aparece uma predisposição ao despertar. É de curta duração e se manifesta pelos seguintes sintomas:

– um profundo suspiro;
– uma recuperação do tônus muscular (o adormecido se agita);
– há percepção dos barulhos exteriores.

É o momento da escolha entre o despertar e um novo ciclo de sono. O despertar definitivo compreende muitas vezes a lembrança do último sonho.

Portanto, a estrutura do sono é constituída por uma sucessão de fases, repetidas quatro ou cinco vezes durante a noite.

Sua duração e sua repartição ao longo da noite sofrem variações importantes conforme as necessidades de cada organismo.

O quadro 6.1 sintetiza os eventos fisiológicos do sono.

O papel do sono

O sono lento e o sono rápido são momentos de reorganização funcional do sistema nervoso. O papel desses dois tipos de sono é o de garantir o equilíbrio físico e mental da criança.

O sono lento, em particular a fase IV, é considerada como restauradora do cansaço corporal e predomina na primeira parte da noite. Este sono aumenta na medida em que houve esforço físico maior. Além disto, segundo certos autores, o hormônio do crescimento atinge a secreção máxima durante a fase IV. Para outros autores, ao contrário, esta secreção ocorre durante o sono paradoxal. Isto explicaria que as crianças e os adolescentes precisem de proporção maior de sono.

Isto também explicaria a necessidade de mais sono para a mulher grávida e para os convalescentes que necessitem de restauração física.

O sono paradoxal age sobretudo sobre o cansaço psíquico: sobrecarga intelectual, perturbações afetivas. O sono paradoxal aumenta para fazer frente a todas as desordens psíquicas.

O sono paradoxal teria uma influência sobre a natureza do sistema nervoso e influenciaria na elaboração da memória.

Isto explicaria o comportamento irritadiço e tenso das crianças com falta de sono e a alteração de sua capacidade de concentração.

Durante essa fase do sono, enfim, a atividade cerebral é intensa, os sonhos se apresentam em imagens. Este universo onírico faz o adormecido viajar para um mundo fantástico e irracional, enquanto que seu corpo está numa descontração absoluta.

Para o professor francês Bouton, 1982, que estuda a neurofisiologia do sono há 20 anos, o sono paradoxal corresponde "a um ciclo de reprogramação genética do cérebro que garante ao indivíduo humano a conservação da parte inata da personalidade, aquela que não se deixa influenciar pelo meio, pela cultura ou pela aprendizagem".

O papel específico de cada fase do sono mostra a alta necessidade de ciclos completos de sono para que o organismo humano restaure suas capacidades físicas e mentais.

Períodos do sono	Adormecimento	*Sono lento*			Sono rápido	Intermediários
		I	*II*	*III IV*	*V*	
	20mm	10mm	20mm cerca de 90 mm	1H	15-20mm	
Manifestações cerebrais (EEG)	*(traçado EEG)*	*(traçado EEG)*	*(traçado EEG)*	*(traçado EEG)*	*(traçado EEG)*	
Características do sono		Sono leve	Fase de sonho confuso	Sono profundo	Sono paradoxal muito profundo Hiperatividade cerebral Fase do sonho	
Manifestações físicas	Bocejos Queda das pálpebras Olhar imóvel Cabeça oscilante	Impressão de peso ou de extrema leveza		Progressivamente: - Funções vitais mais lentas (temperatura do corpo, tensão arterial, pulso, respiração) - Movimentos tornando-se raros - Relaxamento muscular	Atonia muscular Respiração irregular Movimentos oculares Mímicas do rosto	
Relação do adormecido a um estímulo de despertar (chamado)		Mexe-se Sai facilmente deste sono	Ouve o chamado Suspira sem se mexer	Nenhuma percepção dos ruídos (barulhos exteriores)	Se despertar provocado, o rosto exprime infortúnio e descontentamento	Percebe os ruídos exteriores Agita-se Sorri Está disposto a despertar
Papel do sono dentro do equilíbrio físico psíquico				Sono reparador da fadiga corporal	Reorganização psíquica Maturação do sistema nervoso. Elaboração da memória	
Ação hormonal	A serotina inibe a noradrenalina				Hormônio dos sonhos: acetilcolina	Hormônio de despertar: noradrenalina
			Secreção do hormônio do crescimento			

O cérebro dirige o sono, fazendo-o percorrer as diferentes fases e ciclos de acordo com as necessidades do organismo.

Isso explicaria às vezes a brusca passagem de uma fase para outra.

Ritmo e duração do sono

No nascimento, o recém-nascido é polifásico, isto é, não conhece a alternância do dia e da noite. Seu ciclo de sono (sono lento/sono rápido) dura somente 50 a 60 minutos e o ritmo de adormecimento e despertar está essencialmente ligado à sensação de saciedade e de fome.

Nas fases seguintes da vida o sono se estrutura progressivamente: define-se a sincronização sobre a alternância do dia e da noite; prolonga-se a duração do ciclo até alcançar o tempo de mais ou menos 2h por volta de dois a três anos de idade. Já nos fins do primeiro mês, surge a predominância do sono noturno e do despertar diurno.

No primeiro ano, o sono é distribuído em três períodos (um à noite e duas sestas de dia), cuja duração depende das necessidades de cada criança, seja em complementação do sono noturno, seja como restauração após cansaço físico mais importante (atividades motoras, passeios, doenças etc.).

O quadro 6.2 apresenta esquematicamente a duração e distribuição do sono até 15 anos.

Quadro 6.2
Duração e distribuição do sono até 15 anos

Idade	Sono noturno	Sono diurno	Duração total
O nascimento			17 - 19h
1 mês	10h	6 a 7h	15 a 17h
6 meses	9 - 10h	3h dormir um sono 1h30 a 2h	14h±
1 ano	10h	2h dormir um sono de 1h30±	13h±
2 anos	10h	1h dormir sesta de 1h30 - 2h	12 - 13h
3-5 anos	10h	1h dormir sesta de 1h a 1h30	12h±
6-9 anos	11h	—	11 a 13h
10-14 anos	9h	—	9 a 10h
15 anos	8h	—	8 a 9h

Determinados princípios devem ser lembrados em relação a duração, distribuição e fases do sono:

– *A ocorrênica e a importância das variações individuais.*

– Qualquer sono encurtado em relação à média de suas necessidades priva a criança do sono paradoxal. Dado o papel importantíssimo do sono paradoxal no equilíbrio psíquico, é indispensável que se respeite o tempo de sono de cada criança, deixando-a acordar sozinha.

– Até os nove meses, o sono da criança é mais rico em sono paradoxal que o do adulto.

A qualidade do sono

A quantidade de sono não é índice suficiente de boa saúde. A qualidade também deve ser levada em consideração. Um bom sono na criança se observa pela sua posição de nidação (aninhamento), seu rosto descontraído, confiante, um encadeamento de sono sem interrupção, seguido de despertar espontâneo: a criança sorri e está de bom humor. Seu sono lhe permitiu a reorganização física e mental necessária. Dormiu bem.

A qualidade do sono depende também da qualidade do adormecer e do despertar.

O adormecer é o momento em que o cérebro envia uma mensagem. A necessidade de dormir se apresenta em determinada hora e se a criança não acerta a fase de adormecimento, deverá esperar pela chegada do ciclo seguinte, ou seja, 1h30 mais ou menos.

Os sinais de apelo que permitem conhecer a chegada do sono são:

– bocejos;

– olhar imóvel, pálpebras cadentes;

– cabeça oscilante em busca de um apoio;

– corpo em busca de posição confortável, correspondente a uma necessidade de nidação de quem dorme.

É importante dar resposta imediata aos sinais de apelo emitidos pelo cérebro da criança. A resposta melhor é a organização do deitar.

Na preparação do sono podem ser usados jogos calmos, leitura em voz alta, canção amena ou, para o bebê, um banho de água morna.

Quando a criança dorme no chão ou outro local inapropriado é mais prudente transportá-la para seu leito ao final da fase do adormecer, no começo do sono lento, ou seja, 30 minutos depois do adormecer.

Em relação ao *despertar,* Bouton (1982) afirma que "nenhum animal do mundo, afora o homem, teria a idéia de interromper o sono de seu filhote. Cada um deve poder despertar como se sai do ninho, quando é tempo, quando se sente a necessidade".

Mas as obrigações da vida cotidiana exigem às vezes que se interrompa o sono da criança.

Excluindo-se o despertar espontâneo, exclusivamente nos períodos intermediários, ocorre um despertar sem conseqüências para o bem-estar da criança. Durante os mesmos, a criança se agita, busca seu lugar, puxa os lençóis e ouve os ruídos do exterior. O despertar é fácil: carícia sobre o rosto ou leve tomada da mão provocam o esboço de um sorriso.

Se, ao contrário, seu rosto expressa angústia e descontentamento, é que está em sono profundo. É então melhor esperar um pouco mais antes de acordá-la.

A higiene do sono: orientações para a enfermagem

A sesta completa o sono noturno. Por isso todas as crianças acolhidas durante o dia nas instituições (creches, hospitais etc.) têm direito ao sono. Essas instituições assumem assim sua responsabilidade no cuidado do equilíbrio físico e psíquico das crianças. A organização do espaço e do tempo do sono, tão necessário às crianças até cinco a seis anos de idade compõe também o equilíbrio das atividades diversificadas: a alimentação, os brinquedos, procedimentos.

Nos lactentes a observação e o conhecimento dos sinais de seu adormecer e do seu ritmo biológico permitem à enfermeira ajeitá-los, se preciso, na posição de dormir. Sejam quais forem as disposições tomadas pelo serviço da creche, jardim, hospital, elas devem sempre garantir o respeito do ritmo biológico das crianças, mesmo as maiores.

Destaque-se que:

– O ambiente deve ser favorável ao sono. Tanto quanto possível cada criança deve poder ir dormir sem recorrer ao adulto, desde que seu cérebro emita a mensagem de adormecimento: diminuição da vigilância, relaxamento dos músculos do pescoço, queda de pálpebras etc.

– A duração do sono dever ser elástica, prioritariamente em função das necessidades de recuperação das crianças no momento, e não as da instituição.

O trabalho de Bouton (1982) nas creches e jardins de infância da França, nos últimos 10 anos, contribuiu, definindo as condições favoráveis ao sono das crianças. Estas condições são:

– *Um espaço isolado,* num lugar calmo, semi-escuro, com travesseiros que permita o sono da criança durante o período de atividade dos colegas.

– *Um sistema de organização da sesta,* que possibilite às crianças que têm pouco sono, de levantar-se e de ir brincar calmamente num outro local.

– *A companhia da pessoa responsável* pelo cuidado das crianças, oferecendo apoio e calor humano e facilitando o adormecimento. Se o ambiente o permitir o adulto poderá deitar-se com a criança, pois está saberá que deitar-se e dormir não é vergonhoso. As demais crianças da instituição, porém, não podem ficar sós.

– Outra condição favorável ao sono é a possibilidade da criança reencontrar sua posição de *nidação* sobre o colchão, colocado no chão se possível, e situado sempre no mesmo lugar, a fim de que ela possa reconhecer os mesmos pontos de referência e os barulhos.

Além disso, fora do contexto familiar, a presença de objetos familiares trazidos de casa é sempre favorável a um adormecimento sereno.

– A última condição é o respeito ao despertar natural e calmo, a fim de garantir à criança a recuperação de seu cansaço físico e psíquico, seja ao cabo de 20 minutos quando se tratar de sono rápido, seja ao cabo de uma a duas horas (recuperação completa), no momento da sesta.

Observações

No momento da separação do bebê e da mãe, o odor materno, familiar ao bebê, contribui para sua adaptação à coletividade e ao adormecimento nesse novo meio de vida.

Os marcos de referência transportáveis da casa à creche ou hospital podem ser o cobertor ou a fralda, habitualmente utilizados ao adormecer. Poderia ainda ser uma fronha utilizada pela mãe, cujo odor dê segurança ao bebê, que nela venha colocar seu rosto.

Referências Bibliográficas

1. BOUTON, J. – *Reapprendre à dormir*. E. S. F., 1978.
2. BOUTON, J. – *Bons et Mouvais dormens*. Paris, Gamma, 1982.
3. CHATEAU, J. – *Le Jeu chez l'enfant*. Paris, WRIN, 1982.
4. GREPON, P. – *Les rythmes de la vie de l'enfant du tout petit à l'adolescent*. Paris, Retz, 1983.
5. LEBOUER, F. – *Shantala*. Paris, Le Sevil, 1976.
6. LEVY, J. – *L'eveil du tout Petit*. Paris, Sevil, 1978.
7. LEVY, J. – *L'eveil ou monde*. Paris, Sevil, 1980.
8. LEVY, J. – *O despertar do bebê*. São Paulo, Martins Fontes, 1982.
9. MONTESSORI, Mº – *L'enfant. Gontheier*. 3. ed. Paris, Pays Boas, 1976.
10. REINBERG, A. & GHATA, J. – *Les rythmes biologiques*. Paris, PUF, 1974.
11. TOMKIEWICZ, S. – *Le développement biologique de l'enfant*. Paris, Colin, 1977.

7

A Exposição ao Sol na Primeira Infância

Iolanda Flores e Silva

Uma criança para crescer saudável e preparada para enfrentar todas as transformações que ocorrem em seu organismo durante a infância, deve receber determinados cuidados, no sentido de preservar seu bem-estar físico e prevenir problemas que possam significar um atraso em seu desenvolvimento neuropsicomotor. A exposição aos raios solares é um destes cuidados. Percebe-se, muitas vezes, que, por ignorância ou má informação, os pais exageram na exposição dos filhos aos raios solares, ou simplesmente não utilizam este cuidado natural e gratuito da natureza.

Observamos em ambulatório de pediatria, que para algumas mães o único significado da exposição ao sol é o *bronzeamento* da pele, sendo que às vezes estes se transformam em queimaduras de 1º e 2º graus.

Compreende-se também que muitos pais usam os raios solares erradamente, por não disporem de conhecimento sobre o assunto ou não valorizá-lo adequadamente.

"Sabe-se que o sol tem uma influência dominante sobre a terra e os seres que a habitam; irradia para o espaço e a terra uma enorme quantidade de energia, que chega ao nosso planeta sob a forma de radiação eletromagnética: raios X, raios gama, radiação ultravioleta e infravermelha, além da luz visível e ondas de rádio" (Almanaque Abril, 1984).

A radiação infravermelha produz sensação de calor mas não penetra na superfície cutânea. A luz perceptível a olho nu ou luz visível normalmente não afeta a pele. Há três tipos de radiação ultravioleta (UV) ou: a) *UV A*, geralmente benéfica, responsável pela transformação da pró-vitamina D em vitamina D e pelo bronzeamento; b) *UV B*, com raios geralmente maléficos; são os responsáveis pe-

las queimaduras solares; c) *UV C*, absorvida pela camada de ozônio, não alcançando a superfície da terra.

Assim, as radiações podem ser prejudiciais aos seres humanos quando estes expõem-se demasiadamente às mesmas; as degenerações celulares ao nível da pele (radiação infravermelha) e ao nível dos órgãos (raios X), são conhecidas e temidas, embora nem sempre sejam evitadas.

Os raios ultravioletas A ativam a pró-vitamina D (7 deidrocolesterol) existente na pele, transformando-a em vitamina D_3 que será absorvida e distribuída pelo sangue. Em caso de carência de vitamina D não há absorção e incorporação suficientes dos sais minerais, especialmente o cálcio e fósforo, contidos na dieta. Com isto os ossos e tecidos conjuntivos continuam moles e o esqueleto não atinge amadurecimento e dureza necessários. Nas zonas de crescimento ósseo, nas junções osteo-cartilaginosas e cortical subperióstica forma-se tecido ósseo não mineralizado e surgem em conseqüência deformidades ósseas: espessamentos, amolecimentos, achatamentos e encurvamentos. Por causa do endurecimento insuficiente do tecido pulmonar e outros órgãos, aparecem tendências a resfriados, diarréia etc.

O quadro clínico decorrente da carência ou insuficiência de vitamina D é o raquitismo, que pode ocorrer também em função de problemas renais ou ingestão de dieta pobre em cálcio e fósforo ou distúrbios relacionados a fosfatase alcalina. O raquitismo por hipovitaminose ou avitaminose D surge nas fases de maior crescimento, freqüentemente entre seis meses até três anos. Inicialmente manifesta-se por sinais e sintomas gerais como: irritabilidade, sono intranqüilo e escasso, sudorese abundante no segmento cefálico, diminuição do crescimento pondo-estatural, hipotomia muscular, atraso do desenvolvimento neuropsicomotor (preensão, sustentação cefálica, sentar, andar etc., não são adquiridos na idade normal) e predisposição para infecções.

Os sinais tardios e específicos aparecem primeiramente no segmento cefálico, em função do sentido cefalocaudal do crescimento e a seguir no tórax, extremidades, coluna vertebral e quadris. No segmento cefálico o crânio pode apresentar-se volumoso; a fontanela bregmática ampla com retardo no seu fechamento; amolecimento no osso occipital e parte posterior dos parietais (craniotabes); cabeça quadrada; dentição atrasada e às vezes alterada (defeitos no esmalte).

No tórax podem aparecer nodosidades nas uniões externocostais (rosário raquítico), depressão horizontal nas paredes torácicas ao nível da inserção torácica do músculo diafragmático (sulco de Harrison) ou achatamento das partes laterais e projeção da parte anterior do tórax (peito de pombo).

Nas extremidades observam-se: alargamento das epífises ósseas (ex.: punho e tornozelo volumosos); encurvamento da diáfise com ocorrência de genuvalgo, genuvaro, fraturas, pé chato em função da debilidade dos ligamentos e músculos.

Na coluna vertebral e quadris podem surgir os desvios, estreitamentos, deslocamentos.

Todas as deformidades graves já instaladas são irreversíveis. As crianças sujeitas ao raquitismo carencial mais grave estão na faixa de seis meses a três anos, dado o enorme crescimento do esqueleto e ossos, característico nesta idade.

Orientações referentes à exposição ao sol na primeira infância

Na primeira infância a exposição ao sol tem a função específica de favorecer, via transformação da pró-vitamina D em vitamina D, o metabolismo do Ca e F, possibilitando a adequada mineralização óssea, crescimento de esqueleto e órgãos.

Muitos pais poderiam supor que se o objetivo da exposição ao sol é suprir o organismo com vitamina D, então bastaria que se desse à criança alimentos com esta vitamina. Porém ela não é encontrada em suficiente quantidade nos alimentos e às vezes estes alimentos são inacessíveis às camadas mais po-

bres da população. Assim, o sol ainda é a maior e mais barata fonte de vitamina D.

Para que os raios *ultravioleta A* possam resultar em benefício, com formação de vitamina D, no organismo da criança, faz-se necessário tomar algumas medidas, no sentido de expor a pele da criança de forma adequada, no período de emissão destes raios.

A exposição de lactentes ao sol, para prevenção do raquitismo, deve processar-se a partir do final do primeiro mês de vida.

– As exposições deverão ser progressivas, inicialmente de apenas um ou dois minutos, sendo que cada dia se aumentará um minuto até chegar a 30 minutos. O tempo de exposição deverá ser dividido, sendo a metade para exposição da frente e metade para a do dorso.

– Colocar a criança *diretamente* ao sol, mesmo no inverno, de preferência sem roupas, ou apenas com uma camiseta leve (os raios UV podem trespassar roupas de tecidos leves). Proteger apenas a cabeça e olhos.

O excesso de poluição ambiental (pó, fumaça, densidade atmosférica) e os vidros utilizados nas janelas impedem a passagem dos UV.

– Escolher o horário de exposição em função da predominância da radiação UV A, ou seja, antes das 10h e após as 15h.

– Proteger a criança contra as correntes de ar. Em dias muito frios e com correntes de ar, deve-se evitar a exposição ou fazê-la com agasalhos, apenas para aquecer.

– Proteger as crianças com peles muito claras e sensíveis; usar creme moderador solar. Se a exposição for feita na praia, usar o moderador solar com filtros de proteção de acordo com sua pele. Os moderadores limitam a absorção das radiações solares.

Observações complementares

– Água e areia podem refletir boa parte dos raios solares. Assim, uma criança mesmo num guarda-sol está sujeita a radiação solar (UV A, UV B), dada a reflexão lateral.

– Nuvens e nebulosidades são atravessadas por até 80% dos raios UV, portanto o mormaço pode provocar queimaduras graves.

– O vento com seu efeito refrescante pode dissimular a avaliação real da temperatura.

– Nas regiões altas o ar é mais rarefeito e por conseguinte maior a exposição da pele às radiações.

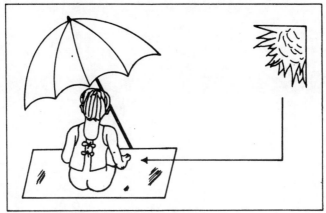

Fig. 7.1 – Reflexão lateral dos raios solares.

– Preparados caseiros, perfumes, remédios podem favorecer a absorção dos raios solares. Não devem ser utilizados na pele da criança.

A alimentação que a criança recebe deve incluir alimentos contendo vitamina D, especialmente nos períodos de menor exposição e serem ricas em Ca e F. A criança submetida à carência alimentar, mesmo se exposta ao sol, está sujeita ao raquitismo. Por outro lado, a criança mesmo com alimentação rica em Ca e F está sujeita ao raquitismo se não for exposta ao sol, já que os alimentos ricos em vitamina D dificilmente atingem as 400 UI de vitamina D diárias necessárias para garantir a mineralização e o crescimento.

Alimentos ricos em vitamina D e F são a manteiga, ovos, fígado, peixes, óleo de fígado de peixes. Alimentos ricos em cálcio são o leite e derivados (queijo, leite, iogurte) ovos, legumes (cenoura, espinafre).

– O uso de moderadores solares aumenta o período de tempo que a criança poderá ficar exposta ao sol, porém não diminui a necessidade adicional de líquidos perdidos durante a exposição

– O uso de vitamina D sintética, em altas doses diárias ou em pequeno espaço de tempo (acima de 5.000UI), pode determinar intoxicações graves; calcificação dos vasos cardíacos, renais e cerebrais; aceleração do crescimento físico e problemas emocionais (tensão, nervosismo, incapacidade de concentração).

– Quando a criança tem dermatite de fraldas, deve-se expor mais o local, pois as radiações ultravioletas são cicatrizantes e eliminam microrganismos patogênicos.

Os pré-escolares com menor ritmo de crescimento estão pouco sujeitos ao raquitismo grave. A sua exposição adequada mantém e prolonga os benefícios obtidos ao sol, ou seja: o crescimento normal do esqueleto, consistência de tecidos como o pulmonar diminuindo a incidência das infecções, efeito cicatrizante.

O tempo de exposição direta ao sol dos pré-escolares após períodos chuvosos e estações frias deve ser gradativo, ou seja, 15 minutos iniciais, aumentando-se 5 a 10min por dia até completar 90min antes das 10h ou após as 15h; este tempo poderá ser divido nos dois períodos.

Referências Bibliográficas

1. ALCANTARA, P. de & MARCONDES, E. – *Pediatria Básica*. 4. ed. São Paulo, Sarvier, 1985.
2. ALMANAQUE ABRIL. – O sol. São Paulo, Abril, 1984.
3. ESCALAR, P. & LAURICELLA, E. – *Nuestro hijo*. Barcelona, Gustavo Gili, 1968.
4. HANCK, A.A. - Bela imagem das vitaminas. *Rev. Geog. Universal* (118): 2-26, 1984.
5. LAMARE, R. de – *A vida do bebê*. 24. ed. Rio de Janeiro, Bloch, 1979.
6. WAECHTER, E. M. & BLAKE, F.G. – *Enfermagem Pediátrica*. 9. ed. Rio de Janeiro, Interamericana, 1979.

8

Observação da Criança

Micheline D'Agostino*
Tradução: Joelle Marie Jacqueline Stefane

Quer sejamos enfermeira, médica, professora, animadora ou pais, a necessidade de observar a criança é igual para todos. A observação permite uma melhor abordagem da criança e um melhor conhecimento dos diversos aspectos de sua personalidade, de sua evolução. Por conseguinte, a observação permite intervenções mais eficazes e adaptadas.

O que é observar?

Observar é:
– Olhá-la viver.
– Ser testemunha de sua experiência (de seus êxitos e fracassos) e de sua evolução.
– Ter o cuidado de conhecê-la, de compreendê-la para ajudá-la a crescer e progredir, considerando-a como ser sensível e inteligente.
– Ser atento às suas necessidades e às suas carências.
– Observar não é julgar, nem moralizar em termos de bem e de mal.

Quando observar?

Qualquer adulto responsável deve estar numa atitude permanente de observação (estar atento). Certas atividades, como o brinquedo espontâneo, facilitam a observação.

Como observar?

Individualmente

a) Observação de um dado comportamento numa situação precisa. Exemplo: como ela reage diante de uma novidade, diante de uma dificuldade.

b) Observação global da criança para ter certeza que ela não está em dificuldade no presente momento (criança doente, por exemplo) ou que ela não está correndo o risco de um fracasso (criança brincando com um objeto perigoso que pode feri-la).

c) Observação a longo prazo para melhor conhecê-la (crescimento e comportamentos) e detectar as anomalias que podem estar aparecendo.

Em grupo

a) Observação da criança no meio do grupo de outras crianças.

b) Observação do grupo (esta observação permite à enfermeira, por exemplo, avaliar a adaptação da tarefa proposta, o interesse geral do grupo por uma atividade ou simplesmente recusar a oportunidade).

O que observar

Convém reunir o maior número de informações possíveis referentes aos aspectos físicos, sensomotores, intelectuais, socioafetivos da criança, a fim de avaliar seu nível de desenvolvimento e propor, em seguida, os exercícios apropriados que favoreçam o mesmo desenvolvimento.

A observação deve ajudar ao enfermeiro ou educadora, médico, professora a responder às necessidades imediatas ou às necessidades remotas das crianças, a preencher suas lacunas

---

* Micheline D'Agostino é Diretora da Escola Maternal em Paris e consultora do CIE – Centro Interamericano da Infância – Paris. Este texto foi traduzido da rev. CIE *L'Enfant e Milieu Tropical*, nº 117-118 de 1979. p. 45-48.

e a dar-lhes melhores condições concretas de vida, de crescimento e de desenvolvimento.

Observação a curto prazo para responder às necessidades das crianças

De um modo mais ou menos consciente a mãe (ou quem a substituir) está à escuta da criança e procura saber se ela vai bem. Para o enfermeiro encarregado de um grupo, estar na escuta permanente é por vezes difícil porque ele tem a tendência de se concentrar sobre as atividades que propõe às crianças e ao bom resultado das mesmas.

Deve por isso ter certeza que a criança está em situação propícia para aproveitar as atividades propostas. Caso contrário, qualquer mal-estar presente vai mobilizar as energias das crianças, impedindo-as de se interessar por outra coisa. O enfermeiro deve dialogar com os pais e obter informações do passado do filho e dos problemas da sua criança. É necessário colocarmos então um certo número de questões e de tentarmos responder às mesmas.

– A criança está com boa saúde?
– Está feliz, ou não está à vontade (molhada, suja...), malvestida (roupas grandes demais, pequenas demais, rasgadas, furadas, sujas), mal calçada (sapatos com laços desamarrados, pequenos, invertidos)?
– Está cansada (alteração dos traços da fisionomia, pálida, chorona, apática)?
– Tem medo?
– Sofre (dor de cabeça, de dentes, ferimentos, frio, calor, fome)?
– Está em perigo (utiliza objeto perigoso, joga brinquedo perigoso)?

Observação a longo prazo para avaliar o desenvolvimento da criança, preencher suas lacunas, detectar as anomalias ou carências existentes e remediá-las se possível

a) *Desenvolvimento físico e sensoriomotor*

– a criança tem um crescimento normal (curvatura de peso e tamanho)?
– tem um aspecto exterior que indica uma boa saúde: pele, cabelos, sorriso, olhos etc.?
– a criança olha bem? é capaz de distinguir as semelhanças, as diferenças? reconhece algumas cores, certas formas geométricas?
– a criança ouve bem? pode seguir um ritmo? como caminha? tem um bom equilíbrio no andar?
– sabe orientar-se no espaço?
– a criança conhece seu esquema corporal?

(seu corpo, as diferentes partes do seu corpo)
– conhece seu lado esquerdo? e seu lado direito? qual a mão que utiliza de preferência?
– a criança utiliza facilmente utensílios (tesoura, lápis, pincel)?
– sabe vestir-se sozinha? sabe abotoar, amarrar os cardaços?

b) *Desenvolvimento intelectual (cognitivo)*

– a criança é ativa? brinca? empreende atividades espontaneamente?
– a criança se interessa pelas atividades que lhe são propostas?
– compreende o que lhe é dito? o que lhe é pedido?
– é capaz de prestar atenção?
– permanece ou abandona rapidamente uma atividade?
– pode memorizar? (história, conto, canção etc.)
– pode expressar-se e comunicar-se? pronuncia corretamente? emprega as palavras exatas?
– utiliza palavras novas?
– demonstra imaginação? inventa histórias, canções?
– interessa-se por símbolos e códigos (código de trânsito, por exemplo, cartazes publicitários), por livros? e imagens?
– compreende certos símbolos?
– tem desejo de se comunicar com gestos e de outras maneiras não faladas?

c) *Desenvolvimento socioafetivo*

– a criança é alegre? fechada? introvertida?
– adapta-se à mudança, às situações novas?
– comunica-se com o adulto, com os estranhos, com outras crianças?
– com as crianças de sua idade está à vontade? submissa? autoritária?
– é autônoma em relação a outras crianças, em relação aos adultos?
– pode assumir uma responsabilidade?
– tem confiança em si?
– controla suas emoções?
– respeita o material e as realizações de outras pessoas?
– se conduz de modo particular (chupar o polegar, roer as unhas, urinar nas calças...)?

Todas essas observações contribuem para um melhor conhecimento médico da criança, ajudam a situá-la no presente e a avaliar seu desenvolvimento. Certas informações são indispensáveis ao enfermeiro, que deve adaptar seus atos educativos a cada uma, preencher suas lacunas (crianças desajeitadas, ou com problema de pronúncia, por exemplo), fazê-la progredir e reparar suas deficiências.

Porém todo conhecimento individual da criança é insuficiente se a gente desconhece, ou ignora o seguinte:

seu passado

— como se desenvolveu seu crescimento até agora?
— foi amamentada no seio?
— em que idade foi desmamada?
— teve doenças graves?
— foi hospitalizada?
— viveu acontecimentos que a marcaram?

seus problemas

— é deficiente?
— é objeto de vigilância especial? (diabético, por exemplo)

seu meio familiar e sociocultural

— lugar de moradia, tamanho da casa, n$^{\underline{o}}$ de pessoas por m^2, comodidades.

— tem mãe? vive em casa? trabalha em casa ou fora? quanto tempo passa fora de casa?
— tem pai? vive em casa? trabalha? qual sua profissão? se ocupa da criança?
— qual o nível de instrução escolar dos pais?
— qual o nível econômico da família?
— tem irmãos e irmãs? quantos? são vivos?
— vivem em casa? o que fazem? (estudam, trabalham, vadiam)
— qual a posição da criança na família?
— quais as outras pessoas que vivem no lar? o que fazem ali?
— quem cuida das crianças em casa?
— quem detém a autoridade?
— qual o ritmo de vida da criança na família? (n$^{\underline{o}}$ de refeições, hora das mesmas, n$^{\underline{o}}$ de horas de sono, momentos reservados ao sono)
— a família dá tarefas à criança? quais?

Todos os adultos (pais, avós, enfermeiros, professores) que rodeiam a criança não observam os mesmos aspectos de sua personalidade e de seu desenvolvimento. Por isso é preciso confrontação dessas informações para ter-se uma visão de maior conjunto do desenvolvimento, a fim de melhor identificar e orientar as mensagens e ações.

115

9

Anamnese Pediátrica

Elizabeta Roseli Eckert

A enfermagem brasileira vem empenhando seus esforços no desenvolvimento da chamada assistência integral.

Não se pode assistir sem conhecer e foi com este objetivo que o tema Anamnese Pediátrica, dirigida aos enfermeiros pediatras, está aqui apresentado. Ou seja, para que os enfermeiros pediatras nas diversas áreas de atuação (comunitária, ambulatorial e hospitalar) tenham um modelo para coleta de informações e assim possam obter conhecimento abrangente (biopsicossocial) da criança e sua família, com desdobramentos no planejamento, execução e avaliação da assistência de enfermagem e de saúde, requerida pela criança e a família.

Roteiro de anamnese

1. Identificação
Nome:
D.N.:
Sexo:
Naturalidade:
Informante:

Reg.:
Idade:
Religião:
Cor:

2. Motivo da consulta _____

_____

_____

3. História da doença atual _____

_____

_____

_____

_____

4. Antecedentes
4.1. Antecedentes familiares
4.1.1. História familiar
Pai:
Profissão:
Mãe:
Profissão:

Idade:
Saúde:
Idade:
Saúde:

Número de irmãos vivos_____ , mortos_____, *causa mortis*_____
Posição da criança na família_____

4.1.2. História social

Renda familiar _____

Habitação (tipo, água, luz, esgoto, nº de cômodos)_____

_____

_____

Casa própria_____ alugada _____

Mensalidade_____

Escolaridade do pai _____

_____ da mãe _____

4.1.3. Antecedentes mórbidos

Parentes ou outros que residem com a família que têm ou tiveram qualquer uma das seguintes doenças (dar atenção aos sintomas relacionados à queixa atual da criança).

Alergia_____ , Diabetes_____ , Neoplasia_____ , Doenças venéreas_____ ,

Cardiovascular_____ , Febre reumática_____ , Asma_____ , Alcoolismo_____ ,

Outras_____

4.2. Antecedentes pessoais

4.2.1. Pré-natais
a) Concepção
A criança foi desejada _____

Número total de gestações_____

Abortos naturais? _____ . Quantos?_____

Abortos provocados?_____ . Quantos?_____

Natimortos?_____

b) Gestação
Quais as sensações psicológicas sentidas durante a gravidez?

_____

_____

Quando sentiu a criança mexer?_____

Como reagiu a esta sensação?_____

Fez tratamento pré-natal?_____ . Quanto tempo?_____

Tirou raios X?_____ . Em que mês?_____ . Por quê?_____

Fez alguma transfusão de sangue durante a gestação?_____

Por quê?_____

Sofreu algum traumatismo?_____ . Onde?_____

Doenças durante a gestação?_____

_____

Medicamentos tomados durante a gestação?_____

_____

4.2.2. Natais

a) Condições do parto

Local_____ Duração_____

Normal _____ Fórceps_____

Por quê?_____

Cesárea_____ Por quê?_____

Tipo de anestesia_____

Parto a termo_____

Parto pré-termo_____

Parto pós-termo_____

b) Ao nascer

Chorou logo_____

Ficou cianótico_____Quanto tempo _____

Precisou de oxigênio_____

Peso _____ Altura _____

Apresentou icterícia_____ Quantos dias_____

Vômitos_____

Convulsão_____

Hemorragia_____

Infecção_____

Anomalias_____

4.2.3. Pós-natais

a) Alimentação

Quanto tempo após o parto recebeu a primeira alimentação? _____

_____

Mamou logo? _____ Vomitou? _____

Leite materno até_____ meses. Por que desmamou precocemente?_____

_____

Leite natural a partir do_____ mês.

Vaca _____ , cabra _____ , soja _____

Leite em pó a partir do _____ mês.

_____ meses_____ (tipo de leite) _____

Preparo: _____

_____ medida leite/ _____ água.

_____ meses_____(tipo de leite)_____

Preparo: _____

Medida leite/_____água.

Acrescenta outros ingredientes: Não _____ . Sim

Especificar _____

Vitamina AD a partir do _____ mês.

Suco a partir de _____ meses.

Hortaliças a partir de _____ meses.

Cereais a partir de _____ meses.

Gema de ovo a partir de _____meses.

Frutas a partir de _____ meses.

Carne a partir de _____ meses.

Síntese da alimentação desde 1 ano _____

_____

_____

_____

_____

_____

_____

Rejeitou alimentação alguma vez? _____

Atitude tomada_____

_____

Foi forçada a comer _____

Quando forçada, vomitou _____

Atitude tomada _____

b) Imunização

TRÍPLICE				DUPLA				SABIN				ANTITETÂNICA			
1º	2º	3º	R	1º	2º	3º	R	1º		3º	R	1º	2º	3º	R

BCG: Outras vacinas:

Mantoux: Observações:

Anti-Sarampo:

c) Doenças

Que doenças a criança já teve _____

_____

Como passou?_____

Foi hospitalizada?_____

Foi operada?_____

Idade _____

d) Desenvolvimento

Idade	Características do desenvolvimento	Idade em que são adquiridas
zero-três meses	– os olhos seguem objetos em movimentos	
	– responde com sorriso	
	– mantém a cabeça quando segurada pelo ombro	
	– emite sons guturais	
três-seis meses	– puxado para sentar mantém a cabeça firme	
	– senta com apoio	
	– leva objetos à boca	
	– rola	
	– dá gargalhadas	
seis-nove meses	– senta sem apoio	
	– engatinha	
	– levanta com apoio para a posição de pé	
	– passa um objeto de uma mão para outra	
nove-doze meses	– ensaia os primeiros passos	
	– repete e fala no mínimo duas palavras: mamã-papá	
13-18 meses	– anda sem apoio	
	– entende ordens simples	
	– bebe na xícara	
	– pega objetos com os dedos em pinça	
18-24 meses	– controle do esfíncter anal	
	– fala frases de três palavras	
	– rabisca	
	– chuta bola	
dois-três anos	– controle dos esfíncteres, anal e vesical	
	– equilibra-se em um pé por alguns segundos	
	– responde a perguntas simples, veste-se com ajuda	

quatro-cinco anos	– brinca em grupos	_____
	– veste-se sem ajuda	_____
	– salta sobre um pé	_____
	– copia círculo e cruz	_____
	– conhece nome e sobrenome	_____

5. Condições habituais da criança
5.1. Funcionamento intestinal

Quantas vezes evacua por dia? _____

Como são as fezes _____

Alguma vez eliminou vermes _____ como são_____

5.2. Salubridade da casa

O quarto onde dorme a criança recebe sol _____

O sol bate pela manhã _____ à tarde _____todo dia_____

O quarto é úmido _____

5.3. Condições neuropsíquicas:
5.3.1. Controle esfincteriano:

Com que idade aprendeu o controle vesical _____, diurno_____ notur-

no_____ anal_____

5.3.2. Sono

Dorme em quarto separado dos pais_____

Até que idade dormiu no quarto dos pais_____

Qual atitude tomada para separá-la _____

_____

Dorme em cama individual_____

Dorme com outra pessoa _____

Acorda e vai para a cama dos pais _____

_____

Dorme bem_____

Pula quando dorme _____

Grita durante o sono _____

_____

Fala dormindo_____

Range os dentes_____

Tem medo do escuro_____

Acorda durante a noite e torna a dormir facilmente_____

_____

5.3.3. Manipulações

Usou chupeta _____ até que idade _____

Chupou dedo _____ até que idade _____

Roeu ou rói unhas _____

Cheira fralda _____

Qual a atitude tomada diante desses hábitos? _____

5.3.4. Sexualidade

Mostrou curiosidade sexual? _____

Atitude dos pais _____

Masturbação _____ Em que idade? _____

Freqüência? _____

Atitude dos pais _____

Recebeu educação sexual? _____

Por quem? _____

5.3.5. Sociabilidade

Tem companheiros _____

Prefere brincar sozinho ou com companheiro _____

Faz amigos com facilidade _____

Dá-se bem com eles? _____

Que tipos de brinquedos prefere _____

É cuidadoso com seus brinquedos _____

Desinteressa-se logo dos brinquedos _____

As crianças com quem brinca são de sua idade, mais novas ou mais velhas? _____

Lidera nos brinquedos? _____

5.3.5. Escolaridade:

Vai bem na escola? _____

Gosta de estudar? _____

Os pais estudam com a criança? _____

Quer ser o primeiro aluno: _____

Gosta da professora?_____

Quando não tira notas boas é castigado?_____

É irrequieto na sala de aula?_____

Foi reprovado alguma vez?_____

Tem dificuldades em matemática?_____

Dificuldades em leitura?_____

Dificuldades na escrita?_____

Alguma outra dificuldade?_____

Freqüentou jardim de infância?_____

Mudou muito de escolas?_____

Destro ou canhoto_____

As posições familiares com relação à escolaridade_____

5.3.6. Temperamento, caráter

Humor (habitual e variações)_____

Timidez_____

Dependência_____

Perfeccionismo_____

Nervosismo_____

Generosidade_____

Agressividade_____

Destrutividade_____

Crueldades_____

Ciúmes_____

Cinismo_____

Ressentimento_____

Autolimitações_____

Autocensura_____

Mentira_____

Roubo_____

Fugas_____

Reações frente a estímulos emocionais_____

Referências Bibliográficas

1. ALCANTARA, P. de & MARCONDES, E. – *Pediatria Básica*. 5. ed. São Paulo, Sarvier, vol. I, 1975.
2. CORRÊA, E.J. de; LEÃO, E. de & VIANA, M.B. – *Pediatria Ambulatorial*. 1ª ed. Belo Horizonte, Imprensa Universitária, 1985.
3. SAVASTRANO, H. e cols. – *Seu filho de 0 a 12 anos*. 1ª ed. São Paulo, Ibrasa, 1977.

10

O Exame Físico como Parte Integrante da Avaliação Sistemática de Enfermagem

Silvia Lucia Ferreira

Nas primeiras referências sobre o processo de avaliação sistemática de enfermagem a tarefa de coleta de dados por parte da enfermeira dependia principalmente do uso de técnicas, como a entrevista, a observação direta e a inspeção. O exame físico, como tal, era responsabilidade primordial do médico e se encontrava geralmente fora do campo de prática de enfermagem.

Atualmente, as habilidades para avaliação física do paciente fazem parte do seu campo de ação, considerado como um instrumento que enriquece a informação e fundamenta a assistência de enfermagem.

O exame para avaliação física ocorre geralmente depois da entrevista e consiste no exame sistemático do paciente para achar evidência física de capacidade e/ou incapacidade funcional.

Para êxito do exame físico a enfermeira não só deve ser capaz de distinguir com exatidão os sinais normais e anormais, como também as variações do normal entre os pacientes e os graus de normalidade num mesmo paciente. Sana & Judge (1977) se referem a dois elementos indiscutivelmente interdependentes, mas necessários, para uma recompilação completa e exata de informação: 1) o ato sensorial ou de percepção; 2) o processo conceptual. O primeiro consiste em perceber os estímulos sensoriais e o segundo em estabelecer uma relação entre os estímulos sensoriais e alguns conhecimentos pertinentes ou experiência passada.

Executar os passos do exame físico é uma tarefa fácil, porém relacionar os sinais encontrados com um processo de tomada de decisão é algo que exige conhecimento, experiência e um treinamento rigoroso.

Como obter a colaboração da criança para a realização do exame físico

No nosso meio, desde cedo, é despertado o medo nas crianças pela instituição e profissionais de saúde. A frase "se você não se comportar a enfermeira vai lhe dar injeção", dita desde cedo, permite que se estabeleça uma relação de medo entre a criança e o profissional de saúde, dificultando o relacionamento entre ambos.

A forma de comunicação, verbal ou não, deve ser adequada à idade da criança e o ambiente onde será realizado o exame físico deve ser descontraído e alegre. Alguns pontos devem ser observados, a fim de se obter a colaboração da criança para a realização do exame físico:

- Tente pegá-la no colo, acariciá-la e brincar um pouco para que ela se acostume com você. As crianças demonstram ansiedade na presença de estranhos.
- Deixe-a entrar em contato com o material que será usado no exame físico (fita métrica, estetoscópio etc.) para que ela se familiarize com ele.
- Se a criança tem menos de seis meses o exame poderá ser feito na mesa. Deixe que os pais e/ou acompanhante se encarreguem de despi-la.
- Se a criança tem mais de seis meses (já senta sozinho) o exame poderá ser feito no colo dos pais ou na mesa, com os pais ao seu lado.
- Se a idade da criança permitir coloque-a como pessoa ativa no fornecimento das informações durante a entrevista.

- Respeite e compreenda a sua linguagem, atitudes e preconceitos, evitando correções desnecessárias.
- Deixe para o final o exame das partes mais sensíveis e dolorosas, como garganta e ouvido.

Material necessário para o exame físico

- Mesa com antropômetro
- Balança
- Estetoscópio e esfignomanômetro
- Termômetro
- Fita métrica
- Espátulas (abaixador de língua)
- Otoscópio e oftalmoscópio
- Lanterna

O exame físico compreende várias técnicas. As principais são inspeção, palpação, percussão e ausculta.

Inspeção: É o exame visual do paciente cuja finalidade é descobrir características físicas significativas. Compreende observações precisas e detalhadas, unidas à comparação dos padrões de normalidade.

À inspeção completa deve ser observada tanto a aparência geral da área como suas características específicas: cor, textura, localização, posição, temperatura, tamanho, sinais vitais, tipo e grau de movimento, simetria e comparação com o lado oposto do corpo.

Palpação: É o processo de examinar o corpo, empregando o sentido do tato com o objetivo de determinar as características dos órgãos e dos tecidos. Utiliza-se a capacidade tátil, térmica, vibratória e de pressão das mãos para detectar temperatura, movimento, posição, consistência e forma.

A palpação é utilizada para examinar todas as partes acessíveis do corpo, incluindo os órgãos, glândulas, vasos, pele, músculos e ossos a fim de detectar a presença ou ausência de massas, pulsação, aumento de um órgão, aumento ou diminuição da sensibilidade, edema, espasmo ou rigidez muscular, elasticidade, vibração de sons vocais, crepitação, umidade e diferenças de textura.

Com freqüência esta forma de avaliação física é feita junto com a inspeção.

Cuidados gerais

O enfermeiro, antes de iniciar a palpação, deve colocar a criança em posição cômoda. Em casos de crianças maiores, estimular a respiração profunda pela boca para ajudar no relaxamento.

- As áreas sensíveis e dolorosas devem ser palpadas ao final.

Palpação

- Iniciar a pressão digital de forma lenta, suave e segura, fazendo primeiro uma palpação superficial para, progressivamente, chegar a uma palpação mais profunda.
- Para obter discriminações táteis finas como textura da pele, tamanho de gânglios linfáticos usa-se a ponta dos dedos porque constituem as zonas mais sensíveis das mãos.
- Percepção de temperatura: utiliza-se o dorso de mãos ou dedos pois nestas partes a pele é mais delgada e portanto mais sensível para apreciar as diferenças de temperatura.
- Vibração: utiliza-se a palma das articulações metacarpofalângicas por possuírem maior sensibilidade à vibração.
- Posição e consistência: utiliza-se a ação de "agarre" dos dedos.
- Para palpação de abdome, principalmente palpação profunda, faz-se uso da técnica bimanual: uma mão é passiva, "para sentir", colocada contra o abdome, e a outra utilizada como mão ativa, fazendo pressão com a palma e dedos.

O êxito da palpação como técnica, no exame físico, depende não só da habilidade da palpação do examinador como da competência para discriminar e interpretar o significado do que está palpado.

Palpação do tórax

As mãos se colocam sobre a superfície do tórax em vários locais e à medida que o tórax se move, as mãos também se movem.

A palpação do tórax é utilizada para verificação da expansibilidade torácica e do frêmito toracovocal.

Verificação da expansibilidade torácica

A enfermeira deve ficar atrás da criança e colocar as mãos sobre a porção inferior da cavidade costal de modo que os polegares estejam sobre a coluna e os dedos colocados em posição lateral.

Pressiona-se a coluna para que se forme uma pequena prega na pele entre os polegares, observa-se expansão e retração pulmonar à medida que o paciente passe da expiração máxima para a inspiração máxima. Para exame de parede torácica anterior, a enfermeira coloca as mãos sobre o tórax, com os polegares na borda externa (próximo ao apêndice xifóide), e os dedos estendidos na parede anterolateral. Em cada posição deve ser examinada tanto uma inspiração normal como uma inspiração máxima.

Técnica de verificação do frêmito toracovocal

Corresponde à sensação tátil da transmissão pela traquéia, brônquios até o parênquima pulmonar, pleura, parede e superfície do tórax, das vibrações sonoras emitidas durante a fonação.

Colocar a mão aberta, plana, contra a parede torácica e pedir à criança para falar 33 a cada mudança de posição. Existem variações de vibrações nas zonas do tórax, porém as zonas correspondentes devem ter a mesma intensidade.

Se a criança é pequena, observar as vibrações produzidas pelos sons guturais e choro.

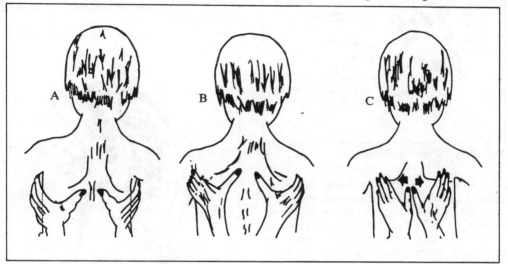

Fig. 10.1 – Verificação da expansibilidade torácica.

Palpação abdominal

Inicialmente proceder a uma revisão geral do abdome, com as falanges distais da mão que se pratica o exame. Com pressão leve, faz-se uma exploração para detectar aumento de tônus muscular, órgãos sólidos (fígado, baço, rins, útero) e órgãos ocos (intestino, estômago, bexiga e aorta). Examinar em último lugar as áreas que apresentam mal-estar.

Defesa abdominal

Pode ser voluntária ou involuntária. Quando é voluntária, é uma resposta consciente do paciente à palpação de uma área dolorosa do abdome. A tensão involuntária é uma contração reflexa dos músculos abdominais e não responde a um esforço consciente por parte do paciente; é geralmente indício de uma situação patológica grave.

A rigidez é uma forma extrema de defesa muscular e pode observar-se em conjunto com a ausência de ruídos intestinais.

Revisão dos órgãos

É feita através de palpação profunda para se determinar a anormalidade de órgãos quando a zona dolorosa indica a presença de uma enfermidade subjacente (Ex.: sensibilidade na borda do fígado, baço, ou vesícula biliar). Na palpação profunda se examina sistematicamente:

a) Aorta abdominal (área epigástrica).

b) Cólon: em crianças maiores, com a musculatura relaxada, pode ser observado o colo transverso acima do umbigo, o colo sigmóide no quadrante esquerdo e o colo ascendente no quadrante inferior e direito.

c) Bexiga: Geralmente impalpável, a menos que esteja distendida muito acima da sínfise púbica.

d) Fígado: A enfermeira coloca a mão esquerda com os dedos estendidos e a palma da mão para cima, por baixo do flanco direito da criança, paralela às costelas flutuantes, pressionando para cima. A mão direita se coloca plana sobre o abdome, os dedos sobre o eixo vertical do corpo no quadrante superior direito, aproximadamente no ponto médio entre a borda costal e o nível do umbigo. A mão direita deve mover-se com a parede abdominal, à medida que o paciente inspira. O movimento inspiratório faz descer o diafragma e move o fígado para baixo. Normalmente este tem um bordo filoso e regular e pode sentir-se cerca de 1 a 2cm por baixo da borda costal.

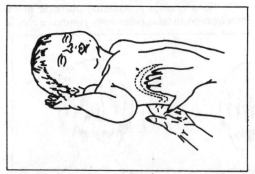

Fig. 10.2 – Palpação do fígado.

e) Baço: Abaixo da borda costal no flanco esquerdo. Geralmente impalpável.

Para palpar o baço, a mão esquerda passa sobre o abdome, deslizando por baixo do flanco. Os dedos da mão direita se dirigem para cima e lateralmente por baixo da borda costal esquerda. Durante a inspiração profunda a mão direita deve seguir o movimento da parede abdominal. Raramente pode-se palpar um baço normal.

f) Rins: Através da palpação bimanual.

Percussão

Consiste em golpear a superfície do corpo de forma rápida, porém aguda, para produzir sons que permitam ao examinador determinar posição, tamanho, densidade de uma estrutura adjacente.

A percussão é especialmente útil para determinar a quantidade de ar ou material sólido adjacente ao pulmão, e os limites dos órgãos ou partes do corpo que têm diferente densidade em sua estrutura.

Existem dois métodos de percussão:

Percussão direta: É feita golpeando diretamente a superfície do corpo com todos os dedos, ou com um, geralmente o médio ou anular.

Percussão indireta: É feita colocando-se o dedo médio, que será o plexímetro (objeto que recebe o golpe), contra a superfície do corpo, com a palma e dedos separados na pele, utilizando a ponta do dedo da outra mão (que se converte em plexor ou objeto que proporciona o golpe) para golpear a base da falange distal do dedo plexímetro.

Para efetuar este movimento de forma adequada se dá um golpe rápido e seco com o dedo médio, mantendo imóvel o antebraço, movimentando apenas o punho. O plexor se afasta imediatamente para não atenuar as vibrações (Fig. 10.3). Se o golpe não for seco o som se opacará. Deverá ser avaliado o som obtido e a sensação de resistência e vibração abaixo do dedo.

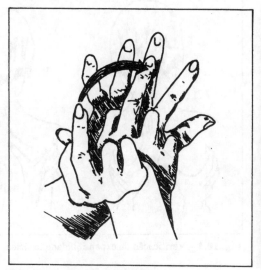

Fig. 10.3 – Percussão indireta.

Percussão abdominal

Como a palpação, a percussão deve ser sistemática e ordenada. Inicia-se pela linha média axilar esquerda, em seguida se continua pela linha média axilar direita. A percussão de um abdome distendido pode ajudar a diferenciar entre o líquido e os gases. Para detectar alças intestinais distendidas por líquido ou gases a enfermeira pode fazer uma percussão com golpes rápidos e repetidos, ligeiramente fortes, sobre a fossa ilíaca esquerda.

Ausculta

Consiste em escutar os sons produzidos pelos diferentes órgãos do corpo com o objetivo de descobrir variações e desvios das suas características. Pode ser efetuado por método direto, colocando-se o ouvido diretamente na pele (pouco eficaz) e indireto, com a ajuda do estetoscópio.

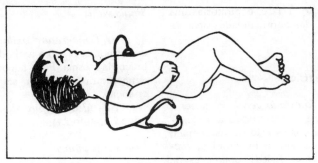

Fig. 10.4 – Uso do estetoscópio para ausculta de órgãos.

Cuidados gerais

- Fazer o exame em ambiente *silencioso*.
- O ambiente e o estetoscópio devem estar à temperatura agradável para não assustar a criança, provocando contrações musculares involuntárias e alterando os dados encontrados.
- Fazer a ausculta de forma simétrica e sistemática, examinando toda área.
- Posicionar o estetoscópio diretamente na pele e em completo contato. A presença de roupa ou espaços vazios produzirá sons extrínsecos ao exame.
- Se a criança estiver chorando moderadamente, auxilia a ausculta pulmonar, pois o choro equivale à voz. A escuta do murmúrio vesicular é feita durante a inspiração profunda.

A ausculta é a habilidade mais complexa do exame físico e para que tenha êxito o enfermeiro deverá reconhecer inicialmente os ruídos normais e anormais em um nível que lhe permita posteriormente discernir a natureza e o significado destes achados.

Ausculta torácica

O som normal da respiração que se escuta sobre o tórax é chamado murmúrio vesicular.

Os ruídos anormais mais comuns são os diferentes tipos de estertores e roncos. Geralmente os roncos indicam a presença de exsudato nos brônquios maiores. Os estertores geralmente indicam enfermidade bronquiolar ou alveolar.

Os estertores são sons produzidos durante uma ou as duas fases da respiração, quando há excesso de qualquer tipo de líquido nos alvéolos ou em outra parte da árvore traqueobrônquica.

Estertor crepitante ou suave: tem um ruído interrompido e de tom alto, é semelhante ao som que se produz quando se atrita uma mecha de cabelos próximo ao ouvido.

Os estertores médios: são fortes e de tom mais baixo, e se assemelham ao som efervescente que se produz ao se abrir uma garrafa de refrigerante.

Os estertores ásperos: são mais fortes e também de tom baixo.

O ronco: é um estertor contínuo e prolongado, presente nas duas fases da respiração; pode existir diferenças nítidas de tom, intensidade, qualidade e duração de uma fase em comparação à outra.

Roncos sibilantes ou sibilos: semelhante a um chiado ou assobio, característico de asma brônquica.

Roncos sonoros: ruído oco, muitas vezes audível sem necessidade de aparelhos.

Técnica de ausculta pulmonar

A criança, de preferência, deverá estar sentada e orientada, em casos de crianças maiores, a respirar com a boca aberta, e mais profundamente do que o normal. Se for pequena e estiver chorando, observar o murmúrio vesicular durante a inspiração (nos intervalos do choro).

Iniciar a ausculta no tórax anterior de cima para baixo de forma simétrica (comparativa).

O tórax posterior se ausculta de maneira similar, comparando as zonas opostas respectivas.

Ao auscultar a escápula observar onde desaparecem os sons de respiração, delimitando-se as bases pulmonares.

Ao escutar os sons de respiração observar de forma sistemática a duração da expiração e inspiração, qualidade e o tom dos sons de cada área.

Prestar atenção à fase expiratória uma vez que a maioria das anormalidades aparece nesta fase.

Roteiro do exame físico

Observação do estado geral: Fornecer a primeira impressão sobre a criança a ser examinada. Engloba a observação de fisionomia, aparência de doença aguda ou crônica, presença de deformidades físicas, condições de higiene etc.

Coleta de dados numéricos: Peso, altura, perímetro cefálico, torácico, abdominal, SV (T,P,R, PA).

Peso: Até dois anos a criança deve ser pesada sem roupa. Em dias frios, deixá-la com um mínimo de roupas e deduzir do peso final.

Quadro 10.1
Tabela de peso de roupa infantil

Tipo de roupa	Peso
Camiseta de manga comprida	50g
Camiseta de manga curta	20g
Calça de malha (comprida)	50g
Casaco de lã (leve)	80g
1 fralda (seca)	40g
1 fralda (molhada)	120g
Tip-Top comprido	120g
Tip-Top curto	80g
Calça plástica	30g
Sapatinhos de lã + meia	30g
Short curto	30g

Altura: Deitar a criança na mesa com antropômetro e proceder à medida. A parte móvel do antropômetro deve ser apoiada no calcanhar da criança. Comparar o resultado com gráfico.

Perímetro cefálico: Passe a fita métrica em volta da cabeça, e meça da fontanela lambdóide aos ossos frontais. A circunferência da cabeça aumenta rapidamente, a fim de adaptar-se ao crescimento do cérebro; a média da circunferência da cabeça ao nascer é 35cm, aumentando até 46 ou 47cm no final do primeiro ano.

Perímetro torácico: Colocar a fita métrica em volta do tórax, passando sobre os mamilos.

Perímetro abdominal: Colocar a fita métrica em volta do abdome sobre a cicatriz umbilical.

Sinais vitais

a) *Temperatura axilar:* Colocar o bulbo do termômetro sob a axila da criança e fixar o braço da mesma. Pode também ser verificada a temperatura retal, por ser mais precisa em crianças.

b) *Pulso, respiração e pressão arterial* (vide Capítulo 21).

Pele e subcutâneo

Cor, pigmentação, umidade, turgor e elasticidade, textura (vide Capítulo 11).

Pesquisar reflexos

(Vide Capítulo 12.)

Cabeça

a) *Crânio:* Observar forma e diâmetro; fontanelas (diâmetro, fechamento, tensão, depressão); couro cabeludo (integridade, vigor e distribuição dos cabelos).

b) *Face – Olhos:* (espaço interocular, simetria visual, integridade e coloração das mucosas conjuntivas). *Nariz:* (coanas, secreção, ventilação). *Boca:* (lábios, cor e umidade das mucosas, integridade da língua e gengivas, frênulo lingual, dentição, integridade do palato, volume, coloração e integridade das amídalas). *Ouvidos:* (pavilhão, implantação, audição, integridade).

Pescoço

(Tonicidade muscular, flexão, linfonodos.)

Tórax e pulmões

Inspeção: (forma, tipo de respiração: abdominal, torácica, paradoxal; expansibilidade).

Palpação: Massas, frêmito toracovocal.

Percussão: Som claro pulmonar, maciço e submaciço, som timpânico.

Ausculta: Murmúrio vesicular aumentado ou diminuído, estertores: crepitantes, sibilos, roncos, sopro tubário, atrito pleural.

Mamas: Desenvolvimento, simetria, nódulos, ginecomastia.

Observação: Em RN pode aparecer ingurgitamento mamário, que desaparece no primeiro mês. Na puberdade, uma glândula mamária começa usualmente a desenvolver-se antes da outra. A sensibilidade é normal em ambos os sexos e a ginecomastia nesta fase pode aparecer no sexo masculino.

Aparelho circulatório

Inspeção: Íctus cardíaco (localização e extensão), abaulamento da área cardíaca (dispnéia, ingurgitamento nervoso, pulsações venosas no pescoço).

Palpação: Pulsos radial, femoral e dorsal do pé.

Ausculta: Sopros, irradiação, modificação com respiração e posição, ritmo.

Os ruídos cardíacos devem ser agudos e claros durante a infância. Esses sons são de tom mais alto e de menor duração que no adulto. Com freqüência, os ruídos cardíacos indistinguíveis são característicos de enfermidade cardíaca. No recém-nascido o primeiro (fechamento das válvulas tricúspide e mitral) e o segundo som (fechamento das válvulas pulmonares e aórtica) são aproximadamente iguais em intensidade. Em crianças maiores, o primeiro som apical é mais intenso que o segundo e o segundo som pulmonar é mais intenso que o primeiro.

Abdome

Inspeção: Forma, panículo adiposo, cicatriz umbilical, diástase de retos abdominais, circulação colateral, movimentos peristálticos.

Palpação: Turgor e elasticidade de parede abdominal, sensibilidade, tensão, reflexos abdominais, massas, vísceras (fígado, baço, rins, bexiga e intestino), hérnias (umbilical, in-

Percussão: Delimitação de vísceras e massas, timpanismo, macicez móvel.

Ausculta: Peristaltismos, sopros arteriais, atrito esplênico.

No exame do abdome a ausculta deve ser feita antes da palpação e percussão, pois estas podem provocar estímulos, alterando os ruídos intestinais normais, criando uma impressão falsa.

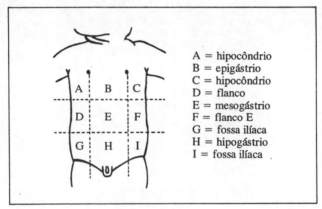

Fig. 10.5 – Topografia abdominal.

Genitália

Feminina: Coloração, higiene, secreções, grandes e pequenos lábios, clitóris, meato urinário, intróito vaginal, períneo.

Masculina: Tamanho, condições de retração do prepúcio, coloração, localização do meato urinário, testículos (localização, tamanho, simetria, consistência e sensibilidade).

Ânus e reto

Nádegas: (Massas, tônus), ânus e reto (fissuras, prolapso retal, hemorróidas, ânus imperfurado, tônus do esfíncter).

Extremidades

Tamanho, simetria, deformidades, temperatura. Realizar manobra de Ortalaine para detecção de luxação congênita de quadril; presença e simetria das dobras nos MM II.

Músculos

Estado trófico, sensibilidade, espasmos.

Coluna vertebral

Postura (lordose, cifose, escoliose), motilidade.

Comportamento

(Vide Capítulos 1 e 8.)

a) *da criança:* Comunicativa ou tímida, ativa ou passiva na anamnese e exame físico, medo de enfermeiro e do exame, agressividade, ansiedade, desobediência e rebeldia, provocação de tosse, vômitos, tosse, perda de fôlego, micção e defecção.

b) *da mãe* (parente ou acompanhante): Autoritarismo, permissividade, superproteção, ameaças à criança, agressividade, dificuldade em assistir ou colaborar, desinformação sobre a criança, relaxamento ou excesso de zelo na higiene, falta de confiança ou ceticismo nas orientações.

Referências Bibliográficas

1. ALCANTARA, P. de & MARCONDES, E. – *Pediatria Básica.* 7ª ed. São Paulo, Sarvier, p. 68-92, 1985.
2. BLANK, D. e cols. – Acompanhamento da criança normal. *Revista da HCPA, 3* (1) 99-109, 1984.
3. BRUNNER, L.S. & SUDDARTH, D.S. – *Moderna Prática de Enfermagem.* 1ª ed. Rio de Janeiro, Interamericana, p. 1256-1280, 1980.
4. LEÃO, E. e cols. – *Pediatria Ambulatorial.* 1ª ed. Porto Alegre, B.H., Imprensa Universitária, p. 19-21, 1983.
5. SANA, J.M. & JUDGE, R.D. – *Métodos para el examen físico en la prática de enfermaria.* Oficina Sanitária Panamericana-OPAS/OMS, 434p., 1977.
6. SILVER, H. e cols. – *Manual de Pediatria.* 10ª ed. Rio de Janeiro, Guanabara Koogan, p. 1-12, 1975.

11

Subsídios para Observação e Avaliação das Características das Fezes, Urina, Vômito, Secreções Traqueobrônquicas, Choro e Alterações Relacionadas à Pele

Astrid E. Boehs

Na formação dos profissionais de enfermagem tem-se enfatizado de forma crescente a importância da observação, entrevista, e exame físico, como forma de se obter dados que permitam identificar os problemas do paciente e, a partir daí, planejar a assistência requerida pelos mesmos.

A observação é uma forma importante de identificação de problemas, da qual a enfermagem pode se utilizar largamente, visto que são estes os profissionais que mantêm um contato mais constante e próximo do paciente, principalmente quando estiver internado.

Ela se torna ainda mais relevante na enfermagem pediátrica, pois a criança até uma determinada faixa etária ainda não pode verbalizar oralmente suas necessidades.

Possuímos poucos subsídios para a interpretação dos dados observados na literatura da enfermagem brasileira.

Sabemos que é importante observar, mas nem sempre estamos preparados para efetuar as relações entre o que foi observado com as necessidades da criança e situações clínicas.

Entendemos que a lacuna referida ou a falta de subsídios para inter-relações e análise das observações deverá ser preenchida como forma de preparar os enfermeiros para a plena atuação assistencial.

Assim, o presente capítulo foi desenvolvido visando estender o conhecimento relacionado à observação das fezes, urina, vômito, secreções traqueobrônquicas e alterações relacionadas com a pele.

SINAIS E SINTOMAS RELACIONADOS ÀS ELIMINAÇÕES

Fezes

Características normais

O mecônio são as primeiras fezes do recém-nascido, formadas por resíduos das secreções do tubo digestivo fetal e líquido amniótico ingerido. O mecônio é uma pasta espessa, pegajosa, cor verde-escura, quase negra.

Quando é iniciada a administração de leite o mecônio se modifica, tornando-se mais liquefeito, de cor preta, esverdeada, com traços amarelados. São as fezes de transição, que no fim da primeira semana de vida dão lugar às fezes lácteas.

As fezes do lactente alimentado ao seio são de cor amarelo-gema, pastosas e com brilho. Algumas vezes são mais claras e da segunda à quarta semana poderão apresentar-se esverdeadas. No início poderá haver seis evacuações diárias ou mais, passando depois para uma fase em que ocorre uma evacuação em 24 ou 48 horas. A reação é ácida e o cheiro *sui generis*.

Na alimentação artificial as fezes são claras, consistentes, menos ácidas e as eliminações são menos freqüentes, o cheiro desagradável.

À medida que o leite for sendo substituído por outros alimentos as fezes adquirem as características das fezes do adulto.

Segundo Guyton (1984), "as fezes contêm normalmente três quartos de água e um quarto de material sólido composto de bactérias mortas, gorduras, proteínas, resíduos não digeridos de alimentos, pigmento biliar e células epiteliais descamadas. A cor marrom se deve à presença de estercobilina e urobilina derivadas da bilirrubina. O odor provém dos produtos da ação bacteriana que dependem do tipo de flora e alimento ingerido".

A consistência das fezes normais é pastosa. A quantidade normal para o lactente, segundo Wichmann (1981), é aproximadamente de 120g em 24 horas. Do segundo ao terceiro ano de vida é em torno de 50-100g em 24 horas; no adulto está em torno de 60-250g em 24 horas.

A freqüência normal da evacuação do lactente alimentado ao seio pode ser de uma a seis evacuações diárias. Na alimentação com leite artificial, de uma a três evacuações diárias. No pré-escolar e escolar de uma a duas evacuações diárias.

A evacuação normal é um ato que transcorre sem dor.

Alterações da cor, odor, composição das fezes, consistência e número de evacuações diárias

- Fezes diarréicas esverdeadas indicam intensa fermentação, de modo que a bilirrubina, em vez de reduzir-se à estercobilina, oxida-se em biliverdina.
- Fezes esbranquiçadas, brilhantes e fétidas ocorrem em função da quantidade de gordura em combinação com sais de cálcio, formando sabões cálcicos. Estas fezes são próprias das síndromes de malabsorção, com esteatorréia, como na doença celíaca.
- Fezes claras semelhantes à massa do vidraceiro são próprias da icterícia obstrutiva (atresia de vias biliares, hepatite com colestase intensa). Esta cor se deve à ausência nas fezes de bilirrubina e sua conseqüente transformação em estercobilina, que é a substância que dá a cor marrom às fezes.
- Melena – fezes negras ocorrem nas hemorragias digestivas altas como do esôfago, estômago; fisiologicamente ocorrem fezes negras na ingestão de ferro.
- Fezes com sangue vivo sugerem hemorragias digestivas baixas, provenientes do cólon e reto.
- Fezes com grumos brancos ou amarelados de consistência mole, em grande quantidade, indicam má digestão das gorduras.

Ocorrem nas diarréias e síndrome de malabsorção. O odor é fétido.
- Fezes com grumos amarelados e duros indicam a má digestão das proteínas e ocorrem na alimentação com leite de vaca muito concentrado para a idade da criança.
- Fezes com excesso de muco ocorrem nas enterites agudas ou crônicas, em infecções das vias aéreas superiores.

Nas disenterias (shiguelose, amebíase, tricocefalíase) o muco se mistura com sangue.

Na constipação as fezes são duras, com pequeno volume, eliminadas com dificuldade e com intervalos longos.

Na diarréia ocorrem aumento do número de evacuações (mais de duas a cada 12 horas) ou uma eliminação líquida ou semilíquida com pus, muco e sangue no espaço de 12 horas e redução da consistência. Segundo Marcondes (1985) existem apenas dois tipos de diarréia nas quais as fezes adquirem características próprias:
- Fezes dispépticas heterogêneas – com porção líquida e porção sólida. A parte sólida é formada de escassa matéria fecal e por grumos esbranquiçados de sabões alcalinos e alcalino terrosos. Contêm pouco muco e são de cor amarelo-esverdeada ou verde.
- Fezes disentéricas – caracterizadas por muco, com estrias de sangue ou às vezes de cor rosada.

Nas demais diarréias as características das fezes variam de caso para caso e até de evacuação para evacuação.

Urina

Alterações relacionadas à cor

A cor normal da urina é amarelo-cítrico ou âmbar. Pode variar normalmente em decorrência da maior ou menor ingestão de água (concentração), de pigmentos (urocromo, urobilina, urobilinogênio), alimentos e medicamentos.

Segundo Miller (1986) em certas circunstâncias, patológicas ou não, a urina pode assumir colorações anormais:
- Amarelo, claro ou incolor: ingestão excessiva de água, diabetes melito, diabetes insípido, insuficiência renal.
- Amarelo, escuro ou castanho: estados oligúricos, estados febris, icterícias, ingestão de carotenos.
- Vermelho ou avermelhado: hematúrias (água de carne) hemoglobinúrias, ingestão de beterraba.

A ocorrência de hematúria macroscópica nas vias urinárias (sinal de hemorragia nas vias urinárias) nem sempre confere a cor vermelhá à urina. Na urina ácida, a coloração é geralmente *marrom ou castanho-enfumaçada* (Coca-Cola); na urina alcalina, é *vermelha*. A hematúria pode ser encontrada em doenças como glomerulonefrite aguda e crônica, pielonefrite, tumores, obstruções das vias urinárias, infecções, cálculos etc. É um sinal grave, seja micro ou macroscópica.

A hematúria microscópica só poderá ser diagnosticada através de exame laboratorial da urina.

– Alaranjado: ingestão de certos medicamentos.

– Escuro ou negro: no hemoglobinúria, hematúria, alcaptonúria.

– Verde ou azulado: ingestão de azul-de-metileno.

Alterações relacionadas ao aspecto

A urina normal recém-emitida tem reação ácida, é cristalina e translúcida.

A urina turva pode aparecer na urina alcalina em repouso, pela precipitação de soluções alcalinas. Pode depender da presença de ácido úrico, uratos, oxalato de cálcio, precipitação de mucina ou mucoproteína e excesso de células (leucócitos, hemácias ou células epiteliais).

A urina com emulsão de substâncias graxas pode ocorrer nos quadros de obstrução linfática (ex.: filariose), onde se verifica a quilúria.

Alterações relacionadas ao odor

A urina normal recém-emitida possui odor aromático possivelmente ligado à presença de quantidade pequena de ácidos orgânicos voláteis. Após algum tempo de emissão a urina passa a apresentar odor amoniacal, que se deve à hidrólise bacteriana de uréia, da qual resulta amônia (Miller, 1986).

– Odor nauseante e fétido – ocorre em infecções bacterianas do rim, vias urinárias e gastrenterite por *Escherichia coli*.

– Odor de acetona – odor semelhante ao de frutas, é característico da cetoacidose diabética.

– Odor de rato ou odor de bicho – é característico da fenilcetonúria (distúrbio metabólico envolvendo aminoácidos), devido a presença de ácido fenoilacético.

Alterações relacionadas ao volume

O volume urinário varia em função da idade (vide Capítulo 25), da quantidade de água ingerida, do tipo de dieta, da temperatura corporal e externa e da atividade geral. Assim, por exemplo, indivíduos com intensa atividade física perdem maior quantidade de água pela pele e pulmões, reduzindo a diurese.

"O volume de urina excretado durante o dia (das 8 às 20h) é o dobro do produzido durante a noite (das 20 às 8h); em condições patológicas (p. ex.: insuficiência renal) pode romper-se este ritmo, passando o paciente a eliminar igual volume urinário nos dois períodos, ou maior volume à noite (nictúria)" (Miller, 1986).

– *Poliúria:* é a eliminação de um volume de urina acima do normal. As principais causas de poliúria são: diabetes insípida, diabetes melito, ingestão de grande quantidade de líquidos, *redução rápida de edema;* nas nefropatias crônicas, como no raquitismo renal, na glomerulonefrite crônica em período evolutivo avançado, emoções e por ação do frio.

– *Oligúria:* é a eliminação de um volume urinário abaixo da quantidade normal (ver Capítulo 25).

– *Anúria:* é a ausência da eliminação de urina.

A oligúria e a anúria são sinais importantes da desidratação.

Em crianças de poucos meses podem resultar de subalimentação, falta de administração complementar de líquidos em dias muito quentes, quando há sudorese intensa.

A oligúria e a anúria são observadas em estados de choque, períodos de formação de edema, período pós-operatório, em várias nefropatias, glomerulonefrite aguda, obstrução uretral por litíase, nefropatia tubular tóxica etc.

Alterações relacionadas à densidade

A densidade da urina depende diretamente da concentração dos sólidos para posterior eliminação. Em condições habituais a densidade da urina misturada de 24 horas varia de 1.014 a 1.025.

Densidades baixas podem ocorrer, principalmente quando a ingestão líquida for muito abundante, na insuficiência renal.

Densidades altas são comuns na redução drástica da ingesta, desidratação, diabetes melito etc.

Alterações relacionadas ao pH

A urina normal é ligeiramente ácida. Esta acidez urinária é modificada principalmente pelas características da dieta.

A ingestão abundante de proteínas, cujos resíduos são ácidos, aumenta a acidez urinária. Frutas e verduras, apesar de conterem ácidos, diminuem a acidez urinária por formarem bicarbonato no organismo.

Alterações relacionadas à micção

– Polaciúria: é a eliminação da urina em um número de micções acima do normal. Ocorre nas infecções das vias urinárias, fatores emocionais, diabetes insípida.

– Retenção de urina: existe a formação da urina pelo rim e armazenamento na bexiga, porém não é eliminada. A ocorrência está ligada à presença de espasmo esfíncter vesical, malformações de vias urinárias (recém-nascido), afecções do sistema nervoso central e afecções dos órgãos genitais externos que ocasionam dor.

– Enurese: pode ser definida como o ato de molhar a cama, numa idade em que a criança já deveria apresentar controle da micção. A perda de urina ocorre fundamentalmente à noite, durante o sono. A perda urinária se assemelha a uma micção normal, ou seja, existe um jato urinário normal, com micção conservada durante a perda, não se tratando nunca de perda urinária contínua. O exame laboratorial de urina não se mostra alterado.

As causas citadas para explicar a enurese são: deformidade uretral; disfunção neuromuscular por retardo no controle das funções vesicais, que começa entre 18 meses e dois anos e termina entre quatro e cinco anos; deficiência de treinamento; sono profundo; fatores psicológicos, tipo falha na educação (insistência demasiada para o controle das funções vesical e anal, com incorporação de castigos e ameaças), falta de afeto, experiências psicotraumáticas; inadequadas condições de vida (hospitalizações longas, crianças solitárias, habitação inadequada).

Outras causas relacionadas com a enurese são diabete (sintoma precoce), cistites, tuberculose renal ou outras afecções urinárias; espinha bífida e outras lesões baixas de coluna cervical; anomalias congênitas do aparelho urinário, principalmente da uretra posterior (Salgado & Oliveira, 1979).

Vômito

Na assistência à criança a enfermagem está diariamente em contato com crianças que apresentam eliminação do conteúdo gastresofágico. O mecanismo de eliminação, a freqüência, a intensidade das eliminações têm implicações clínicas próprias, devendo, portanto, ser conhecidos e distinguidos. Sabrá e cols. (1984) definem os diversos termos relacionados:

– Eructação: compreende a eliminação ruidosa de gases do estômago pela boca.

– Regurgitação: o conteúdo gástrico é eliminado passivamente, sem náuseas e sem contratura da musculatura abdominal. Normalmente o volume expelido é pequeno e está relacionado à repleção gástrica, à eructação que favorece a saída de alimento com ar, ou a deficiência de fechamento do esfíncter cárdico.

– Ruminação: o conteúdo gástrico é eliminado passivamente do estômago, chega à boca e é remastigado.

– Golfadas: são caracterizadas por coleção de alimento na boca, em quantidades apreciáveis, sendo a seguir expelidos.

"Todos estes dependem basicamente da inadequação funcional do esfíncter esofagiano inferior que se abre, permitindo refluxo do conteúdo gástrico."

Já o vômito tem significado distinto: é a ejeção do conteúdo gástrico ou intestinal pela boca, como um ato reflexo com significado mais abrangente, podendo tanto significar doença digestiva como extradigestiva (Sabrá e cols. 1984).

O vômito, segundo Marcondes (1985), é a expulsão do conteúdo gástrico através da boca, sendo acompanhado de náuseas e contrações da musculatura da parede abdominal.

Nas crianças pequenas freqüentemente o vômito é expelido também pelo nariz.

Segundo a faixa etária as principais causas de vômito na infância são:

– **Recém-nascido:** *irritação gástrica* (aspiração de líquidos ou substâncias pelo recém-nascido durante o parto); *lesões intracranianas* (traumas de parto); *anomalias cerebrais* acompanhadas de hidrocefalia; *meningites; erros alimentares, alergia alimentar; infecções agudas* (menos freqüentes); *anomalias do trato digestivo* (atresia do esôfago, calasia do cárdia etc.)

- **Lactente:** *erros alimentares* (má qualidade do alimento; erros de concentração; quantidade excessiva; rapidez exagerada na ingestão; deglutição exagerada de ar por sucção prolongada ao seio; orifício da mamadeira muito pequeno; mamilos retraídos que não permitem boa adaptação da boca ao seio; choro excessivo antes da mamada; posição horizontal da mamadeira); *infecções enterais e parenterais* (I.V.A.S., otites, coqueluche); *alergia ao leite de vaca ou a outros alimentos; estenose ou compressão extrínseca do trato digestivo.*
- **Pré-escolar e escolar:** *causas entéricas;* doenças intra-abdominais (apendicite, peritonite, hepatite, obstrução intestinal por áscaris), *infecções do trato urinário* (pielonefrite, insuficiência renal); *afecções cranianas* (neoplasias, meningites, hemorragias cranianas); *doenças endócrinas* (diabetes descompensada, hipertiroidismo descompensado); *vômito psicogênico* (alimentação ingerida à força, tensão emocional na hora das refeições, medo, raiva, excitação); *drogas* (digitálicos, sulfas, aminofilina, salicilatos, antibióticos de largo espectro) podem provocar vômitos, mesmo em doses terapêuticas.

Características do vômito

Determinadas características do vômito não só permitem a análise de sua repercussão sobre a criança, como também o estabelecimento de certas relações importantes no diagnóstico. Devem ser observadas e analisadas a quantidade, a freqüência e as características do material eliminado.

Assim, o conteúdo que se apresentar *coagulado e acidificado* sugere que permaneceu no estômago.

Conteúdo *quase ou totalmente inalterado* sugere que não alcançaram o estômago ou permaneceram pouco tempo no local.

Vômito com sangue: quando o conteúdo expelido apresentar-se vermelho vivo sugere que o sangue não sofreu a ação do suco gástrico. Isto pode ocorrer na hemoptise, após ingestão de sangue na epistaxe, após amidalectomias e outros.

O aspecto da borra de café ocorre quando o sangue sofreu ação do suco gástrico e sugere um sangramento lento do esôfago, cárdia, estômago ou duodeno.

A ausência persistente de bile no vômito sugere obstrução completa proximal à ampola de Vater. A bile pode não ser completamente aparente em vômito recente pois sua cor amarelada é freqüentemente mascarada pelos alimentos e suco gástrico. Entretanto, a exposição do material ao ar, com conseqüente oxidação dos pigmentos biliares, causa o aparecimento da cor verde característica da bile (Marcondes, 1985).

A presença de bile no vômito sugere obstrução pós-esfíncter de Oddi.

O aspecto e odor fecalóide podem indicar obstrução intestinal baixa (delgado ou cólon), presença de fístula do cólon para porções altas do tubo digestivo ou peritonite.

Sintomas e circunstâncias associados ao vômito

- Febre, dor abdominal e vômito sugerem apendicite, hepatite, pielonefrite.
- Febre associada ao vômito sugere infecção.
- A tríade febre, diarréia e dor abdominal associada ao vômito sugere gastrenterite aguda.
- Vômito, que ocorre simultaneamente em mais de uma criança que recebeu o mesmo alimento, sugere intoxicação alimentar (Marcondes, 1985). Lactentes e crianças maiores que tiveram infecções graves, principalmente gastrenterites, só lentamente readquirem a tolerância normal aos alimentos, podendo haver vômitos se a realimentação for brusca.
- A posição inadequada, a movimentação excessiva durante e logo após a mamada e o uso de roupa apertada são causas de vômito no lactente de poucos meses.
- Durante o primeiro ano de vida, o vômito que ocorre durante ou imediatamente após uma refeição sugere erros no preparo e na técnica de administração dos alimentos.
- Em qualquer idade a ingestão de alimentos mal mastigados, principalmente se a criança estiver fatigada ou excitada, ou com calor, leva ao vômito.
- O vômito não relacionado com a refeição, sem náuseas, em jato (ou projétil) ocorre em doenças cerebrais. Porém, segundo Sabrá e cols. (1984), *o vômito decorrente de problemas neurológicos*, geralmente produzido por aumento da pressão intracraniana, pode ou não ser em projétil, com ou sem náuseas, e é mais intenso pela manhã, melhorando à noite.

Normalmente os *vômitos que ocorrem durante as refeições* são de provável origem psicogênica. *Aqueles que seguem as refeições* são comuns nas obstruções pré-pilóricas.

– *Vômitos acompanhados de dor abdominal* persistente são sugestivos de abdome agudo.

O vômito de grande volume indica geralmente obstrução intestinal ou dilatação do estômago, especialmente quando ocorre ao fim do dia e mostra volume maior do que o da última refeição, ou restos alimentares de refeições precedentes.

– A disfagia que se manifesta durante a refeição, acompanhada da regurgitação do alimento inalterado, sugere causa esofagiana.

– Alimentos deteriorados, muito concentrados, muito diluídos levam à distensão gástrica, produzindo o vômito. Excesso de gordura, que retarda a digestão, pode produzir vômito.

– Vômito com odor de acetona (frutas) pode ocorrer na criança com cetoacidose diabética.

– Vômito com parasitos manifesta-se principalmente nas infestações significativas.

– *Vômito espesso e cristalino* em paciente com asma brônquica, mucoviscidose, pode ocorrer vômito com estas características.

– Vômito com muco espesso pode ocorrer em crianças com coqueluche.

O refluxo gastresofágico, por sua vez, pode incluir fenômenos como ruminação, vômitos, regurgitação, pois é definido pela presença de conteúdo gástrico no esôfago.

Pode ser uma condição fisiológica ou patológica. No primeiro caso, o refluxo ocorre comumente nos RN a termo ou prematuros e os lactentes no primeiro ano de vida, que esporadicamente regurgitam ou vomitam até a maturação completa do esfíncter esofagiano inferior.

No caso patológico estão incluídas as crianças com *sinais de esofagite* (choro intenso simulando cólica, dor torácica ou abdominal), *falta de crescimento e/ou desnutrição, pneumonias recorrentes ou quadros simulando asma brônquica, tosse noturna, crises, cianose, hematêmese, sangue oculto positivo nas fezes ou no vômito, anemia ferropriva* (devido ao sangramento crônico da esofagite).

Secreções traqueobrônquicas

"Da traquéia até os pequenos brônquios encontram-se células ciliadas, caliciformes e glândulas mucíparas produzindo normalmente secreção mucóide em pequena quantidade.

Nos alvéolos, o epitélio é recoberto por uma camada mucóide, produzida pelas células da parede alveolar que contém um agente tensiativo, o surfactante pulmonar.

As secreções do trato respiratório têm diversas funções: a) impedem o ressecamento do epitélio; b) diminuem a perda de água pelas vias respiratórias; c) formam uma barreira física entre irritantes inalados e as células da membrana mucípara; d) formam o manto mucoso que, conjugado à ação dos cílios, conduz as partículas estranhas para fora da árvore brônquica; e) mantêm, através da membrana surfactante, uma tensão superficial mais ou menos constante nos alvéolos, favorecendo o intercâmbio gasoso.

A irritação celular por agentes físicos, químicos ou microbianos produz acentuada hipersecreção, diminuindo a oxigenação das células com aumento do CO_2 intracelular" (Rodrigues, 1975).

A via de eliminação das secreções traqueobrônquicas em menores de cinco anos é normalmente fecal, já que a expectoração franca se estabelece somente a partir de cinco anos (Miller, 1986).

A observação das secreções traqueobrônquicas para estabelecimento das relações posteriores envolve odor, cor, quantidade, aspecto, consistência e composição. Miller, 1986, descreve estas características:

Odor: é fétido, pútrido, nas necroses pulmonares; adocicado e nauseoso na bronquiectasia e tuberculose escavada.

Cor: "a secreção mucosa é incolor; a mucopurulenta é branco amarelada; a purulenta e a causada por pseudomonas são esverdeadas; na pneumonia, assistolia e hemossiderose idiopática é de cor de ferrugem; as tosses violentas, sobretudo as de origem alta (faringe, laringe), podem causar aparecimento de estrias sanguinolentas."

Aspecto: mucoso na fase inicial da traqueobronquite aguda e na bronquite espástica; muco viscoso na coqueluche, seroso e espumoso no edema agudo de pulmão; muco purulento ou purulento no período de estado de traqueobronquite aguda, bronquiectasia, abscesso de pulmão e sinobronquite; ferruginoso, francamente sanguinolento ou purulento, na pneumonia.

Consistência, composição: a eliminação de coágulos fibrinosos de aspecto arboriforme ou emaranhado pode ocorrer na bronquite fibrinosa, na difteria traqueobrônquica e também na pneumonia.

Massas caseosas de coloração amarelada ou cinzenta, do tamanho da cabeça de um alfinete, de odor nauseabundo, compostas de glóbulos de gordura, cristais de ácidos graxos, bactérias e restos celulares observam-se na bronquiectasia, sinobronquite e broncopatia da mucoviscidose.

Filamentos de coloração esbranquiçada ou amarela, torcidos em espiral ou enovelados, compostos de muco e eosinófilos, são típicos da asma brônquica.

Quantidade: escassa na fase inicial da traqueobronquite aguda, na bronquite espástica e na pneumonia a vírus; abundante na tuberculose escavada, na bronquiectasia, abcesso e gangrenas pulmonares; extremamente abundante no abcesso pulmonar, subfrêmico hepático ou no empiema pleural.

Choro

Quando a criança nasce o choro é causado pela passagem rápida de ar pelas cordas vocais.

Através dele se faz a expansão inicial dos pulmões e aumenta a oxigenação do sangue. Logo após o nascimento, o choro do recém-nascido é influenciado pelas características do parto e sua vitalidade.

Assim, o choro agudo é forte e ocorre nos partos curtos e rápidos, onde há integridade das funções respiratórias do recém-nascido.

Choro curto, fraco e intermitente ocorre nos recém-nascidos de partos prolongados nos quais houve sofrimento fetal.

Segundo Marcondes (1985), "a partir do nascimento a criança já passa a chorar devido a estímulos fisiológicos ou ambientais. Nos primeiros três meses de vida o choro é reação primitiva a situações de desconforto e é resposta não-condicionada.

Após os três meses a criança normal aprendeu que o choro é método seguro de conseguir atenção, formando-se esta reação condicionada, passando a ser empregada quando seus outros modos de expressão não lhe trazem a satisfação desejada".

As causas mais comuns do choro são: sede, fome, fraldas sujas, som forte e súbito, manuseio brusco, luz intensa, frustração de movimentos, dor, necessidade de sugar, posição desconfortável, frio ou calor excessivos, manipulação não-habitual, sensação de isolamento, vigília prolongada, presença de pessoas estranhas.

O tipo de choro poderá dar o indício de sua causa e assim estimular o cuidado adequado à criança. Assim, podemos observar:

– *Choro fraco,* que se assemelha a um leve gemido, pode ser encontrado nos prematuros acompanhando cada inspiração e nas crianças em mau estado geral.
– *Choro enérgico, irritado e prolongado,* acompanhado de perda de fôlego e cianose de face, ocorre nos momentos de raiva.
– *Choro forte, vigoroso e exigente,* próprio do choro de fome, sendo que a criança ganha imediatamente o bom humor após saciada.
– *Choro agudo,* transformando-se com a exaustão em gemidos graves, indica dores fortes.
– *Choro monótono e intermitente* indica desconforto leve.
– *Choro resignado e suplicante,* quando sente dor ou outro desconforto maior.

Segundo Vinha (1983), o lactente com cólica chora por um certo período de tempo (período da cólica), e pára de chorar por um outro período (momento da ausência de cólica). Chora novamente quando volta a cólica e pára de chorar quando ela cede e assim sucessivamente, até que ceda de vez e ela possa dormir durante horas seguidas.

No recém-nascido segundo Avery (1984), "o choro pode ser utilizado como ajuda de diagnóstico diferencial de certas doenças. A síndrome de Down está associada a um choro gutural, rouco, com timbre baixo, um limiar mais alto para a produção de choro e uma maior latência entre a estimulação e o seu início. Crianças com síndrome de "miado de gato" e aquelas com trissomia 13-15 têm timbre agudo em média de 850 Hz, contrastando com os limites de 400 a 600 para crianças sadias".

Alterações relacionadas à pele

Alterações relacionadas à intensificação da cor da pele

A pele humana viva contém normalmente pigmentos responsáveis por sua cor. Os padrões de coloração normal da pele estão relacionados à raça, sexo e idade.

Em relação à idade, à medida que o indivíduo caminha para a idade adulta a pele torna-se mais escura, em função do aumento da atividade da melanina (importante pigmento cutâneo), alterações circulatórias (mais ativa na idade adulta) e maior teor de caroteno.

As diferentes partes do corpo variam quanto à coloração em função da espessura da pele. As partes mais espessas adicionam maior quantidade de melanina e caroteno; as partes menos espessas sofrem mais a influência dos pigmentos de hemoglobina, quando da alteração do calibre vascular e fluxo sangüíneo.

O aumento da pigmentação cutânea pode envolver a hemoglobina, a melanina, o caroteno e pigmentos anormais.

Pigmentação amarelada

A icterícia é a causa mais comum da pigmentação amarelada. Aparece inicialmente na esclerótica e conjuntivas, espalhando-se depois por toda a pele.

A icterícia ocorre na fase neonatal, devido a hiperbilirrubinemia fisiológica do recém-nascido, por eritroblastose fetal, infecções, malformações biliares. Após a fase neonatal, por malformações biliares não-resolvidas, anemias hemolíticas, hepatites, septicemias.

A carotenemia também produz uma cor amarelada, que se evidencia mais na palma das mãos, planta dos pés e asas do nariz. Neste caso há ausência da cor amarelada nas escleróticas e conjuntivas. Isto ocorre em crianças que ingerem exagerada quantidade de carotenos, como a cenoura.

A uremia crônica provoca uma cor amarela tipo folha seca ou amarelo bronzeado; há ausência de cor nas escleróticas e conjuntivas.

Pigmentação da hemoglobina

A hemoglobina reduzida e a oxiemoglobina nos pequenos vasos dos plexos superficiais, e especialmente dos plexos subpapilares mais profundos, desempenham papel importante na coloração manual da pele.

Estas alterações são mostradas no quadro a seguir.

Quadro 11.1
Classificação dos pigmentos da hemoglobina

Tipo	Coloração cutânea produzida	Importância clínica
Predominância da hemoglobina reduzida.	Oscila entre azul purpúreo e heliotropo.	Cianose
Predominância da oxiemoglobina	Vermelho	Cor característica da hiperemia, enrubescimento, eritema, inflamação, dilatação arteriolar etc.
Aumento do teor de hemoglobina	Azul avermelhado	Causado por policitemia vera: o sangue contém teor normal de hemoglobina oxigenada, assim como quantidade crescente de hemoglobina reduzida.
Carboxiemoglobinemia	Vermelho-cereja	Envenenamento por monóxido de carbono.

Fonte: MacBryde, C.M. & Blacklow, R.S., 1975. (reprodução parcial)

Pigmentação pela melanina

A melanose (aumento da melanina na pele) pode ser produzida por causas externas (aplicação externa de um agente físico sobre a pele como os raios solares) e internas.

As causas internas são as mais importantes, do ponto de vista clínico, e na maioria dos casos envolvem causas endócrinas, nutritivas, nervosas ou dérmicas.

A melanose de origem nutricional ocorre na pelagra (carência de niacina), ocasionalmente no escorbuto (carência de vitamina C) e em outros estados de má nutrição geral, possivelmente pela deficiência de certos aminoácidos sulfidrílicos (cistina, metionina etc.) inibidores da formação de melanina.

A melanose de origem hormonal decorre do importante papel que os hormônios da tiróide supra-renais e hipófise desempenham no controle do metabolismo da melanina.

Assim, a melanose é encontrada em certas situações clínicas decorrentes de distúrbios hormonais, como a doença de Addison (envolvendo supra-renais), tumores do pâncreas, do pulmão, administração oral de estrogênios (hiperpigmentação do bico dos seios, aréolas, línea negra) etc.

Pigmentação metálica

Resulta do depósito de pigmentos metálicos sobre a pele, na sua maioria exógenos, com exceção da hemossiderina resultante do metabolismo endógeno do ferro.

A hemossiderose da pele devida a hemólise crônica está predominantemente ligada a transfusões repetidas, quando da vigência de hemólise excessiva. A pele se apresenta acinzentada ou da cor do bronze, nesta situação. A hemocromatose por defeito endógeno do metabolismo férrico igualmente determina a coloração cinza ou bronze da pele.

A ingestão e/ou exposição da pele a outros metais igualmente determina colorações diversas, como no caso da: argiria (prata) e bismutia (bismuto) que produzem coloração cinzenta a azulada; hidrargia (mercúrio), determinando colorações castanha ou cinza ardósia etc.

Alterações relacionadas com o decréscimo da pigmentação cutânea

Palidez

Quando localizada, indica diminuição da vascularização (vasoconstrição, obstrução circulatória) local. Isto pode ocorrer nas diversas situações como: contenções mal aplicadas, tromboses etc.

A palidez generalizada ocorre nas situações de vasoconstrição periférica, nas situações emotivas (medo, raiva, susto) ou na diminuição da perfusão periférica, como ocorre nas situações de choque e desidratação.

A palidez da anemia é quase sempre proporcional ao teor da hemoglobina do sangue mas também em certos casos à combinação com icterícia (anemia perniciosa) e depósito cutâneo de hemossiderina.

Em outras situações a palidez pode ser mascarada, como no caso da anemia eritroblástica, hipocrômica, microcítica, idiopática onde há ativação da produção da melanina.

A palidez da anemia é mais facilmente detectada em áreas pouco ou não melanizadas, como os lábios, conjuntivas palpebrais, unhas transparentes, pavilhão auricular.

Diminuição da pigmentação da melanina

O exemplo típico desta situação ocorre com o albino total ou parcial, que resulta da incapacidade dos melanócitos em converter tirosina em melanina (MacBryde & Blacklow, 1975).

O vitiligo (leucodermia) representa a adquirida de pigmentação melanínica em uma ou mais áreas cutâneas, e pode ocorrer em várias doenças como a de Addison, hipertiroidismo, diabetes melito, anemia perniciosa.

A despigmentação da pele pode também decorrer do uso de substâncias químicas como p.benzil-hidroquinona (presente nos artigos de borracha), éter monobenzílico de hidroquinona (presente em certos cosméticos clareadores da pele).

Variações na unidade

a) *Sudorese:* nos três primeiros meses de vida a secreção de suor ainda é escassa. A sudorese abundante ocorre em temperatura ambiental elevada ou excesso de agasalho, durante a lise da febre, em crises hipoglicêmicas.

A sudorese abundante no segmento cefálico ocorre no raquitismo. Nos estados de choque a sudorese é abundante e fria.

b) *Ressecamento:* é observada na desidratação aguda, febre, desnutrição, avitaminose A.

Temperatura da pele

A temperatura da pele não é a mesma que a temperatura corporal, embora elas estejam intimamente relacionadas.

Avalia-se essa temperatura com a parte dorsal das mãos ou dos dedos.

O aumento generalizado da temperatura da pele ocorre com o aumento da temperatura corporal. O aumento da temperatura cutânea numa área restrita ocorre na inflamação.

A diminuição da temperatura da pele de forma generalizada ocorre por diminuição da temperatura corporal.

Diminuição da temperatura cutânea localizada ocorre por redução de fluxo sangüíneo a uma determinada área.

Variações no turgor

Segundo Pernetta "é a propriedade que têm os tecidos moles do corpo – pele, tecido subcutâneo, panículo adiposo e músculos de oferecer, à compressão, uma resistência especial, firme e elástica. O turgor depende do estado de hidratação e nutrição" (1980).

O turgor diminui na desidratação, na desnutrição e aumenta na obesidade.

Edema

Edema é o aumento de líquido no tecido subcutâneo.

O edema pode ser *localizado*, como nos processos inflamatórios, alergias, obstrução de vasos linfáticos ou venosos. *Generalizado* ou presente em todo o organismo, distribuído de modo diverso, conforme a causa determinante. Assim: o edema do cirrótico é mais acentuado nos MMII e abdome (ascite). O edema do nefrótico é mais proeminente nas pálpebras, escroto e vulva, obedecendo muito ao decúbito.

O edema generalizado é mais acentuado nas pernas; o que se intensifica mais no período da tarde é o edema de origem cardíaca. Generalizada, mais acentuado nas pálpebras e mais volumoso na parte da manhã, caracteriza edema por hipoproteinemia.

O *edema duro,* sem depressão, é característico do edema alérgico, escleredema, o edema da obstrução linfática crônica. O *edema mole* pode ser por hipoproteinemia, ICC, obstrução vascular venosa, causa renal, inflamação.

Modificação da pele que recobre o edema – rubor e calor na zona edemaciada – é própria do edema inflamatório. A cianose circunscrita à região do edema é sinal de obstrução venosa.

Quando a pele que recobre o edema é escura e com espessura aumentada mostra a repetição de edema neste mesmo local.

Referências Bibliográficas

1. ARIES M.M. de – *Fisiologia Básica.* Rio de Janeiro, Guanabara Koogan, 1986.
2. AVERY, G. B. – *Neonatologia.* 2. ed. Rio de Janeiro, Medsi-Editora Médica e Científica, 1984.
3. ALCANTARA, P. & MARCONDES, E. – *Pediatria Básica.* 7. ed. São Paulo, Sarvier, v.2, 1985.
4. DU GAS, B.W. – *Enfermagem Prática.* 4. ed. Rio de Janeiro, Interamericana, 1984.
5. GÄDEKE, R. – *Diagnostische und Therapeutsche Techiniken in der Pädiatrie.* 3º Auflage. Berlin/Heidelberg, Springer Verlag, 1980.
6. GUYTON, A.C. – *Tratado de Fisiologia Médica.* 6. ed. Rio de Janeiro, Interamericana, 1984.
7. GANNONG, W.F. – *Fisiologia Médica.* 4. ed. São Paulo, Atheneu, 1983.
8. LÜDERS, D. – *Lehrbuch für Kinderkrankenscheverstern.* 9. Auflage, Stuttgart, Ferdinand Enke Verlag, v.2, 1977.
9. MACBRYDE, C.M. & BLACKLOW, R.S. – Pigmentação da pele. In *Sinais e Sintomas.* 5. ed. Rio de Janeiro, Guanabara Koogan, 1975.
10. MILLER, O. – *Laboratório para o clínico.* 6. ed. Rio de Janeiro, Atheneu, 1986.
11. PERNETA, C. – *Semiologia Pediátrica.* 4. ed. Rio de Janeiro, Interamericana, 1980.
12. PIZZATO, M.G. & DA POIAN, V.R.L. – *Enfermagem neonatológica,* 2. ed. Porto Alegre, Luzzato Editores, 1985.
13. PORTO, C.C. – *Exame clínico.* Rio de Janeiro, Guabanara Koogan, 1982.
14. RAMOS JR., J. – *Semiotécnica da observação clínica: clínicas, síndromes, clinicopropedêuticas.* 6. ed. São Paulo, Sarvier, 2v. 1982.
15. ROCHA, J.M. da – *Do sintoma ao diagnóstico em pediatria.* Rio de Janeiro, Atheneu, 1968.
16. RODRIGUES, Mº. P. – Mobilização e eliminação de secreções brônquicas. *Enf. Novas Dimens., 1* (1): 42-47, 1975.
17. SABRÁ, A. e cols. – Vômitos na infância. *Jornal Brasileiro de Medicina, 46 (5):* 15-24, 1984.

12

Assistência de Enfermagem ao Recém-Nascido Normal, a Termo e Pré-Termo em Unidades de Neonatologia

Elza Maria Pires
Diva de Mello

Este trabalho aborda a assistência de enfermagem imediata e mediata ao recém-nascido normal a termo e pré-termo em unidades de neonatologia.

Segundo a Organização Mundial de Saúde, o termo recém-nascido refere-se a criança que acabou de nascer até o 28º dia de vida.

Recém-nascido a termo: são crianças nascidas no período entre 37 semanas e 41 semanas e seis dias de gestação, ou seja, o recém-nascido a termo em média nasce com 40 semanas ou 280 dias de gestação, considerada normal a variação de 14 dias para mais ou menos.

Recém-nascido pré-termo: são crianças nascidas antes de 37 semanas de gestação.

RECÉM-NASCIDO NORMAL A TERMO

Considerações gerais

A gestação humana dura, em média, 40 semanas, embora tenhamos casos de pré e pós-maturidade, com duração de 28 a 46 semanas, respectivamente.

Acredita-se que durante a vida intra-uterina o feto tenha todas as suas necessidades satisfeitas e que esteja confortável.

Ao nascer, o pequeno ser encontra um meio totalmente novo. Ele troca de ambiente, tipo de respiração, circulação e ocorrem até alterações anatômicas e funcionais.

Todo recém-nascido normal tem capacidade de funcionar independentemente e de denunciar suas necessidades aos outros. Estão preparados para vir ao mundo, embora necessitem de cuidados e proteção.

Ao nascer, a criança pesa entre 2.500g e 4.500g, podendo variar de acordo com o fator genético, a hereditariedade e influências prénatais. Fatores estes que também influem no comprimento do recém-nascido, embora ele meça, normalmente, entre 48 e 50cm.

Até o quinto dia de vida o recém-nascido pode perder de 10 a 12% do seu peso, o que denominamos de perda fisiológica. Esta perda ponderal ocorre devido a eliminação vesical, a eliminação do mecônio, a perda de líquidos, através da respiração e sudorese, e pela escassa ingesta alimentar. Mas este peso é recuperado, com um ganho ponderal diário de até 30 gramas.

A cabeça do recém-nascido na proporção corporal equivale a 1/3. Na cabeça encontramos as fontanelas bregmática-anterior e lambdóide ou occipital-posterior, sendo que a anterior deverá estar aberta na hora do nascimento para que a cabeça se molde ao canal do parto. Ela normalmente se fecha até os dois anos e a posterior pode não estar presente ou fechar-se até os dois meses de vida. Também encontramos as suturas que não estão calcificadas, e sofrem acavalgamento durante a passagem pelo canal do parto. Devido ao toco-traumatismo e ao posicionamento do feto em relação à via do parto, o recém-nato poderá apresentar cefaloematoma (coleção móvel e palpável de sangue represado entre o osso e o periósteo) e também bossa serossanguinolenta ou *caput succedaneum* (aumento da espessura do couro cabeludo devido ao colecionamento de líquido plasmático extravasado na região de apresentação obstétrica). Nenhum destes dois fenômenos, segundo Carakushawsky (1979), tem significado patológico.

A posição adotada pelo recém-nascido depende do tipo de apresentação que se encontrava *in utero*. Normalmente a criança permanece com a cabeça voltada para um dos lados, com os MMSS totalmente fletidos e os MMII semifletidos.

Em condições normais a pele apresenta-se rósea logo após o nascimento e as extremidades são cianóticas, devido a má circulação periférica. Porém esta situação é passageira, desaparecendo com o aquecimento do recém-nascido.

O recém-nascido poderá apresentar algumas características tegumentares, que são:

a) *Vérnix caseosa:* material branco, gorduroso e pegajoso que recobre o recém-nascido, principalmente as dobras. Não deve ser retirado, pois será absorvido durante o aquecimento do bebê e é composto por substâncias nutritivas, como albumina, glicerina, vitamina A, colesterina e ferro.

b) *Lanugem protetora:* é uma fina penugem que desaparece em poucos dias, localizada na orelha, dorso e testa.

c) *Milium sebáceo:* são glândulas sebáceas distendidas, situadas no queixo, bochecha e nariz.

d) *Descamação fisiológica:* ocorre devido a passagem do meio líquido para o gasoso, principalmente nas mãos e pés.

e) *Mancha mongólica:* é uma mancha arroxeada que se localiza na região dorsoglútea do recém-nascido, devido a miscigenação de raças.

O recém-nascido deve respirar nos primeiros oito segundos de vida; o choro é uma conseqüência da respiração. A freqüência respiratória oscila entre 40 e 60mrpm.

Ao nascer a criança apresenta o sistema termorregulador imaturo, o que causa a labilidade térmica. Logo após o parto possui a mesma temperatura que a mãe, ocorrendo em seguida uma queda de 2 a 3°C, devido a diferença de temperatura entre o ventre materno e o ambiente do parto e a relação superfície/volume corporal.

Segundo Pizzato e Da Poian, "a dificuldade de manutenção da temperatura corporal se deve ao pouco tecido subcutâneo (pobre isolamento térmico), a pequena massa muscular e a grande área superficial" (1985).

A capacidade gástrica do recém-nascido oscila entre 30 a 50cc.

Se a criança ingerir mais do que sua capacidade gástrica poderá regurgitar, devido a superingesta e também pela imaturidade do cárdia. A digestão é precária devido a baixa acidez gástrica e também lenta, pois há deficiência das glândulas de Brunner, tornando difícil o desdobramento das moléculas alimentares. Este mecanismo se torna mais deficiente quando o recém-nascido está ingerindo leite artificial, pois seu organismo só está preparado para metabolizar o leite materno, que contém a concentração exata de lipídios e proteínas.

Durante as primeiras semanas, os bebês poderão apresentar ingurgitamento mamário, devido a passagem do hormônio da mãe para o feto. A menina apresenta os grandes lábios edemaciados e os pequenos lábios aparentes, ao nascer, podendo também segregar algumas gotas de secreção esbranquiçada ou de sangue pela vagina devido ao hormônio materno.

Os meninos podem apresentar líquido colecionado na bolsa escrotal, que sendo congênita tende a desaparecer logo após o nascimento e também uma pseudofimose, onde o prepúcio recobre a glande até o 9º ou 10º mês de vida. Os testículos podem estar fora da bolsa escrotal, o que chamamos de criptorquia; são facilmente encontrados na região inguinal.

Inicialmente, o recém-nascido urina pouco, devido a baixa ingesta hídrica, podendo levar até ao aparecimento de uma mancha avermelhada na fralda, causada pela alta concentração de ácido úrico. Poderá urinar durante o parto ou entre 12 e 24 horas após o mesmo.

As fezes são denominadas de mecônio e podem ser eliminadas intra-útero, principalmente quando ocorre sofrimento fetal. O mecônio é o produto da degradação do líquido amniótico corado pela bile, é de cor verde-escuro, quase preto. Depois que o bebê iniciar sua alimentação teremos as fezes transitórias que serão compostas por restos meconiais e dejetos do leite e, posteriormente, as fezes permanentes.

Normalmente, após 48 horas, o recém-nascido poderá apresentar a tez impregnada por um pigmento amarelo. Isto se deve à impregnação da bilirrubina indireta na pele, devido a hemólise que ocorre fisiologicamente. Esta coloração desaparecerá quando a enzima glicoruniltransferase for ativada no organismo do bebê degradando a bilirrubina indireta do plasma. Este processo perdurará de seis a sete dias.

Logo após o nascimento, o trato gastrintestinal do recém-nascido é isento de bactérias, as quais fazem parte do conjunto de componentes para síntese da vitamina K, responsável pela elaboração de outras substâncias importantes para efetivação da coagulação sangüínea, tornando assim o tempo de coagulação mais longo.

No sistema cardiovascular, os ductos arteriosos e venosos obliteram-se e o forame oval é fechado pelo aumento da pressão no átrio esquerdo. A freqüência cardíaca normal oscila entre 110 e 160bpm.

O coto umbilical mede de 5 a 10cm, de aspecto gelatinoso e transparente logo após o nascimento. Depois de alguns dias torna-se escuro e com a aplicação de soluções desidratantes "mumifica-se", ou seja, vai secando e endurecendo aos poucos. No período de sete a 15 dias após o parto o coto umbilical deverá cair e durante este período apresenta cheiro e aspecto característico de tecidos sem vida. Ao cair poderá ficar em seu lugar um tecido rosado de aspecto esponjoso chamado granuloma, que deverá ser tratado com bastão de nitrato de prata, evitando umedecer o local.

ASSISTÊNCIA DE ENFERMAGEM AO RECÉM-NASCIDO A TERMO

Proteção ambiental

Entrada de pessoal no berçário

No berçário só deve ser permitida a entrada de pais e funcionários, para que se evite aglomeração e contaminação excessiva do ar.

Cuidados pessoais

As mãos são as principais fontes de contaminação, por isso devem ser lavadas na entrada do berçário, antes e após o manuseio de cada recém-nascido. As jóias e relógios devem ser retirados para possibilitar a remoção total da flora bacteriana patológica. As unhas devem ser mantidas curtas e limpas.

Tanto a roupa para uso do pessoal que lida com recém-nascidos, como as que servem aos mesmos, devem ser esterilizadas. Os pais devem ser orientados e treinados no uso de roupas estéreis.

Rotina para entrada no berçário

- É obrigatório o uso de gorro, avental e propés.
- Todas as pessoas que tiverem suspeita de problemas respiratórios leves devem usar máscara. A mesma deve ser trocada sempre que necessário.

- Todas as pessoas que apresentarem quadros infecciosos devem ser afastadas do berçário.
- Para entrar no berçário deve-se seguir a ordem:
    a) Colocar gorro;
    b) Calçar propés;
    c) Escovar as mãos com água e sabão, dentro da técnica cirúrgica, que consiste em escovar as pontas dos dedos, entre eles a palma das mãos, as laterais, antebraço e cotovelo;
    d) Secar com toalhas descartáveis ou esterilizadas; e
    e) Vestir o avental.

Observação:

Esta seqüência deve ser rigorosamente obedecida, para evitar a contaminação do berçário e conseqüentemente dos recém-nascidos.

A mãe ou acompanhante devem ser orientados e treinados sobre os procedimentos indicados.

Limpeza dos berços

A limpeza dos berços deve ser feita diariamente e, após a alta da criança, com água e sabão, ou desinfetante (conforme rotina da instituição), para evitar a proliferação de microrganismos e infecção cruzada, já que a flora bacteriana de um nem sempre o é para outro.

Cuidados imediatos (na sala de partos)

Desobstrução das vias aéreas e aspiração gástrica

- Envolver o recém-nascido com lençol ou campo esterilizado para iniciar a secagem das secreções e aquecimento.
- Manter a criança em posição de Trendelemburg, para facilitar a desobstrução das vias aéreas. Remover as mucosidades e sangue com gaze esterilizada, da boca, nariz e olhos.
- Realizar aspiração de mucosidades da oro e nasofaringe para se impedir o tamponamento dos espaços bronco-alveolares. Aspirar as secreções gástricas. As manobras devem ser delicadas, não esquecendo de desligar o aspirador ou desconectar a sonda do intermediário durante a introdução da mesma, para que o traumatismo da mucosa do trato respiratório superior seja menos intenso. A sonda deve ter a ponta romba, com orifícios na extremidade.

Observação:

Nunca usar sondas com a ponta cortada ou introduzi-ia adaptada ao aspirador ligado.

A *técnica de aspiração* realizada para remover o excesso de secreções das vias aéreas e gástrica deve ser realizada conforme descrição a seguir:

a) *Equipamento*

Sondas n°s 6, 7, 8 para recém-nascido, de polivinil, flexível
   Intermediário
   Água esterilizada
   Luvas esterilizadas
   Frasco coletor
   Fonte de aspiração

b) *Método*

b.1. *Aspiração orogástrica*

– Lavar as mãos, para remover sujidades e evitar a contaminação dos objetos que virão a ser utilizados.
– Checar o aspirador e regular a pressão. Recomenda-se o uso de pressão negativa. O excesso de aspiração pode causar trauma na mucosa quando o cateter for retirado.
– Encher um vidro com água esterilizada ou soro fisiológico, para lavar a sonda.
– Calçar a luva, para manter a esterilidade da sonda e evitar a contaminação da mão de quem está aspirando.
– Medir a sonda e marcá-la com esparadrapo ou similar, do lóbulo da orelha à ponta do nariz (primeira marca), da ponta do nariz à cicatriz umbilical (segunda marca).
– Abrir a boca da criança com o polegar e indicador.
– Ligar o aspirador.
– Introduzir a sonda na cavidade oral, mantendo a sonda sempre em movimento de rotação, entre os dedos, para se evitar que o cateter se fixe na mucosa. Aspirar as bochechas, a parte inferior da língua e o fundo da boca.
– Lavar a sonda, no vidro, com água esterilizada, pois a secreção pode obstruí-la ou ao intermediário, dificultando a aspiração.
– Repetir a aspiração até remover todo excesso de secreção.
– Introduzir a sonda até o estômago (segunda marca) com o aspirador desligado ou a sonda desconectada do intermediário; ligar o aspirador e retirar a sonda com movimentos rotatórios lentos, removendo todo o conteúdo do estômago.

b.2. *Aspiração da nasofaringe*

Concluída a aspiração orogástrica, efetuar a aspiração da nasofaringe, que além da remoção de secreção permite avaliar a permeabilidade de ambas as narinas.
– Elevar o nariz da criança, de maneira que a mesma fique olhando para a frente e introduzir o cateter através do assoalho do nariz (primeira marca). Está posição facilita a introdução do cateter.
– Caso haja resistência, durante a introdução do cateter, não forçar a entrada. Retirar o cateter e tentar introduzir em outro ângulo ou na outra narina.
– Após a introdução, ligar o aspirador e retirá-lo com movimentos rotatórios. Aspirar, alternando as narinas para diminuir o trauma da mucosa e para certificar-se da permeabilidade de ambas as narinas.

Observação:

Durante a realização dos dois métodos, descritos acima, deve-se observar e registrar ocorrências no prontuário.

As anotações devem ser referentes a:
– Quantidade, cor e consistência das secreções
– Tosse
– Dispnéia
– Cianose
– Freqüência de aspirações
– Qualquer sinal de sangramento
– Reação da criança à aspiração
– Condições de permeabilidade das narinas

A ordem poderá ser a da aspiração oral e a seguir nasogástrica, em vez da orogástrica e nasofaríngea.

A aspiração traqueal deve ser evitada, considerando-se a dificuldade de introduzir a sonda sem traumatismo direto da laringe e cordas vocais, o que complicaria as condições ventilatórias da criança, pela possibilidade de ocorrência de: espasmos da laringe; bradicardia e arritmias por estimulação vagal; hipoxia, quando a aspiração exceder a 10 segundos em função da retirada maciça do ar dos pulmões.

No caso de obstrução da traquéia por secreção, o uso do laringoscópio facilita a aspiração traqueal e diminui seus riscos. Não esquecer do tempo máximo de cada aspiração e de manter espaçamento de dois a três minutos entre as mesmas para permitir reconstituição do volume de ar corrente no sistema respiratório.

Avaliação da vitalidade do recém-nascido

A avaliação da vitalidade do recém-nascido é feita comumente pela escala de Virginia Apgar, no primeiro e quinto minutos de vida. Aqueles que no 5º minuto de vida estiverem com baixas notas (deprimidos), receberão assistência específica (oxigenação, reanimação etc.).

Graus baixos de Apgar correlacionam-se com desempenho neurológico deficiente.

Quadro 12.1
Escala de Virginia Apgar para avaliação da vitalidade do recém-nascido

SINAIS	ESCORE		
	0	1	2
Freqüência das pulsações	Ausente	Menos de 100	Acima de 100
Esforço respiratório	Ausente	Superficial	Choro forte
Tônus muscular	Atonia ou hipotonia	Ligeira flexão das extremidades	Movimentos ativos
Irritabilidade reflexa	Ausente	Careta	Espirro, tosse
Cor da pele	Cianose/palidez	Cianose das extremidades	Rósea

Fonte: Pizzato & Da Poian, 1985.

Interpretação das respostas obtidas

- de sete a 10 – a criança está bem
- de quatro a seis – requer vigilância, talvez reanimação.
- abaixo de quatro – são necessárias providências imediatas para reanimação do recém-nascido.

Secagem e aquecimento

Completar a secagem. Manter o recém-nascido em berço aquecido, sempre em Trendelemburg ou decúbito lateral, para facilitar a eliminação das secreções. O aquecimento é de extrema importância, pois o recém-nascido possui labilidade térmica e o resfriamento pode implicar em perda excessiva de caloria e acidose metabólica.

Quando a temperatura estiver estável, ele pode ser colocado em berço comum.

Exame corporal

Realizar exame físico sumário, cujos objetivos principais são: estabelecer a existência de anormalidades congênitas; classificá-lo de acordo com a idade gestacional e peso; descobrir quaisquer outras anormalidades capazes de influenciar na evolução neonatal.

Identificação

O recém-nascido deverá receber pulseiras de plástico ou esparadrapo, na qual deve constar: o nome da mãe, sexo e o número do quarto ou registro. No prontuário da criança também deve constar as impressões digitais dos polegares maternos e as plantares, para maior segurança da instituição frente à possibilidade de troca entre recém-natos (uma pulseira em cada braço).

Nos casos de partos múltiplos deverá ser usada a indicação 1º, 2º, 3º etc., nas pulseiras, de acordo com a ordem de nascimento.

Observação

É de extrema importância o contato com a mãe, logo após a secção do cordão umbilical, pois sua natureza requer que ele receba amor antes que possa dá-lo. No momento, a mãe poderá falar com a criança, amamentá-la. Se necessário, estimulá-la para tal.

Ligadura do cordão umbilical

A criança deve permanecer em nível inferior ao da mãe até o cordão umbilical ser pinçado. Deve-se verificar se no cordão umbilical inexistem sinais de hemorragia (sangramento). Inspecionar os vasos umbilicais, certificando-se da existência de duas artérias e uma veia, pois poderá haver malformações e neste caso as providências deverão ser imediatas. O coto umbilical poderá ser amarrado com anel elástico, cadarço de algodão de 5mm ou fio de ligadura umbilical (estéreis).

Outro método utilizado é o uso do *Cord clamps*, que realizando o pinçamento direto permanece no coto e dispensa sutura.

O curativo do coto umbilical será realizado com solução antisséptica desidratante ou soro fisiológico, quando houver suspeita de incompatibilidade sangüínea. O uso de luva está indicado durante a execução do primeiro curativo umbilical, evitando sua contaminação e facilitando o exame minucioso das suas características.

A ligadura do coto umbilical com cadarço de algodão deve ser efetuada com nó duplo, não complicado e seguro, após secção do cordão a uns 5cm ou quatro dedos transversos da sua implantação cutânea.

Nos filhos de mãe Rh –, tendo em vista a possibilidade de ser feita exsangüinitransfusão, o coto do cordão deve ter 8 a 10cm de comprimento, para conservar a veia umbilical a ser cateterizada.

Cuidados mediatos (no berçário)

O recém-nascido, após o contato com a mãe, deve ser levado para o berçário, onde receberá aquecimento, em berço aquecido, nas primeiras horas de vida, para se evitar alterações metabólicas. A perda excessiva de calor leva a criança a um maior consumo de oxigênio, a maior uso de substratos como combustível, podendo causar alterações metabólicas. O calor excessivo também causa problemas através da perda excessiva de água e eletrólitos, que podem determinar desidratação hipernatrêmica, lesão cerebral e morte.

Após ter sido aquecido e seco, deve-se realizar a pesagem para que se faça avaliação e classificação do mesmo. A balança deve estar previamente regulada, o prato deve ser coberto com uma fralda ou toalha descartável, antes de se pesar a criança.

Após pesar, devem-se medir os perímetros cefálico, torácico e abdominal, assim como a altura. Estes dados devem ser anotados no prontuário do recém-nascido para posterior avaliação e classificação.

Instilar uma gota de nitrato de prata a 2% em cada olho, devido a possibilidade de desenvolver conjuntivite gonocócica, e também na vagina, quando menina, devido a pos-

sibilidade de desenvolver vulvovaginite gonocócica. Este processo é chamado *credeização*.

O excesso de nitrato de prata deverá ser retirado com algodão ou gaze estéril embebida em água destilada, para se evitar a irritação da pele, que é extremamente sensível.

Observação

O nitrato de prata devera ser diluído a cada quatro dias e mantido com proteção para luz.

Deve-se verificar a temperatura do bebê, sendo que esta poderá ser axilar ou retal. A primeira verificação deverá obrigatoriamente ser por via retal, para detecção de imperfuração anal.

Os fundamentos e métodos de verificação de temperatura serão descritos mais adiante.

A limpeza será realizada seis a oito horas após o nascimento, para evitar resfriamento e permitir a absorção do vérnix caseoso.

Deve-se anotar no relatório de enfermagem a hora de admissão no berçário, as condições clínicas na ocasião e todas as informações recebidas do pessoal da sala de parto referentes ao parto e ao recém-nascido.

Cuidados durante a permanência no berçário

Cuidados de higiene

A primeira higiene é realizada com o intuito de remover as sujidades e excesso de resíduos sangüíneos. O vérnix caseoso não deverá ser retirado, pois será absorvido pela pele.

Normalmente o banho de imersão não é utilizado nas instituições hospitalares. Seu uso não está contra-indicado, desde que se utilizem as precauções para evitar o risco de contaminação do coto umbilical (bacia e água estéreis, precauções com as mãos etc.).

A primeira higiene, em geral, é procedida conforme descrito a seguir:

a) *Material utilizado*
- Bolas de algodão.
- Fusos de algodão.
- Bacia estéril.
- Água morna (não necessita ser esterilizada).
- Toalha de banho.
- Sabonete.
- Roupas em ordem seqüencial de utilização (camiseta, fralda, calça, cueiro e manta).

b) *Procedimentos*
- Lavar bem as mãos.
- Verificar previamente temperatura e peso, já que a primeira higiene normalmente precede a alimentação do bebê e porque durante a higienização pode ocorrer perda de temperatura, momentânea, alterando o valor correto.
- Manter o RN envolto em campos para não resfriar.
- Limpar o rosto com bolas de algodão, realizando movimentos circulares, sem fazer pressão.

Iniciar pela parte externa do olho, de cima para baixo, mantendo a pálpebra fechada, reiniciando do canto interno para o externo do olho. Utilizar fusos de algodão embebidos em água morna para limpeza das narinas e ouvidos, realizando movimentos rotatórios.

O cotonete só será utilizado para limpeza da parte externa das orelhas.
- Dobrar a ponta da toalha de banho em triângulo para envolver o recém-nascido, exceto a cabeça. Segurá-lo por baixo do braço esquerdo com a mão apoiando a cabeça e os dedos polegar e indicador fechando os ouvidos (Da Poian, 1985).

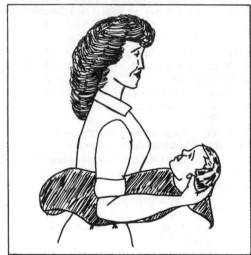

Fig. 12.1 – Posição para higiene do couro cabeludo em bebês.

- Lavar o couro cabeludo com água e sabonete e secá-lo com a ponta da toalha, que estava dobrada em triângulo.
- Limpar os MMSS e as partes anterior e posterior do tronco, com bolas de algodão embebidas em água morna, com movimentos circulares. A limpeza inicia-se da parte distal para a proximal. Manter o bebê sempre coberto pela toalha. Não esquecer da limpeza das dobras, como axilas, pescoço, regiões inguinais etc.
- Vestir a camiseta.
- Higienizar a parte inferior da mesma maneira que a superior. Os órgãos genitais merecem maior atenção, pois a limpeza deverá ser realizada no sentido anteroposterior, para se evitar contaminação dos genitais com o produto excretado pelos intestinos, que inicialmente são estéreis, mas por pouco tempo. Este cuidado deve ser redobrado em meninas.

Observação

A hora da limpeza deve ser aproveitada para observação da criança. Verificar tônus muscular, reflexos, cor da pele e alterações presentes etc.

As higienizações posteriores serão idênticas, porém deve-se utilizar algodão com óleo para limpeza, evitando ressecamento da pele.

Cuidados com o coto umbilical

- Realizar diariamente o curativo do coto umbilical com solução antisséptica desidratante.

As mãos devem ser previamente lavadas; evitar o toque direto no coto umbilical, utilizando uma gaze esterilizada para seu manejo, devido a suscetibilidade a infecções.
- Após a limpeza e a aplicação da solução envolver o coto com gaze; evitar o excesso de cobertura e o uso de faixas, para favorecer a desidratação do coto. Ele deve ser mantido para cima, para evitar que seja umedecido ou contaminado por fezes e urina.
- Observar cuidadosamente o coto. Verificar presença de sangramento, aspecto, cor da pele ao redor, sinais de infecção etc.

Prevenção da hemorragia neonatal

Dependendo da rotina da instituição ou em caso de prescrição médica, administrar vitamina K (Kanakion ou similar), no terço médio do músculo vastolateral, para se prevenir a doença hemorrágica neonatal devido a insuficiente produção de vitamina K. A dose é, em geral, de 0,5 a 1mg.

Posicionamento no leito

O recém-nascido deve ser mantido em decúbito lateral, para evitar aspiração de secreções da oro ou nasofaringe, ou mesmo vômito.

Acompanhamento

A observação deve ser constante nas primeiras horas de vida, já que grande número de problemas podem se manifestar nesta fase. Além da observação geral deve-se efetuar controle e avaliação dos S.V.

O primeiro exame físico de enfermagem, realizado nas primeiras horas de vida (± 10h), deve ser repetido sempre que necessário (ver Capítulo 10).

Estímulo à amamentação

A enfermagem deve estimular e auxiliar a mãe a amamentar seu filho. A fundamentação teórico-prática para desenvolver a assistência à nutriz está descrita no capítulo sobre aleitamento materno.

Orientação da família

A orientação à família deve abordar vários aspectos e portanto deve ser iniciada desde o primeiro contato com a mesma.

Estas orientações devem constar de: características do lactente; aleitamento materno; os cuidados de higiene, incluindo o do coto umbilical; imunização; prevenção de diarréia; procedimento frente a problemas comuns (regurgitação, cólicas etc.). A família deve ser orientada e estimulada a estabelecer relação afetiva com o bebê desde os seus primeiros minutos de vida, já que a *função de cuidado* favorece o desenvolvimento do amor para com a criança.

As instituições têm o dever de não só orientar e educar mas também de favorecer o estabelecimento destas relações afetivas, fundamentais para o desenvolvimento integral da criança. A mãe ausente da unidade de neonatologia ou que nesta permaneça pouco tempo não está aprendendo a conhecer seu filho e as formas de atendê-lo. Tampouco está tendo a oportunidade de estabelecer as relações afetivas que favorecem a intensificação do amor materno para com a crianca.

Avaliação e classificação do recém-nascido

É necessário que ele seja classificado, traçando parâmetros entre peso de nascimento e idade gestacional, para que seja realizada uma triagem dos mesmos, encaminhando para setores de baixo, médio e alto risco. As crianças de baixo peso (– 2.500g) ou de alto peso

(+ 4.250g), com o tempo de gestação normal ou não, são as mais predispostas a apresentar situações de risco.

As crianças são classificadas de acordo com o peso de nascimento, em:
- GIG = Grande para idade gestacional
- AIG = Adequado para idade gestacional
- PIG = Pequeno para idade gestacional.

   a) *Método de Capurro*

Utiliza-se o método de Capurro (*apud* Da Poian, 1986) como o ponto de referência para avaliação da idade gestacional do bebê.

Através dele avaliam-se os aspectos somáticos e neurológicos. Este exame deve ser realizado nas primeiras 24 a 48 horas de vida, pois a partir deste tempo podem ocorrer alterações anatomofisiológicas, obtendo-se resultados irreais.

Método de Capurro (somático)

– Textura da pele	0	5	10	15	20
– Forma da orelha	0	8	16	24	
– Glândula mamária	0	5	10	15	
– Pregas plantares	0	5	10	15	20
– Formação do mamilo	0	5	10	15	

K = 204 (constante)

K + soma dos pontos = idade gestacional em dias (com desvio-padrão de ± 9,2 dias).

Método de Capurro (somático-neurológico)

– Textura da pele	0	5	10	15	20
– Forma da orelha	0	8	16	24	
– Glândula mamária	0	5	10	15	
– Pregas plantares	0	5	10	15	20
– Sinal de xale	0	6	12	18	
– Posição da cabeça ao	0	4	8	12	

se levantar o recém-nascido

K = 200

K + soma dos pontos = idade gestacional, em dias (desvio-padrão de ± 8,4 dias).

A análise dos itens citados anteriormente é realizada da seguinte forma:

Textura da pele
- 0 = muita fina, gelatinosa;
- 5 = fina e lisa;
- 10 = algo mais grossa, discreta descamação superficial;
- 15 = grossa, rugas superficiais, descamação das mãos e pés;
- 20 = grossa, apergaminhada, com grutas profundas.

Forma de orelha
- 0 = chata, disforme, pavilhão não encurvado;
- 8 = pavilhão parcialmente encurvado na borda;
- 16 = pavilhão parcialmente encurvado em toda parte superior;
- 24 = pavilhão totalmente encurvado.

Glândula mamária
0 = não-palpável;
5 = palpável, menos de 5mm;
10 = entre 5 e 10mm;
15 = maior do que 10mm;

Pregas plantares
0 = Sem pregas;
5 = marcas mal definidas sobre a parte inferior da planta;
10 = marcas bem definidas sobre a metade anterior e sulcos no terço anterior;
15 = sulcos na metade anterior da planta;
20 = sulcos em mais da metade anterior da planta.

Formação do mamilo
0 = apenas visível;
5 = aréola pigmentada, diâmetro inferior a 7,5mm;
10 = aréola pigmentada, pontiaguda, diâmetro inferior a 7,5mm, borda não levantada;
15 = borda levantada, diâmetro superior a 7,5mm.

Sinal do xale
0 = o cotovelo alcança a linha axilar anterior do lado oposto;
6 = o cotovelo situa-se entre a linha axilar anterior do lado oposto e a linha média;
12 = o cotovelo situa-se ao nível da linha média;
18 = o cotovelo situa-se entre a linha média e a linha axilar anterior do mesmo lado.

Posição da cabeça ao levantar o recém-nascido
0 = cabeça totalmente deflexionada, ângulo cérvico torácico 270°;
4 = ângulo cérvico-torácico entre 180° e 270°.
8 = ângulo cérvico-torácico igual a 180°
12 = ângulo cérvico-torácico inferior a 180°

O método de Capurro somático permite a avaliação quando a manipulação do mesmo é dificultada por incubadora, hidratação venosa e outros.

Após a obtenção da somatória pode-se classificar o recém-nascido de acordo com a tabela de Battaglia e Lubchenco.

Quadro 12.2
Classificação dos recém-nascidos segundo o peso, idade gestacional e crescimento intra-uterino

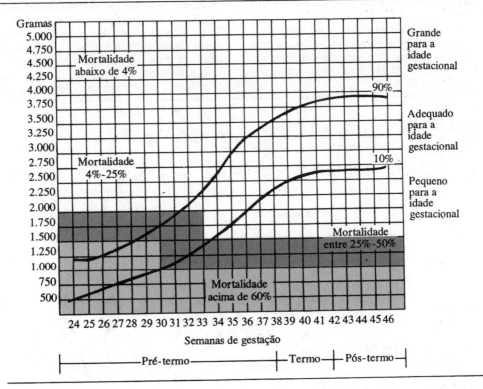

Fonte: Pizzato & Da Poian.

A tabela de Battaglia e Lubchenco para avaliação de peso e idade gestacional classifica o recém-nascido de acordo com o percentual obtido:
– grande para idade gestacional: acima de 90%
– adequado para idade gestacional: entre 90 e 10%
– pequeno para idade gestacional: abaixo de 10%

b) *Avaliação dos reflexos*

O exame neurológico, através dos reflexos, também tem seu valor, pois através deles percebemos a capacidade e/ou alterações neurológicas do mesmo.

A melhor hora para a realização destes testes é quando a criança estiver acordada e calma, e já familiarizada com o ambiente.

1) *Reflexo de sucção:* faz-se um estímulo colocando a mão do bebê na boca; o mesmo deverá sugá-la.

2) *Reflexo de procura ou dos quatro pontos cardeais:* faz-se estímulos nos quatro cantos da boca e ele procurará o local do estímulo.

3) *Reflexo de preensão palmar e plantar:* coloca-se um objeto cilíndrico para que ele segure com os dedos ou pelo menos flexione-os.

4) *Reflexo de marcha ou de deambulação:* eleva-se o bebê pelo tronco e faz-se com que roce os pés em uma superfície áspera; ele deverá elevar as pernas como se estivesse caminhando.

5) *Reflexo de Babinsky:* faz-se um estímulo na região lateral externa do pé, no sentido ascendente (calcanhar para os dedos); deverá responder com extensão dos podáctilos.

6) *Reflexos tonicocervicais:*

Reflexo tonicocervical simétrico: faz-se flexão da cabeça sobre o tórax, encostando o queixo no tórax; responderá fletindo os membros superiores e esticando os inferiores. Colocando-se a cabeça para trás, responderá fletindo os membros inferiores e esticando os superiores.

Reflexo tonicocervical assimétrico: rodando a cabeça para um dos lados, responderá esticando o braço do mesmo lado e flexionando o braço do lado oposto.

Estes reflexos mostram a coordenação motora do recém-nascido.

7) *Reflexo ciliar:* toca-se os cílios com a ponta de uma gaze estéril, ele tenderá a fechar os olhos com bastante firmeza.

8) *Reflexo de Moro ou do abraço:* deixa-se o recém-nascido em decúbito dorsal sobre um lençol, faz-se um movimento brusco, puxando o lençol; deverá responder como se estivesse abraçando. Quando não responder, geralmente, implica em problema neurológico.

Todos estes reflexos respondem às condições de maturidade dos centros nervosos, e devem ser anotados. Caso haja inexistência de algum deles deve-se procurar a causa ou mesmo repetir o exame e até usar outros exames neurológicos para confirmação do diagnóstico.

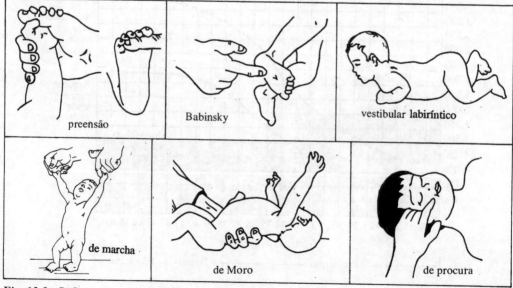

Fig. 12.2 – Reflexos do recém-nascido.

Recém-nascido pré-termo

Características gerais

Tudo deve ser feito para assegurar que uma criança nasça a termo, bem desenvolvida e saudável. Mas, apesar de todo cuidado, há crianças que nascem prematuramente.

Segundo Marcondes (1985), uma das definições mais completas de prematuridade é a de Lubchenco e cols. onde propõem um limite de 38 semanas de gestação, a partir do primeiro dia da última menstruação.

Sabe-se pouco sobre os fatores que desencadeiam partos prematuros. Acredita-se que haja relação com nutrição, raça, idade materna, gemelaridade e morbidade perinatal que acarreta.

O peso do nascido pré-termo varia entre 2.500 a 700-gramas, no mínimo. Geralmente, a perda fisiológica é maior do que a que ocorre com o nascido a termo e sua recuperação é tardia.

A pele é fina, transparente e avermelhada, devido a escassez do tecido adiposo e a superficialidade da rede capilar.

Apresenta lanugem protetora e pequena quantidade de vérnix caseosa.

A cabeça é maior que os segmentos do corpo; as fontanelas são pequenas e as suturas pouco salientes. A face é miúda e enrugada, os olhos são proeminentes e a língua protrusa. Os pavilhões auriculares são pequenos, moles e afastados da cabeça. O tórax é pouco desenvolvido, com pouca musculatura intercostal, ausência de tumefação mamária. O abdome é plano ou distendido e o coto umbilical espesso.

Ao nascer pode apresentar discreto edema de MMII, devido a retenção hídrica. Nos meninos, os testículos podem estar fora da bolsa escrotal e nas meninas o clitóris é de tamanho exagerado, sobressaindo-se entre os pequenos lábios edemaciados.

O prematuro possui uma labilidade térmica significativa, devido a escassez do tecido subcutâneo e a relação superfície corporal/ ambiente.

É extremamente suscetível ao desenvolvimento da Síndrome da Angústia Respiratória Aguda (SARA), causada pela deficiência de surfactante que leva à atelectasia progressiva dos alvéolos pulmonares, devido a imaturidade pulmonar.

O sistema imunológico do nascido pré-termo é extremamente imaturo, predispondo-o às infecções.

A hemorragia intracraniana ocorre facilmente em prematuros devido aos traumas do parto, as hipoxias graves e fatores iatrogênicos.

O prematuro apresenta hiperbilirrubinemia com mais facilidade que o nascido a termo, devido a deficiência enzimática ao nível hepático, onde há pequena produção de albumina para a combinação com a bilirrubina não-conjugada. A barreira hematencefálica do prematuro é mais permeável e tem escassez de tecido adiposo, facilitando a impregnação cerebral por bilirrubina não-conjugada.

O ducto arterioso é de vital importância na circulação fetal e este deve fechar-se após o nascimento através do aumento da pressão do oxigênio e da maturidade fetal. Portanto, o prematuro é altamente suscetível à manutenção deste ducto, causando aumento do fluxo sangüíneo pulmonar e diminuição do mesmo para o resto do organismo.

O prematuro apresenta algumas deficiências decorrentes da imaturidade, como reflexo de sucção e de deglutição débeis, incompleto fechamento do cárdia, favorecendo a regurgitação, menor capacidade gástrica, digestão e absorção insuficientes, causando inúmeras perturbações digestivas. Desde que as condições clínicas, peso e idade gestacional do prematuro permitam, deve-se iniciar a alimentação com seis horas de vida, 2 a 3ml/kg de água com glicose a 10 ou 20% e repetir a cada duas horas.

O leite deverá ser iniciado com 12 horas de vida nos mesmos volumes citados anteriormente.

No prematuro com peso inferior a 1.000 g, a alimentação parenteral é normalmente a escolhida. Entre 1.000 e 1.500g, indica-se a alimentação por sonda nasogástrica ou naso-jejunal. Crianças que reagem e tiverem peso de 1.500 a 2.000g, devem receber leite materno por mamadeira ou ainda por colher, para não inibir o desenvolvimento do reflexo de sucção ao seio. As com peso acima de 2.000g e/ou quando as condições clínicas permitirem devem ser levadas ao seio.

Assistência de enfermagem ao recém-nascido pré-termo

A assistência de enfermagem prestada ao recém-nascido pré-termo é semelhante à do nascido a termo (imediata e mediata), apenas com o acréscimo de alguns cuidados, que serão descritos a seguir, referentes às particularidades que o mesmo apresenta.

O pré-termo deve ser mantido em berço aquecido ou incubadora (ver Capítulo 14).

Observar sempre, pois poderá apresentar alterações que necessitam de atuação imediata do enfermeiro, como:

Apnéia: que se caracteriza pela cessação dos movimentos respiratórios por mais de 15 segundos, acompanhada por bradicardia, cianose, hipotonia muscular, seqüelas neurológicas ou morte. Pode ocorrer devido a imaturidade do sistema nervoso, queda ou aumento da temperatura corporal, hipocalcemia, hipo ou hipervolemia ou SARA.

Quando detectada, deve-se instalar oxigenoterapia imediatamente, com monitorização para se evitar doenças pulmonares crônicas, devido a toxicidade do oxigênio e a fibroplasia retrolental. Durante esta fase deve-se:

– elevar a cabeceira do leito, para facilitar a expansão torácica; supervisionar a posição do pescoço, mantendo-o em extensão para evitar obstrução respiratória;
– aspirar sempre que necessário para manter as vias aéreas permeáveis; e
– suspender a alimentação e instalar hidratação venosa ou NPP quando indicadas.

Vômito: pode ocorrer por alterações do trato gastrintestinal ou por ter-se excedido a capacidade gástrica do recém-nascido com alimentação ou deglutição de secreções. Os cuidados para esta ocasião são:

– observar e anotar no prontuário, se o vômito é em jato ou não; se ocorre após a alimentação; freqüência, quantidade, cor, odor etc.
– mantê-lo em decúbito lateral ou ventral, para facilitar a drenagem e aspirar sempre que necessário.
– suspender a alimentação e avaliar as condições do bebê em busca da causa do vômito.

Observar, anotar e averiguar a causa do surgimento de hemorragias, através do coto, vômito, fezes e urina, em função da dificuldade de coagulação sangüínea, acentuada no pré-termo.

Observar a primeira eliminação do mecônio e urina, se não eliminar na hora do parto. A não eliminação do mecônio nas primeiras 24 horas de vida pode significar malformações congênitas do trato gastrintestinal, assim como a anúria pode significar malformações do trato urinário.

Os cuidados com a higiene do nascido a termo conferem com os dos nascidos pré-termo, porém o tempo de exposição deve ser muito pequeno.

A alimentação do recém-nascido prétermo depende das condições que o mesmo apresenta, como já foi comentado anteriormente. Pode ser realizada através de:

– gavagem (descrita no Capítulo 26)
– mamadeira (ver Capítulo 23)
– seio materno (ver Capítulo 2)
– NPP principalmente para menores de 1.000g.

O nascido pré-termo apresenta a pele extremamente sensível e o sistema imunológico imaturo, por isso deve-se evitar o traumatismo da pele, limpando-a com algodão embebido em água.

Após as micções e evacuações, limpar os genitais, pois as irritações e ferimentos são portas de entrada para microrganismos.

O recém-nascido pré-termo enfrenta problemas com a absorção intestinal devido a deficiência das glândulas de Brunner e pela própria condição de imaturidade. Por isso, comumente apresenta diarréia, mas esta também pode ser causada por microrganismos patogênicos. De qualquer forma a diarréia implica em desidratação, que se constitui em um sério risco para a criança. Por isso devem ser tomadas as seguintes medidas:

– Observar a freqüência diária das evacuações e as características como: cor, odor, consistência e freqüência;
– Quando apresentar suspeita de enteroinfecção a criança deverá ser isolada, assim como tudo o que for utilizado nela (ver Capítulo 19).

O recém-nato pré-termo, devido a sua baixa resistência imunológica, facilmente adquire monilíase oral.

Orientar os pais sobre:

– Participação nos cuidados do seu filho. Encorajar a mãe a segurar o bebê ao colo ou mesmo acariciá-lo na incubadora, pois ele necessita de carinho e estímulo para que se desenvolva.
– A alta hospitalar da criança, quando estiver sugando o seio materno e apresentar condições clínicas que não a coloque em perigo longe da assistência médica e de enfermagem.
– O acompanhamento em Serviço de puericultura, a cada quinzena, nos três primeiros meses e mensalmente, a seguir, ou conforme a condição clínica da criança.
– A importância do aleitamento materno e estimulá-la a retirar o leite manualmente, ou através de bomba, para que seu filho o receba e a produção láctea não diminua.

- As anormalidades, se isto ocorrer, e sobre as alternativas de tratamento e encaminhamento, quando for o caso.
- Medidas de proteção contra infecção (afastamento de pessoas portadoras de infecção, lavagem rigorosa das mãos, cuidados com o bico etc.).

- Cuidados gerais, como banho de banheira, banho de sol, vestuário adequado, uso de chás ou outros líquidos, sono etc.

Durante o processo de orientação é fundamental verificar-se o conhecimento prévio dos pais e seus questionamentos. A orientação deve adequar-se às necessidades identificadas.

Referências Bibliográficas

1. AUGUSTO, M. & NODA, M. – Enfermeira Pediatra em Terapia Intensiva. São Paulo, Sarvier, 1978.
2. CARAKUSHANSKY, G. – Crânio, face e pescoço. In *Semiologia Básica do RN*. Rio de Janeiro, Interamericana, 1979.
3. CORRÊA, M.D. – Crescimento intra-uterino retardado. *Rev. Med. de Hoje, 2* (16): 358, junho, 1976.
4. CRUZ, Mº T. & SILVA, F.J.L. – Distúrbios metabólicos do recém-nascido. *Clínica Ped., 7* (5): 20-28, set/out, 1983.
5. HARPES, R. & YOON, J. – *Manual de Neonatologia*. Barcelona, Ed. Pediatrica, p. 31 a 189, 1976.
6. LIMA, A.J. e cols. – *Pediatria Essencial*. Rio de Janeiro, Atheneu, p. 55 a 250, 1976.
7. KLAUS, M. & FANAROFF, A. – *Alto Risco em Neonatologia*. 2ª ed., Rio de Janeiro, Interamericana, 1982.
8. MARLOW & DOROTHY – Enfermeira Pediá-

trica. 4ª ed., Rio de Janeiro, Interamericana, 1975.
9. MERIGUI, M.A.B. – Assistência de Enfermagem ao prematuro: alguns procedimentos básicos. *Rev. Esc. Enf. USP., 19* (3): 231-237, 1985.
10. MONETTI, U. e. cols. – *Berçário de Recém-Nascidos*. Divisão de Saúde materna e da criança. Publ. nº 27, série D, 1976.
11. PIZZATO, M.G. & DA POIAN, V.R.L. – *Enfermagem Neonatológica*. 2ª ed., Porto Alegre, D.C. Luzzatto Editores Ltda., 1985.
12. RESENDE, J. DE & BELFORT, P. – Crescimento Intra-Uterino Retardado. *Rev. Medicina de Hoje, 4* (44), out., 1978.
13. SILVESTRE, Mº DE F. e cols. – Epidemiologia da Prematuridade na Maternidade Carmela Dutra. *Arq. Cat. de Med., II* (4): 167-77, 1982.
14. WAECHTER, E. & BLAKE, F. – *Enfermagem Pediátrica*. 9ª ed., Rio de Janeiro, Interamericana, p. 130-138, 1979.

13
Fototerapia

Elza Maria Pires
Diva de Mello

A fototerapia vem sendo usada desde 1958, quando Cremer e cols. observaram que neonatos expostos à luz solar ou a lâmpadas fluorescentes apresentavam diminuição da icterícia e rápidas quedas da concentração de bilirrubina sérica. Daí propuseram o uso da irradiação luminosa, com intuito de evitar a impregnação cerebral pela bilirrubina (*Kernicterus*).

A fototerapia, apesar de ser um procedimento pediátrico bastante difundido e aceito, não é perfeitamente conhecida com relação ao mecanismo exato da fotodegradação, os produtos dessa fotodegradação, seus efeitos tóxicos, todos os efeitos sistêmicos a curto e longo prazos e os efeitos sobre sistemas orgânicos específicos produzidos pela luz radiante em recém-nascidos. Seu uso deve ser acompanhado de completa avaliação laboratorial, destinada a evidenciar a causa da hiperbilirrubinemia (Hughes & Buescher, 1983).

"A icterícia é o problema clínico mais freqüente no período neonatal. A idade do aparecimento, o grau de icterícia e a condição do lactente são importantes na determinação da causa e significado da icterícia.

O grau de icterícia a se desenvolver dependerá da taxa de rompimento das hemácias (carga de bilirrubina), taxa de conjugação, de excreção e da quantidade de bilirrubina absorvida no intestino.

O anel porfirínico, resultante do rompimento das hemácias, é reduzido à bilirrubina (não-conjugada ou indireta), nas células reticuloendoteliais, e então é transportado para o fígado ligado à albumina. No fígado, a bilirrubina é conjugada, principalmente, em bilirrubina diglucurônica (conjugada ou direta) e excretada no intestino, através dos ductos biliares.

No intestino, ela normalmente deverá ser convertida em urobilinogênio, pela ação das bactérias. Entretanto, uma vez que o intestino do recém-nato é estéril, a bilirrubina conjugada excretada na bile pode ser reidrolisada em bilirrubina e, então, reabsorvida, caso o conteúdo intestinal não seja evacuado" (Kempe e cols., 1986).

"A hiperbilirrubina fisiológica é definida como uma hiperbilirrubinemia não-conjugada (bilirrubina sérica total 12mg/100ml, fração direta menor que 15% do total) que se manifesta em recém-natos a termo no terceiro dia ou logo após e desaparece antes dos 10 dias. É provocada por aumento da carga de bilirrubina e de uma deficiente conjugação e· excreção hepática da bilirrubina. Os mesmos fatores podem levá-la a níveis muito mais elevados nos prematuros. O termo icterícia fisiológica não implica que a bilirrubina seja atóxica.

A icterícia não-fisiológica é devida a uma anormalidade da produção do metabolismo ou da excreção da bilirrubina. É manifestada por icterícia clínica (bilirrubina maior que 7) nas primeiras 36 horas de vida, uma bilirrubina total acima de 12 em um neonato a termo e acima de 15 em prematuro, e por uma bilirrubina direta acima de 1,5 – 2,0 ou por uma icterícia clínica após os 10 dias em neonato a termo ou após duas semanas em um prematuro" (Graef & Cone, 1986).

A icterícia no recém-nato decorre da: a) *taxa de hemólise aumentada* (incompatibilidade ABO, incompatibilidade Rh, hemácias com formas anormais, hemácias com enzimas anormais); b) *taxa de conjugação diminuída* (imaturidade da conjugação de bilirrubina; erros inatos do metabolismo, icterícia do leite materno); c) *anormalidades de excreção ou de reabsorção* (hepatites, anormalidades metabólicas, atresia biliar, cisto do colédoco, sepse, obstrução estrutural ou funcional do aparelho gastrintestinal); d) *anormalidades da barreira hematencefálica* (infusões de soluções hipertônicas, acidose prolongada, hipoxemia, hipotermia).

O tratamento da hiperbilirrubina se faz através da exsangüinitransfusão e da fototerapia apresentada neste capítulo.

"Os lactentes com icterícia deverão ser submetidos à dosagem periódica dos níveis séricos de bilirrubina indireta, devido aos riscos especiais de perda auditiva sensorioneural e de icterícia nuclear ou *Kernicterus* (alterações patológicas do sistema nervoso central) manifestada por letargia, *deficit* alimentar, reflexo de Moro debilitado ou incompleto, choro fraco e agudo, opistótono. A apnéia, parada respiratória e as convulsões caracterizam o episódio terminal.

Os lactentes sobreviventes apresentam deficiência motora intensa, incluindo-se hipotonia, espasticidade e atetose" (Kempe e cols., 1986).

"O índice de bilirrubina que representa o risco de lesão celebral depende de fatores como prematuridade, presença de acidose, hipoxia, hipoalbuminemia, elevação de ácidos graxos livres, em conseqüência do jejum, infusão de lipídios, sepse acompanhada de lipólise aumentada, hipoglicemia etc.

Encontrou-se *Kernicterus* na autópsia de prematuros cujos níveis de bilirrubina nunca excederam a 10mg/100ml. Até quanto se conhece atualmente não existe qualquer nível absoluto abaixo do qual não haja risco de encefalopatia bilirrubínica. Isto decorre porque os fatores anteriormente citados podem deter-

minar impregnação das células glanglionares da base do cérebro por bilirrubina em função da alteração da barreira hematencefálica" (Kempe e cols.; Graef & Cone, 1986).

O início da icterícia clínica ocorre quando os índices de bilirrubina são inferiores a 5 ou 7mg/100ml.

Indicações da fototerapia

A fototerapia aumenta, na pele, a degradação da bilirrubina não-conjugada em produtos incolores que aparentemente não são tóxicos, por fotoxidação e hidrossolubilização, promovendo sua excreção por via renal.

A fototerapia não substitui a exsangüinitransfusão, embora seja usada como terapia complementar.

A fototerapia está indicada em casos de:
– hiperbilirrubinemia não-conjugada (indireta) significativa
– em prematuros pequenos
– em prematuros equimosados
   na doença hemolítica adjunta à exsangüinitransfusão
– hemólise com hematócrito menor que 45%
– acidose metabólica
– insuficiência respiratória com hipoxemia
– anóxia neonatal
– hipoalbuminemia
– hipoglicemia
– hipotermia
– jejum prolongado

Observações: A fototerapia está contra-indicada para pacientes com níveis elevados de bilirrubina conjugada (direta).

A icterícia da pele não é um indicador confiável dos níveis séricos de bilirrubina.

O quadro abaixo apresenta as indicações para entrada e saída da fototerapia, segundo peso e nível de bilirrubina indireta.

Quadro 13.1
Indicação para entrada e saída da fototerapia, segundo peso e nível da bilirrubina indireta

Peso (gramas)	1.500	1.500 a 1.999	2.000 a 2.499	2.500
Entrada	6	8	10	12
Saída	4	6	8	10

Fonte: Nelson, 1979.

Efeitos colaterais

Aumento da perda hídrica pela pele, chegando a aproximadamente 1 a 1,5ml/kg/hora de exposição à fototerapia.

Erupção cutânea, devido a fotossensibilização da pele aos raios de luz, resultantes da liberação de histamina, manifestando-se como exantema maculopapular.

Aumento do número de evacuações, com fezes amolecidas e esverdeadas, devido a presença de produtos da fotodegradação da bilirrubina excretados na bile.

A urina pode aparecer mais escura, pois os produtos da degradação da bilirrubina são hidrossolúveis e podem ser filtrados pelos glomérulos renais.

Hipertermia, devido a energia térmica irradiada.

Irritabilidade.

Bronzeamento, ocorre devido ao estímulo da síntese de melanina, através da absorção dos raios ultravioleta.

Complicações

Síndrome de bebê-bronze: ocorre em crianças que apresentaram dosagem de bilirrubina direta maior que 2mg/100ml. Caracteriza-se pela cor marrom-acinzentada da pele, plasma e urina, devido a formação de um pigmento desconhecido. Neste caso a icterícia é de causa obstrutiva e a fototerapia não reverte o quadro.

Queimadura: devido a excessiva exposição da pele às ondas curtas da lâmpada fluorescente.

Desidratação: devida a falta de reposição hídrica.

Degeneração da retina: por sua exposição à luz.

Reconhecimento tardio de sintomas de doenças graves, tais como cianose, irritabilidade etc.

Hiperpirexia iatrogênica.

Cuidados de enfermagem no emprego da fototerapia

Relacionado com a aparelhagem

O equipamento utilizado para fototerapia normalmente inclui:
- a fonte luminosa
- cobertura ou protetor de plessividro (*plexiglass*)
- toalhas não esterilizadas
- protetores oculares
- fralda para proteger as gônadas.
- A luz azul com comprimento de onda de 425 a 475mm é a mais efetiva na fotodegradação da bilirrubina, embora possua inconvenientes como:
  - dificulta a avaliação da criança, máscara e cianose
  - torna-se inefetiva após 200 a 400 horas de uso.
- Pode-se utilizar a luz solar natural do início da manhã e final da tarde.

Todas as luzes usadas devem possuir filtros para absorção dos raios ultravioleta. Em geral estes filtros fazem parte das unidades de fototerapia. O uso de uma placa de acrílico entre a fonte de luz e a criança substitui os filtros acima citados e impede ferimento da criança em caso de explosões das luzes.

- O aparelho deve ser supervisionado, tanto quanto a segurança mecânica, como elétrica, como térmica.
- verificar condições de adequação do fio conector, tomada, fio terra, amperagem;
- manter a lâmpada a uma distância de 45 a 50cm da superfície a ser irradiada;
- manter a temperatura do berço em torno de 30º C. Se necessário, utilizar capa envolvente do aparelho e berço para diminuir a perda de calor;
- anotar o tempo de uso da lâmpada e substituí-la após 200 horas de uso.

Relacionadas à criança

- Retirar toda a roupa da criança, exceto a fralda que protege as gônadas, já que não há provas de que a luz não afete o crescimento gonadal, para que a exposição seja uniforme.
- Posicionar a criança a aproximadamente 45 a 50cm da fonte luminosa.
- Proteger os olhos do recém-nascido com máscara de cor negra, faixa crepe ou gaze. Observar a obstrução nasal causada pelo protetor de olhos.
- Mudar de decúbito a cada duas horas, alternando: decúbito ventral, dorsal, lateral direito e esquerdo.
- Observar o estado de hidratação da criança (turgor de pele, prega abdominal frouxa, pele seca).
- Hidratar a cada 30min ou a cada hora.
- Verificar a temperatura a cada duas horas.

- Colher as amostras de sangue conforme indicação médica. Desligar as lâmpadas enquanto se faz a coleta de sangue e proteger com papel escuro o frasco que recebe a amostra colhida para evitar falsos resultados.
- Realizar balanço hídrico rigoroso (6/6h).
- Controlar o peso diariamente ou duas vezes ao dia, se a criança for pré-termo ou de baixo peso.
- Observar a coloração das escleróticas.
- Observar as condições da pele; coloração, presença de erupções e queimaduras.
- Observar as características das fezes: cor, consistência, freqüência, volume.
- Observar as características da urina, em geral escuras, devido aos produtos da fotodegradação.
- Interromper a fototerapia durante procedimentos como banho, técnicas de enfermagem e visita da mãe. Sempre que a mãe for ver a criança retirar a proteção dos olhos para permitir a interação natural e a movimentação ocular. *Porém, não afastar a criança da fototerapia por mais de 30 minutos,* respeitando a continuidade do tratamento.
- Não usar óleo na higiene da criança, por favorecer queimaduras.

- Estimular o aleitamento materno quando não houver indicação da interrupção do aleitamento (bilirrubina sérica de 18 a 20 mg/100ml).
- Aplicar a fototerapia conforme os períodos e intervalos indicados, já que em geral não é aplicada continuamente (12 horas ligada, 12 horas desligada etc.). A duração da fototerapia é determinada pela resposta da bilirrubina.
- Observar atentamente o estado geral da criança, já que a irritabilidade pode ocorrer em função da fototerapia ou como sinal de doença neonatal. Outros sintomas podem surgir em função de complicações como desidratação, acidose etc. Comunicar imediatamente aumento da letargia, alterações na sucção ou na qualidade do vômito.
- Controlar fluidoterapia caso a criança esteja recebendo líquidos por via endovenosa. Não permitir que a criança receba menos fluido do que o indicado.
- Estimular a alimentação, já que é uma das formas de prevenção da hiperbilirrubinemia.
- Orientar os pais sobre a indicação da fototerapia e procedimentos efetuados. Ouvi-los e orientá-los em caso de dúvida.

Referências Bibliográficas

1. BRUNNER, L.S. & SUDDARTH, D.S. – Fototerapia na icterícia do recém-nato. In *Prática de Enfermagem*. 2ª ed., Rio de Janeiro, Interamericana, v. 2, 1980.
2. GRAEF, J.W. & CONE, T.E. – Fototerapia. In *Manual de terapêutica pediátrica*. 3ª ed., Rio de Janeiro, Medsi, 1986.
3. HUGHES, W.T. & BUESCHER, E.S. – Fototerapia. In *Procedimentos Técnicos em Pediatria*. 2ª ed., Rio de Janeiro, Interamericana, 1983.

4. KLAUS, M. & FANAROFF, F. – *Alto risco em Neonatologia*. 2ªed., Rio de Janeiro, Interamericana, 1982.
5. KEMPE, C.H. e cols. – Fototerapia. In *Pediatria: Diagnóstico e Tratamento*. 8ª ed., Rio de Janeiro, Guanabara Koogan, 1986.
6. NELSON, W.E. – *Text book of Pediatrics*. 11ª ed., Philadelfia, London-Toronto, W.B. Saunders Company, 1979.

14

Uso de Incubadoras e Berços Aquecidos

Eleonora C. Luz Stocco
Rosana Beatriz Reis Gandin

Alguns recém-nascidos prematuros, com crescimento retardado, e lactentes pequenos regulam inadequadamente sua temperatura.

Determinados fatores podem intervir nesta regulação, como a falta de mecanismos de produção de suor, de vasoconstrição e exercício muscular dinâmico para equilibrar a temperatura.

O esfriamento da criança põe o organismo em intenso esforço energético para elevar a temperatura. O gasto de glicogênio hepático e seu esgotamento leva à queima dos tecidos gordurosos. Este conjunto de fatores agrava a situação metabólica e nutricional da criança, muitas vezes incapaz de se alimentar de forma satisfatória.

A manutenção da temperatura, principalmente destas crianças, fez com que a ciência e a tecnologia moderna desenvolvessem equipamentos apropriados para atingir este fim.

Assim, atualmente existem vários tipos de incubadoras, que podem oferecer além de ambiente termocontrolado, umidade e oxigênio necessários para cada criança em particular.

Entretanto a enfermagem se depara com alguns problemas no uso diário das incubadoras e berços aquecidos. O controle de seu funcionamento e a manutenção da temperatura ideal devem ser rigorosos para evitar complicações e acidentes.

Os tópicos abordados neste trabalho procuram oferecer subsídios aos enfermeiros pediatras no manejo destes equipamentos.

As *vantagens* do uso de incubadoras para recém-nascidos são muitas, entre elas podemos citar:
- maior facilidade de observação a distância;
- proporcionar um ambiente térmico neutro;
- atuar como barreira na prevenção de infecções; e
- prevenir perdas hídricas excessivas por evaporação.

Como *desvantagens* podem ser citadas:

a) A manutenção de uma temperatura dita neutra (entre 29,5°C a 35°C) é *bastante difícil*, uma vez que pode ocorrer perda do calor da criança, por radiação para as paredes de acrílico da incubadora, quando a temperatura do recinto estiver fria (entre 23,8 a 15,6°C).

Pode ocorrer ainda aumento da temperatura da criança, quando as incubadoras estiverem expostas ao calor ambiental (ex: insolação).

Os efeitos da flutuação da temperatura ambiental (do berçário) sobre a temperatura da criança são minimizados quando esta estiver vestida na incubadora.

Quando se dispõe de equipamento para o controle automático ou servocontrole, o aumento ou diminuição de produção de calor do aparelho de aquecimento é feito a partir da temperatura verificada no abdome da criança por um sensor de temperatura cutânea. Os aparelhos de servocontrole necessitam de supervisão, já que em caso de hipertermia a temperatura da incubadora cai, porém a hipertermia fica mantida.

Quando a criança é submetida a um resfriamento (ex.: por perda de calor transferido para a incubadora, banho etc.), tenta manter a temperatura corporal através do aumento do consumo de calorias e oxigênio, a fim de produzir um calor adicional e se manter aquecida. O aumento do consumo de calorias e O_2 favorece a hipoxemia e acidose metabólica por aumento da produção ácida e aumento da Pa-CO_2.

Por outro lado, o aquecimento acima de 37,2°C aumenta em 6% o consumo de O_2 e aumenta a taxa metabólica, repetindo os efeitos metabólicos nocivos causados pelo resfriamento.

b) As incubadoras são freqüentemente contaminadas, principalmente por germes Gram-negativos (principalmente a pseudomonas) que crescem em elevada umidade, predispondo as crianças a infecções por estes microrganismos. Em função deste risco, a umidificação pela adição da água complementar é dispensada quando á criança recebe O_2 umidificado, ou não há necessidade de manter-se o ambiente com elevada umidade.

c) São de difícil limpeza e desinfecção.

d) Certos procedimentos são difíceis de serem executados em uma incubadora fechada.

MANEJO DE INCUBADORAS

Características físicas e funcionais de uma incubadora

Em geral as incubadoras possuem os seguintes dispositivos:
– Cúpula de acrílico com orifícios de acesso à cabeça do paciente e à região inferior do corpo; os orifícios de acesso são protegidos por escotilhas (portinholas) ou punhos elásticos para limitar a perda de calor, oxigênio e oferecer isolamento ambiental.
– Termômetros para indicar a temperatura interna.
– Sistema de circulação de ar vindo de fora ou do ambiente próximo, purificado através de um filtro bacteriano. Um ventilador elétrico normalmente complementa o sistema de circulação do ar, tornando a pressão dentro da incubadora superior à da sala.
– Sistema de aquecimento, sendo ideal a manutenção de temperaturas dentro da incubadora entre 29,0°C a 35,0°C (ambiente termoneutro), que reduzem ao mínimo a produção de calor endógeno, o consumo de O_2 e as necessidades nutricionais extras. Neste ambiente, a temperatura da pele da criança é mantida entre 36 a 37°C.
– Entradas de oxigênio e analisador de oxigênio.
– Reservatório interno para água a fim de prover umidade dentro da incubadora com sistema de drenagem externa. A umidificação do ambiente da incubadora, pela adição

de água complementar, não é mais rotina, porque o ar inspirado enriquecido com oxigênio geralmente já é aquecido e umidificado (Kempe e cols., 1986).
– Câmara de gelo para propiciar a redução da temperatura.
– Colchão com sistemas de fixação em diferentes posições.
– Balança.
– Painéis com monitores que indicam a atividade do mecanismo de aquecimento, oxigenação, umidificação etc. O controle pode ser automático ou manual.

Porém, os requisitos mínimos de uma incubadora são:
– Ventilação adequada com ar livre de bactérias e a uma temperatura estável.
– Recursos para administração de uma porcentagem controlada de oxigênio.
– Possibilidade de fornecimento de diversos graus de umidade.
– Facilidade de acesso à criança para todos os cuidados de enfermagem.

Cuidados relativos ao uso do oxigênio

Sempre que houver necessidade do uso de oxigênio na incubadora, sua concentração deverá ser prescrita pelo médico, pois sabemos que concentrações de O_2 superiores a 40% podem levar a retinopatias em prematuros. Por isso, quando do uso de altas concentrações de oxigênio deve-se proceder a leitura em analisador a cada duas horas e fazer coletas de sangue arterial para controle de PO_2 sangüíneo sempre que solicitado pelo médico. A tensão de oxigênio no sangue arterial não pode passar de 100mmHg e deve manter-se entre 60 e 80mmHg (vide inaloterapia, mais adiante).

Todo recém-nascido submetido à oxigenioterapia em incubadora requer, no final do tratamento, acompanhamento periódico por um oftalmologista.

Cuidados relativos ao manejo geral da incubadora

– Identificar as portinholas de um lado para os procedimentos limpos como: punção venosa, verificação de sinais vitais, administração de alimentação e medicamentos, sondagens etc.
– Identificar as portinholas de outro lado para procedimentos contaminados como: troca de roupas, higiene do paciente, coleta de fezes e urina etc.

- Ao se manusear o paciente na incubadora proceder à lavagem das mãos e preferentemente utilizar luva estéril. O avental, máscaras e luvas são usados quando a criança é assistida fora da incubadora.
- Nunca permitir que a luz solar incida sobre a incubadora, pois pode ocorrer superaquecimento.
- Quando a criança estiver vestida e possuir acima de 2kg a temperatura pode ser regulada em 25°C. Para crianças despidas e com pesos inferiores a 2kg manter a temperatura entre 29,4°C a 35,0°C.

Estes valores variarão caso se utilizem os dispositivos para o servocontrole. As temperaturas acima indicadas também evitam a condensação na parte interior das paredes da incubadora, além de evitar a perda de calor por radiação.

- Se utilizado o ar ambiente do berçário deve-se trocar o filtro de entrada de ar conforme orientação do fabricante e em caso de comprovação de infecção.
- Manter as portinholas abertas o menor tempo possível para evitar perda de calor e oxigênio.

Cuidados relativos à limpeza e manutenção das incubadoras

Limpeza concorrente

Tem por finalidade evitar a proliferação de microrganismos, proporcionar conforto e segurança ao recém-nascido. Deverá ser feita diariamente, enquanto a incubadora estiver em uso, conforme descrição abaixo. Quando não houver possibilidade de remover a criança da incubadora efetuar a limpeza da seguinte forma:

1 – Colocar o recém-nascido na parte distal do colchão e remover parte do lençol em uso. Limpar o colchão com água e sabão de coco.

2 – Colocar o lençol limpo e trazer o bebê para a área preparada.

3 – Remover o lençol usado, colocando-no no *hamper*.

4 – Limpar a parte distal do colchão e completar a arrumação do lençol.

5 – Proceder a limpeza da parte interna da cúpula com água e sabão, e em seguida, da mesma forma, proceder a limpeza da parte externa.

6 – Trocar a água do reservatório, utilizando uma solução de água destilada com ácido acético na proporção de 1:1.000.

7 – Observar a temperatura da incubadora, que deve ser ajustada em torno de 29,4 a 35°C, conforme necessário.

Caso as condições clínicas da criança possibilitarem sua remoção da incubadora é desejável dispor-se de dois elementos da equipe de enfermagem. Assim, enquanto um atende à criança o outro procede à limpeza da incubadora, diminuindo o tempo em que a criança permanece fora das condições ambientais preconizadas. A criança pode ser colocada em berço aquecido durante a limpeza da incubadora.

Limpeza terminal

Deverá ser feita a cada sete dias, ou a cada 72 horas, quando em uso por crianças portadoras de infecção, quando se comprovar contaminação do sistema e quando a criança receber alta.

A limpeza deverá ser efetuada conforme descrição abaixo:
- Desligar a incubadora durante a limpeza para evitar choque elétrico.
- Desmontar as partes removíveis; lavá-las com água e sabão de coco e colocá-las na solução desinfetante em uso ou enviá-las à esterilização em autoclave ou a óxido de etileno, conforme indicação (diafragmas, guarnições de borracha, tubos de borracha).
- Iniciar a limpeza pela cúpula de acrílico (interior e exterior) com água, sabão de coco.
- Lavar colchão, diafragmas, reservatório de água.
- Lavar com água e sabão a parte interna e externa da parte inferior da incubadora.
- Aplicar a solução desinfetante em uso, em todos os locais previamente lavados com água e sabão durante 30 minutos, no depósito de água.
- Retirar o filtro se indicado e recolocar um adequado.
- Ligar após a limpeza, sem água no reservatório, para testar o funcionamento e secagem do equipamento.
- Deixar arejar por 12 a 24h; montar no período o equipamento que foi esterilizado por calor úmido ou a óxido de etileno. Só recolocar água no reservatório se for indicada umidificação complementar.
- Fazer as anotações completas sobre o procedimento.

Observações

– As soluções desinfetantes utilizadas devem seguir requisitos, tais como: não opacificar o material, serem atóxicas e não inflamáveis.
– Não utilizar álcool, éter ou benzina para a limpeza, pois podem tornar-se inflamáveis na presença de oxigênio.
– Trocar o filtro de oxigênio a cada três meses, para evitar a saturação de O_2 e o risco de infecção no recém-nato.

Cuidados relativos ao manuseio do recém-nascido em incubadora

– Verificar e registrar a temperatura corporal, preferentemente de hora em hora, até que a mesma se estabilize.

Após, recomenda-se a verificação conforme a situação clínica da criança ou rotinas. Quanto menor o manuseio do recém-nascido, menor o risco de infecção.

– Mantê-lo com o tórax descoberto para se poder detectar qualquer sinal de dificuldade respiratória. Quando a observação contínua não for mais necessária usar roupas leves para reduzir o efeito das flutuações da temperatura.
– As crianças em boas condições clínicas podem ser pesadas diariamente, fora da incubadora. Deve-se desinfetar previamente o prato da balança e protegê-lo com toalha de papel. Caso a temperatura da sala seja baixa (menor que 23°C) pesar a criança vestida e depois descontar o peso da roupa do valor encontrado.
– Quando alimentado por mamadeira dentro da incubadora o bebê deve ser colocado em *semifowler* com ajuda de uma das mãos do operador sob o pescoço. Após a ingestão da dieta por mamadeira ou gavagem (método de gota a gota) o recém-nato deve ser posicionado em *semifowler* e decúbito lateral direito.
– Quando a criança possuir menos de 2kg ou estiver em más condições clínicas, a limpeza e manuseio devem ser reduzidos ao mínimo e sempre dentro da incubadora, pelo risco de perda da temperatura corporal (por evaporação), regurgitação, aspiração e irritação mecânica da pele.

A higiene dentro da incubadora deve ser feita utilizando-se luvas de banho ou fraldas e água morna. O uso de *óleo mineral só é possí-*

vel se a criança *não estiver em oxigenoterapia,* pelo risco de combustão. Quando possível, após a higiene, transferir a criança para uma incubadora limpa, fazendo areação e aquecimento prévios.

As crianças em boas condições clínicas e com mais de 2kg podem ser banhadas fora da incubadora.

A higiene corporal fora da incubadora, procedida quando a criança possuir peso adequado (acima de 2kg) e bom estado geral, é feita utilizando-se a bacia estéril e água morna. Igualmente, se possível, transferir a criança para uma incubadora limpa, previamente arejada e aquecida.

– Quando a criança receber alta da incubadora o desmame deve ser gradual para evitar resfriamento causado pela troca do ambiente termocontrolado da incubadora para o meio ambiente. O desmame pode ser feito em seqüências diferentes: a) vestir a criança, abrir as portinholas da incubadora e desligar por 24 horas o sistema de aquecimento. A temperatura deve ser controlada de duas em duas horas nas primeiras seis horas e a seguir de quatro em quatro horas em condições normais; b) vestir a criança, colocá-la alguns dias em berço aquecido e em caso de estabilização da temperatura, colocar em berço comum, fazendo o acompanhamento.

Berços aquecidos

Quando não se dispuser de incubadora, é possível manter lactentes pequenos, recém-nascidos, mesmo os prematuros, em berços aquecidos.

Os berços devem ser de metal ou plástico, que permitam uma boa limpeza; devem ter boa profundidade para evitar correntes de ar e serem de um tamanho tal que permitam o fácil manuseio da criança.

Devem permitir também a inclinação em Trendelemburg ou Fowler.

Recomenda-se o uso do berço aquecido com um monitor de temperatura, cujo sensor deve ser fixado na região xifóide da criança, pois tem sido demonstrado um paralelismo entre a temperatura nesta região e a retal. Com o uso do monitor, pode-se controlar a temperatura corpórea, evitando-se o resfriamento ou o superaquecimento.

Quando em uso, deve-se proceder à limpeza concorrente diária e a terminal, similar à de uma incubadora.

Referências Bibliográficas

1. GROSSE, V.M. – *O Recém-Nascido Prematuro.* 8ª ed., São Paulo, Manole, 1980.
2. LEIFER, G. – Cuidados de um recém-nascido em incubadora. In *Enfermaria Pediátrica*. México, Interamericana, 1974.
3. KEMPE, C.H. e cols. – O Recém-Nato. In *Pediatria: Diagnóstico e Tratamento*. 8ª ed., Rio de Janeiro, Guanabara Koogan, 1986.
4. KLAUS, M.H. & FANAROFF, A.A. – O meio ambiente. In *Alto Risco em Neonatologia*. 2ª ed., Rio de Janeiro, Interamericana, 1982.
5. PHILIP, V.M. – O Recém-Nascido Prematuro. Rio de Janeiro, Guanabara Koogan, 1979.
6. PIZZATO, M.G. & DA POIAN, V.R.L. – *Enfermagem Neonatológica*. 2ª ed., Porto Alegre, Luzzatto Editores Ltda., 1985.
7. SEGRE, C.A. de M. & ARMELLINI, P.A. – *Recém-Nascido*. São Paulo, Sarvier, p. 643, 1981.
8. WONG, A. – *Terapia Intensiva em Pediatria*. São Paulo, Sarvier, p. 33 e 46, 1982.

15

Assistência à Criança Hospitalizada: Tipos de Abordagem e suas Implicações para a Enfermagem

Ingrid Elsen
Zuleica Maria Patrício

As bases da assistência à criança hospitalizada têm se modificado nas últimas décadas em decorrência dos resultados de pesquisas nas áreas das ciências médicas, humanas e sociais. A partir dessas contribuições desenvolveram-se diferentes perspectivas de como assistir a criança no processo saúde-doença e que vêm orientando a prática pediátrica. Essas perspectivas influenciam a visão dos profissionais sobre o ser criança, o papel da família e da comunidade, tipos de problemas a serem identificados, objetivos, a abrangência da assistência, a composição e inter-relacionamento da equipe de saúde.

A seleção de uma determinada abordagem por uma instituição decorre dos valores e crenças pessoais e profissionais dos elementos que compõem a equipe de saúde e administrativa, da teoria explicativa sobre saúde e doença adotada no sistema de saúde vigente e dos recursos disponíveis.

Todo o hospital dispõe de uma abordagem de assistência à criança hospitalizada que mesmo não estando explicitada em seus regimentos e manuais pode ser facilmente identificada na rotina diária da unidade.

TIPOS DE ABORDAGEM

A partir de estudos e sua vivência profissional as autoras identificaram três tipos diferentes de abordagem:
1) Centrada na patologia da criança
2) Centrada na criança
3) Centrada na criança e sua família.

Entretanto não se pretende afirmar que são estas as únicas existentes e que sempre são encontradas na sua forma pura, admitindo-se que a conjugação dessas perspectivas talvez seja o mais comum.

Para satisfazer o conhecimento e a distinção de cada uma das abordagens referidas apresentaremos suas caracterizações no quadro 15.1.

Abordagem centrada na patologia da criança

Esta abordagem caracteriza-se por ter como foco de assistência a criança portadora de uma determinada patologia, sinal ou sintoma, que necessita de cuidados profissionais (Quadro 15.1.). A equipe de saúde e a administração hospitalar que adotam este tipo de perspectiva costumam compartilhar as seguintes crenças e valores:

a) A criança é um ser limitado, dependente, sem poder de decisão;

b) A criança tem características físicas que diferem dos adultos, principalmente em relação aos seus órgãos e sistemas; e

c) A prática pediátrica consiste fundamentalmente no diagnóstico e cura da doença.

Nesta abordagem todo o esforço da equipe de saúde é concentrado na obtenção de dados referentes aos problemas de saúde da criança, no diagnóstico acurado e na pronta instalação das medidas terapêuticas.

A unidade de internação é caracterizada pela sua funcionabilidade. As crianças são normalmente agrupadas nas enfermarias conforme o diagnóstico médico e, mais raramente, a partir do médico que trata a referida patologia. Os visores que compõem as paredes das enfermarias têm dupla finalidade: permitir que os familiares visualizem suas crianças quando o contato direto é impossível, e para que a

169

Quadro 15.1
Tipos de abordagem na assistência à criança hospitalizada

	Centrada na patologia da criança	Centrada na criança	Centrada na criança e sua família
a) Foco da assistência	Doença da criança.	A criança em determinado estágio de desenvolvimento, doente e afastada do seu ambiente.	A criança, em determinado estágio do seu desenvolvimento, doente e membro de uma família, inserida em um determinado ambiente ecológico, socioeconômico e cultural.
b) Dimensões da saúde	Biológica.	Biopsicoespiritual.	Biopsicoespiritual, social, cultural e ecológica.
c) Teorias subjacentes ao modelo	Teorias desenvolvidas nas áreas físicas e biológicas.	Teorias desenvolvidas nas áreas das ciências humanas, além das anteriores.	Teorias desenvolvidas nas áreas das ciências sociais acrescidas das anteriores.
d) Objetivos da assistência	Recuperar a saúde da criança através de medidas terapêuticas.	Recuperar a saúde e minimizar as repercussões psicológicas provenientes da hospitalização. Atender às necessidades de crescimento e desenvolvimento, condições clínicas da criança. Incentivar a participação da criança e família nos cuidados.	Recuperar a saúde da criança, promovendo condições para evitar intercorrências hospitalares. Incentivar a integridade da família. Fortalecer a família como unidade básica de assistência, visando a promoção da saúde e prevenção de doenças. Promover a reintegração da criança na família e na comunidade. Estimular a família a utilizar seus próprios recursos e os da comunidade. Estender as ações de saúde ao nível de comunidade.
e) Caracterização da unidade de internação	Ênfase na organização e funcionamento adequado. Área física que comporte as necessidades dos profissionais. Disciplina rígida. Ambiente com ausência ou pobreza de caracterizações infantis. Normas e rotinas generalizadas.	Considera os aspectos de organização e funcionamento com maior flexibilidade. Área física considerando locais para atendimento às necessidades de recreação e de bem-estar do acompanhante. Ambiente com caracterizações infantis. Distribuição dos leitos de acordo com a idade e necessidade da criança.	A organização e funcionamento da unidade são adequados à consecução das ações de equipe e família. Área física, considerando local para estimulação da criança e ambiente de convívio entre familiares-crianças-equipe. Ambiente com caracterizações infantis, mas considerando fundamentalmente o estado de espírito da equipe e família como mais importante que a decoração e os equipamentos.
f) Âmbito	Intra-hospitalar.	Intra-hospitalar.	Intra e extra-hospitalar.
g) Visão da hospitalização	Evento considerado obrigatório para o diagnóstico e tratamento.	Evento considerado estressante para a criança.	Evento onde ocorre ruptura no funcionamento da família, nas interações familiares e com seu meio ambiente.

Quadro 15.1 (continuação)
Tipos de abordagem na assistência à criança hospitalizada

Centrada na patologia da criança	Centrada na criança	Centrada na criança e sua família
h) Papel da família	Periférico. Passivo.	Intermediário. Colaborador na assistência planejada.	Central. Ativo. Compartilha do planejamento, da execução e da avaliação da assistência.
i) Equipe de saúde	Identificação dos problemas de saúde.	Identificação, com a participação da criança e família das necessidades biopsicoespirituais da criança.	Identificação, em conjunto com a família, das necessidades da criança e dos demais membros integrantes da família.
1) Funções	Planejamento, execução e avaliação do tratamento.	Estabelece o plano de assistência. Executa o plano e incentiva a participação da criança e família nos cuidados. Avalia a assistência prestada.	Elabora, juntamente com a família, o plano de assistência. Executa os cuidados que requerem competência profissional. Assessora a família nos cuidados assumidos por ela. Avalia em conjunto com a família a assistência prestada.
2) Tomada de decisão	Vertical. Centrada no médico.	Horizontal. Centrada na equipe de saúde.	Horizontal. Compartilhada entre família e equipe de saúde.
3) Membros da equipe	Médico. Enfermeiro e equipe de enfermagem. Bioquímico.	Idem odontólogo psicólogo assistente social recreacionista fisioterapeuta agente espiritual.	Idem. sanitarista. terapeuta familiar.
j) Avaliação da assistência	Critérios objetivos - Desaparecimento dos sinais e sintomas. - Tempo de permanência hospitalar. - Associação com outras patologias - Número de óbitos	Critérios objetivos e subjetivos: - Participação da criança e família. - Alterações no crescimento e desenvolvimento. - Demais critérios do modelo anterior.	Critérios objetivos e subjetivos: - Indicadores de morbidade e mortalidade. - Nível de funcionamento e integração da família. - Nível e amplitude da participação da família em âmbito intra e extra-hospitalar. - Grau de satisfação demonstrado. - Utilização, pela família, dos seus recursos e aqueles da comunidade na resolução de seus problemas de saúde. - Demais critérios dos modelos anteriores.

equipe de enfermagem possa manter o controle e identificar alterações na criança.

As cores e a decoração dos leitos, paredes e tetos das enfermarias e corredores normalmente são desprovidos de características próprias para a estimulação da criança. Os brinquedos, quando existem, são normalmente insuficientes e inadaptados ao estágio de desenvolvimento, como também, do seu estado clínico atual. A sala de recreação, quando existente, representa um local onde as crianças podem permanecer reunidas e sob controle de menor número de funcionários, deixando de ser um local de lazer e de estimulação do desenvolvimento psicomotor e social da criança.

A família ocupa uma posição periférica nesta abordagem. A equipe de saúde, bem como a instituição, exige que um familiar se responsabilize pela criança (geralmente a mãe ou o pai), nas autorizações de internação, tratamento e retirada da criança do hospital no momento da alta.

É permitida, e normalmente estimulada, a visita de familiares, nos dias e horários determinados pelas normas da unidade. Em algumas oportunidades há exceção nas regras de visita, como nos casos de piora do estado geral da criança e quando familiares residem em outras regiões.

A comunicação entre equipe, criança e família tende a ser do tipo vertical. É formal, cabendo ao profissional de saúde informar à família quando e o que julgar necessário.

Os momentos de interação resumem-se àqueles da admissão, das comunicações de mudança básica no tratamento, agravamento do estado geral e da alta hospitalar. Nestas oportunidades e durante a hospitalização, a família mantém uma postura passiva, de aceitação das ações da equipe, principalmente da conduta médica, interferindo somente quando necessita informações durante as visitas à criança.

Dentro deste contexto interativo a tomada de decisão é realmente centrada na equipe de saúde, e mais especificamente, na figura do médico. Isto é bastante compreensível, uma vez que a razão de ser neste modelo é o tratamento da doença, cabendo ao médico, por direito, o conhecimento maior e definitivo sobre as patologias e medidas terapêuticas e conseqüentemente assumir a maior responsabilidade sobre o paciente. Além disso, nesse modelo a assistência está fundamentada em teorias predominantemente da física, química e da biologia, dispensando a participação de profissionais de outras áreas na composição da equipe.

Do ponto de vista dos defensores desta abordagem as suas principais vantagens são:
– Menor tempo necessário à assistência, tarefas cumpridas em tempo hábil.
– Economia de pessoal, material permanente e de consumo.
– Maior aproveitamento do espaço físico da Unidade.
– Organização mantida.
– Objetivos de fácil mensuração.
– Provocar menor estresse na equipe pelo menor envolvimento com o paciente.

Entre os problemas mais comumente identificados se encontram:
– Relacionamento difícil com a família.
– Desconfiança dos familiares com relação aos cuidados prestados.
– Familiares ansiosos.
– Desinteresse de familiares, abandono das crianças no hospital.

Abordagem centrada na criança

Este modelo tem sido adotado por um número crescente de instituições pediátricas.

Ela evoluiu a partir das seguintes crenças e valores:

a) A criança é um ser em crescimento e desenvolvimento, com necessidades e vulnerabilidades decorrentes dessa situação.

b) A criança necessita manter vínculo afetivo contínuo com pessoas, ambiente e objetos.

c) O profissional deve ter sentimento de amor à criança e demonstrá-lo na prática diária através da manutenção de relações afetivas.

O foco de assistência nesta segunda abordagem (Quadro 15.1) passa a ser a criança em sua unidade biopsicoespiritual. Há ênfase na identificação de suas características individuais e no seu atual estágio de crescimento e desenvolvimento, e seus hábitos e costumes. A família, geralmente a mãe, ou a pessoa mais chegada à criança, é solicitada a fornecer todos os dados que auxiliam no melhor conhecimento desses aspectos.

A internação, considerada como evento estressante, leva a equipe a incentivar a permanência de acompanhantes na Unidade e sua participação nos cuidados. A Unidade, por sua vez, passa a ser mais sonorizada, com músicas infantis, presença de brinquedos apropriados trazidos de casa ou da própria instituição. Nos corredores e enfermarias, acompanhantes, crianças, recreacionistas e demais profissionais transitam e interagem, todos com o objetivo comum de melhor assistir à criança.

A posição da família nesta segunda abordagem difere essencialmente da anterior.

Aqui um elemento da família é incentivado a permanecer na Unidade, a trazer parte do lar para dentro do hospital. Por outro lado, a equipe procura em todas as ocasiões transmitir conhecimentos para que a família possa melhor cuidar da criança no lar.

A tomada de decisões passa a ser mais democrática em termos da equipe de saúde, onde cada profissional é visto como autoridade em sua própria área e seu conhecimento necessário é importante para o bem-estar da criança. Como conseqüência, a responsabilidade nas decisões é compartilhada entre os membros da equipe. Embora a família geralmente não participe nas tomadas de decisões, os profissionais nesta abordagem procuram mantê-la atualizada e discutir com a mesma os resultados esperados.

As teorias que orientam a prática profissional vão, além das físicas e biológicas, abranger também aquelas que dizem respeito ao seu desenvolvimento psíquico, espiritual e de relações humanas. Desta forma a equipe de saúde, nesta abordagem, é acrescida de elementos das áreas que permitam essa abrangência.

Entre as principais vantagens dessa abordagem são citadas:

— Ambiente mais descontraído.

— Relacionamento entre a criança, família e equipe de saúde permite que haja integração.

— Participação ativa da criança e família na assistência.

— Maior número de informações que podem colaborar na assistência.

— Menor possibilidade de haver agravos psíquicos e distúrbios no crescimento e desenvolvimento.

— Menor alteração na vida da criança.

— Favorecer a prevenção das reinternações.

— Decisões compartilhadas entre os membros da equipe.
Entre as principais dificuldades encontradas pelos proponentes desse modelo estão:

— Maior custo: áreas mais amplas e específicas; materiais apropriados, brinquedos mais gasto de material de consumo pela criança e família.

— Provoca maior estresse à equipe devido os envolvimentos com a criança e família.

— Exige maior preparo da equipe de enfermagem.

— Familiares que não se adaptam ao modelo: falta de interesse em participar da hospitalização; problemas individuais que dificultam (filhos menores em casa, condições econômicas insuficientes para transporte e alimentação, residir em localidade distante do hospital, doença).

— Equipe com dificuldade de se adaptar ao modelo: orientar, auxiliar e supervisionar ou mesmo dividir os cuidados.

Abordagem centrada na criança e sua família

Esta abordagem provavelmente é a mais recente e a menos encontrada nas instituições hospitalares. Os profissionais que a adotam vêem a saúde como complexa, resultante da interação de fatores biopsíquicos, socioculturais, econômicos e ecológicos. Suas crenças e valores podem ser sintetizados em:

a) Visão da criança de forma holística.

b) A família é a primeira responsável pelos cuidados de saúde de seus membros.

c) As crianças e familiares possuem potencialidades que podem ser desenvolvidas para melhor atenderem suas necessidades de saúde.

d) As crianças e familiares devem ser vistas no contexto físico, sociocultural e econômico. A execução dos cuidados é assumida por profissionais e familiares, conforme necessidade específica.

A internação é vista não apenas como um agravo psicológico à criança, mas também como possível trauma para a família que necessita de apoio da equipe de saúde. É por esta razão que sua indicação deve se restringir a casos extremos, que requeiram equipamento material e profissionais altamente sofisticados, somente disponíveis nos hospitais.

Uma outra característica que faz esta abordagem diferir das demais é a ênfase dada à continuidade da assistência a nível domiciliar, o que requer a inclusão na equipe de profissionais com visão e treinados em saúde comunitária.

As bases teóricas para este modelo incluem as áreas já citadas anteriormente, acrescidas da ecologia, epidemiologia e das ciências sociais.

As informações necessárias ao planejamento assistencial, além daquelas do membro da família internado, referem-se à vida e composição familiar, seus recursos e dificuldades, bem como aos aspectos relacionados com as dimensões socioculturais e econômicas da comunidade em que vive a família.

A família ocupa uma posição central nesta abordagem. Ela, ao mesmo tempo que é o foco da assistência, é estimulada a ser a unidade básica dos cuidados à saúde de seus membros.

Os profissionais compartilham pois, com ela, a identificação dos problemas e recursos disponíveis e elaboram o plano de ação a partir de objetos definidos em conjunto.

Diferente das primeiras abordagens, este modelo é extremamente dinâmico, participativo e democrático. As decisões são tomadas por todos os membros e a responsabilidade é assumida igualmente pela equipe e família.

As vantagens decorrentes desse modelo incluem:
- Envolvimento da criança e família nas questões de saúde.
- Aprendizagem continuada, a partir das expectativas da família.
- Maior compromisso da família.
- Relacionamento mais democrático entre família e equipe.
  Divisão de responsabilidades entre os profissionais da equipe e família.
- Ampliação de assistência intra-hospitalar para a comunidade.
- Maior probabilidade de diminuir a necessidade de cuidados institucionalizados.

Os principais problemas enfrentados nesse tipo de abordagem são:
- Famílias que não desejam assumir o seu próprio cuidado à saúde.
- Insuficiência de recursos da família e/ou de comunidade para o desenvolvimento do plano assistencial.
- Famílias com dificuldade de discernir suas limitações na assistência.
- Maior custo para a instituição: material permanente e de consumo, pessoal.
- Necessidade de pessoal treinado para trabalhar com família a nível intra e extra-hospitalar.

MARCO TEÓRICO E A METODOLOGIA DE ENFERMAGEM NAS DIFERENTES ABORDAGENS ASSISTENCIAIS À CRIANÇA HOSPITALIZADA

A necessidade da definição de um marco teórico específico para orientar a assistência de enfermagem tem sido objeto de crescente concordância entre os enfermeiros. Entende-se por marco, o esquema teórico que proporciona direção à prática assistencial, apontando as funções do enfermeiro, a metodologia a ser empregada e os critérios a serem selecionados para avaliação dessa assistência pelo profissional, a partir de conceitos selecionados de teorias de enfermagem, e demais áreas do conhecimento humano, bem como de sua própria experiência no exercício da profissão.

Segundo os autores, um marco teórico para enfermagem deve contemplar pelo menos quatro conceitos básicos: saúde, meio, cliente e enfermagem e a forma como os mesmos estão inter-relacionados.

A definição desse referencial teórico de enfermagem para a criança hospitalizada não ocorre desvinculada da abordagem assumida pela administração e equipe de saúde da unidade pediátrica. Assim é que, normalmente, os conceitos de saúde, meio e cliente constantes da abordagem assistencial passam a integrar o marco teórico da enfermagem, cabendo à mesma apenas adaptá-los a sua área de competência. Fica, porém, a necessidade da definição do que seja enfermagem e como os conceitos se integram para guiar a assistência de enfermagem na prática.

Assim como o marco teórico é decorrente da abordagem assistencial mais ampla, assim também a metodologia adotada para a assistência de enfermagem necessariamente deverá incorporá-lo em suas diferentes etapas. Na realidade, esse marco se concretiza na prática, através da metodologia.

A inter-relação entre abordagem assistencial, marco teórico de enfermagem e a metodologia para a assistência à criança hospitalizada pode ser esquematizada da seguinte forma:

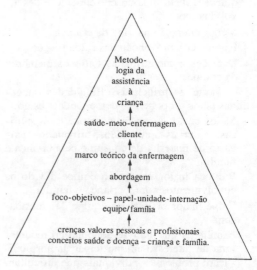

Assim como o marco teórico da enfermagem é desenvolvido a partir da abordagem da instituição, a metodologia de trabalho a ser adotada pela enfermagem necessariamente o incorporará, através dos instrumentos, técnicos, conteúdos e estratégias de trabalho que seleciona para a prática.

A enfermagem na abordagem centrada na patologia da criança

O marco teórico de enfermagem nesta abordagem é bastante restrito. O cliente, no caso, a criança, é vista como um ser portador de uma patologia que afeta suas capacidades físicas, necessitando de cuidados profissionais, incluindo a enfermagem, para recuperação da sua saúde.

A assistência de enfermagem tem por objetivos principais levantar os problemas físicos, planejar, executar e avaliar as ações que visam a cura, sem intercorrências clínicas do cliente. Os temas de interesse central para a enfermagem referem-se às patologias e princípios científicos. Assim, as teorias que fundamentam este marco de assistência são aquelas referentes à biologia, física e medicina.

Os aspectos relativos à interação enfermeiro-criança, enfermeiro-família, embora presentes, são abordados sem profundidade. A família, em geral, identifica o enfermeiro como o profissional que domina as técnicas e procedimentos na assistência e sua posição, em relação ao médico, como intermediária nas comunicações referentes à criança. O método de trabalho de enfermeiro, dentro deste marco teórico, contempla etapas e caracterizações constantes no quadro 15.2.

Quadro 15.2
Metodologia da assistência de enfermagem centrada na patologia da criança

Etapas do método	Caracterização
a) Levantamento da situação	– Histórico e exame físico. – Prioriza a identificação de alterações referentes ao sistema ou necessidades físicas. Pouca ênfase no crescimento, desenvolvimento e relação familiar da criança no momento. – Instrumento de registro de caráter objetivo, com questões preestabelecidas com reduzido espaço para as características individuais da criança e expectativas da família. – Desenvolvido no momento da internação e no decorrer da hospitalização, quando houver anormalidades físicas. – A forma de abordagem é objetiva, sucinta, formal, unilateral, com predominância do elemento da enfermagem.
b) Identificação de problemas e recursos do indivíduo, da família e da comunidade	– Alterações referenciadas e observadas relativas ao sistema físico.
c) Plano global da assistência	– Elaborado pelo enfermeiro. – Visa atender às necessidades físicas e terapêuticas, ao nível hospitalar. – As orientações à criança e família têm como finalidade o tratamento e a prevenção de recidivas. A necessidade de orientação e o conteúdo das mesmas são ditados pelo profissional. – O plano de cuidados específico ou complementar às prescrições médicas apresenta cuidados visando a prevenção da intercorrência física no hospital.
d) Implementação da assistência	– Cuidados diretos à criança pelo enfermeiro. – Delegação de cuidados à equipe, enfermagem, de forma funcional. – Os cuidados são executados de forma unipessoal ("a criança no leito nº..."). – Ênfase na execução das técnicas e procedimentos e prevenção de infecções em detrimento das necessidades emocionais da criança (impedimento da presença de familiares e liberdade para relacionar-se com outras crianças).
e) Evolução (registro)	– Baseada em informações de caráter físico, nos sinais e sintomas da doença. – Relato de cuidados prestados. – A análise é fundamentada na regressão dos sinais e sintomas.
f) Interação Enfermagem e família	– Ênfase na comunicação de normas e rotinas hospitalares, principalmente àquelas referentes às obrigações da família: horários de visita, local de permanência, horário para informações por telefone. – A comunicação baseia-se em informações referentes ao atendimento das necessidades fisiológicas, regras, rotinas e recados médicos.

A enfermagem na abordagem centrada na criança

O marco teórico da enfermagem neste modelo difere marcadamente do anterior. O cliente da enfermagem é a criança em um determinado estágio de seu crescimento e desenvolvimento, com características biopsicoespirituais próprias e sua história pregressa.

Embora o foco da assistência de enfermagem seja a criança hospitalizada, suas relações afetivas com a família são reconhecidas como essenciais para a sua saúde, portanto, a família é incluída na assistência e cuidados de cunho afetivo são executados, pela enfermagem, à criança.

A assistência de enfermagem passa a ser mais abrangente, na medida em que além de colaborar no plano terapêutico a enfermagem preocupa-se com a satisfação das necessidades, evitando maior sofrimento psíquico.

A implementação da assistência é através de cuidados diretos, delegados e compartilhados com a equipe e acompanhante da criança.

Integram este tipo de assistência os programas de orientação continuada à criança e família, iniciando na admissão até o momento da alta hospitalar, visando à aprendizagem de cuidados básicos de saúde.

A metodologia de enfermagem decorrente deste marco consiste nas seguintes etapas e caracterização:

Quadro 15.3
Metodologia da assistência de enfermagem centrada na criança

Etapas do método	Caracterização
a) Levantamento da situação	– Histórico e exame físico – Prioriza o levantamento das condições biopsicoespirituais, crescimento e desenvolvimento, no momento e no passado, além das alterações provenientes da patologia. – As características individuais da criança são consideradas para a implementação de cuidados (hábitos e costumes). – As relações afetivas da criança com família e amigos são relevantes. – Levantamento de dados básicos sobre habitação. – Os instrumentos permitem coleta de dados objetivos e subjetivos e dão ênfase às expectativas da criança e família. – As informações são colhidas continuadamente durante toda a hospitalização. – A forma de abordagem é mais informal, incentivando a criança e família a exporem dúvidas e problemas.
b) Identificação de problemas e recursos do indivíduo, da família e da comunidade	– Problemas referentes às necessidades biopsicoespirituais e ao crescimento e desenvolvimento. – Reações que indiquem problemas referentes à hospitalização. – Problemas referentes à interação acompanhante/criança e ao papel do familiar no cuidado à criança. – Problemas da família e da habitação que estejam interferindo na saúde da criança. – Potencialidades físicas e psíquicas da criança e família.
c) Plano global da assistência	– Elaborado pelo enfermeiro. – Visa atender às necessidades levantadas referentes aos aspectos biopsicoespirituais e de crescimento e desenvolvimento ao nível hospitalar. – As orientações fornecidas visam a participação da criança e acompanhante nos cuidados. O conteúdo das orientações refere-se aos cuidados com terapêutica, prevenção, recuperação da doença e a continuidade do desenvolvimento neuropsicomotor. – A abrangência das orientações inclui cuidados no domicílio. – As prescrições são individualizadas e são dirigidas a crianças e seu acompanhante.

Quadro 15.3 (continuação)
Metodologia da assistência de enfermagem centrada na criança

Etapas do método
Caracterização

d) Implementação da assistência	– Cuidados individualizados (utiliza o nome da criança). – Cuidados prestados pelo enfermeiro e sua equipe e o acompanhante da criança. – A criança é assistida de maneira integral pelo elemento da equipe de enfermagem. – Enfatiza a prevenção de traumas decorrentes das técnicas e procedimentos. – Adapta ao estágio de desenvolvimento da criança. – Requer a aprendizagem contínua do acompanhante.
e) Evolução	– Elaborada a partir de referências e observações relacionadas aos aspectos biopsicoespirituais, das respostas do tratamento e a hospitalização e ao desenvolvimento NPM. – Referencia dados sobre a participação do acompanhante no cuidado. – A análise é fundamentada na satisfação dos níveis globas da criança ao nível hospitalar.
f) Interação Enfermagem e família	– A equipe de enfermagem incentiva a permanência e o envolvimento da família na assistência. – Ênfase nos cuidados e na interação afetiva com a criança. – A comunicação inclui informações que se referem às necessidades biopsicoespirituais e de desenvolvimento da criança e de aspectos voltados às visitas e permanência do acompanhante, procurando facilitar a integração com a criança e a unidade. – Mais informal, favorecendo a discussão entre a equipe de enfermagem, criança e família dos diferentes aspectos da assistência.

A enfermagem centrada na abordagem à criança e sua família

A enfermagem que atua em instituições onde esta abordagem é vigente seleciona um marco teórico para sua prática que compartilhe com as características do modelo anterior, porém, ampliando-a, acrescendo as dimensões socioeconômicas, culturais e ecológicas, na sua visão de saúde e doença.

O cliente, segundo este referencial, é constituído pela criança hospitalizada, com suas características individuais e sua família.

A família é considerada uma unidade básica de saúde, ou seja, o núcleo primário, onde a criança recebe e aprende os cuidados de promoção de saúde, prevenção de doenças e primeiros atendimentos curativos.

A criança é considerada como um ser cujas condições de saúde física, mental e social estão diretamente relacionadas com as características da família e da comunidade onde vive, portanto a família é, neste marco, vista em suas relações com seu contexto físico, socioeconômico, cultural e espiritual.

Em decorrência dessas definições, a assistência de enfermagem à criança assume características específicas e diferenciadas dos demais modelos. Além de atender o indivíduo hospitalizado a enfermagem considera os problemas, interesses, potencialidades e expectativas de toda a família no cuidado à saúde.

O papel da enfermagem, além daquele de executar procedimentos e técnicas que colaboram para a recuperação da criança, inclui assessoramento às famílias em suas dúvidas, apoio às suas iniciativas e constante estímulo na sua prática como unidade básica de saúde.

A metodologia da assistência de enfermagem adotada a partir deste marco teórico está apresentada de forma sucinta no quadro 15.4.

Considerações finais

Algumas questões problemáticas que envolvem o tema acima apresentado necessitam ser apontadas, tais como:

1) Os tipos de abordagens, bem como os marcos teóricos descritos, não esgotam o assunto. Acredita-se que não apenas existam outros modelos, mas também que formas intermediárias possam ser utilizadas na prática.

Quadro 15.4
Metodologia da assistência de enfermagem centrada na criança e sua família

Etapas do método	Caracterização
a) Levantamento da situação	– Histórico e exame físico – Referem-se às características biopsicossociais e espirituais da criança, crescimento e desenvolvimento, no momento e no passado e as alterações devido à patologia. São investigados hábitos, crenças e valores sobre saúde e doença, composição e organização familiar, condições de saúde de seus membros, como atender suas necessidades de saúde, bem como dados sobre o ambiente ecológico, social, cultural e espiritual onde vive a família. – Os hábitos e costumes da criança no lar são considerados para a implementação da assistência no hospital. – Os instrumentos contêm dados objetivos e subjetivos, adaptados conforme características da família. – As informações são colhidas de maneira mais informal possível, gradativa e continuadamente, no hospital e no domicílio, incentivando a participação dos diferentes membros da família. – Observações feitas no domicílio e na comunidade.
b) Identificação de problemas e recursos do indivíduo, da família e da comunidade	– Problemas referentes ao aspecto biopsicossocial, cultural e espiritual, crescimento e desenvolvimento da criança no lar e no hospital. – Problemas decorrentes das ações de saúde desempenhadas pela família à criança e demais membros. – Problemas de saúde nos demais membros da família. – Problemas decorrentes da inserção da família no seu ambiente ecológico, social, econômico, cultural e espiritual. – Potencialidades físicas, psíquicas, econômicas, sociais e culturais e espirituais da família.
c) Plano global da assistência	– Elaborado em conjunto, enfermeiro e família. – Visa atender aos problemas identificados ao nível individual e de família e sua abrangência inclui além do hospital, o domicílio e a comunidade. – As orientações visam principalmente atender à expectativa da família e referem-se aos aspectos de promoção, prevenção, recuperação da doença, intercorrências hospitalares e fortalecimento da família como unidade básica de assistência à saúde de seus membros. – As prescrições são elaboradas a partir das necessidades individuais e familiares.
d) Implementação da assistência	Cuidados individualizados à criança e família, pelo enfermeiro e sua equipe e criança e familiares em âmbito intra e extra-hospitalar. – Enfatiza a continuidade da assistência após a alta hospitalar. – Adaptando as características individuais de cada elemento da família, reforçando suas potencialidades. – Demais critérios do modelo anterior.
e) Evolução	– Elaborada a partir da referência e observações relacionadas aos aspectos biopsicossociais, culturais e espirituais da criança, das respostas ao tratamento, à hospitalização e reintegração no domicílio. – Referencia dados sobre a evolução das condições de saúde de seus membros e aspectos do ambiente familiar. – A análise é fundamentada na satisfação das necessidades da criança e dos demais membros e no desempenho da família como unidade de assistência à saúde, de acordo com as percepções da equipe de enfermagem e da própria família.
f) Interação enfermagem e família	– Mais informal, contínua, igualitária a todos os membros. – A equipe de enfermagem reconhece a responsabilidade, deveres e limitações da família, valorizando seus direitos e experiências. – Demais características do modelo anterior.

2) A opção por uma determinada abordagem não é apenas uma questão de crenças, valores, teorias e métodos de trabalho. É preciso reconhecer que os resultados serão diversos em cada uma das abordagens, no que diz respeito à instituição, aos profissionais de saúde nela envolvidos e principalmente ao impacto sobre a saúde da criança e demais membros da comunidade.

3) Suspeita-se que o grau de interesse e participação do cliente, das famílias e grupos da comunidade aos programas de saúde desenvolvidos pela unidade hospitalar variará segundo a abordagem por ele adotado.

4) A coerência entre a abordagem assistencial e o marco para a prática da enfermagem, descrita no texto, nem sempre é encontrada. Talvez o mais comum seja a inconsistência entre ambos, acarretando, em conseqüência, uma série de conflitos entre enfermagem, administração do hospital e a equipe de saúde.

5) Estudos sobre as diferentes abordagens, suas indicações, formas de avaliá-las, métodos e técnicas de trabalho, assim como aqueles referentes aos marcos teóricos e à assistência de enfermagem à criança hospitalizada, necessitam ser desenvolvidos.

O papel da família na promoção e manutenção da saúde tem sido pouco explorado. Suas reações e potencialidades na assistência da criança hospitalizada merecem ser consideradas nos estudos futuros.

Referências Bibliográficas

1. ALCÂNTARA, P. de. – Introdução ao Estudo da Pediatria. In *Pediatria Básica*, 6. ed. São Paulo, Sarvier, v. 1, 1978.
2. COSTA, Z.S. e cols. – A participação do enfermeiro de Saúde Pública na saúde familiar. *Rev. Bras. Enf., 39* (2/3), abr/set., 1986.
3. EIDT, O.R. & ISSI, H.B. – Participação da mãe e da família na assistência à criança hospitalizada. *Rev. Gaúcha Enf.,* Porto Alegre, 212 (3,4): 83-90, jun-set-dez, 1980.
4. DANIEL, L.F. – *A enfermagem planejada.* 3. ed. São Paulo, EPU, 1981.
5. ELSEN, P. – Concept of health and illness and then related behaviors among brazilian families living in a fishing village, California, University of California, set., 1984. Tese de Doutoramento.
6. ENGEL, G.L. – The need for a new medical model: a challenge for biomedicine. *Science, 196* (4286): 129-136, 1977.
7. FERNANDES, J.D. – A Enfermagem no ontem, no hoje e no amanhã. *Rev. Bras. Enf.; 38* (1), jan/mar/1985.
8. LITMAN, T.J. – The family as basic unit in health and medical care: a social behavioral overview. *Social Sconce an Medicine, 8* (9/10): 495-519. 1974.
9. LORENZO, E. G.E. – Nuevas tendencias y responsabilidades de los especialistas de desarrollo infantil que trabajan con niños em alto riesgo biológico y sus famílias. *Instituto Interamericano del niño.* Boletim, jul-dec., 1981.
10. MACAGBA, R.L. – Los hospitales y la atencion primária de salud. *Foro Mundial de la salud,* v.6, 1985.
11. NASCIMENTO, M. A. A. – A família como unidade de serviço para a assistência de enfermagem à saúde. *Rev. Bras. Enf.; 38* (3/4), jul/dez, 1985.
12. NEVES, E.P. & GONÇALVES, L.T. – As questões do marco teórico nas pesquisas de enfermagem. In 3º Seminário Nacional de Pesquisa em Enfermagem ANAIS, Florianópolis, 1984.
13. PATRÍCIO, Z. Mº – Hospitalização infantil. Florianópolis, Universidade Federal de Santa Catarina, Mimeo., 1983.
14. QUEIROZ, M. de S. – Antropologia da Medicina; uma revisão teórica. *Rev. Saúde Púb., 20* (2): 152-64, 1984.
15. RANNA, W. & OKAY, Y – Grupos de pais de crianças e de equipe multiprofissional e sua influência nas diretrizes da enfermaria geral de um hospital infantil *Pediat, 2:* 184-190, 1980.
16. SCHAEFER, E.S. – Profissional Paradigms in Child an Family Health Programs. *American Journal of Public. Health, 69* (9): 849-850, Sept., 1979.

16

A Problemática da Hospitalização Infantil: Aspectos Psicológicos

Edilza Maria R. Schmitz

Uma das características próprias da infância é a de transcorrer através de fases de crescimento e evolutivas, nas quais a criança vai elaborando diferentemente as relações consigo mesma, com os outros e com o mundo que a cerca. Como produto desta elaboração, de um *ser* com sensações pouco diferenciadas e com alto nível de dependência, surgirá outro capaz de identificar-se, de exercer autonomia e autocuidar-se, de experimentar diferentes formas de afeto e outros sentimentos.

CONSIDERAÇÕES SOBRE CARACTERÍSTICAS EVOLUTIVAS DA CRIANÇA E IMPLICAÇÕES NA PROBLEMÁTICA DA HOSPITALIZAÇÃO

Recém-nascido e lactente

Para Spitz (1979) o recém-nascido, ainda que tenha individualidade demonstrável, não tem organizada sua personalidade e sua interação com o ambiente é puramente fisiológica. No recém-nascido tudo é id, que é inconsciente, refere-se à vida instintiva e manifesta-se por atos reflexos; estes atos são acompanhados de sensações de prazer e desprazer. A criança manifesta suas emoções pelo choro, grito (no caso de desprazer), enquanto a satisfação e o bem-estar são expressos pelo sono tranqüilo e a expressão plácida.

O recém-nascido tem bem desenvolvidos a sucção, o sentido cinestésico (sensibilidade nos movimentos) e sensibilidade para o som.

A sucção torna-se entre três e seis meses, a atividade mais gratificadora e mais absorvente da criança, pois é através desta atividade que a criança tem várias sensações relacionadas ao mundo exterior e ao prazer.

Nesta fase e em função dos sentidos desenvolvidos do recém-nascido, os ruídos fortes são assustadores; movimentos pouco firmes; gestos bruscos; privação ou diminuição da sucção e do contato corporal causam sensações de desprazer, irritabilidade e carência afetiva.

"Do segundo semestre de vida ao segundo ano, desenvolvem-se os centros nervosos superiores, por influência dos estímulos do ambiente, que atuam sobre todos os sentidos da criança, que, pela sua própria atividade, explora e integra-se ao meio. Neste período a criança consegue dominar as funções corporais de locomoção e começa a reconhecer e perceber as coisas ao seu redor, apreendendo-as e agrupando-as; imita acontecimentos; expressa seu estado de ânimo com gestos e expressões no rosto; inicia o desenvolvimento da linguagem com balbucios e algumas palavras; aprende pelo jogo" (Borges, 1981).

"A formação do ego, que é o subsistema que executa os impulsos da vida instintiva, agora regido pelo princípio da realidade, vai surgindo ao longo das experiências da criança com os objetos do mundo exterior. A criança memoriza experiências, capta estímulos, repete comportamentos e reações e isto lhe dará elementos para a formação de um ego vital e forte.

Para o recém-nascido a mãe ou substituto é percebida como uma parte do conjunto de suas necessidades e de sua satisfação" (Spitz, 1979).

Já no segundo semestre do primeiro ano de vida a criança começa a se diferenciar como ser independente da mãe, a formar uma imagem corporal primitiva e a seguir mais elaborada; a mãe passa a servir de referência da realidade externa, de companheira, de protetora, contribuindo para formação do ego.

Quanto melhor forem atendidas as necessidades básicas da criança, tanto mais positivo será o ego e sua emotividade. Não basta cuidar, fazer coisas; é preciso falar, tocar, acariciar, estimular.

A privação ou a existência de dificuldades de estabelecer as relações com a mãe ou substituto, impede que a criança desenvolva sua capacidade abstrata ligada inicialmente ao id e depois ao ego, já que falta a base de aprendizagem, com prejuízos ao atendimento das necessidades da criança e ordenamentos de conduta nos problemas de tempo e espaço (Barros, 1977).

"Situações de mudanças sucessivas, técnicas, ruídos altos impedindo a tranqüilidade da criança, abandono, internações, separações bruscas, fazem com que a criança passe a reagir em lugar de agir. Reagir implica uma sistematização de meios que visam defendê-la da situação traumática. Todo o desenvolvimento emocional fica bloqueado no reagir. O agir, ao contrário, é todo um movimento próprio da criança em direção ao meio, é toda comunicação pessoal que ela lhe dirige" (Leão, 1984).

Autores como Prugh e Harlow (*apud* Borges, 1977) consideram que "a separação nos três primeiros meses de vida raramente transtorna a criança quando uma adequada mãe substituta proporciona-lhe cuidados. Já a partir do segundo semestre do primeiro ano de vida, quando a criança começa a se diferenciar como ser independente da mãe e a formar uma imagem corporal primitiva, a criança torna-se muito vulnerável à separação".

Lebovici (1963) relaciona como conseqüências da privação materna precoce, distúrbios que se manifestam tardiamente: a dependência excessiva, os transtornos do ego, demonstrados por profundo masoquismo, o caráter delitivo e os estados depressivos do adulto.

Ainsworth (1963) relaciona como efeitos negativos da privação de cuidados maternos o retardo mental, de linguagem, incapacidade de relacionamento, distúrbios regressivos e delinqüência.

Para Barros (1977) a privação total ou parcial da mãe será prejudicial e quanto mais cedo ocorrer maior a probabilidade de danos irreparáveis.

Estas questões, acima abordadas, devem, durante a hospitalização de menores, orientar a permissão e encorajamento da mãe ou substituto a permanecer com a criança hospitalizada.

Deve-se enfatizar que durante a hospitalização a relação e a interação afetiva com a criança são imprescindíveis, porém, não têm obrigatoriamente que estabelecer-se com um membro da família.

Se por um lado existem crianças para as quais a permanência de um acompanhante familiar está seriamente dificultada (doenças, rejeição, necessidade de outros familiares, problemas socioeconômicos), poucas instituições hospitalares estão prontas para manter condições favoráveis ao atendimento das necessidades básicas da criança nesta e em outras faixas etárias. A interação afetiva com a criança desacompanhada esbarra em dificuldades como rodízio excessivo de pessoas que a assistem, falta de preparo técnico, afetivo e psicossocial de equipe de saúde das unidades pediátricas, práticas assistenciais de filosofia tecnicista em detrimento das humanísticas, e mais jogo de interesses político-administrativos vigentes em muitas instituições hospitalares.

Além das dificuldades criadas para o desenvolvimento de um ego forte e equilibrado na internação hospitalar do recém-nascido e lactente há que considerar-se alguns aspectos da relação mãe-filho nesta idade.

O mito do amor materno inato, perfeito e divino, tem sido amplamente questionado na década de 70/80. Badinter (1980) estudou e analisou a evolução das atitudes maternas e "verificou que o interesse e a dedicação à criança não existiram em todas as épocas e em todos os meios sociais. O amor materno não é um sentimento inato, ele não faz parte intrínseca da natureza feminina: é um sentimento que se desenvolve ao sabor das variações socioeconômicas da história, e pode existir, ou não, dependendo da época e das circunstâncias materiais em que vivem as mães. Como todos os sentimentos humanos, o amor materno pode ser incerto, frágil e imperfeito".

Muitas mães apresentam sentimento maternal pequeno até que seus filhos amadureçam ao ponto de poder interagir com elas por meio de respostas vocais e faciais. As reações da criança (a sucção, dependência, procura, choro, o sorriso etc.) estimulam as relações mãe e filho e contribuem para tornar específico e pessoal sentimentos gerais de afeição.

As chamadas obrigações primárias da mãe:

1) contato corporal

2) satisfação das necessidades biológicas e homeostáticas, particularmente fome e sede, controle das eliminações e a função protetora, necessárias para sobrevivência e desenvolvimento infantil, oportunizam formação e intensificação dos sentimentos de amor da mulher em relação ao filho (Harlow, 1978).

A hospitalização do recém-nascido e lactente pode interromper os estágios iniciais de desenvolvimento de uma relação saudável mãe/filho, comprometendo sua ligação (Brunner, 1980).

O hospital, diminuindo a responsabilidade da mãe no cuidado da criança, interfere no conhecimento que ela terá de fazer das necessidades do filho, das formas de satisfazê-lo e das interações retroalimentadoras do amor mãe/filho.

O pré-escolar

Está mais diferenciado que o lactente. Desenvolve a linguagem, a observação, a indagação. Tem hábitos estabelecidos; as rotinas e os rituais são importantes para sua segurança. É negativista, egocêntrico; a compreensão das situações está ligada as suas percepções imediatas.

Tem grande atividade motora; o movimento lhe dá prazer e a atividade mental é orientada pela imaginação e a fantasia; não tem concepção real dos princípios abstratos; aprende predominantemente por imitação. Teme estranhos; necessita aprovação social e/ou aceitação. Depende muito do ambiente e das relações familiares; necessita estabilidade e continuidade nestas relações. A relação com a mãe é muito intensa, em função de suas limitações na comunicação, no controle corporal e mental.

Não teme perigos e por isso corre riscos de acidentes. A mãe ajuda a criança a dominar o meio e adquirir habilidades; é a sua fonte de segurança, no qual a criança procura ajuda frente às mudanças de ambiente, situações de sofrimento físico e emocional (medos, angústias gerados pela fantasia e incompreensão do mundo).

Uma de suas limitações é a incapacidade de situar-se no tempo (hoje, amanhã, tarde) e de dominar conceitos de espaço, distância etc. Com isto as crianças desta idade não suportam ou suportam mal um pequeno espaço de tempo sem a presença da mãe ou de alguém que desempenhe este papel. Essa ausência, mesmo pequena, pode ser sentida, nesta fase, como perda definitiva.

Para a criança desta idade o padrão de cuidados ideal e satisfatório é aquele ao qual está acostumada.

Em nenhuma fase da vida da criança a hospitalização, acompanhada ou não de separação, trará tantos sofrimentos como a que transcorre entre 18 meses a cinco anos, em função das características e limitações desta idade. A hospitalização, com a existência ou ameaça de separação, as fantasias resultantes do ambiente, tratamento e doença, a dificuldade de mobilidade que lhe impede o prazer e a aprendizagem, a dificuldade de manter suas rotinas, as dificuldades de exercer seu negativismo e egocentrismo construtores da individualidade e independência, é uma agressora em potencial.

Escolar

Etapa da criatividade e aprendizagem. Este é o período em que as crianças obtêm uma grande independência física, psicológica e ideológica.

Tem grande evolução mental, com o desenvolver do raciocínio e compreensão objetiva. Persiste certo grau de pensamento mágico porém é capaz de adaptá-lo à realidade. O vocabulário é muito desenvolvido. Tem menos medo das coisas reais e mais das abstratas. Compreende as relações de tempo e espaço. Interessa-se principalmente por brincadeiras em que pode correr, pular, perseguir, fugir; o espaço é imprescindível. Tem gosto por atividades e desejos de participar de tarefas do mundo real. Passa por períodos de conformismo e rebeldia.

Nesta etapa, passa pelo período de transição do individualismo para o de participação em grupos. Os adultos são menos necessários e refugiam-se entre os companheiros, entre os quais encontra bem mais ocasiões de mostrar ser *o bom* e ser aceito como tal.

É capaz de compreender, discutir e enfrentar situações emocionais com controle das mesmas. Este controle, porém, é instável; embora prefira demonstrar coragem, pode estar cheio de dúvidas e angústias. Faz questão da compreensão e bom relacionamento com os pais. Tem medo de sofrer rejeição pelos familiares e amigos, podendo estar com carência afetiva por não receber expressões físicas de carinho e/ou não ver respeitados seus sentimentos e independência.

Valoriza o vigor e a integridade física, a habilidade intelectual, a sexualidade e a privacidade.

Para o escolar, na hospitalização a diminuição da oportunidade de manter relacionamento com o grupo familiar e pessoas significativas pode desencadear grande carência afetiva.

A hospitalização ameaça a sua integridade física, a sua capacidade intelectual (não vai à escola); mantém-no em passividade e ociosidade. Impede-o de exercer sua independência e autonomia; invade sua privacidade; retira-lhe o direito de controlar seu corpo e exercer as decisões acerca de si próprio.

Adolescente

Etapa da identificação de papéis. Tem grande curiosidade intelectual. A atividade física é menor que a do escolar.

Tem maturidade emocional progressiva, porém grande instabilidade emocional.

Novamente seu comportamento é muito imitativo, especialmente em relação às pessoas que admira.

Valoriza ainda mais que o escolar a imagem corporal, a sexualidade, a privacidade, autonomia. Mantém esforço para a independência e emancipação dos pais, porém pode se sentir muito ameaçado pelo abandono. Pode ver a doença como punição por sensações não dominadas ou quebra de regras impostas por seus pais ou sociedade.

O grupo e a escola são sumamente importantes.

A CRIANÇA E A HOSPITALIZAÇÃO

A criança requer, para a garantia do processo de crescimento e higidez mental, a satisfação de suas necessidades afetivo-emocionais. Segundo Marcondes (1978), estas necessidades das crianças são:

1) ser protegida de sofrimento de origem corporal (sede, fome, desconforto, doenças, pelas dores e sensação de mal-estar geral), já que estes fazem sofrer o psíquico da criança;

2) sentir-se amada e desejada;

3) viver em ambiente de harmonia entre os conviventes, sobretudo os pais;

4) confiar nos adultos de que depende para o atendimento das necessidades que ainda não pode satisfazer por si mesma, e sentir-se independente no atendimento das que já pode;

5) ter confiança em si;

6) dar expansão inicial a suas tendências instintivas e tê-las progressivamente atenuadas e disciplinadas no sentido de adaptação à vida em sociedade;

7) ter um ambiente em torno de si tão pouco contraditório quanto possível;

8) ser atendida em sua curiosidade, inclusive em relação a assuntos sexuais;

9) ter um ambiente propício ao desenvolvimento da capacidade e vocações físicas, psíquicas e sociais, em grande parte favorecidas pelo brincar e jogar; e

10) ser poupado às emoções súbitas.

"Todos os sofrimentos da criança têm um efeito comum: o estado de ansiedade, que é um novo sofrimento. A ansiedade traz consigo sensação de temor, insegurança, de desassossego da mente, de inquietação contínua, de perda da confiança em si em face das pessoas e situações. Pequenos sofrimentos criam estados moderados de ansiedade que param com a cessação do sofrimento. Se o sofrimento é muito repetido, intenso ou duradouro, o estado de ansiedade pode tornar-se duradouro ou permanente, em grau variável de intensidade. Se sofre é, às vezes, mais pela ansiedade do que pelos sofrimentos que a determinam. O sofrimento é intrínseco à natureza humana e por conseqüência a ansiedade" (Marcondes, 1978).

A doença determina uma série de novas e desagradáveis sensações corporais. Se a criança necessita de hospitalização, outros fatores irão se juntar aos primeiros.

Assim, normalmente, os problemas que a criança terá de enfrentar ao adoecer e hospitalizar-se são:

– O mal físico ou dano corporal, que se expressa em forma de dor, desconforto, mutilação, mais a ansiedade gerada a partir destas situações.

– A separação dos pais ou a ausência de adultos confiáveis; a situação emocional dos pais frente à situação já que sua tensão é geradora de ansiedade na criança.

– O estranho, o desconhecido e a possibilidade de surpresas, geradores de ansiedade (o ambiente hospitalar, procedimentos e rotinas, as pessoas estranhas; situações advindas da doença).

– A incerteza sobre os limites e comportamentos esperados como normais.

– A perda do ambiente familiar, associação familiar, rotinas e atividades diárias.

– A perda relativa de autonomia e competência; a percepção de fragilidade, de estar à mercê de (Brunner, 1980; Visintainer, 1975).

Embora a criança tenha problemas orgânicos bem definidos o comprometimento do seu bem-estar estará diretamente ligado ao comprometimento de suas necessidades afetivo-emocionais, advindos da doença, hospitalização e de carências afetivas.

Vários fatores determinam a resposta da criança à problemática vivenciada:

1) Se a hospitalização implica em separação total ou parcial de familiares significativos/ a idade da criança na situação de separação.

2) A idade em que a criança foi hospitalizada.

3) A condição física da criança no momento de internação e o tipo de cuidado que se impõe de imediato.

4) A qualidade do relacionamento da criança com os familiares significativos antes e durante a hospitalização.

Se o relacionamento for conflituoso e insatisfatório o risco da hospitalização efetuar comprometimentos afetivo-emocionais será maior.

5) Duração da hospitalização – Ocorrência de reinternações. Quanto maior a hospitalização menores as oportunidades de desenvolvimento normal para a criança. Padecimentos de longa duração, crônicos e com seqüelas irreversíveis, impõem à criança maior carga dos mecanismos adaptativos e favorecem o aparecimento de invalidade emocional (transtornos nas relações consigo mesmo e com os outros).

Crianças maiores, uma vez saciada a curiosidade e a percepção de valorização por estar hospitalizada, se entediam com a rotina hospitalar, que costuma se apresentar pobre de recursos. Quando estas crianças, com longa internação, vivenciam a alta de companheiros podem ficar muito ansiosas acerca da natureza de sua patologia.

"As reinternações, embora garantam a melhora física, representam novos afastamentos do cotidiano, a certeza que a doença não foi resolvida, tornando a criança diferente das outras que vão crescer, sem as interrupções da hospitalização" (Santos, 1984).

Se a hospitalização implica em separação total ou parcial do familiar significativo para a criança, acima de três meses, e a criança não receber assistência psicoafetiva adequada, os efeitos nocivos da hospitalização, face à privação cognitiva-sensório-emocional, poderão

ser severos e acima de cinco meses irreversíveis (Prugh, Spitz, Backin).

6) A experiência anterior da criança com ameaças semelhantes.

7) O tipo e o montante de informação que dispõe.

8) O tipo e a qualidade de apoio que recebe da família e equipe de saúde durante a doença e a hospitalização.

9) Fatores constitucionais da criança: cada criança terá diferente necessidade de afeto e de sensibilidade à separação e à dor.

Assim, quanto mais jovem (crianças abaixo de seis anos), crianças separadas total ou parcialmente dos familiares significativos, estados físicos e/ou procedimentos muito dolorosos, relacionamentos conflituosos, desinformação ou informação distorcida, inexperiência, falta de ajuda e apoio, internação longa ou repetida, mobilizam excessivamente os mecanismos de adaptação da criança, aos quais passa a reagir em vez de agir, com toda a possibilidade de ocorrência das seqüelas afetivo-emocionais da hospitalização.

Embora os fatores que influenciam na resposta da criança à problemática da hospitalização que vivencia sejam muito variados, a ausência total ou parcial do familiar significativo possui o maior peso no processo de adaptação e desadaptação da criança, principalmente abaixo de seis anos. Considera-se como ausência parcial do familiar a ocorrência de contatos diários ou esporádicos, limitados por horários definidos e curtos que restringem drasticamente a possibilidade dos pais desempenharem as atividades de cuidados diários e afetivos a que a criança está acostumada.

É no familiar significativo que a criança busca apoio, orientação, referências de tempo, proteção para o desconhecimento e para o sofrimento. Se a criança pode contar com a assistência deste familiar é capaz de suportar os sofrimentos e ansiedades surgidos durante a doença e hospitalização.

Normalmente, a mãe desempenha o papel de familiar significativo para a criança, em função da própria história e eventos que os uniram: gravidez, amamentação, função de cuidados e protetora desempenhados pela mãe, e necessidades e dependências emocionais e físicas da criança.

Como seus mecanismos de adaptação e percepção ainda não estão plenamente desenvolvidos, os sintomas e a hospitalização podem significar um dano corporal, agressão ou castigo por algo que a criança fez ou deixou de fazer. Para cada situação pode existir um significado particular, que guarda relação com o momento de desenvolvimento, com o tipo de sintoma e com a origem socioeconômica da família. Em grande parte da primeira e segunda infâncias, a mente infantil trabalha com a fantasia, recurso que completa os esquemas mentais em desenvolvimento na criança. Assim, e de acordo com sua fantasia, seres oripotentes podem aplicar castigos terríveis: onifermidade ou cura muito dolorosa; a perda ou abandono pelo(s) familiar(es) significativo(s).

Para Prugh e cols. (1953), Biermann e cols. (1980), Spitz (1979), Backwin (1951) e Brunner (1980), a criança, em função de sua idade, pode apresentar uma série de reações à hospitalização e carência afetiva:

Recém-nascidos e lactentes – Aparência geral de infelicidade, apetite indiferente e dificuldade de ganhar peso, choro freqüente, apatia, respostas fracas aos estímulos, aceleração do trânsito intestinal e sono agitado.

Este conjunto de reações e suas repercussões no desenvolvimento (retardo e distúrbios emocionais) foram denominados de hospitalismo. Não tinham explicações clínicas.

Crianças de dois a cinco anos – Para as crianças separadas total ou parcialmente do familiar significativo é comum a reação de separação constituída de três fases (vivenciadas no todo ou em parte): a) *angústia ou protesto:* o sintoma dominante desta fase é a ansiedade aberta. A criança se apresenta inquieta, recusa a alimentação ou a aceita com avidez e vomita, chora muito, pede pela mãe, tem dificuldade de dormir, acompanha e procura ou aponta para entradas e saídas das enfermarias; b) *resignação ou depressão:* se persiste a privação a criança se torna mais tranqüila, aparentemente adaptada à situação.

Ela já não acredita que possa mudar a situação; sente que seus esforços são inúteis. A expressão pode ser resignada, triste ou indiferente. Não expressa medo e carece de vitalidade e energia. Pode demonstrar desespero à presença da mãe ou quando é deixada por alguém com quem estabeleceu vinculação; c) *defesa:* não rejeita atenção; pode se apegar a alguém, mas se ocorre troca constante de pessoal que a assiste, apega-se a brinquedos ou a comida; o desapego é a reação à perda. Aceita sem protesto alimentos e brinquedos. Pode sorrir e ser sociável. Aparentemente vai tudo bem. Quando a mãe a visita reage com indiferença ou pode estar apática, rancorosa e briguenta. Esta maneira de se desligar é precursora de psicopatias.

Crianças de seis a 10 anos: Podem apresentar reações de ansiedade da separação, sem as manifestações de pânico comuns à idade pré-escolar. A ansiedade também é encontrada com freqüência, mas relacionada a experiências novas e potencialmente traumáticas ou assustadoras. As fantasias de mutilação, ânsias de castração e preocupações exageradas com a privacidade, modéstia e com a escola são freqüentemente encontradas. Igualmente temor de perder habilidades já adquiridas, depressão, apatia e fobia (medo do escuro, de procedimentos terapêuticos e diagnósticos, de pessoas etc.).

Adolescentes: As reações apresentadas nesta faixa etária são ansiedade, insegurança, rejeição dos procedimentos, inclusive até os previamente aceitos, raiva, depressão, rejeição afetiva, inclusive dos pais, masturbação, instabilidade emocional, maior dependência emocional dos pais ou de membros da equipe assistencial, fobias (de cirurgia, anestesia etc.).

Mais além das reações da criança à hospitalização, estão as suas conseqüências mórbidas ou seqüelas, que podem afetar crianças de qualquer idade e que guardam relação direta com os problemas que a criança enfrentou (carência sensório-psicoafetivas), e os fatores que influenciaram sua resposta à problemática vivenciada (nível de desenvolvimento, apoio as suas necessidades físicas e emocionais afetivas etc.).

Como conseqüências mórbidas ou seqüelas da hospitalização (algumas temporárias, outras permanentes), *citam-se:*
- diminuição das capacidades psicológicas: identidade, auto-estima, autonomia, vigor do ego;
- detenção ou regressão do desenvolvimento emocional: retorno à dependência materna, incapacidade de ficar só, anestesia afetiva, incapacidade de relacionamento;
- embrutecimento mental ou perda da capacidade intelectual pela falta de oportunidade de desenvolver habilidades motoras, sociais, de linguagem e desafios próprios da escolaridade;
- distúrbios relativos de conduta: hostilidade, agressividade, destrutividade, desonestidade, delinqüência, evasão da responsabilidade, passividade;
- distúrbios psicossomáticos: inutilmente tratados com recursos materiais (comportamento obsessivo, convulsivo, neuroses, fobias, ansiedade permanente etc.); e
- comportamentos regressivos: erros de linguagem, perda de controle esfincteriano,

principalmente vesical, masturbação, terror noturno, chupar dedo e roer unha.

Estas conseqüências mórbidas ou seqüelas da hospitalização se manifestam durante a própria internação e/ou após, encontrando muitas vezes os pais despreparados para a sua ocorrência, e perturbando profundamente as relações com a criança. A frieza, agressividade e regressão do comportamento etc., muitas vezes não compreendidas pelos pais, decorrem em grande parte da decepção que a criança sofreu pela falta de afeto ou atendimento adequado de suas necessidades, durante a hospitalização (Vernon, 1966).

São exceções as crianças que choram ou se perturbam ao voltar para casa. Isto pode acontecer, principalmente, se ela percebe "vantagens" do hospital em relação ao lar. Neste grupo podem incluir-se crianças rejeitadas, abandonadas, solitárias, e as carentes de alimento e estímulo.

Se conduzida de forma a respeitar e atender às necessidades afetivo-emocionais, a favorecer a adaptação da criança às situações vivenciadas, prevenindo ou atenuando as conseqüências mórbidas, a hospitalização pode se constituir numa situação de amadurecimento psicoafetivo e social da criança.

A adaptação pretendida não é a da conformidade e sim a de aquisição de novas pautas para se lidar com novos problemas, ou no reconhecimento de pontos comuns entre diferentes realidades; é incorporar o novo e reconhecer nele o antigo. É ter reações normais (riso, choro, alegria, medo) em diferentes momentos da hospitalização e de acordo com a situação; é enfrentar e discriminar as situações (Santos, 1984).

OS PAIS DA CRIANÇA HOSPITALIZADA

Sempre que uma criança fica doente o estresse é criado e envolve a família como um todo. Embora a doença seja aguda, crônica ou fatal, tratada em casa ou no hospital, isto terá impacto não apenas na criança doente mas em toda a família. Tanto os pais como os irmãos têm vínculos com a criança. Um estressor como esse produz uma situação para a qual a família tinha tido pouco ou nenhum tempo para se preparar e cujos problemas terão que enfrentar. A doença pode tornar-se uma crise para a criança e a família, dependendo de suas percepções sobre o evento, o suporte disponível e suas habilidades prévias para lutar contra

as dificuldades. Se a doença ou a hospitalização for vivida como crise o grupo passará por um período de desorganização, com redução na habilidade dos membros de desempenhar os papéis usuais. O número de privações enfrentados por cada membro da família irá determinar seu impacto sobre a mesma. No evento de crise a família pode fortalecer-se ou enfraquecer (Hymovich, 1976).

Inúmeros são os problemas enfrentados pelos pais ao internar seu filho.

1) Medo realístico ou irrealístico da doença e do desconhecido.

2) Sentimentos de culpa e/ou de ambivalência para com a criança.

3) Insegurança e ausência de controle sobre o ambiente hospitalar, pessoas, rotinas, procedimentos e equipamentos.

4) Modificações nas rotinas de vida e de atendimento das necessidades do filho doente.

5) Medo de perder o afeto do filho.

6) Insegurança quanto a mudança de comportamento do filho e desconhecimento de procedimentos ligados a sua recuperação.

7) Problemas financeiros, sociais e afetivos vinculados à doença e à hospitalização da criança (ex: falta de recursos financeiros para ficar junto ao filho, renúncias ao lazer, perturbações no relacionamento sexual, necessidades de cuidado, proteção e afeto dos outros filhos etc.).

8) Padrões comportamentais solicitados aos pais diferentes dos habituais.

Em função dos problemas vivenciados, a família, e em especial a mãe, normalmente com maior vinculação afetiva à criança, pode estar sob efeito da ansiedade.

A pessoa ansiosa tende a perder a flexibilidade e a espontaneidade nas relações pessoais; diminui a precisão como percebe o mundo, interpreta mal os acontecimentos e as comunicações verbais. Ansioso, o indivíduo pode sentir-se doente, apresentando tremores, sudorese, diarréia, aumento ou diminuição do apetite, irritabilidade, nervosismo, fala carregada, áspera, oscilante etc.

A ansiedade dos pais, como que por contágio, se transmite à criança, fazendo-a sofrer e consumindo a energia necessária ao processo de recuperação (Bright, 1965).

Ao internar seu filho, os pais estão expondo o produto de seu lar para a sociedade. Normalmente, a sociedade e a própria mãe crêem que toda a responsabilidade do cuidado da criança deva ser seu e que ela deva ser um modelo de sacrifício e devoção.

Assim, o sentimento de falha em relação à maternidade e paternidade pode determinar sentimentos de culpa, confusão, inadequação e infelicidade.

Os sentimentos de culpa dos pais podem estar ligados ao não-entendimento dos fatores reais causadores da doença e da hospitalização. Em certas ocasiões são hostis à criança; ainda que qualquer pai possa sentir isto, em determinados momentos, é magicamente transformado em agente mórbido: a enfermidade resultante é percebida como castigo e qualquer sacrifício que os pais realizem em busca da cura do filho aparece como justa penitência. O problema é que esses sacrifícios, quando interferem nas fontes de segurança pessoal, como o sono, repouso, estabilidade econômica, atividades cotidianas, diversões e relações com outras pessoas significativas, se convertem em novas fontes de hostilidade para quem se identifica como causante, ou seja: o filho enfermo, criando-se um círculo vicioso muito difícil de romper (Ogasawara, 1982).

Em algumas situações, o sentimento de culpa e/ou a hostilidade são expressos sob forma de recusa em permanecer com a criança, pouca tolerância às suas solicitações, impaciência e afastamento progressivo.

A ansiedade que a hospitalização provoca nos pais inibe ações de cuidado e afeto para com a criança e que lhe são familiares, dificultando a assimilação de novas ações inerentes ao tratamento.

Muitos hospitais, limitando a presença dos pais junto do filho, tomam-lhes a responsabilidade do cuidado da criança e interferem no senso de confiança, satisfação e alívio que os pais obtêm se bem-sucedidos no atendimento das necessidades físicas, afetivas e até terapêuticas do filho doente (Bakwin, 1951).

Quando a criança adoece ocorre uma mudança no relacionamento entre pais e filho; os pais tornam-se mais indulgentes e a criança solicita mais sua presença e atenção; há grande necessidade dos pais e o filho estarem juntos

No hospital, os pais podem ter dificuldade de saber como agir para atender às necessidades físico-psicoemocionais de seu filho, que está doente e num ambiente que tem situações e regras próprias. A indecisão, a insegurança e a ansiedade levam os pais a mudar de comportamento, o que é percebido pela criança, que busca sua segurança no padrão de cuidados ao qual está acostumada. Ora, o papel que os pais desempenham é vital para o ajustamento social e psicológico da criança durante

a hospitalização, seja qual for a idade da criança (Roy, 1967).

Normalmente, a atenção da equipe assistencial hospitalar se volta para a criança. As necessidades e problemas da família são esquecidas ou têm atenção secundária, a despeito do fato de que a relação dos pais e filhos define e dirige o nível de tensão emocional da criança.

Desta forma trabalhar com crianças implica em trabalhar com seus pais, especialmente com sentimentos e atitudes.

Muitas vezes os pais são vistos como inimigos do hospital e da própria criança e não como parte integrante da vida do filho, em função de suas atitudes inadequadas face ao desconhecimento de costumes, práticas e rotinas hospitalares e sentimentos conflituosos para com a criança e equipe. Certas condutas adotadas pelos pais, contraditórias com aquilo que a equipe hospitalar conhece como essenciais para um bom cuidado, são outros pontos de conflito.

Às vezes, há mais de uma maneira correta ou os comportamentos dos pais podem ser aceitos, considerando-se outros aspectos da questão. E ainda de fundamental importância, para a criança, é que a assistência prestada pelos pais é, em geral, a mais perfeita, a melhor, mais satisfatória, e a que lhe fornece mais segurança.

O relacionamento que se estabelece entre os pais e a equipe assistencial, em especial de enfermagem, deve ser analisado com cuidado.

Percebe-se com freqüência a assistência voltada para a criança e não para o conjunto criança/família. Desta forma são feitos investimentos emocionais pela equipe, tentando proteger a criança "do comportamento inadequado e sem afeto dos pais". As pessoas dão carinho à criança e se afeiçoam; demandamlhe cuidados e conseguem "adaptá-la" ao hospital. Na presença dos pais, a equipe pode ser hostilizada, com a criança recusando-se a fazer os procedimentos, pois acha que os pais a protegerão. Além disso, quando os pais vão embora, a criança está inquieta e infeliz (Frank, 1952).

Muita frustração pode surgir quando se percebe que o afeto da criança é compensatório; pais podem ser intensamente criticados já que "perturbam a adaptação da criança ao hospital".

Quando os pais não podem cuidar dos filhos hospitalizados, a ameaça sentida pode advir do medo de que os estranhos respondam melhor às necessidades do filho. O alívio, a necessidade maior de compensar e consolar o filho não podem ser exercidos normalmente, uma vez que o lugar dos pais está sendo ocupado. Nesse caso, são os pais que podem tornar-se muito críticos da assistência que a criança recebe e até detalhes podem ser supervalorizados (ela está com fome, não está recebendo remédio etc.). A equipe assistencial pode exasperar-se em função das atitudes que este conflito demanda; os pais reclamam muito, interferem nos cuidados, são indisciplinados etc. (Frank, 1952).

Pais ansiosos, com dificuldade de perceber seu papel junto ao doente, vivendo conflitos e culpas, afastados dos filhos etc., podem apresentar uma série de reações:

Resistência em deixar a criança no hospital, em aceitar as normas e rotinas da unidade

Alterações emocionais: queixas da doença ou incapacidade física para agüentarem a situação de origem psicossomática; desconfiança, rivalidades, agressividade, projeções sobre os membros da equipe médica; revolta ou medo diante de certos procedimentos.

Desadaptação no ambiente e/ou com as pessoas: instigam intrigas e mal-entendidos, rejeitam os companheiros de quarto ou acompanhantes das outras crianças; se intrometem excessivamente ou se isolam; cobram excessivamente; reclamam constantemente.

Desajustamento nas relações com a criança: superproteção, agressividade, rejeição clara ou velada, impaciência face ao comportamento da criança.

O fato de ela estar junto do familiar significativo pode não alterar substancialmente as suas reações se os problemas que vivenciam não forem resolvidos.

Além da situação problemática que os pais experimentam com a hospitalização do filho, as suas dificuldades também podem advir de condições socioculturais em choque com os padrões vigentes no hospital. Tal é a situação da clientela com dificuldade real de compreensão, de pais com problemas como alcoolismo, prostituição, separação, psiquiátricos etc.

As necessidades psicoafetivas de pais e filhos demandam para os primeiros a realização de uma série de tarefas, durante a hospitalização da criança, só desempenhadas com êxito com o apoio da equipe médica (Hymovich, 1976):

a) entender e manejar a doença do filho;

b) assisti-lo no entendimento e na luta com sua doença; e

c) satisfazer as necessidades de todos os membros da família e da criança doente.

a) Para entender e manejar a doença do filho os pais necessitam de informação, aconselhamento e suporte; é preciso entender o que se passa.

Isto inclui informações sobre a natureza da doença, as mudanças fisiológicas e comportamentais que podem ser antecipadas, causa, prognóstico. Todos os pais, inclusive os instruídos, podem ter concepções errôneas sobre a origem, natureza e resultados do tratamento. Um adequado e exato conhecimento tende a estar associado com menores sentimentos de culpa. Os pais que entendem melhor a doença do filho estão mais aptos a executar o papel assistencial que lhes compete.

b) Assistir seu filho a entender e lutar com sua doença – Para dominar esta tarefa os pais necessitam conhecer por que e como crianças de diferentes idades reagem à hospitalização.

Eles necessitam de ajuda para preparar seu filho para o tratamento e o ajustamento à doença e à hospitalização. Há os que pensam ser desnecessária essa preparação, ou que não são suficientemente honestos em suas comunicações com o filho.

A criança se ressente com a situação de desconhecimento, pois parte de seu sofrimento advém de não saber o que está acontecendo, da possibilidade de surpresa, do medo de estar sendo abandonada etc. Nesta etapa, os pais devem conhecer os benefícios do brinquedo no preparo da criança e no trato de sentimentos que ela não pode ou tem dificuldade de expressar.

c) Satisfazer a necessidade de todos os membros da família, tanto quanto da criança doente – Ao exercer esta tarefa há interferência de vários fatores: habilidade prévia dos pais para enfrentar situações semelhantes, estrutura e organização familiar, padrões de comunicação e valores familiares, resistência emocional física, financeira e apoio recebido.

A mudança da organização do estilo de vida quando o problema é prolongado é menos satisfatória. Um salário reduzido pode alimentar ou gerar uma crise. O impacto nas outras crianças da família deve ser considerado porque elas podem ter fantasias, conflitos e ansiedades (medo de adoecer, sensação de culpa, raiva, depressão e carência afetiva) (Hymovich, 1976).

Uma forma de aliviar a tensão é receber uma explicação honesta sobre a doença do irmão e ainda, visitá-lo no hospital.

A família sadia necessita dar atenção mútua e manter a resistência física, organizar-se na nova situação.

A EQUIPE ASSISTENCIAL HOSPITALAR

Vários estudiosos têm levado em conta os princípios para evitar estados de privação cognitivo-sensório-emocional na assistência à criança hospitalizada. Ainda é comum encontrarem-se nos hospitais crianças com estado grave de carência, pois o foco de atenção da equipe concentra-se quase que exclusivamente na doença e seus cuidados imediatos (Valle, 1974).

Os hospitais que recusam a possibilidade dos pais permanecerem ou de visitarem livremente os filhos hospitalizados, têm desconsiderado as investigações dos últimos 100 anos, e em especial das quatro últimas décadas. Não se tem mais dúvidas sobre os efeitos negativos ou mórbidos exercidos nas crianças separadas ou com acesso limitado a seus pais, como no caso de hospitais que permitem três visitas semanais ou uma visita diária, com hora fixa e período limitado, fomentando a tensão emocional e frustração de pais e filho.

Muito pouco se lembra que a criança, ou melhor o "paciente", não é de hospital. Mesmo com cuidados médicos e de enfermagem excelentes a cura definitiva por si só não basta, enquanto não se previnem os distúrbios psíquicos e *deficits* intelectuais nas crianças hospitalizadas (Visitainner, 1975).

Trabalhar com a criança e seus pais não é uma tarefa fácil, evidentemente. Vários são os problemas que a equipe pode enfrentar:

1) A ansiedade dos pais, que os torna inseguros, agressivos, exigentes, com dificuldades de compreensão e memorização.

2) A ansiedade da criança, que se mostra revoltada ou infeliz, tem dificuldade de cooperar com o tratamento, responde mal à terapêutica.

3) Seus sentimentos e conflitos despertos por situações vivenciadas: morte, doenças terminais, relações pais e filhos etc.

4) O investimento emocional (inconsciente) que determina competições em termos do afeto que a criança oferece.

5) As atitudes dos familiares: desconfiança, agressividade direta, ameaças veladas, espera de diagnósticos e resoluções imediatas, cobranças, controles, interferências "ignorantes".

6) Confronto de seus padrões, valores e comportamentos: padrões de cuidado, de tratamento, de relacionamento; valores de vida, profissionais, morais e religiosos; comportamentos impulsivo, agressivo, depressivo etc.

Esta problemática tem como *conseqüência várias reações,* que podem ser listadas:
- tendência ao afastamento ou a fuga, da criança e família, pela impossibilidade de tratar seus problemas;
- criticar os padrões de atendimento e atitudes dos pais para com os filhos, tais como rejeição, abandono, agressividade, mentiras e fugas etc.;
- superproteção da criança e desejos de afastá-la da família;
- atitudes de irritação, mágoa, queixas;
- mobilização de sentimentos de culpa por não se perceber totalmente disponível;
- ativação de mecanismos de defesa no sentido de não estabelecer ligações para não estar sujeito a vivenciar uma série de processos; e
- dificuldade de impor limites à criança e família.

Estes problemas e reações são previsíveis. A equipe deve estar preparada e estruturada, tanto para a presença freqüente dos pais junto à criança, como para realização de um trabalho educativo, de apoio e curativo, tratando com a mesma importância pais e criança. A internação conjunta mãe/filho e o horário livre de visitas não bastam. É necessário mudar de atitude com os pais.

A presença deles junto à criança, além de possibilitar condições emocionais mais satisfatórias para ambos tem uma série de outras vantagens: cria um relacionamento com a equipe; é fonte de informação direta sobre a evolução da doença, ao permitir o relato das necessidades básicas, costumes e personalidade da criança, possibilitando assistência individualizada; permite hidratação oral mais adequada e menor risco de acidentes na enfermaria; gera a participação direta da mãe na higienização e na ordem da enfermaria; incentiva a solidariedade entre famílias e outras crianças e diminui a permanência da criança no hospital (Andrade e Silva, 1982).

Por outro lado, a presença de pais junto a seus filhos hospitalizados pode implicar numa série de questões e problemas que deverão ser trabalhados e contornados pela equipe assistencial:

- Maior número de pessoas na enfermaria com diferentes costumes e condições psicossociais e socioeconômicas.
- Revolta de alguns pais e medo diante de certos procedimentos terapêuticos.
- Ciúmes dos cuidados profissionais.
- Conflitos e animosidades entre acompanhantes.
- Incapacidade dos acompanhantes de seguir normas e rotinas.
- Interferência ignorante nos procedimentos médicos e de enfermagem, causando prejuízo ao tratamento. Formação de sistema de comunicação paralelo.
- Gasto maior de roupa e desvios de materiais da enfermaria (Santos, 1985, b; itens 1 a 7).
- Comportamentos incompatíveis com as características e possibilidades do local: dormir no chão; fumar, faltar com a ordem e higiene, aglomerar-se nos corredores, quartos e outros serviços de hospital; querer permanecer no hospital, porém ser incapaz de cuidar do filho. Recusa a alta do filho, pois o hospital poderá oferecer situações sociais e econômicas inexistentes na vida do indivíduo: alimentação, contatos sociais, valorização etc.
- Falta de adaptação de certos indivíduos, criando isolamentos patológicos e prejudiciais à criança por fomentar a dependência e privá-la do conforto de brincar com outras crianças.
- Situações de especial tensão decorrentes de cansaço e saturação do ambiente hospitalar, angústia, decepção e sofrimento de alguns acompanhantes, *contagiando* os demais.

Considerados os aspectos da problemática emocional da hospitalização, o desafio da pessoa que trabalha com crianças será sempre o de garantir a assistência integral, que passa pelo cuidado centralizado nas necessidades da família.

ASSISTÊNCIA PSICOEMOCIONAL DA CRIANÇA HOSPITALIZADA E SUA FAMÍLIA

Implicações para a enfermagem

A problemática psicoemocional de pais e filho, decorrente da hospitalização da criança, está afeta aos profissionais da área de saúde com grande ênfase para a enfermagem, por suas atribuições e características: a enfermagem atende necessidades básicas (higiene,

conforto, alimentação etc.), implementa medidas terapêuticas e está 24h em convívio com pais e filho. A(o) enfermeira(o) pediátrica(o), junto com sua equipe auxiliar e como extensão da filosofia de assistência integral à criança e a família, deverá pôr em prática medidas de prevenção das conseqüências mórbidas da hospitalização infantil e aquelas que garantam a continuidade do seu desenvolvimento. As medidas requeridas, fundamentalmente, estarão baseadas nos seguintes princípios:

a) Manutenção e favorecimento da adequada relação entre pais e filho.

b) Preparação de ambos para a experiência de admissão, hospitalização e alta.

c) Modificação tanto quanto possível da experiência de hospitalização.

d) Manutenção das condições necessárias ao desenvolvimento infantil.

a) *Relação entre pais e filho durante a hospitalização*

Enfatizar que o cuidado das necessidades da vida diária de crianças menores de seis anos deve ser dispensado pela mãe ou familiar significativo. Tanto quanto possível, a mãe deve ser orientada e treinada quanto ao atendimento das necessidades terapêuticas. Quando a mãe estiver insegura e temerosa quanto aos cuidados que deva prestar deve ser ajudada e orientada.

Mesmo durante as fases de risco de vida da criança a mãe deve participar ativamente do cuidado do filho; isto favorece o equilíbrio e adaptação da mãe e criança à situação.

O cuidado físico e o contato corporal são manifestações de amor e/ou são percebidas como tal. A criança em isolamento ou com situação clínica grave, independentemente da idade, tem necessidade premente da companhia e afeto do familiar significativo.

Estar atento às necessidades emocionais dos pais e do filho, a fim de auxiliar na resolução da ansiedade; reforçar o papel dos pais na neutralização ou amortização dos estímulos ansiogênicos para a criança; favorecer o bem-estar dos mesmos. A linguagem verbal e não-verbal e o comportamento permitem verificar a ocorrência de ansiedade e até sua intensidade.

Estados de moderada e intensa ansiedade têm efeitos nocivos. Orientar pais a não oferecerem subornos ou enganarem a criança. Isto destrói sua confiança e a torna insegura.

Trabalhar os falsos conceitos e em especial as idéias de que a doença é sinônimo de castigo e como tal deve ser experimentada como justa ou injusta. Os pais verdadeiramente culpados devem ser estimulados a realizar ações construtivas para tratamento desta situação e de prevenção de situações similares.

Traçar limites claros de conduta e atividades de pais e filho. As funções da enfermagem e da mãe devem ser bem definidas e aceitas mutuamente.

b) *Preparação para a internação, hospitalização e alta*

Dar informações a pais e filho, claras, com linguagem apropriada a quem se dirige, repetida, sobre a natureza da doença, evolução, planos de tratamento etc. Verificar a compreensão e a interpretação. As crianças a partir de três anos já conseguem ter algum entendimento sobre a sua doença e tratamento, se as explicações forem adaptadas.

Normalmente, a internação é o momento mais traumático da hospitalização, embora outros possam ter carga ansiogênica idêntica: uma cirurgia, um·exame para esclarecimento de diagnósticos, a piora das condições clínicas da criança etc.

Idealmente, a preparação da criança para a internação deveria ser feita pelos pais com auxílio da equipe. Esta deve sempre investigar com a criança (maiores de três anos) o que ela já sabe sobre sua doença, por que vai ser hospitalizada e a que tipo de tratamento vai ser submetida. As crianças pequenas têm dificuldade de expressar em palavras seus pensamentos e sentimentos, pela impossibilidade de efetuar abstrações. A observação de sua linguagem verbal e não-verbal pode dar indícios da existência de medo, de idéias preconceituosas e fantasiosas da situação.

O cuidado, já no contato e exame físico inicial, ajuda pais e filho a notar que há interesse em ajudá-los, favorecendo sua confiança. As crianças pré-escolares e escolares vêem o adulto como muito alto quando está de pé; colocar-se à sua altura (sentar-se, agachar-se), pode diminuir seu temor aos desconhecidos (Moreno, 1982).

Os desenhos, *slides,* fantoches etc. são muito úteis durante toda a internação da criança, como forma de preparação e orientação, principalmente até sete anos. Já a partir desta idade as interações verbais têm chance de serem compreendidas com mais facilidade pela criança.

Evitar estabelecer datas, tanto para a alta como para procedimentos para os quais não se consiga definir sua precisão.

A informação, por si só, não resolve a ansiedade, porém é um recurso importante, pois ajuda pais e filho a lidar com a fantasia, o pensamento mágico e a culpa. É um grande risco deixar os pais, e principalmente a criança, descobrirem acidentalmente o que vai ocorrer.

Também o excesso de informação e orientação não é útil, até pelo contrário, pois quando há muita ansiedade as informações são mal percebidas e interpretadas.

Durante a informação deve haver espaço para que pais e filho perguntem, digam o que pensam e sentem; se permanecerem calados devem ser incentivados a falar.

Outras informações importantes dizem respeito às normas e rotinas da instituição pois permitem que os pais e o filho se orientem melhor, diminuindo a estranheza do ambiente.

Os pais devem também conhecer os efeitos da hospitalização sobre as crianças. Estas informações permitem diminuir o seu estresse e melhoram suas relações com a criança, durante e após a internação.

Se a hospitalização for planejada, a criança e a família podem ser preparadas através de visita, álbuns coloridos e outros recursos que os familiarizem acerca do *novo* que o hospital representa. Se as condições da criança forem inadequadas para preparação prévia (ex: acidentes com risco de vida), ir efetuando a orientação conforme as possibilidades da mesma.

c) *Modificação tanto quanto possível da experiência da hospitalização*

– Procurar efetuar a separação gradual, quando esta for inevitável, já que se a criança é ajudada por seus pais a dominar ou diminuir a estranheza do ambiente, pode lidar melhor com as situações que vai enfrentar. Tal é o caso de mães com afazeres no lar ou que trabalham fora.

– Convidar e estimular as mães que ficam com seus filhos na enfermaria a cuidar de outras crianças, cujos pais não têm possibilidade de fazê-lo. As crianças normalmente identificam-se melhor com outros pais que com o pessoal do setor hospitalar.

– Dar atenção, afeto e carinho a todas as crianças, e em especial as desacompanhadas, inconscientes, gravemente enfermas e isoladas; estas correm sério risco de carência afetiva.

O afeto deve ser oferecido enquanto a criança estiver recebendo cuidados e em *situações criadas* para atender necessidades psicoafetivas.

Quando a mãe ou pessoa significativa da criança a estiver rejeitando de forma aberta (não fica ou não visita) ou velada (fica na enfermaria, porém quase não atende à criança etc.) tentar trabalhar com os fatores sociais e psicológicos no sentido da busca de alternativas e resoluções. Sobrecarregar a mãe emocionalmente, a hostilidade e a crítica podem tornar mais grave a situação.

– Cultivar e criar condições de relacionamento favorável de pais e filho com a equipe; crianças e pais necessitam estabelecer vínculos e pontos de apoio.

Os funcionários mais afetuosos e preparados devem prestar cuidados às crianças com maiores riscos de sofrer as conseqüências mórbidas de hospitalização. Os pais devem saber a quem se dirigir quando necessitarem de apoio e informações ou a quem possam informar sobre sua criança (seus objetos substitutos, e aqueles que a consolam, sinais e sintomas etc.).

– Estabelecer um balanço de participação e descanso para a mãe. Algumas mostram-se relutantes em entregar seu filho aos cuidados de outros. Não esquecer que o cansaço e as necessidades físicas e sociais não atendidas da mãe fomentam problemas em suas relações com o filho e a equipe.

– Prever e compreender as reações da criança e família: manifestações de ansiedade como medo, hostilidade, depressão, fuga etc., associadas com enfermidade ou as suas seqüelas, aos procedimentos médicos e cirúrgicos ou a ameaças sobre sua segurança ou vida.

– Prestar assistência individualizada; para isto é indispensável que se conheça características, hábitos, comportamentos verbais e não-verbais, padrões de disciplina e consolos no lar. Este conhecimento deve ser procurado na internação e durante a hospitalização da criança.

– Utilizar métodos de adaptação da criança e da família na unidade: objetos familiares trazidos de casa que a ajudam estabelecer relações entre o ambiente conhecido-dominado e o desconhecido, preservando o ego da criança. Estes objetos podem ter um papel fundamental, auxiliando a criança a lidar com a situação vivenciada, servindo como fonte de segurança e consolo, ou ainda recebendo a agressividade e reações de frustração que a criança não consegue dirigir aos *poderosos* adultos, doença e os procedimentos terapêuticos.

A decoração das unidades e locais freqüentados pela criança, com temas de interesse infantil, diminui a estranheza do ambiente.

A interação conjunta com outras crianças evita o isolamento. Permite ainda compartilhar interesses, brincadeiras, e exercitar nuances do comportamento.

A condição similar de tratamento entre algumas crianças pode servir de referência para aquelas que ainda não iniciaram o processo terapêutico.

– Preparar locais nos quais a mãe possa retirar-se, efetuar descanso e algum lazer, não se sentindo prisioneira de uma atividade de rotina consagrada inteiramente à criança.

– "Proteger a criança da comunicação não-intencional, seja direta ou indireta, quando seu conteúdo encerra mensagens que a criança, por sua imaturidade, não é capaz de manejar.

Exemplo comum desta situação é a discussão lateral conduzida a seu respeito, cheia de referências técnicas e palavras estranhas, que podem despertar grande medo" (Moreno, 1982).

– Não impor restrições, proibições, padronização de cuidado, mais que os estritamente necessários e modificá-los tão logo as circunstâncias o permitam.

– Criar oportunidades para explorar e brincar. Oferecer afeto para crianças que tenham maior risco de sofrer os efeitos da hospitalização e aquelas com desenvolvimento já comprometido. Assegurar o ensino escolar, principalmente em caso de afecção crônica. Reforçar tudo o que significa desenvolvimento de potenciais ou compensação de deficiências. O brincar deverá receber a mesma importância que as medidas terapêuticas, pois através dele a criança libera tensões, reorganiza seu meio interno, encontra novas formas de lidar com seus problemas, se desenvolve, se comunica, reconquista sua autonomia. A criança deve ser mantida ocupada em tarefas construtivas; desaconselha-se a passividade e excesso de atividades de fuga (como a TV).

– Estimular a criança e os pais ao autocuidado e tanto quanto possível a decisão sobre os mesmos e a aplicação de rotinas familiares.

– Não se deve pedir que a criança aceite passivamente as coisas que teme e trazem dor. Negar a dor enfraquece psicologicamente a criança, pois se nega a ela o direito de reagir frente aos estímulos oriundos do seu próprio corpo. Calá-la é ensiná-la a abafar, a distorcer as sensações de seu corpo (dor) e os sentimentos dela proveniente (medo) (Santos, 1982). Frente aos procedimentos ela deve saber o que vai se passar. Isto não significa que não irá reagir ou cooperar, porém, ajuda a diminuir os problemas decorrentes da ansiedade do desconhecido e da surpresa.

Os procedimentos dolorosos e que interfiram com a privacidade da criança devem ser efetuados em salas separadas de tratamento. Isto evita que tenha vergonha, diante de companheiros, de suas reações e/ou que outras crianças fiquem ansiosas frente aos acontecimentos e atitudes do companheiro.

Os exercícios, dietas, medicamentos etc., tanto quanto o permitam o nível de maturidade, condições físicas e mentais devem ser efetuados pela criança e a família, após preparação pela equipe. A criança pode também ser estimulada a tomar banho, realizar seu cuidado bucal, guardar suas roupas etc.

– Normatizar e orientar a permanência de acompanhantes; verificar e acompanhar as relações e situações nas enfermarias; trabalhar os pontos de conflito. Nestes casos, as reuniões de orientação de acompanhantes, instruções escritas, orientações individuais podem ser úteis.

– Manter uma atitude acrítica para com a família.

– Estimular os pais a atender às necessidades extraordinárias do paciente, de forma a não gerar rivalidades ou ressentimentos em outros membros da família e evitar que as soluções de conflitos familiares encontrem solução no doente ou na doença (ex: desaconselhar a permanência constante da família no hospital).

– Desenvolver programas educativos em grupo e individual, enfocando aspectos como cuidados básicos de saúde à criança. O momento da doença motiva muitos pais a quererem aprender, evitando novos problemas de saúde para o filho.

– Manter-se atento(a) a todos os aspectos psicossociais e emocionais da hospitalização da criança e da família, discutindo, planejando, implementando e avaliando ações assistenciais integradas, com os membros da equipe de saúde (médico, psicólogo, pedagogo etc.) e com a equipe de enfermagem.

CONCLUSÕES

Para concluir este capítulo apresentamos alguns tópicos selecionados de reflexões elaboradas pela psicóloga Lenzi, T. responsável pelo Serviço de Psicologia da Seção de Pediatria do Hospital Universitário da UFSC, quando convidada a validar o tema "problemática da hospitalização infantil/aspectos psicológicos":

– Reforço para que permaneça um familiar junto à criança, por mais que muitas instituições não ofereçam condições ou fechem totalmente a possibilidade; por mais que surjam problemas no relacionamento família-equipe-regras institucionais.

– Importantíssimo o apelo para que se entenda a criança num todo, reagindo à internação de maneira peculiar, dentro de cada fase de desenvolvimento, onde o ponto de fixação da energia pulsional difere totalmente à medida que se estrutura o aparelho psíquico: ego, id, superego.

– Sobre os pais, a questão consiste em *entender* o seu funcionamento emocional na hospitalização, carregada de todas suas vivências psicossociais e econômicas, abolindo definitivamente a *postura de crítica, hostilidade e juízo de valores*. A manutenção da crítica bloqueia o processo de conscientização dos pais.

– Sobre a equipe, fundamental estar atento para não deixar passar, na relação com o paciente-família, sentimentos próprios mal resolvidos como: competição com os pais e demais profissionais, sentimentos de rejeição ou desqualificação, dificuldades (por vivências passadas) em lidar com apego e perda, morte, tensões.

O importante é não se envolver emocionalmente a ponto de não controlar sentimentos pessoais, que em nada serão terapêuticos ou profissionais.

– O "amor materno" imaculadamente perfeito é o que existe no inconsciente das mulheres, fruto de um mito social, responsável por toda a culpa existente nas mães que também são profissionais, mergulhadas no eterno conflito de querer corresponder a este mito inconsciente de perfeição materna.

Na situação de hospitalização, esta cobrança pela perfeição materna também está presente no inconsciente da equipe pediátrica que percebe a doença como negligência e imperfeição do "papel da mãe", o que leva constantemente às críticas e "punições" aos pais dos pacientes.

Constantemente as dificuldades que aparecem na relação mãe e filho têm início na estrutura emocional frágil da mãe ou por não ter recebido um modelo afetivo adequado na infância, ou por ter dificuldade de sair do papel da filha, passando a ser mãe. Paralela a esta dificuldade emocional, juntam-se as dificuldades socioeconômicas, a ausência de planejamento familiar, as precárias condições de saúde.

Acrescentando-se a estas dificuldades uma situação de hospitalização, o nível de angústia e frustração torna-se por demais elevado, sendo necessário mecanismo de defesa do ego para suportá-lo. Então o que aparece são comportamentos de apatia, negligência, rejeição, ou descontrole, agressividade e abandono da situação (fuga). Nestes casos a única conduta admissível é a compreensão e um trabalho para conscientizar a mãe de seus sentimentos, para que possa agir dentro de alternativas pessoais, impossibilitando a "reação".

– Sobre limitações do trabalho psicológico da enfermagem, em função de recursos teóricos e parte do trabalho do psicólogo, na problemática da hospitalização estão a percepção do nível e auxílio na resolução da ansiedade, trabalhar ansiedade, medos e fantasias; trabalhar a rejeição materna (sociopsicológica).

Referências Bibliográficas

1. AINSWORTH, M.D. – Efects de la privacion materna: estúdio de los hallazzos e controvérsias sobre los métodos de investigacion. Cuadernos de Salud Pública. OMS, Genebra, 1963.
2. ANDRADE e SILVA, P.S.L. de e cols. – Internação conjunta (IC) mão-filho em enfermaria coletiva de hospital conveniado com o Inamps. *Jornal de Pediatria, 52* (6): 391-94, 1984.
3. BACKWIN, H. – Psychologic aspects of pediatrics, the hospital care of infants and children. *Journal of Pediatrics (39):* 383-390, 1951.
4. BARNES, E. – *As relações humanas no hospital.* Coimbra, Almadina, 1973.
5. BARROS, Mº. S.O.M. – O processo de separação individual na orientação de mães. Rio de Janeiro, PUC, 1977. Dissertação de Mestrado.
6. BIERMANN, E. – A criança e a hospitalização. *Documento Roche (3):* 83-90, março, 1980.
7. BORGES, Mª. V. – Privação de cuidados maternos nos primeiros anos de vida: observação em uma situação hospitalar. *Revista da FSESP, 26* (1): 79-91, 1981.
8. BOWBY, J. – O trauma de perda. In: *Perda, Tristeza e Depressão.* São Paulo, Martins Fontes, 1985.
9. BRIGHT, F. – The pediatric nurse an anxiety parental. *Nursing Forum, 4* (2): 31-47, 1965.
10. BRUNNER, L.S. & SUDDARTH, D.S. – A criança hospitalizada. In: *Prática de enfermagem.* 2ª ed. Rio de Janeiro, Interamericana, 2 v, 1980.
11. FRANK, R. – Parents and the Pediatric Nurse. *The American Journal of Nursing, 52* (1): 76-77, 1952.
12. GOFMAN, H. e cols. – The child's emotional response to hospitalization. *Journal of Diaseases of children, (93):* 157-169, Febr; 1957.
13. GRAEF, J.W. – Assistência Geral do paciente. In: *Manual de Terapêutica Pediátrica.* 3ª ed. Rio de Janeiro, Medsi, 1986.

14. HARLOW, H.F. – Amor, In *Psicologia.* São Paulo, Brasiliense, 1978.
15. HYMOVICH, D.P. – Parents of sick children their needs and task. *Pediatric Nursing, 2* (5): 9-13 Sept/Oct, 1976.
16. ISSI, H.B. e cols. – Enfermagem a nível da internação pediátrica. *Rev. do HCPA-RS, 2* (1): 85-92, 1982.
17. JENSEN, R. & COMLY, H. – Child – parents problems and the hospital. *Nerv. Child, 7* (1): 12-8, 1948.
18. LEÃO, S.C. – A importância do vínculo afetivo mãe/filho. *Jornal de Pediatria, 57* (4): 381-382, 1984.
19. LEBOVICI, S. – El concepto de la privacion materna; analisis de las investigaciones. Cuadernos de Salud Publica nº 14, Genebra, OMS, 1963.
20. LENZI, T. – Reflexões sobre a problemática psicológica da hospitalização infantil. Florianópolis, 1986. Mimeo.
21. MEY, R. – *O homem à procura de si mesmo.* 6ª ed. Rio de Janeiro, Vozes, 1978.
22. MARCONDES, E. & ALCANTARA, E. – Higiene Mental. In *Pediatria Básica,* São Paulo, Sarvier, v. 1, 1978.
23. MORENO, M.F. – Prevención de la invalidez emocional en el niño. *REv. Med. IMSS* (Méx), *20* (4): 345-7, 1982.
24. OKASAWARA, Ma. K. – El significado del sintoma en el niño: Su investigacion por medio del interrogatório. *Rev. Méd. IMSS* (Méx), *21* (146), 1983.
25. PRUGH, D.G. e cols. – A study of emotional reactions of children and families to hospitalization and illness. *Am. Journal Orthopsiachit. (13):* 70-106, Jan. 1953.
26. ROY, S.C. – Role cues for mothers of the hospitalized child. *Maternal and child health nursing, 16* (181): 200-205, 1967.

27. SANTOS, M.E.R. dos e cols. – O impacto emocional da hospitalização da criança. *Jornal de Pediatria, 56* (6): 341-4, 1984.

28. _____ . A hospitalização da criança: a visão do familiar. *Jornal de Pediatria, 56* (6): 341-4, 1984.

29. _____ . A criança hospitalizada: reflexões da equipe. *Jornal de Pediatria, 57* (1): 103-6, 1984.

30. SAVASTANO, H. e cols. – *Seu filho de 0 a 12: Guia para observar o crescimento e desenvolvimento das crianças até 12 anos.* São Paulo, Ibrasa, 1977.

31. SPITZ, R.A. – Doenças de carência afetiva do bebê. In *O primeiro ano de vida.* São Paulo, Martins Fontes, 1979.

32. VALLE, E.R.M. do – A Psicologia na formação e manutenção do desempenho da enfermaria pediátrica. *Rev. Paul. Enf., 4* (3): 105-8, jul/set, 1984.

33. VERNON, D.T.A. e cols. – Change in children's behavior after hospitalization. *Amer. J. Dis. Child, 111:* 5815-93, June, 1966.

34. VISINTAINER, M.A. & WOLFER, J.A. – Psychological preparation for surgical pediatric patients: the effect on children's and parents stress responses. *Pediatrics, 56* (2): 187-202, Aug. 1975.

17
Recreação e Estimulação: Fundamentos para a Prática da Enfermagem Pediátrica

Salete V. S. Sakae
Ernesta S. Rebello

Tendo em vista a importância da recreação e estimulação adequadas no processo de crescimento e desenvolvimento e a influência do meio ambiente neste processo, selecionamos atividades que visam desinibir, socializar, enriquecer a linguagem compreensiva e expressiva, a criatividade, favorecer o desenvolvimento neuropsicomotor e prevenir a perda de potencial intelectual.

Levy (1978) diz que podemos preparar a criança para dominar a posição sentada, tonificando-lhe a musculatura; para a conquista da posição de pé, fazendo com que ela perceba o papel e o apoio dos pés; para andar, facilitando-lhe a busca do equilíbrio. Não se trata de obrigá-la e menos ainda de superestimular.

Trata-se, adaptando-nos a seu ritmo e personalidade, de fornecer-lhe o desabrochar, de deixá-la à vontade no próprio corpo, de *acompanhar,* num certo sentido, o seu desenvolvimento.

Esta modificação mínima é fundamental na educação da criança, é desejável. É possível, aqui e agora.

Não custa tempo nem dinheiro. Mas obriga a uma mudança radical de nossos hábitos, a uma transformação do comportamento dos pais ou de seus substitutos. Tal modificação deverá atingir todos os gestos da vida cotidiana: o modo de carregar a criança, de trocá-la, de dar-lhe banho, comida, de brincar com ela.

Será necessário aproveitar todas essas situações para estimular e suscitar a atividade espontânea da criança.

Isso será possível se falarmos com ela, explicando-lhe o que se espera dela, apelando para a sua participação, interferindo o menos possível, procurando não perturbar sua atividade espontânea, dando-lhe tempo para mudar de posição, prolongando os movimentos que ela esboça, deixando-a explorar e descobrir o seu mais bonito brinquedo: o próprio corpo.

Essa educação motora contribui não apenas para prevenir deformações, corrigir a má postura e consolidar as aquisições motoras, mas também torna-se um extraordinário fator de equilíbrio da criança: acalma-lhe a angústia e dá-lhe algo de inestimável, que é o sentimento de segurança.

Acresce a ação dos pais e educadores de mais um atrativo. A tal ponto que esse jogo do desenvolvimento – composto de contato carnal, diálogos carinhosos, gratificações recíprocas, estímulos, enriquece a relação adulto-criança, aprofunda a simbiose mãe-filho.

Eis porque não basta amar e alimentar uma criança. É preciso compreender e saber que suas atividades motoras concorrem para o desenvolvimento do cérebro e são indispensáveis à organização do sistema nervoso. A ausência de estímulos acarreta perda definitiva de funções inatas.

À semelhança do desenvolvimento da linguagem e do crescimento físico, há um tipo de seqüência previsível na evolução do brinquedo. As crianças progridem de estágios simples para níveis mais complexos no brinquedo, da mesma forma que em outros aspectos do crescimento e desenvolvimento.

Nas instituições hospitalares o maior ingresso é constituído por crianças carentes de atendimento às necessidades físicas, psicológicas e sociais, desnutridas e com desvios de desenvolvimento neuropsicomotor.

Durante a hospitalização as crianças apresentam as mesmas necessidades emocionais e sociais básicas que são próprias da infância, ou seja, as crianças precisam de oportunidades para desenvolver habilidades motoras, sociais, de linguagem e capacidades psicológicas (como sentido de autonomia, vigor do ego, sensação de identidade e padrões de comportamento). Para ajudá-las a obter essas habilidades e capacidades ela necessita: da presença permanente e segura de alguém que seja importante para ela; de um ambiente com estimulação adequada; de oportunidades de explorar e brincar; e informações e explicações relativas ao hospital, tratamento, procedimentos, rotinas, pessoas e o que se espera dela, antes e durante a hospitalização (Brunner, 1980).

Marinho (1978) afirma que se a criança não recebeu nos primeiros anos de vida o necessário atendimento às suas necessidades físicas, psicológicas e sociais, irá requerer estimulação organizada em ambiente que promova seu desenvolvimento integral.

Burr, *apud* Valle (1984), ressalta a importância do brincar para a criança hospitalizada e lança indagações sobre o conhecimento particular que as enfermeiras possam ter sobre brinquedos e jogos e sobre a prática dos mesmos.

Para Valle (1984) "as enfermeiras pediatras geralmente não encaram o brincar como parte de seu trabalho, sentindo-se vexadas são vistas brincando com o paciente, pois nunca tiveram preparo para executar tais atividades, em sua maioria".

A própria escola, segundo a mesma autora, não prepara o aluno em habilidades de relacionamento e esquemas de recreação, diminuindo a insegurança de lidar com a criança no aspecto global.

O brinquedo dá à criança condições de aperfeiçoamento de habilidades psicomotoras e sociais. As atividades lúdicas são liberadoras de tensões: trazem prazer e são um dos mais completos processos educativos, com influência no intelecto, emocional e físico da criança.

PROGRAMA DE RECREAÇÃO E ESTIMULAÇÃO

Idade: 0 – seis meses

Área motora

– Aproveitar os momentos em que presta cuidados à criança (enquanto a banha, a veste ou oferece a alimentação) para falar-lhe, estimular o sorriso, a gargalhada, a olhar o rosto humano.
– Estimular a elevação da cabeça e o apoio sobre os cotovelos, colocando a criança em decúbito ventral. Sustentar o bebê com as mãos espalmadas no tórax, levantando-o lentamente.
– Deixar a criança pegar objetos arredondados, grandes, coloridos, com tinta fixa, de diferentes texturas: macio, áspero, plástico, pano etc. Colocar objetos (móbiles) pendurados no berço a uma distância em que a criança possa tocá-las.
– Após os quatro meses colocar a criança sentada com apoio.
– Estando a criança em decúbito dorsal, segurá-la pelas mãos, levando-a à posição sentada.

Área cognitiva

– Falar, cantar para a criança enquanto está prestando os cuidados. Colocar sininhos, chocalhos nas mãos e berço, alertá-la para os diferentes sons.
– Chamar a atenção da criança para os objetos coloridos, movimentando-os no seu campo visual. Estimulá-la a pegar os objetos. Deixar levá-los à boca.
– Segurar as mãos da criança e colocá-la na sua linha média de visão. Acariciar, massagear a palma das mãos, o seu corpo, estimulando-a a acariciar seu próprio corpo.
– Brincar com a criança, aproximando rosto x rosto, nariz x nariz, beijos no abdome, balançar suavemente. Se ela demonstrar que gostou, repita a brincadeira.
– Na hora de trocar a roupa da criança aproveitar para interagir; colocar uma fralda no seu rosto e estimulá-la a retirar.

Área de comunicação

– Estimular a criança a procurar a origem do som (música, barulhos, canto de pássaros...). Chamá-la pelo nome de vários pontos da sala.
– Incentivá-la a repetir sons familiares, o sorriso, o gargalhar, através de brincadeiras, cócegas suaves.
– Repetir os sons emitidos pela criança. Instar o bebê a responder à voz humana.
– Usar mímica facial que agrade a criança.
– Colocar música, cantar para a criança, usar diferentes tons de voz.

– Colocar a criança frente ao espelho, dizer seu nome e apontar sua imagem.

Área sensório–perceptiva

– Acariciá-la em diferentes partes do corpo para estimular a percepção tátil.
– Deixar a criança sentir o calor (das pessoas), o frio (da água), o macio, o áspero, prazer (cócegas suaves).
– Movimentar o corpo da criança, os braços, as pernas, os dedos, para que ela sinta suas mãos, seus pés, seu corpo.

Área pessoal–social

– Oferecer a alimentação *no colo* em posição que facilite a sucção e/ou deglutição. Respeitar o tempo da criança para se alimentar. Não forçar, nem apressá-la.
– Estimular o sorriso espontâneo, as vocalizações.

Idade: seis – 12 meses

Área motora

– Colocar a criança sentada, inicialmente com apoio, retirando-o gradativamente. Fazer exercícios de vaivém (serra-serra).
– Estando a criança em decúbito dorsal, segurá-la pelas mãos, levando-a à posição sentada.
– Fazê-la passar de deitada para sentada, segurando na mão direita da criança, estimulando-a a apoiar a mão livre no chão.
– Incentivar a que solte, flexione e estenda os joelhos.
– Estimular o engatinhar, proporcionando espaço para a criança.
– Dar brinquedos e objetos para que possa manipular, sacudir, papel para rasgar e amassar.
– Dar dois objetos iguais, instando-a a bater um contra o outro. Oferecer um terceiro objeto quando a criança estiver com as duas mãos ocupadas.
– Introduzir novos brinquedos ou trocá-los, ocasionalmente, por outros com texturas e sons diferentes, para ajudar a criança a diferenciar entre macio e áspero, pesado e leve, grande e pequeno, rugoso e liso etc.
– Estimular o erguer-se na posição de pé, com apoio, dar passos.

Área cognitiva

– Estimular a criança a encontrar objetos parcial ou totalmente escondidos.
– Deixá-la brincar, colocando e retirando objetos do interior de um recipiente, para desenvolver a idéia de ter ou não ter, juntar-separar.
– Fazer com que imite movimentos simples, como dar adeus, bater palmas, jogar beijos.
– Utilizar brincadeiras frente ao espelho.
– Oferecer jogos de encaixe simples: círculo e quadrado.

Área da comunicação

– Oferecer brinquedos que produzam sons (sinos, chocalhos), fazendo-a imitar os referidos sons.
– Falar corretamente com a criança. Usar gestos, acompanhando as palavras. Quando disser *não*, use um tom seguro e mostre o indicador.
– Estimular a pronúncia do $m - p$, sons silábicos: mama, papá.
– Fazê-la imitar os gestos simples: dar adeus, bater palmas, movimentos com a língua, com os lábios.
– Mostrar as partes do corpo para a criança. Ex.: Esse é o pé do Joãozinho. Depois, onde está o pé do Joãozinho?

Idade: 12-24 meses

Área motora

– Estimular o caminhar, inicialmente com apoio em ambas as mãos, retirando este apoio gradativamente. Pode-se usar como apoio bastões e bambolês. Os bastões são colocados na vertical e a criança, de pé, segura um de cada lado, colocar as mãos sobre as mãos da criança. Fazer movimentos leves para a frente e para trás, sem mudar de lugar. Quando ela estiver tranqüila colocar as mãos acima das mãos da criança. Balançar levemente os bastões, estimulando-a a dar passos. Pode-se, também, incentivar a marcha, segurando numa ponta do bastão e a criança na outra. Deixe-a andar, empurrando cadeiras, banquetas.
– Deixar a criança subir e descer escadas engatinhando.
– Favorecer o ato de abaixar-se e erguer-se.
– Oferecer jogos de encaixe de peças, objetos pequenos e recipientes maiores, anéis em

pinos, cubos, copos de café, iogurte, para empilhar.
- Deixe a criança brincar e pisar na grama, tapete, areia.
- Fixe o papel e estimule o uso de lápis (lápis de cera grosso).

Área cognitiva

- Fazer brincadeiras de "esconde-esconde" para que a criança encontre a pessoa ou objeto escondido. Cobrir os objetos de interesse com tecido transparente, opaco, ou com vários tecidos, um sobre o outro, estimulando-a a procurar.
- Encorajar a criança a vencer obstáculos, pegar objetos fora do seu alcance, passar objetos de um recipiente para outro.
- Oferecer jogos de encaixe simples: circulares e quadrados. Aos dois anos, introduzir tabuleiro com o triângulo.
- Mostrar figuras de animais, de pessoas conhecidas, identificando-as. Ex.: Isto é um gato. Como é que o gato fala? Miau!
- Deixar a criança imitar as atividades domésticas: varrer a casa, lavar a roupa.
- Estimulá-la a descobrir a causa de efeitos interessantes, jogos de sombra na parede, feita com as mãos, com o corpo, a descobrir como funciona os brinquedos.
- Incentive o uso de lápis de cera e imitação de traços verticais, horizontais e circulares.

Área da comunicação

- Colocar a criança na frente do espelho para que identifique a si própria. Deixá-la acariciar sua imagem.
- Estimular a identificação de partes do corpo. Ex.: Onde está o pezinho do nenê?
- Falar, usando gestos. Ex.: Dá o carrinho. Pronunciar devagar e corretamente as palavras, para que ela perceba os movimentos labiais e da língua. Pedir para que repita as palavras.
- Dos 18-24 meses a criança já pode obedecer duas ordens dadas ao mesmo tempo.
- Linguagem falada – 18 meses: limite do tempo normal para iniciar a linguagem falada.

Até os 18 meses a criança deve ter adquirido os fonemas: p, b, t, d, c (som k).

Até os 24 meses, os fonemas: m, f, n, s, nh, g.

Vocabulário da criança aos 24 meses:
- Em torno de 60 palavras.
- Repete frases de 7 – 8 sílabas.

- Forma sentença de 2 – 3 palavras.
- Usa aproximadamente: 50% de substantivos sobre o total das palavras, 14% verbos, interjeições 16%.
- Aparecem as primeiras conjunções.
- A criança emprega o verbo no infinitivo. Ex.: Thiago quer papá. Pode apresentar dislalia por troca. Ex.: lalanja para laranja.
- Usa jargão.

Área sensório-perceptiva

- Desenvolver o tato e aceitação do contato com várias texturas. Deixá-la tocar objetos de texturas diferentes: plástico, liso, rugoso, papel, tecidos.
- Embalar a criança nos braços em cadeira de balanço ou em rede.
- Levar a criança para passear em parques, jardins, estimulando-a a seguir pessoas e objetos deslocando-se. Chamar a atenção sobre sons (cantar de pássaros, carros etc.).

Área pessoal–social

- Colocar a criança no colo em posição que favoreça a sucção, deixando-a também segurar a mamadeira, sem, no entanto, ficar tomando mamadeira sozinha.
- Dar água, chá, sucos em colher ou em copo, em pequena quantidade.
- Dar alimentos, em pedaços, na mão da criança. Estimular o mastigar.
- Aproveitar os contatos para provocar-lhe através de sensações agradáveis, brincadeiras de esconde-esconde, retirar fralda do rosto, cócegas, movimentos rítmicos de braços e pernas.
- Na hora do banho deixá-la brincar, bater na água, colocar na banheira brinquedos de plástico. Repetir os sons emitidos pela criança. Falar sempre o que está fazendo. Ex.: Vamos lavar a perninha do Thadeu.
- Estimular o reconhecimento das pessoas. Dizer sempre o nome do adulto que está segurando a criança. Ex.: O nenê está com a mamãe.
- O contato com estranhos deve ser gradativo, estando a criança no colo de pessoas conhecidas, onde se sente em segurança.

Idade: dois – quatro anos

Área motora

- Proporcionar espaço para a criança correr, brincar.

- Fazer brincadeiras tipo esconde-esconde, correr entre obstáculos, andar em cima de uma tábua ou de um banco e soltar para o chão com apoio nas duas mãos.
- Deixar a criança subir e descer em escadas baixas, estimulando-a a saltar do último degrau. Aos dois anos ela sobe e desce, colocando os dois pés em cada degrau. Aos três anos alterna os pés ao subir as escadas.
- Aos três anos ela tem coordenação motora para pedalar um triciclo.
- Equilíbrio dinâmico: a criança fica momentaneamente sobre um pé. Apanha um objeto do chão sem auxílio da outra mão. Anda em linha reta, seguindo o traçado numa distância de quatro metros sem desviar mais de 15 cm (três anos). Carrega um recipiente (1/2 litro) cheio de água até 1cm do bordo, a uma distância de cinco metros e volta sem derramar água.
- Deixar que rabisque livremente. Dar lápis e papel em branco (não deve haver contornos).
- Dar tesoura com ponta romba e deixar a criança manipular, cortar papel, pano etc. (cortar, não recortar).
- Dar livros e revistas coloridas para folhear. Virar as páginas uma a uma.

Área cognitiva

- Estimular a criança a fazer pequenas construções, juntando dados e imitando modelos simples. Dar cubos coloridos para a construção de torres, trens etc. (constrói torre de nove cubos; encaixa blocos isolados no tabuleiro depois de quatro ensaios).
- Desenhar círculos (três anos), traçar na vertical e instá-la a imitar.
- Contar histórias pequenas, não ultrapassando cinco minutos, de enredo simples, sobre crianças, famílias, acontecimentos semelhantes aos de sua vida diária (aniversário, tarefas caseiras). Manter ritmo da palavra e sons. A criança gosta de repetir as palavras, dando-lhes um ritmo próprio.

Área de comunicação

- Ensinar canções pequenas tipo "atirei um pau no gato".
- A criança usa sentenças pequenas (duas, três palavras) com o verbo no infinitivo. Estimular a linguagem, pronunciando devagar e corretamente as palavras quando se dirigir à criança, deixando-a observar os movimentos labiais e da língua.

- A criança pode apresentar dislalia por supressão (arquifonema). Ex.: cote, para corte.
- Usa plurais.
- Vocabulário ativo – três anos: 270 palavras; quatro anos: 360 palavras.

Área pessoal-social

- A criança começa a ter idéia do meu e do teu. Verbalizar sempre que se referir aos objetos da criança ou de outros. Ex.: Este carro é do Thiago, ou, esta bola é do Thadeu.
- Deixar a criança usar as mãos para se alimentar, ensinando gradativamente o uso dos talheres. Ela deve comer só; aos três anos derrama pouco. Aos quatro anos pode colocar suco no copo.
- Faça com que calce os sapatos (ainda não sabe dar laços) e desabotoe botões acessíveis.
- Aos três anos ela começa a entender o que significa esperar a sua vez. Apesar de gostar da companhia de outras crianças, brinca isoladamente.

Idade: quatro – seis anos

Área motora

- Equilíbrio dinâmico: delimite um espaço e estimule a criança a andar descalça sobre ele; círculo, por exemplo. Andar bem de leve, sem fazer barulho, andar com passo de gigante, de anão, sobre um barbante no chão, sobre uma barra de madeira larga (6 cm). Marchar nas pontas dos pés, levantando os joelhos, sendo o ritmo de um tambor, palmas ou música. Subir escadas por um lado e descer pelo outro; subir e descer com o objeto leve sobre a cabeça e de braços abertos.
- Imitar uma pessoa gorda carregando peso, alegre, triste, com frio, com calor, subindo e descendo a escada.
- Aos quatro anos é capaz de pular, mas ainda não pode fazê-lo em seqüência, pular corda, por exemplo. Pode caminhar cinco metros na ponta dos pés.
- Aos cinco anos anda para a frente, colocando o calcanhar de um pé encostado na ponta do outro (dois metros).
- Desloca-se cinco metros, pulando com os dois pés juntos.
- Desloca-se cinco metros pulando num pé só (deixar a criança escolher o pé). Saltar para

o lado e parar depois do salto. Saltar corda de 30cm de altura, estando parado, com os pés juntos.
- Dar figuras e tesoura com ponta romba e estimular a criança a recortar.
- Incentivar a criança a pentear-se, escovar os dentes, abotoar a roupa, calçar os sapatos, ajudando-a quando necessitar.
- Dar desenhos para colorir. A criança já tem coordenação motora para pintar dentro de limite. Estimular a pintura a dedo, com lápis, com giz etc. Dar desenhos incompletos de pessoas, animais, para que complete com um traço.
- Desenhar círculo, triângulo, quadrado, e estimular a criança a copiar.

Área cognitiva

- A criança identifica e separa formas sólidas iguais: cones, pirâmides, cubos. Constrói com blocos nos planos vertical e horizontal, nomeando suas construções (quatro anos).
- Ajudar a criança a desenvolver expressão não-verbal. Realizar mímicas imitativas "como você seria se fosse... borboleta voando, um sapo pulando, mosquito, cachorro, folhas caindo, flores se abrindo, um elefante andando pesadamente?..."
- Contar histórias de enredo ativo. Aos cinco anos a criança pode ouvir histórias de mais ou menos 10 minutos, que tenham ação, que versem sobre animais e outras crianças.
- A criança vive grande parte de seu dia num mundo imaginário. Fala de suas fantasias como se fossem reais. Não a desminta.
- Aos quatro anos conhece as cores branco e preto, denominando-as. Aos cinco conhece as cores. Denomina todas.
- Desenhos: a criança faz discriminação estética de figuras (humanas) bonitas e feias. A de quatro anos desenha a figura humana com cabeça, dois apêndices e possivelmente dois olhos.
- Aos cinco anos desenha uma figura humana reconhecível, com diferenciação de partes do corpo.

Área da comunicação

- Linguagem: fala sem articulação infantil. Superadas todas as etapas, inclusive a dislalia por supressão.
- Aos quatro anos repete uma frase de 15 sílabas.
- Aos seis anos repete frases de 16-18 sílabas.

- Sabe dizer que idade tem, qual é o seu nome.
- A criança compara e discrimina dimensões. Discrimina dimensões de duas linhas (quatro-seis anos), mostrando a maior, a mais comprida. Aos cinco anos aponta o cubo maior entre 12 cubos de madeira, aumentando progressivamente de 1,8 a 8cm.
- Noção de tempo: emprega corretamente ontem, hoje, amanhã, antes, depois, cedo, tarde (cinco anos).
- Distingue se é de manhã ou de tarde (seis anos).
- Reconhece direita e esquerda, alto e baixo.
- Coloca gravuras orientadas da direita para esquerda, de cima para baixo.

Área pessoal-social

- Estimular os cumprimentos: bom dia, boa tarde, como vai. A criança é sociável.
- Promover jogos. Ela compreende a regra de jogar cada um por sua vez. Prefere os jogos associativos aos individuais, participando de grupos com dois a cinco companheiros; a criança solitária tem companheiros imaginários.
- Proporcionar segurança física e afetiva. A criança aos quatro anos tem muitos medos: do escuro, de velhos, de animais.

Idade: seis – oito anos

Área motora

- Estimular atividades como pintar, desenhar, modelar. A criança apresenta melhor coordenação dos músculos menores (movimentos finos).
- Equilíbrio dinâmico: promover brincadeiras que exigem maior equilíbrio, tipo: pular corda, amarelinha, jogar futebol, usar arco e flecha. A criança pode aprender a andar de bicicleta.

Área cognitiva

- A criança diferencia direita e esquerda em si própria.
- Desenhos: desenhar as pernas de figura humana com duas linhas.
- Tem muita imaginação, mas já sabe diferenciar o real da fantasia, pergunta "esta história é de verdade?"
- Estimular teatro, fantoches, dramatizações.

Área da comunicação

– Linguagem: possui muita habilidade ·para compreender e usar a linguagem; gosta de utilizar palavras novas, mesmo as que não compreende bem. O vocabulário e a facilidade de expressão variam de criança para criança e de acordo com o ambiente. É importante que tenha liberdade para falar, sem ser inibida ou corrigida constantemente, e que o adulto fale sempre corretamente.

Idade: oito – 10 anos

Área motora

– Deixar a criança escolher atividades que exigem boa coordenação de mãos e dedos (movimentos finos) como: costurar à máquina, bordados em tecidos ou sobre cartolina, atividades de carpintaria, pintura com pincéis.

Área cognitiva

– Estimular o planejamento das tarefas que a criança deseja fazer no dia seguinte. Ela gosta de planejar festas familiares e comemorações cívicas; isso concorre para o desenvolvimento de atitudes amistosas de colaboração, participação e iniciativa. Aprende que há horas apropriadas para cada coisa (deve ser avisada com antecedência das modificações de horários e rotinas). Sabe dizer a data e enumerar meses.
– Estimular o ato de colecionar e organizar materiais como: insetos, selos, chapinhas, figurinhas...

Área da comunicação

– Linguagem: Podem ocorrer erros gramaticais. Não corrigir a criança na frente de outras pessoas.
– Estimular a leitura de livros de aventuras.

Área pessoal-social

– Comportamento estável. Os conflitos são raros. Usa táticas verbais: "é a minha vez", "eu vi primeiro". Sente-se superior às crianças mais novas.
– Crítica e autocrítica: a criança é crítica, mas tem senso de humor. Tem noção de seus direitos e ressente-se com injustiças.

Referências Bibliográficas

1. ANTIPOFF, H. – *Desenvolvimento Mental da Criança*. Belo Horizonte, Ficha de observação, mimeo, 21 p., 1981.
2. BARROS, M.I. de – *O Processo de Separação, Individualização na Orientação de Mães*. Rio de Janeiro, PUC, 1977. Dissertação de Mestrado.
3. BIERMANN, G. – *A criança e a hospitalização*. Hexágono Roche, *4* (3): 16-24, 1976.
4. WAECHTER, E.M. & BLAKE, F.G. – *Enfermaria Pediátrica*. 9ª ed. México, Interamericana, 1978.
5. BONARD, K. & ERICSON, H. – *Como Educar Crianças com Programas de Desenvolvimento*. Porto Alegre, Globo, 1978.
6. BRUNNER, L.S. & SUDDARTH, D.S. – *Enfermagem Médico-Cirúrgica*. 3ª ed., Rio de Janeiro, Interamericana, 1970.
7. DIDONET, V. – *Atendimento ao Pré-Escolar, Educação e Psicologia*. 4ª ed., Brasília, MEC, v.1, 1980.
8. LEVY, J. – *O Despertar do Bebê*. São Paulo, Martins Fontes, 140 p. 1978.
9. MARINHO, H. – *Estimulação essencial*. Rio de Janeiro, Sociedade Pestalozzi do Brasil, CENESP/MEC, 1974.
10. VALLE, E.R.M. – A psicologia na formação e manutenção do desempenho da enfermeira pediatra. *Rev. Paul, Enf*. São Paulo, *4* (3): 105-8, jul/set, 1984.

18

A Enfermagem e a Segurança do Paciente na Unidade Pediátrica

Haydée E. H. Back

A proteção e a melhoria do ambiente hospitalar, visando a saúde para todos os pacientes, constituem um aspecto do papel da enfermagem, cujas responsabilidades e definições estão sendo ampliadas.

O objetivo deste capítulo não é o de abordar a participação e atuação da enfermagem em termos de poluição ambiental, de rios e mar, segurança das rodovias, segurança alimentar ou outros riscos ambientais.

O interesse será o de realçar o papel da enfermagem na segurança da criança e da família, sujeitas a riscos físicos, terapêuticos e emocionais na unidade de internação pediátrica.

O número de eventos acidentais nos hospitais é extremamente alto, comparado com aquele em muitas indústrias. O hospital é um lugar movimentado e tenso; os procedimentos diagnósticos são freqüentemente arriscados, do ponto de vista de lesões físico-químicas e potencial de infecção; os pacientes e familiares geralmente estão ansiosos e preocupados frente à doença e hospitalização; a terapia medicamentosa traz consigo muitos riscos potenciais, como reações adversas ou a possibilidade de que o paciente receba a medicação errada (Du Gas, 1984).

Na unidade pediátrica, as atividades assistenciais estão relacionadas com uma clientela mais vulnerável: a criança é altamente dependente de outros, no que diz respeito à manutenção da segurança. Quando pequena, tem motricidade e mobilidade ainda por aperfeiçoar, são exploradoras; desconhecem situações de perigo real ou potencial.

A enfermagem deve:

a) Detectar estes riscos reais e potenciais a que estão sujeitas a criança e a família na unidade de internação pediátrica.

b) Planejar e executar medidas de proteção e limitação dos efeitos adversos destes riscos.

c) Ensinar medidas de prevenção contra os riscos para crianças/família expostas.

A palavra proteção significa ajudar, auxiliar, tomar a defesa de, preservar do mal, defender, socorrer. Tem relações com o bem-estar, a comodidade e o estado de paz consigo mesmo e com o ambiente.

A declaração dos direitos humanos da criança, efetuada em 1959, orienta questões que se relacionam com a proteção e segurança da criança, sem discriminação pelo seu sexo, condição socioeconômica, cultural, lingüística ou religiosa. O princípio segundo diz que "A criança gozará proteção especial e ser-lhe-ão proporcionadas oportunidades e facilidades por lei, e por outros meios, a fim de lhe facultar o desenvolvimento físico, mental e moral e em condições de liberdade e dignidade. Na instituição de leis, visando este objetivo, levar-se-ão em conta, sobretudo, os melhores interesses da criança".

O princípio oitavo diz que: "A criança figurará, em quaisquer circunstâncias, entre os primeiros a receber proteção e socorro".

O que iremos abordar neste capítulo é a proteção da criança sob os aspectos relacionados acima: físico, psíquico e terapêutico.

SEGURANÇA E PROTEÇÃO NA ÁREA FÍSICA

Os fatores de riscos reais ou potenciais para a criança e a família na unidade pediátrica estão relacionados a:

a) *Inadequação da planta física*

- Quartos/enfermarias com área (m^2) insuficiente, diminuindo o espaço para os leitos;
- Presença de escadas sem porta de proteção;
- Mistura de áreas críticas com áreas de internação (expurgos, sala de preparo de quimioterapia etc.);
- Banheiros com pisos escorregadios, vasos sanitários e pias inadequados para a idade da clientela;
- Quartos e enfermarias desprovidas de condições de isolamento mais destinadas a este fim;
- Ausência de visores nos quartos e enfermarias e salas de atividade do pessoal de enfermagem para o acompanhamento indireto das crianças; e
- Janelas de vidro sem proteção.

• b) *Inadequação do equipamento*

- Ausência de locais próprios para guarda de materiais de consumo e permanente; macas, biombos, material de limpeza, soluções para desinfecção e esterilização, medicamentos etc.
- Berços desprovidos de grades ou com grades de alturas e espaçamento inadequados.
- Instalação de tomadas elétricas de fácil acesso e/ou sem proteção.
- Brinquedos inadequados em tamanho e forma (pontiagudos, pequenos etc.).
- Manutenção de equipamentos com defeito (quebrados, em curto circuito etc.).
- Berços e paredes pintados com tintas impróprias, como a que contém chumbo, que podem causar intoxicação.

c) *Inadequação de procedimentos*

- Uso de ceras ou polidores em corredores e locais freqüentados pelas crianças.
- Abandono de equipamentos e medicamentos em locais aos quais as crianças tenham acesso.
- Falta de testagem da temperatura da água do banho e aplicação de gelo ou bolsas quentes sem proteção da pele (excesso de frio ou calor).
- Abandono da criança pequena durante o banho e em procedimentos efetuados com auxílio de material quebrável (ex.: termômetro).
- Extravios de exames e documentos da criança e do prontuário, expondo-a à repetição de procedimentos diagnósticos e terapêuticos.

Assim, a segurança física da criança e da família deve relacionar-se à área, equipamentos e procedimentos.

A área física da unidade hospitalar pediátrica deve ser dividida para abrigar crianças de acordo com a faixa etária e o tipo de patologia. Cada quarto, segundo Garcia, deverá ter uma área de $14m^2$ e 3,5 a $4m^2$ para cada criança. Os berços e camas devem ser confeccionados conforme a idade:

Berços de 60 x 40cm para recém-nascidos.

Berços de 90 x 60cm para crianças até três anos.

Berços de 1,30 x 70cm para crianças até cinco anos.

Camas de 1,65 x 70cm para crianças acima de cinco anos.

A presença de grades nas camas evita as quedas das mesmas, mas as batidas dificilmente podem ser resolvidas, uma vez que as camas hospitalares são feitas de aço, material duro e não flexível. Na faixa etária de oito meses a um ano a criança começa a sentar-se, engatinhar ou ficar em pé sozinha e muitas vezes bate nas grades por não ter ainda um controle total do equilíbrio. A colocação de proteção de espuma ou outro material protetor não deve prejudicar a visualização do paciente. Os espaços muito grandes entre si facilitam a passagem dos mesmos e cabeça do paciente. Seu distanciamento pode ser de 0,5 a 0,8cm para evitar este tipo de problema ou protegidas, com telas finas que impediriam a passagem da cabeça e membros. As grades devem ser facilmente removíveis quando da prestação de cuidados à criança.

As janelas são outro motivo de preocupação. Devem ter uma altura acima de 90cm e serem em leque ou gradeadas. Não esquecer que a proteção deve ser de dentro para fora. A proteção com grade é a mais segura, uma vez que não existe material substituível para o vidro de janela. Janelas amplas permitem ventilação e iluminação naturais mas devem dispor de proteção contra o sol, para prevenir insolação. Não só a temperatura deve ser controlada, mas também a ventilação.

As áreas críticas como expurgo, lactário, isolamentos, devem ser instaladas em locais apropriados ao fim destinado, e em linhas gerais, não devem ser situadas nas áreas de trânsito e atividade geral da unidade (posto de enfermagem, enfermarias/quartos, sala de procedimentos etc.).

d) *Limitações da própria clientela*

– A criança pequena pode rolar e girar o corpo, depois engatinha e inicia marcha com segurança gradativa.
– Coloca tudo na boca.
– Tem grande curiosidade.
– Incapaz dentro d'água.
– Limitações na comunicação.

As enfermarias devem possuir visores, com altura não superior a 90cm, entre elas para melhor visualização, sem necessidade de deslocamento constante de pessoal. Os postos de enfermagem e as enfermarias devem ser contíguos e ter visores entre um e outro.

Podem ser utilizados ar condicionados para que se consiga manter controladas a umidade e a temperatura relativa do ar.

O piso dos banheiros deve ser antiderrapante: os sanitários e pias de uso da criança devem ser de tamanho infantil, instalados conforme altura da clientela.

Toda a unidade pediátrica deve dispor de locais próprios, seguros e/ou inacessíveis à criança, para guarda de medicamentos, material de limpeza, de desinfecção, esterilização e outros equipamentos com riscos à segurança da criança (seringas, agulhas, aquecedores, macas, cadeiras de roda, suportes de soro etc.).

Deve haver também um local próprio para recreação da criança. Os brinquedos devem ser seguros, ou seja: sem pontas, não muito pequenos e fáceis de serem engolidos ou introduzidos em cavidades, com pintura inócua e de preferência laváveis.

As tomadas, muitas vezes defeituosas, e ao alcance da criança, devem ter proteção para evitar choque ou serem instaladas em locais altos e longe das camas (1,50m de altura).

A decoração da unidade deve ser alegre e colorida, começando pelas cortinas, paredes, roupas de cama e mobília. A tinta das paredes e camas deve ser isenta de componentes intoxicantes como o chumbo.

O colchão deve ser de espuma, borracha ou ar para maior conforto do paciente; deve ser plastificado para evitar que molhe pois nem sempre pode ser lavado ou trocado. O colchão impregnado de urina e fezes se decompõe com facilidade e pode causar lesões de pele na criança.

Os cobertores devem ser leves e quentes, suficientemente compridos e largos para cobrir o paciente. Os cobertores de material antialérgico são os mais apropriados.

A limpeza das enfermarias deve ser feita com produtos adequados e padronizados pela instituição mas que não prejudiquem a saúde do paciente. O piso deve ser antiderrapante e não devem ser usadas ceras ou polidores que possam torná-lo liso e escorregadio. Os produtos de limpeza devem ser mantidos longe do alcance das crianças, enquanto o serviçal manuseia o material. Os horários de limpeza da unidade não devem coincidir com o de maior atividade da enfermaria, já que a maior tensão do ambiente é vivenciada pela criança, que poderá ter dificuldade de encontrar locais isentos de risco como choques entre pessoas, escorregões em áreas recém-lavadas, choques com instrumentos de limpeza etc.

A legislação atual não permite o fumo em locais fechados, incluindo hospitais; porém, apesar dos avisos e sinalização, é necessária uma vigilância constante neste sentido. As visitas fumantes podem depositar o cigarro em cima da cama ou não apagá-lo com segurança, determinando incêndios e queimaduras.

A radioatividade também é um ponto de consideração, pois muitas vezes, por descuido do pessoal e profissionais, a criança faz raios X em excesso, porque o anterior foi extraviado ou não vinha acompanhando a criança.

Um controle constante sobre todo o material permanente, utilizado ou não, deve ser efetuado. O registro e o material burocrático do paciente devem ser mantidos em ordem e segurança, evitando extravios.

Na aplicação de calor, frio e dos banhos, a temperatura deve ser mantida sob controle.

O lactente, o pré-escolar e as crianças debilitadas não devem ser deixadas sozinhas na banheira.

A alimentação do paciente deve ser feita fora do leito, quando este tiver condições, caso contrário deve-se elevar a cabeceira da cama para manter o paciente em posição *semi-fowler,* evitando aspirações e proporcionando maior comodidade na ingestão dos alimentos.

As quedas devem ser prevenidas, dando-se especial atenção ao lactente e pré-escolar: não deixar o lactente sozinho em mesas ou em qualquer superfície da qual possa cair. A parte superior de escadas deve possuir portas.

Os bicos não devem ser colocados no pescoço da criança com auxílio de cordões e correntes.

SEGURANÇA TERAPÊUTICA

Os fatores de riscos reais ou potenciais do processo terapêutico estão relacionados, principalmente, à medicação, procedimentos terapêuticos, exames e cirurgias.

A medicação é um fator de risco para o paciente pediátrico porque ele não se defende, não sabe o que é, nem para que serve. Neste caso, na maioria das vezes a criança não fala ou não sabe se identificar. Logo, a verificação do nome do paciente deve ser cuidadosa. As camas devem ser identificadas com os respectivos nomes, o que pode ser feito com um simples esparadrapo ou com desenhos nominais na parede mais próxima da cama.

A criança maior poderá até escolher o desenho que quiser. O reconhecimento de crianças pequenas pode ser feito também através de contato com a família e com as pessoas que receberam a criança na internação.

Um grande problema da prática da enfermagem é relacionado à dose que o paciente deve receber. A dose é calculada pelo peso e idade da criança, logo isto envolve aritmética e também raciocínio. Muitas vezes este raciocínio não é empregado e a dose é administrada erroneamente.

Caso o enfermeiro verifique dificuldade entre seus auxiliares deve treiná-los e ajudá-los a resolver suas dúvidas. Indispensável também é o conhecimento sobre as características e forma como devem ser preparados os medicamentos: se administrados com leite ou água, se podem ser misturados a outros medicamentos etc.; a leitura das bulas pode ajudar nesta tarefa.

O tipo de medicamento, dose, método e hora deve ser verificado com atenção *no prontuário* e revisado na hora da administração. Bandejas com excessos de medicamento devem ser evitadas já que estão sujeitas a misturas. Uma medida para prevenir mistura é aderir com durex ou esparadrapo etiquetas aos recipientes e seringas de medicação.

Deve-se permanecer junto à criança enquanto ingere medicamentos orais já que pode jogá-los fora após a saída do responsável pela administração.

A restrição do paciente no leito para administração de medicação EV ou IM também merece atenção. Na administração IM são necessárias duas pessoas para segurar e restringir a criança, que na maioria das vezes se agita e uma simples contração muscular pode entortar, obstruir ou quebrar a agulha, provocando lesões no paciente ou a necessidade de nova punção. De acordo com a terapêutica a restrição sempre deve ser feita procurando manter o paciente em posição o mais fisiológica possível.

As infusões EV devem ser feitas com todo o cuidado, para não haver extravasamento de líquido e conseqüentes complicações.

Devem ser observadas todas as normas e rotinas de administração, não ultrapassar o tempo de conservação, não administrar sem a correta diluição, administrar os medicamentos lentamente ou conforme instruções da bula e/ou médicas.

Um outro aspecto do tratamento do paciente são os exames. Muitos deles são feitos em jejum, alguns necessitam da administração prévia de depressores de SNC, outros ainda dependem da segurança e da prática do profissional.

Os exames cardiológicos, eletrológicos e radiológicos que necessitam da administração prévia de depressores do SNC, como, por exemplo, EEG, ECG, e ventriculografias ou arteriografias etc. são importantes mas necessitam de total atenção da enfermagem, que deve observar os efeitos colaterais e reações do paciente no pré, trans e pós-exame. É evidente que cada um deles tem preparo e cuidado específico devendo obedecer a rotinas previamente estabelecidas.

Outros exames necessitam do jejum prévio por um período determinado antes da execução do mesmo. Isto significa para a criança perda de uma necessidade básica, a alimentação, levando ao desespero, angústia e choro. É importante, quando possível, preparar o paciente ou acalentá-lo, dando-lhe um cuidado especial dentro de outras necessidades como a higiene, segurança, carinho e conforto.

Grande parte dos exames e outros procedimentos terapêuticos, além de traumáticos, sujeitam o paciente ao risco de infecção. A enfermagem deve estar atenta à proteção do paciente neste sentido.

Determinados procedimentos terapêuticos devem ser executados criteriosamente para a segurança do paciente. Este é o caso da administração de O_2 a recém-nascidos em incubadoras sujeitos a retrofibroplasialental, quando submetidos à alta concentração de O_2 por longo tempo. As aspirações naso ou bucótraqueais devem ser feitas rapidamente e com intervalos, uma vez que provocam obstrução das vias aéreas superiores; punções de veia jugular interna podem provocar acidentes sérios, como hemorragias e parada cardiorrespiratória por estimulação vagal.

O termômetro é outro fator de risco, se colocado na axila do paciente, sem vigilância: pode quebrar-se e ferir a criança.

A criança deve ser protegida quando das aplicações quentes ou frias e as bolsas utilizadas devem ser revestidas com uma toalha, ou fralda; os olhos devem ser cobertos por ocasião da aplicação de raios ultravioletas.

Quando os aquecedores de ambientes estiverem em uso, manter a supervisão constante do aparelho e evitar o ressecamento do ar através de recipientes com água próximos à fonte de calor. Impedir que crianças tenham acesso ao aquecedor.

Oxigênio e tecidos sintéticos devem ser mantidos longe de cigarros e aparelhos elétricos.

As crianças em tendas de oxigênio devem ser supervisionadas com freqüência, já que a névoa de O_2 impede a perfeita visualização do paciente.

Volumes excessivos de infusões endovenosas, alimentação anteral ou de diálise peritoneal, administrados em curtos períodos de tempo, podem provocar sérios distúrbios circulatórios, hepáticos e renais.

Além dos apontados, inúmeros procedimentos terapêuticos e/ou condutas inadequadas põem em risco a segurança do paciente, a sua integridade e sua própria vida. Uma simples administração incorreta da mamadeira pode resultar em aspiração.

As cirurgias nas quais o paciente corre riscos bem maiores, a orientação especial da família do paciente e o acompanhamento criterioso do paciente se tornam evidentes. O enfermeiro deve procurar minimizar todas as ansiedades, facilitando a administração correta do pré-anestésico dentro do horário estabelecido, permanecendo junto ao paciente, observando reações no pré e pós-operatório, implementando a assistência requerida.

Às vezes a inabilidade do profissional ou mesmo acidentes podem ocorrer nas cirurgias como: secção de órgãos, queimaduras, choques de origens diversas.

SEGURANÇA PSICOLÓGICA

Inúmeras situações ameaçam a segurança psicológica da criança durante a hospitalização.

a) O sistema de internação sem acompanhante de menores de seis anos e/ou de horários fixos e rígidos para visita de familiares significativos da criança entre seis a 12 anos.

b) A negação e/ou indiferença dos profissionais na assistência às perturbações psicológicas geradas pela hospitalização, que afetam pais e filhos, durante a mesma e na alta da criança.

c) A limitação de espaço físico, de situações estimuladoras e trocas afetivas que privam a criança das condições necessárias ao crescimento e desenvolvimento.

d) A mudança de comportamento dos pais, decorrente de sua insegurança do atendimento das necessidades do filho, enquanto doente, e da substituição de seu papel pelo pessoal hospitalar.

e) A existência de sistemas de comunicação e interação precários, mantendo o desconhecimento em pais e filhos sobre o que está ocorrendo e como se conduzir frente à situação.

f) A mudança para um ambiente desconhecido, com normas, rotinas e procedimentos próprios, provocando alterações nos hábitos da criança.

g) As sensações de dor, a ansiedade e medo decorrentes da doença e dos procedimentos terapêuticos.

h) A existência de um risco real ou potencial de dano físico ou ameaça à vida.

Enumeradas algumas situações de ameaça à segurança psicológica da criança, a abordagem efetuada neste capítulo poderá ser completada no texto que analisa a problemática psicológica da hospitalização infantil, onde parte destes itens estão apresentados.

Sarti enumerou reações somáticas e psicológicas observadas em crianças hospitalizadas, na vivência de situações ameaçadoras da segurança psicológica (*apud* Camon, 1984):

– retardo do crescimento e desenvolvimento;
– suscetibilidade a infecções;
– perturbações digestivas e nutritivas;
– dermatoses;
– manifestações psicossomáticas;
– distúrbios do sono;
– manifestações de desadaptação;
– hiperemotividade e variações de humor;
– diminuição da afetividade;
– desorientação;
– distúrbios do comportamento; e
– indiferença, agressividade, depressão e regressão.

O sofrimento físico da criança se intensifica ao ser hospitalizada. As medidas de emergência amenizam este sofrimento, porém o tratamento pode ser agressivo. A criança internada sem diagnóstico definido, que vem a realizar vários exames para elucidá-lo, também suporta uma pressão psicológica, e pode culpar a família, hospital, médicos e equipe pelo seu sofrimento; além de muitos exames, o prognóstico pode ser ruim.

Crianças que necessitam de isolamento ou crianças desnutridas devem ter atenção especial por suas condições patológicas e psicológicas. A sensação de abandono destas crianças é bem maior e por isto se tornam agressivas ou apáticas, o que justifica sem dúvida a presença da mãe na enfermaria.

Um dos maiores problemas dos nossos hospitais são as internações por problemas sociais como verminose, desnutrição, abandono e maus-tratos. A maioria dos nossos pacientes é de classe socioeconômica baixa e por vezes são praticamente abandonados no hospital porque para a família pode ser um prato a mais na mesa, sem alimento, ou quando são do interior (lavradores, fazendeiros), não tendo condições de permanecer ao lado da criança, ou ainda, por serem filhos mal aceitos e mal amados etc.

Estes pacientes não recebem visitas, a não ser quando recebem alta, isto sem falar em casos onde o hospital pressiona a família a receber o filho de volta.

Certas crianças não querem voltar para casa, por motivos os mais variados: maus-tratos, fome, conflitos familiares, desajustamento dos pais etc., e desencadeiam patologias de origem psicológica, como por exemplo: asma, dor abdominal, crises convulsivas etc. A realidade do seu *habitat* com a família é tão traumatizante que a fuga se torna necessária.

A criança para a qual não for contado o motivo da intervenção cirúrgica, a necessidade de anestesias e o pós-operatório, pode imaginar coisas irreais e terríveis a respeito do tratamento terapêutico. Quando ela é bem preparada, tanto pela família como pelo médico, não só aceita a intervenção como também poderá ser extremamente cooperativa. Determinados pais sustentam que a criança não suporta a verdade, quando acontece exatamente o contrário.

A unidade de terapia intensiva tem sentido de morte, imagem esta criada pela fantasia que se tem a respeito e o desconhecimento da sua finalidade. As características da UTI, como o ambiente isolado, estressante, tenso, cuja equipe tanto quanto o paciente vive em constante apreensão, levam a julgá-la como o setor dos moribundos. A criança já sofre, tem medo e ansiedade somados ao ambiente, desenvolve alterações psicológicas muitas vezes graves.

Do mesmo modo a família, assustada pela gravidade do estado da criança, transmite suas ansiedades para ela.

Determinadas condutas são fundamentais na manutenção da segurança psicológica da criança e da família durante sua permanência no hospital:

– É muito importante conhecermos a história da criança e o seu comportamento, para podermos orientá-la e tentar amenizar sofrimentos que nem sempre provêm só da internação.

– De igual importância é o estabelecimento de relações; devem ser afetivas, inspirar confiança e segurança. Um primeiro contato positivo facilita todas as relações posteriores, diminuindo a tensão e a angústia, favorecendo a adaptação e a recuperação.

– O paciente não pode tornar-se um número de leito, um caso, e sim ser visto como ser real, com todo valor físico e emocional.

– Manter a criança ocupada com brinquedos, livros, conversas, trabalhos manuais, individuais ou em grupo é importante para evitar a tristeza e a desconfiança.

– A equipe de saúde deve manter os pais sempre informados sobre todas as condutas tomadas em relação aos seus filhos, não só para orientá-los mas também para instruí-los;

– As internações jamais devem ser prolongadas sem necessidade.

– As crianças menores de seis anos devem ser hospitalizadas acompanhadas de um de seus pais ou responsáveis; as visitas dos outros familiares devem ser diárias e sem horário predeterminado, conforme sua disponibilidade.

– A assistência de enfermagem deve ser planejada de acordo com as necessidades e problemas detectados.

– Conhecer hábitos da criança, preferências alimentares, características do desenvolvimento e experiências anteriores com doença e hospitalização se constitui num recurso indispensável para que a enfermagem preste à criança cuidados com os quais esteja familiarizada, aumentando sua segurança.

– Para os pacientes e para as mães é importante manter contato e fazer com que participem do tratamento.

– Encorajá-los a tomarem decisões sobre o tratamento e o futuro por si mesmos.

– Ajudá-los a manterem contato com a sua comunidade e participarem da vida social a que estavam engajados, dentro dos seus limites atuais.

– Ajudá-los a planejar o futuro dentro da nova realidade. O paciente possui uma personalidade e dignidade, abaladas pelo sofrimento, tendo por isso direito à compreensão, amor, carinho, e solidariedade.

CONCLUSÕES

A proteção da criança e da família na unidade pediátrica deve ser um dos focos da atenção da enfermagem no dia-a-dia de suas atividades. Não se admite atualmente que a assistência vise somente aspectos físicos. As repercussões da negligência na proteção física, terapêutica e psicológica têm dimensões morais e sociais. A enfermagem é uma das grandes responsáveis pela higidez biopsicossocial da criança e da família que assiste. Não basta apenas assumir o compromisso, é preciso orientar, treinar e acompanhar a equipe que assiste a criança.

Referências Bibliográficas

1. ABBOT, J. – A Criança e a Hospitalização. *Rev. Enf. Moderna, 3* (3), 1987.
2. COMON, V.A.A. – *Psicologia Hospitalar.* São Paulo, Traço Editora, v. 2, 1984.
3. DU GAS, B.W. – Necessidade de proteção e Segurança. In *Enfermagem Prática.* 2ª ed., Rio de Janeiro, Interamericana. p. 383-399, 1984.
4. HORTA, W.A. – Os direitos da criança. *Enfermagem em Novas Dimensões, 2* (4): 219-21, 1976.
5. OUTEIRAL, J.O. e cols. – *Infância e Adolescência.* São Paulo, Artes Médicas, 1982.
6. PASQUAL, P.R.L. – Relações humanas em hospitais. *Rev. paulista de hospitais, 18* (3): 3-6, março, 1970.
7. RECA, T. e cols. – *Problemas psicológicos em pediatria.* Buenos Aires, Universitária, 1980.

19

Controle de Infecção Hospitalar

Adélia T. R. da Silva

Conforme a portaria 196/83 do Ministério da Saúde "Infecção Hospitalar é qualquer infecção adquirida após a internação do paciente e que se manifesta durante a internação ou mesmo após a alta, quando puder ser relacionada com a hospitalização".

A maioria das infecções hospitalares é provocada por bactérias de baixa virulência que constituem a microflora humana. Destaque-se que essas bactérias infectam o hospedeiro apenas na ocorrência de uma depressão significativa de seus mecanismos de defesa, local ou sistêmica, causada pela doença básica ou pela agressão diagnóstica e terapêutica.

O controle da infecção hospitalar se relaciona intimamente com a finalidade dos serviços prestados na unidade de internação e envolve a eficácia das práticas médicas e de enfermagem, bem como todo o instrumental utilizado na rotina da unidade de internação.

PRÁTICA DE ENFERMAGEM DE INTERESSE PARA O CONTROLE DA INFECÇÃO HOSPITALAR

Higiene das mãos

O hábito de lavar as mãos, antes e após quaisquer procedimentos executados, reflete o nível de responsabilidade do pessoal de enfermagem. Para sua prática devem estar disponíveis em locais próximos aos leitos lavatórios equipados com saboneteira, porta-papel toalha e lixeira. Para as áreas não críticas e semicríticas recomenda-se o uso de sabão líquido neutro. Para as áreas críticas como Unidade de Terapia Intensiva, Centro Cirúrgico, Neonatologia, Isolamento, Queimados e Gastrente-

rologia, utiliza-se solução degermante à base de PVPI a 10%.

Banho do lactente

Constitui-se num sério problema o banho dos lactentes em banheiras, sejam estas de plástico, inox ou azulejo. A rotina de desinfecção após cada banho é um procedimento demorado e a enfermagem tende a relaxar, utilizando o produto em quantidade e tempo insuficientes. Operacionalizamos então da seguinte maneira:

a) *Pacientes hígidos*

Após cada banho, escovar vigorosamente a banheira com água e sabão e enxaguar.

Ao final de todos os banhos proceder à desinfecção, utilizando produto à base de fenol sintético a 3% por 30min. Enxaguar. Para que a desinfecção seja efetiva o produto deve estar em contato por 30 minutos com toda a superfície do material.

b) *Pacientes portadores de doenças que exigem precauções com pele e mucosas, precauções entéricas ou isolamento protetor*

Devem ter banheiras individuais, procedendo-se a desinfecção conforme descrita acima, antes e após cada banho.

Administração de medicamentos: antibioticoterapia

O uso indiscriminado de antimicrobianos é considerado o fator preponderante do favorecimento da disseminação de resistências microbianas na população de bactérias causais de infecções hospitalares. Porém outros fatores contribuem para isso, como dosagens excessivas ou insuficientes de antibióticos por erros de cálculo, atraso no horário da administração, contaminação do ambiente com restos de antibióticos etc.

A enfermagem, na rede hospitalar brasileira, constitui-se na sua maioria de pessoal não-qualificado no preparo de medicação e por isso é importante que determinados procedimentos fiquem escritos em linguagem acessível, evitando, assim, erros grosseiros que freqüentemente ocorrem quando alguém assume funções para as quais não foi preparado. Em pediatria, costuma-se diluir os medicamentos e reaproveitar as sobras existentes para uso em outros horários, evitando assim o desperdício de soluções e diminuindo o custo da terapêutica.

No entanto, este é um procedimento que se não for bem executado poderá acarretar sérios danos ao paciente.

Para evitar erros de cálculo e também falhas na conservação do medicamento pode-se elaborar uma lista contendo os que são mais utilizados no hospital com seus respectivos nomes comerciais. (Ver Quadro 19.1).

Métodos de proteção antiinfecciosa: limpeza, desinfecção, esterilização

Existe uma enorme variedade de artigos e áreas hospitalares, destinados a diferentes finalidades, o que confere um grau de risco potencial de transmissão de infecção diverso a cada um deles. Pode-se inferir que esse risco está ligado principalmente à utilização ou grau de contato e/ou exposição do paciente com os artigos e áreas, bem como o seu grau de contaminação.

Com o objetivo de evitar, reduzir e controlar o risco de infecções hospitalares os pacientes devem ser expostos a um ambiente tão pobre de microrganismos quanto ao que ele é normalmente exposto fora do hospital.

Para facilitar a operacionalização dos procedimentos antimicrobianos classificam-se esses artigos e áreas em três categorias:

– Críticos
– Semicríticos
– Não-críticos

a) Artigos críticos

São todos aqueles que penetram nos tecidos subepiteliais, no sistema vascular e em outros órgãos isentos de flora microbiana própria, bem como todos os que estejam diretamente conectados com eles. Incluem-se por exemplo:

– Instrumentos de corte ou de ponta, pinças, afastadores, próteses, fios, cateteres venosos etc.
– Soluções injetáveis
– Roupas utilizadas nos atos cirúrgicos, na unidade de queimados e berçário de alto risco.

Os artigos críticos devem estar totalmente livres de microrganismos (bactérias, fungos, vírus e esporos) ao serem utilizados.

b) Artigos semicríticos

São todos aqueles que entram apenas em contato com mucosa íntegra, capaz de impedir a invasão dos tecidos subepiteliais. Entre outros destacam-se:

– Equipamentos de anestesia gasosa e de assistência ventilatória
– Alguns endoscópios
– Medicamentos orais e inaláveis
– Pratos, talheres e alimentos.

Os artigos semicríticos também deveriam estar totalmente livres de microrganismos ao serem usados. Todavia, nem sempre é possível submetê-los a processos capazes de destruir esporos sem danificá-los. Exige-se, contudo, que os mesmos sejam usados isentos de bactérias, fungos e vírus.

Os cateteres vesicais, traqueais e nasogástricos, embora entrem em contato com mucosa íntegra, devem estar isentos de quaisquer microrganismos (estéreis) para uso, devido a elevada incidência de infecções urinárias e respiratórias associadas à cateterização.

c) Artigos não-críticos

São todos os que entram em contato apenas com pele íntegra e ainda os que não entram em contato direto com o paciente.

Por exemplo:

– Mesa de aparelho de raios X
– Equipamentos de hidroterapia
– Incubadoras sem umidificação
– Microscópios cirúrgicos
– Telefones
– Artigos de higiene do paciente (comadres, bacias, papagaios etc.), roupas de cama e de uso pessoal
– Equipamento sanitário
– Recipientes de lixo, piso, paredes etc.

Os artigos não-críticos devem estar isentos de agentes de doenças infecciosas transmissíveis (microrganismos não encontrados na flora normal da maioria das pessoas)

Quadro 19.1

Medicamento	Diluição	Observações
Penicilina Cristalina 5.000.000 U.	Diluir em 8cc AD/Para 4; 3; 2; 1; milhões U retirar 8; 6; 4; 2cc, respectivamente 950.000U = 1,9cc 900.000U = 1,8cc 850.000U = 1,7cc 800.000U = 1,6cc 750.000U = 1,5cc 700.000U = 1,4cc 650.000U = 1,3cc 600.000U = 1,2cc 550.000U = 1,1cc 500.000U = 1 cc 450.000U = 0,9cc 400.000U = 0,8cc 350.000U = 0,7cc 300.000U = 0,6cc 250.000U = 0,5cc 200.000U = 0,4cc 150.000U = 0,3cc 100.000U = 0,2cc 50.000U = 0,1cc	Conservação após diluição Geladeira = 7 dias Temperatura ambiente = 6h Administração devido a sensação de ardência e dor que provoca no local da punção venosa, recomenda-se nova diluição com 20cc de AD injetado em equipo com bureta graduada gota a gota. Este equipo, desde que manuseado com técnica asséptica, pode ser trocado de 24 em 24h.
Cefalotina ou Keflin 1g	Diluir em 4cc de AD/Volume total 4,4cc 1g = 4,4cc 500mg = 2,2cc 400mg = 1,7cc 350mg = 1,5cc 300mg = 1,3cc 250mg = 1,1cc 200mg = 0,8cc 150mg = 0,6cc 100mg = 0,4cc 50mg = 0,2cc	Conservação após diluição Geladeira = 96h Temperatura ambiente = 6h
Stafilin 500mg	Diluir em 5cc de AD Volume total = 5cc 500mg = 5cc 400mg = 4cc 350mg = 3,5cc 300mg = 3cc 250mg = 2,5cc 200mg = 2,0cc 150mg = 1,5cc 100mg = 1cc 50mg = 0,5cc	Conservação após diluição Geladeira = 24h
Mefoxin 1g	Diluir em 10cc de AD Volume total = 10,4cc 1g = 10,4cc 500mg = 5,2cc 400mg = 4,1cc 350mg = 3,6cc 300mg = 3,1cc 250mg = 2,6cc 200mg = 2cc 150mg = 1,5cc 100mg = 1cc 50mg = 0,5cc	Conservação após diluição Em geladeira = 7 dias Temperatura ambiente = 24h

Quadro 19.1 (continuação)

Medicamento	Diluição	Observações
Claforam 1g	Diluir em 10cc AD Volume total = 10,4 1g = 10,4cc 500mg = 5,2cc 400mg = 4,1cc 350mg = 3,6cc 300mg = 3,1cc 250mg = 2,6cc 200mg = 2cc 150mg = 1,5cc 100mg = 1cc 50mg = 0,5cc	A solução deve ser usada imediatamente após sua preparação. A solução não deve ser guardada mais que 24h. A temperatura não deverá exceder a 25°C.
Rocefin 1g	Diluir em 10cc AD Volume total = 10cc 1g = 10cc 500mg = 5cc 400mg = 4cc 350mg = 3,5cc 300mg = 3cc 250mg = 2,5cc 200mg = 2cc 150mg = 1,5cc 100mg = 1cc 90mg = 0,9cc 80mg = 0,8cc 70mg = 0,7cc 60mg = 0,6cc 50mg = 0,5cc	Conservação após diluição Geladeira = 24h Temperatura ambiente = 6h
Binotal 500mg	Diluir em 5cc AD	Conservação após diluição Em geladeira = 6h Não misturar com outros medicamentos.
Kefazol 500mg	Diluir em 2cc de AD 500mg = 2cc 400mg = 1,6cc 350mg = 1,4cc 300mg = 1,2cc 250mg = 1cc 200mg = 0,8cc 150mg = 0,6cc 100mg = 0,4cc 50mg = 0,2cc	Conservação após diluição Em geladeira = 96h Temperatura ambiente = 24h
Carbenicilina 1g	Diluir em 3,6ml AD Volume total = 4cc 1g = 4cc 500mg = 2cc 400mg = 1,6cc 350mg = 1,4cc 300mg = 1,2cc 250mg = 1cc 200mg = 0,8cc 150mg = 0,6cc 100mg = 0,4cc 50mg = 0,2cc	Conservação após diluição Em geladeira = 14 dias Temperatura ambiente = 72h Devido a grande irritabilidade para as veias, cada grama de carbenicilina deve ser diluído novamente em 20cc AD.

Quadro 19.1 (continuação)

Medicamento	Diluição	Observações
Sorcal 30g	Diluir o conteúdo do envelope em 40ml de AD Volume total = 60ml 10g = 20ml 20g = 40ml 30g = 60ml	
* Solução de Liquemine (anti-coagulante)	1ml de liquemine em 250ml de soro fisioló-gico	– Utilizar frasco de 250ml estéril – Conservar por sete dias em temperatura ambiente.

admitindo-se, contudo, a presença, em peque-no número, de microrganismos normalmente encontrados na microflora humana.

Segundo o mesmo princípio, os diferen-tes ambientes que compõem a planta física de um hospital podem ser classificados em:

a) *Áreas críticas*

São aquelas que oferecem maiores riscos de infecção, seja pela imunodepressão do pa-ciente que as ocupa, seja devido as atividades que aí se desenvolvem, dividindo-se as áreas críticas em dois grupos:

1) Áreas de risco aumentado devido a depressão da resistência antiinfecciosa do pa-ciente, como por exemplo:
– Salas de operação
– Salas de recuperação pós-anestésica
– Quarto de isolamento protetor
– Unidade de diálise peritoneal
– Unidade de tratamento intensivo
– Unidade de queimados
– Berçário de alto risco.

2) Áreas de risco aumentado de trans-missão de infecções pelas atividades aí desen-volvidas, como por exemplo:
– Quarto de isolamento de doenças transmis-síveis
– Laboratórios de anatomia patológica e de análises clínicas
– Unidade de hemodinâmica
– Sala de necropsia
– Cozinha e lactário
– Lavanderia.

b) *Áreas semicríticas*

São todas as áreas que apresentam me-nos riscos de transmissão, como as ocupadas por pacientes de:
– Doenças não-infecciosas

– Doenças infecciosas não-transmissíveis
– Centro de material e esterilização.

c) *Áreas não-críticas*

São todas as áreas hospitalares que teo-ricamente não apresentam risco de transmissão de infecção, ou seja, não ocupadas por pa-cientes, ou cujo acesso lhes seja vedado.

Áreas críticas e semicríticas requerem limpeza e desinfecção diárias e as áreas não-críticas apenas limpeza.

Limpeza

É o procedimento antimicrobiano de re-moção da sujidade e detritos para manter em estado de asseio os artigos e áreas.

Ela constitui o núcleo de todas as ações referentes aos cuidados de higiene com os ar-tigos e áreas hospitalares e o primeiro passo nos procedimentos técnicos de desinfecção e esterilização.

As operações de limpeza propriamente ditas compreendem:

Varrer ou aspirar – é uma operação de higiene que visa remover a sujeira do chão. Em hospital, essa operação só deve ser feita com pano úmido, pois ao usar a vassoura, le-vanta-se bactérias juntamente com a poeira.

Lavar – é a operação de higiene que visa a remoção da sujidade mediante o uso da água e detergente neutro.

Passar pano – é uma operação de higie-ne que consiste em esfregar com pano úmido em solução germicida e visa a manutenção do piso, dos móveis e da limpeza.

As fontes de infecção mais comuns liga-das ao ambiente ou a área são representadas pelo ar, piso, paredes e equipamentos fixos e portáteis.

Rotinas de limpeza

a) *Limpeza diária*

Consiste em:
- Varrer com pano úmido e lavar com detergente as áreas não-críticas e semicríticas da unidade de internação
- Varrer com pano úmido, lavar com detergente e passar desinfetante nas áreas críticas
- Colocar em ordem o mobiliário e objetos da unidade
- Remover o lixo e a roupa suja
- Limpar e desinfetar telefones
- Remover com pano úmido o pó dos móveis, parafusos e objetos da unidade
- Arear sanitários, pias e banheiras.

b) *Limpeza especial ou terminal*

Deve ser feita semanalmente, quinzenalmente ou mensalmente conforme o objetivo a que se destina a sala. Para que esta operação de limpeza seja eficiente é preciso estabelecer uma metodologia que facilite a supervisão e racionalize o trabalho. Em nosso hospital implantamos o método de utilização de cartelas indicativas, que informam qual sala ou enfermaria deve ser limpa especialmente num determinado dia. O conceito *especialmente* deve ser bem explícito e o funcionário da limpeza, após treinamento, toma conhecimento do que significa a limpeza especial. Ela consiste em:
- Lavar com detergente as paredes, vidros, portas, parapeitos, globos e telas.
- Passar desinfetante nas paredes.
- Passar a máquina para remover manchas do piso, desinfetante e se possível cera uma vez por mês.
- Limpar e desinfetar camas.
- Limpar armários por dentro e por fora.
- Fazer sanificação dos sanitários.
- Aspirar o pó das cortinas.

c) *Conservação do material de limpeza*

Nos materiais como balde, vassoura, pá, rodo, pano para limpeza de parede, pano para passar desinfetante deverá estar marcado o nome do setor.

Após o término das atividades os panos para limpeza de piso deverão ser lavados com detergente e mergulhados em solução desinfetante por 30min. Após esse tempo, torcer e pendurar para secar.

Desinfecção

Desinfecção é o processo de destruição de agentes infecciosos em forma vegetativa, existentes em superfícies inertes, mediante a aplicação de meios físicos ou químicos.

Os meios químicos compreendem os germicidas e os físicos o calor em várias formas, como por exemplo, água em ebulição e flambagem.

A distinção entre microrganismos patogênicos e não-patogênicos é relativa, pois praticamente todos eles em condições favoráveis poderão vir a ser um risco para o paciente internado, tornando-se agente infeccioso, uma vez que a ocorrência de infecção depende principalmente da resistência do hospedeiro.

Dessa forma, a desinfecção deve ser um processo de destruição de todas as formas vegetativas e não apenas as de determinadas espécies microbianas. Na desinfecção, como na limpeza, a seleção de critérios, rotinas e procedimentos baseia-se no conhecimento do risco potencial de transmissão e características próprias dos artigos e áreas a serem desinfetadas.

A desinfecção aplica-se mais a artigos semicríticos e não-críticos bem como a áreas críticas e semicríticas.

Desinfetantes detergentes são formulações associadas de um desinfetante com um detergente, destinadas a limpeza e desinfecção simultâneas.

A fórmula ideal deve satisfazer as seguintes exigências operacionais:
- Manter atividade bactericida, fungicida e viruscida em presença de matéria orgânica, independentemente do grau de pureza da água.
- Exercer simultaneamente ação de limpeza e de desinfecção.
- Manter ação residual
- Não oxidar metais
- Não alterar plásticos ou borracha
- Não liberar vapores tóxicos
- Possuir odor agradável.

Os fenóis sintéticos são compostos resultantes de síntese orgânica, ao contrário dos fenóis e cresóis naturais, que são obtidos por destilação da hulha.

Em relação aos últimos, os fenóis sintéticos apresentam atividade germicida mais potente, menos toxicidade e cheiro mais agradável.

Soluções de fenóis sintéticos, em associação com sabões e/ou detergentes aniônicos, ácido etilenodiaminotétracético (EDTA) e antioxidante, são indicadas preferencialmente para a limpeza, desinfecção e desodorização simultânea de áreas críticas e semicríticas, sujas de pus, fezes, sangue, urina ou outras secreções.

Não sendo voláteis, esses fenóis depositam-se sobre as superfícies em que são aplicados e posteriormente reagem com a umidade, passando então a exercer ação antimicrobiana residual.

Artigos críticos têm uma exigência de descontaminação absoluta, daí necessitarem ser esterilizados. Limpeza e desinfecção são procedimentos antimicrobianos insatisfatórios para artigos críticos, em vista do alto risco de transmissibilidade que representam.

A limpeza e a desinfecção de artigos semicríticos variam com a natureza dos mesmos e sua resistência à ação dos agentes químicos. Equipamentos e instrumentos médico-cirúrgicos em geral devem ser limpos em solução detergente, contendo 3.000 ppm de fenóis sintéticos, antes de serem desinfetados através de imersão.

Esterilização

A esterilização desempenha um papel fundamental na prevenção e controle de infecção hospitalar, em decorrência da abrangência de utilização de material esterilizado nas atividades desenvolvidas para o atendimento ao paciente, nos diversos níveis de atenção à saúde.

Esterilização é o processo de destruição e eliminação total de todos os microrganismos na forma vegetativa e esporulada, através de agentes físicos ou químicos, e aplica-se especificamente a artigos críticos e semicríticos.

Processos de esterilização:

a) *Físicos*
— Calor úmico (vapor saturado sob pressão)
— Calor seco
— Radiação ionizante
— Radiação não-ionizante

b) *Químicos*
— Solução de glutaraldéido a 2%
— Solução alcoólica de formaldeído a 8%
— Óxido de etileno

O processo de esterilização que maior segurança oferece é o vapor saturado sob pressão (autoclave), porque tem um poder de penetração superior ao calor seco.

A destruição de bactérias se verifica pela termocoagulação das proteínas citoplasmáticas, sendo suficiente uma exposição de 121 a 132ºC, durante 15 a 30 minutos. A escolha do processo de esterilização depende da natureza dos artigos a serem esterilizados, da maior utilização quantitativa e qualitativa dos mesmos pelo agente esterilizante, aliado ao custo.

Teste de comprovação de eficácia da esterilização

Existem dois tipos de testes: biológicos e químico.

O que oferece maior segurança é o teste biológico, porque utiliza suspensão padronizada de esporos *sthearothermophilus* e deve ser realizado semanalmente.

Os químicos devem ser usados diariamente, porque servem para inferir se a temperatura do interior da câmara da autoclave ou estufa é compatível com a esterilização (fita adesiva, ampolas de vidro que mudam de cor a 121ºC).

Técnicas de isolamento

Isolamento total ou restrito

Destina-se a alojar pacientes cuja infecção tem como fonte de maior risco de transmissibilidade os contatos direto e indireto.

Medidas preventivas a serem adotadas:
— Quarto privativo
— Uso de avental, máscara, luvas
— Lavar as mãos ao entrar e sair do quarto
— Uso de objetos e instrumentos descartáveis ou desinfetar antes de sair do quarto
— Uso de saco rotulado "contaminado" nas roupas de cama e do paciente ao serem enviadas à lavanderia
— Visitas restritas e orientadas
— Desinfecção, principalmente terminal, é indispensável.

Doenças que exigem isolamento total:
— Difteria
— Queimaduras extensas
— Pneumonia estafilocócica
— Herpes-zóster
— Raiva
— Meningite meningocócica
— Peste pneumônica
— Rubéola (síndrome congênita)
— Varicela.

Isolamento respiratório

Destina-se a prevenir a transmissão de microrganismos que se difundem através do ar contaminado, por secreções eliminadas pela tosse, escarro e espirro.

Medidas preventivas a serem adotadas:
- Quarto privativo
- Uso de máscara
- Lavar as mãos ao entrar e sair do quarto
- Objetos e instrumentos descartáveis ou desinfectar antes de sair do quarto
- Uso de saco rotulado "contaminado" para roupas de cama e do paciente ao serem enviadas à lavanderia
- Visitas restritas e orientadas
- Desinfecção concorrente necessária
- Desinfecção terminal obrigatória.

Doenças que exigem isolamento respiratório:
- Meningococemia
- Rubéola
- Sarampo
- Tuberculose pulmonar com escarro positivo ou suspeito.

Isolamento reverso ou protetor

Destina-se a evitar o contato entre microrganismos potencialmente patogênicos, mesmo que comensais, e pacientes cuja resistência à infecção esteja seriamente comprometida.

Medidas a serem adotadas:
- Quarto privativo
- Uso de avental e máscaras
- Lavar as mãos ao entrar, durante o atendimento e ao sair do quarto
- Objetos e instrumentos: é necessário limpar e desinfectar antes do uso
- Roupas de cama e do paciente, se possível esterilizadas
- Visitas restritas e orientadas
- Desinfecção concorrente necessária
- Limpeza do quarto após a alta do paciente.

Doenças que exigem isolamento protetor ou reverso:
- Agranulocitose
- Leucemia
- Queimados não contaminados
- Pós-cirurgia cardíaca
- Pós-transplante de órgão.

Precauções entéricas

Destina-se a prevenir a transmissão de doenças por fezes infectadas e objetos ou artigos contaminados por estas. A utilização de fraldas descartáveis e a lavagem rigorosa das mãos após a higiene do paciente eliminam a necessidade de isolamento.

Medidas a serem adotadas:
- Quarto privativo
- Uso de fraldas descartáveis
- Lavagem rigorosa das mãos
- Uso de saco rotulado "contaminado" nas roupas de cama e do paciente ao serem enviadas à lavanderia
- Visitas restritas e orientadas
- Desinfecção concorrente necessária
- Desinfecção terminal obrigatória
- Objetos e instrumentos descartáveis ou desinfectar antes de sair do quarto.

Doenças que exigem precauções entéricas:
- Diarréias de causa infecciosa
- Gastrenterite pós-*Escherichia coli*
- Febre tifóide
- Hepatite por vírus A, B e não-A e não-B
- Salmonelose.

Precauções com ferida e pele

Destina-se a prevenir infecções cruzadas nos pacientes e no pessoal, pelo contato direto com feridas ou objetos contaminados.

Medidas a serem adotadas:
- Uso de quarto privativo
- Uso de avental e luvas
- Lavar as mãos ao entrar e sair do quarto
- Objetos e instrumentos descartáveis ou desinfetar antes de sair do quarto
- Uso de saco rotulado "contaminado" para as roupas de cama e do paciente ao serem enviadas à lavanderia
- Visitas restritas e orientadas
- Desinfecção concorrente necessária
- Desinfecção terminal obrigatória.

Doenças que exigem precauções com ferida e pele:
- Escabiose
- Estafilococias
- Incisões infectadas
- Pênfigo
- Celulites
- Erisipela
- Impetigo
- Furunculoses
- Gangrena gasosa
- Queimaduras
- Feridas drenantes.

Precauções com sangue

Destina-se a prevenir, nos pacientes e no pessoal, infecções causadas por contato com sangue infectado ou artigos contaminados.

Medidas a serem adotadas:
- Quarto privativo, uso de avental e máscaras são dispensáveis
- Lavar as mãos ao entrar e sair do quarto
- Uso de luvas
- Objetos e instrumentos descartáveis ou desinfetar antes de sair do quarto
- Roupas de cama e do paciente; uso de saco rotulado "contaminado"

- Visitas restritas
- Desinfecção concorrente e necessária
- Desinfecção terminal obrigatória.

Doenças que exigem precauções com sangue:
- Doença de Chagas
- Hepatite
- Herpangina
- Malária.

Referências Bibliográficas

1. CHRIEL, S. – Desinfetantes, antissépticos e infecção hospitalar. *Semestre terapêutico, 12* (28): 48-64, 1973.
2. FERRAZ, E.M. – *Manual de controle de infecção em cirurgia.* São Paulo, EPU, 1982.
3. GERBASSI, C.B.A. – Enfermeira na profilaxia da infecção hospitalar. *Rev. Paul. de Hosp., 25:* 120-122, março, 1977.
4. GONTIJO FILHO, P.P. e cols. – Antissépticos, lavagem das mãos e prevenção de infecções hospitalares. *Ars Curandi, 12* (12): 24-28, fev. 1980.

5. MINISTÉRIO DA SAÚDE. Comissão de controle de infecção hospitalar. *Manual de controle de infecção hospitalar.* Brasília, Centro de Documentação do Ministério da Saúde, 1985.
6. PHILLIPP, P.M. – Infecções no hospital: como preveni-las. *Rev. Paul. de Hosp., 27* (1): 8-15, jan. 1979.
7. SILVA, A.T.R. – *Manual de Limpeza Hospitalar.* Florianópolis, Hospital Infantil Joana de Gusmão, vol. 1, 1984.

20
Assistência de Enfermagem à Criança nos Períodos Pré, Trans e Pós-Operatório

Zuleica Maria Patrício

A hospitalização poderá trazer à criança sofrimentos de ordem física e emocional (afetiva), gerando grandes desordens no seu psiquismo, e este, estando afetado, irá influenciar negativamente nas condições biopsicossociais da criança, aumentando sua morbidade e por conseqüência o grau de sofrimento.

Toda essa dor tem um efeito comum: o estado de ansiedade, que é um novo sofrimento. É uma situação de hipertonia afetiva, sensação de temor, insegurança, inquietação contínua, com perda de confiança em si mesma, frente às pessoas e às situações.

A criança hospitalizada para se submeter a uma cirurgia, além dos efeitos negativos comuns à hospitalização, ainda está exposta ao estresse que o processo cirúrgico provoca nos indivíduos.

A família dessa criança, independente da idade desta, estará com sua segurança emocional sensivelmente afetada. Vários motivos de ansiedade são identificados nessas situações: medo do desconhecido, da anestesia, da dor, de lesões corporais, de mutilações, da morte, da qualidade do tratamento e dos cuidados que serão executados com a criança, prováveis dificuldades econômicas a enfrentar; tempo disponível para dedicação à criança durante a hospitalização; perda de períodos escolares; preocupação com os demais filhos que permanecem em casa; receio de que o hospital não permita a permanência de acompanhante durante a hospitalização e outros.

O ato cirúrgico provoca em qualquer organismo, independente de sua idade, algumas reações fisiológicas. Essas reações variam em tipo e intensidade, conforme a idade, estado nutritivo e de hidratação em que se encontra a criança na ocasião da cirurgia, bem como da associação de doenças, condições pulmonares, renais, cardiológicas, hepáticas e psicológicas. A resposta metabólica no pós-cirúrgico também irá depender do fator traumatismo cirúrgico. Quanto maior esse traumatismo maiores serão os efeitos metabólicos no pós-cirúrgico.

A assistência de enfermagem à criança cirurgiada deve ter como objetivos básicos minimizar o estresse pré-operatório, a própria hospitalização e assegurar uma rápida e efetiva recuperação pós-operatória.

Assim sendo, todos os cuidados de ordem física são vistos como preventivos a possíveis sofrimentos maiores que poderão advir caso esses cuidados não sejam executados. Damos como exemplo, a prevenção de problemas respiratórios, quando se ensina à criança a fisioterapia respiratória que deverá executar no pós-operatório, ou quando se provoca choro no lactente. Esses cuidados evitarão os problemas respiratórios que poderão provocar na criança problemas maiores devido à insatisfação no atendimento das suas necessidades básicas (alimentação, sono, repouso, atividade física etc.).

Após essas primeiras considerações podemos concluir que a criança internada para se submeter a uma cirurgia deve ser vista no seu aspecto global e ao enfermeiro cabe a responsabilidade de ampliar a assistência para além do fator cirúrgico, investigando e cuidando como um todo da criança, bem como é importante e necessário que o enfermeiro tenha conhecimentos sobre cirurgia de um modo geral, e cada uma especificamente, além de conhecimentos básicos sobre anestésicos, processo de anestesia, perda e reposição de fluidos e das mais variadas técnicas de sondagens e drenagens.

Cuidados pré-operacionais

O preparado adequado da criança no pré-operatório é considerado como a primeira e a mais importante etapa do tratamento pós-operatório. Para que esse preparo se torne efetivo e eficaz certos aspectos deverão ser considerados no planejamento da assistência:

a) Idade e hábitos da criança.

b) Condições psicológicas frente à hospitalização.

c) Condições físicas para a cirurgia: condições nutricionais, de hidratação, pulmonares, hepáticas, cardiovasculares e renais.

d) Natureza da cirurgia: emergência, urgência, necessária, eletiva ou opcional.

e) Extensão da cirurgia: dependerá do grau de espoliação do organismo através da lesão dos tecidos, e do tempo de anestesia.

f) Cuidados necessários no pós-operatório.

g) Tempo de hospitalização: muitas cirurgias são efetuadas ao nível ambulatorial. As que necessitam de internação têm seu tempo limitado ao estritamente necessário, pois os problemas que advêm da hospitalização não justificam uma permanência maior.

h) Presença ou não de acompanhante e suas condições físicas e psicológicas.

i) Condições socioeconômicas e culturais da família.

Cuidados mediatos

Este período poderá variar de horas e dias antes da cirurgia, dependendo do preparo necessário e do tempo que se dispõe. Assim, uma criança internada para se submeter a uma amidalectomia terá um tempo de preparo diferente de outra internada para correção de megacólon congênito.

Como cuidados mediatos citam-se:

Admissão da criança na unidade: ao fazer a admissão, o enfermeiro deverá entrevistar os pais e a partir desse momento iniciar o processo de assistência. A própria entrevista já é um recurso que se deve utilizar para transmitir segurança aos familiares e à criança, promovendo atitudes positivas, visando uma estadia hospitalar harmônica e ajustadas à idade, condições da doença e de ser do paciente. O primeiro passo para minimizar a tensão psicológica da criança e sua família é criar um clima que encorage-os a externar seus questionamentos.

Investigar o tratamento proposto, dieta, medicação em uso, alergias, e qual será seu acompanhante na hospitalização. Verificar peso, altura, sinais vitais e iniciar o processo de adaptação na unidade: rotinas hospitalares, dependências físicas da unidade, demais pacientes, equipe de saúde envolvida. Se possível mostrar também a ante-sala do centro cirúrgico e recuperação pós-anestésica.

Fazer o processo de enfermagem: adaptar a metodologia do processo tanto às características da unidade, quanto à disponibilidade de tempo e de pessoal. Deverá ser aplicado sempre às crianças prioritárias. Investigar, no mínimo, os hábitos da criança e procurar atender suas necessidades básicas, dentro do possível, o mais semelhantes ao lar. Permitir que traga algum brinquedo de sua preferência.

Evitar contato com as pessoas portadoras de infecções

Fazer preparo psicológico: além daquela atenção já mencionada no momento da admissão na Unidade de Internação, a criança deverá receber informações. Estas informações diminuem a ansiedade e traumas por desconhecimento de situações.

Elas devem ser breves, simplificadas, abordando a descrição da cirurgia, os procedimentos na unidade e bloco cirúrgico, considerando também os cuidados pós-operatórios.

As respostas às perguntas da criança merecem um manejo todo especial. Em muitas ocasiões tal manejo é mais importante que o conteúdo das respostas. Salienta-se a necessidade de permitir à criança liberdade de exprimir suas ansiedades e de conhecermos as possíveis fontes de medo relacionadas à idade.

A preparação nunca deve ser excessiva, mas sempre deve ser efetuada. A quantidade e profundidade das informações devem ser ajustadas à idade do paciente e a sua capacidade de compreensão: considerar que a criança consegue assimilar apenas um conceito ameaçador de cada vez.

As crianças de dois anos não podem compreender tudo o que ouvem, porém, podem perceber o desejo do enfermeiro em ajudá-las.

Aos pré-escolares é interessante, além das informações, deixá-las brincar com máscaras, ataduras, talas, para aumentar o nível de confiança.

Atentar para as prováveis fantasias que ela possa ter sobre a hospitalização; muitas vezes o que imagina é pior que a realidade.

As crianças devem ser esclarecidas quanto ao futuro sofrimento, porque a dor é sempre mais difícil de suportar quando chega inesperadamente. Necessitam acreditar que o enfermeiro e pais confiam na sua capacidade de suportar a dor e que estes estarão presentes para auxiliá-las a superar esses sofrimentos.

Certas situações requerem preparo específico, devido ao trauma que produzem. Nestes casos estão: crianças que serão submetidas a cirurgias que envolvem os órgãos genitais e cuja idade já permite compreensão; cirurgias mutilantes; cirurgia que no pós-operatório manterá a criança com restrições no atendimento às necessidades básicas, e em seus hábitos (NPVO, acamada, SNG etc.).

Essas informações também deverão ser fornecidas aos pais, e dependendo do grau de ansiedade esse preparo será aprofundado.

Manter contato permanente com a equipe médica, informando-se do que foi orientado sobre o problema e tratamento da criança, para evitar situações contraditórias e ansiogênicas à criança e a família.

Sempre que a instituição dispor de psicólogo encaminhar a criança para o preparo psicológico ou efetuá-lo conjuntamente.

Manter jejum: conforme prescrição médica. Geralmente, de oito a 12 horas antes da cirurgia a criança não deve receber alimentos. Aos lactentes pequenos será oferecida água glicosada em pequenas quantidades, até quatro horas antes da cirurgia.

Àquelas crianças amamentadas ao peito deve ser oferecido LM ao invés de água glicosada, caso a mãe não possa permanecer com a criança no hospital.

Orientar a criança, seu acompanhante e demais pessoas com as quais mantém contato sobre o jejum. Manter alimentos fora do alcance, inclusive visual. Colocar aviso no leito ou até na própria criança, através de plaquetinha e supervisionar.

Encaminhar para exames necessários e/ou colher material para exames laboratoriais. Anexar ao prontuário aqueles já prontos. Permanecer atento aos resultados dos exames.

Comunicar ao médico os resultados de exames que possam interferir na realização da cirurgia. Ex.: tempo de coagulação, hematócrito, hemoglobina, raios X de pulmões com alterações.

Ensinar à criança a evacuar e urinar na comadre, papagaio, vidro, na posição horizontal ou acamada.

Ensinar fisioterapia respiratória: exercícios respiratórios profundos, tosse, soprar luva. Estar atento para que a criança realmente só comece a encher a luva após inspirar profundamente. Verificar se ela não deglute o ar o que causaria distensão abdominal.

Choro no lactente é um excelente exercício respiratório, pode ser estimulado por alguns períodos, desde que não venha causar esforço, cansaço, sofrimento ou interferência no êxito da cirurgia. Em certas cirurgias a fisioterapia respiratória com tosse, luva, choro é contra-indicada, como as que visam correções ao nível da cabeça e pescoço.

Ensinar exercícios com membros, de extensão e flexão, troca de decúbito e deambulação precoce.

Orientar e supervisionar repouso relativo. O repouso constante deve ser evitado porque provoca descondicionamento muscular, circulatório e respiratório.

Desta forma deve-se adequar momentos de repouso com atividades que não causem esforços, como deambular, ou outros com crianças e brinquedos de sua preferência, que atendam o requisito citado.

Essa conduta irá também diminuir a ansiedade causada pela hospitalização. Os lactentes serão levados ao colo em períodos regulares e serão estimulados nos aspectos audiovisual e tátil, regularmente.

Implementar outros cuidados específicos, geralmente prescritos pelo médico, mas que em alguns casos já existem nas rotinas da unidade.

Observação

Os pacientes e familiares devem aprender os cuidados no pré-operatório para que possam participar efetivamente no período pós-operatório.

Cuidados imediatos

Considerando que o paciente é chamado para o bloco cirúrgico (BC) uma hora antes da cirurgia, esse período deverá ser de uma a duas horas antes do chamado.

Observar as condições da criança, se houver algum problema que possa interferir na execução da cirurgia, deverá ser comunicado imediatamente ao médico, ex.: criança com mal-estar, apatia, febril, tosse, coriza.

Estimular eliminações urinária e intestinal: geralmente a criança recebe supositório de glicerina na véspera da cirurgia, com o objetivo de preparar o cólon para receber o pré-anestésico no BC.

Fazer tricotomia, se necessário, o mais próximo possível do horário da cirurgia, pois quanto maior o intervalo entre a depilação e o momento da cirurgia, maior a probabilidade de infecção local.

Retirar jóias, esmalte das unhas, aparelhos dentários, lentes de contato e investigar dentes soltos. Os pertences do paciente deverão ser entregues aos familiares ou rotulados e guardados sob a responsabilidade do enfermeiro da unidade.

Fazer ou auxiliar na higiene corporal, com lavagem de cabeça. Os cabelos da criança deverão estar secos ao ser encaminhada para a cirurgia. Prender os cabelos longos.

Fazer ou auxiliar na higiene oral. Ter certeza de que a criança não irá ingerir água no momento da higiene.

Pesar a criança. É necessário para o cálculo da quantidade de anestésicos e outras soluções necessárias durante a cirurgia.

Verificar sinais vitais (SV) mais ou menos 30 minutos antes do horário da cirurgia, antes do chamamento para o BC.

Caso haja prescrições de pré-anestésico para ser administrado na unidade, isso não deverá ser feito até que chamem a criança para a cirurgia, ou seja, até confirmação final da referida cirurgia. Os SV devem ser verificados também após a administração do pré-anestésico.

Observar constantemente a criança que recebeu pré-anestésico. Manter o leito com grades e evitar que deambule.

Colocar a pulseira de identificação: Em alguns hospitais, onde o fluxo de pacientes é muito grande, é rotina o uso da pulseira de identificação (nome, leito e unidade do paciente).

Preparar a maca para transportar o paciente para bloco cirúrgico, adequando as cobertas de acordo com a temperatura e ventilação dos corredores de acesso ao BC.

Aguardar o chamado do BC. Fazer o relatório, e encaminhá-lo, juntamente com seu prontuário, constando todos os exames, inclusive os raios X. Estimular o acompanhante da criança a permanecer com a mesma na antesala ao BC, até a criança estar sob o efeito do pré-anestésico.

Preparar o leito para o pós-cirúrgico: fazer desinfecção do leito, troca de roupas de cama. Manter cuba rim e toalha, próximo ao paciente, suporte de soro, comadre, papagaio, seus brinquedos de estimação.

Orientar crianças e pais de acordo com as necessidades identificadas neste período.

Cuidados pós-operatórios na sala de recuperação pós-anestésica

Ao término do ato cirúrgico o paciente permanece na sala de recuperação pós-anesté-sica até que esteja em condições para retornar à unidade ou é transferido logo após para a unidade de tratamento intensivo, dependendo das suas condições e características da cirurgia.

O período de recuperação pós-anestésica poderá variar em número de horas, dependendo do tempo de recuperação da anestesia. Os objetivos da assistência, neste período, são: prevenir e detectar precocemente os problemas pós-operatórios, bem como auxiliar na recuperação mais rápida da anestesia.

Lidar com a criança, evitando movimentos bruscos. O sistema cardiovascular nas primeiras seis a oito horas após a cirurgia ainda é instável às mudanças de posição, podendo ocorrer queda de pressão arterial.

Posicioná-la em decúbito horizontal, com a cabeça lateralizada. Colocar compressas ou toalhas no leito, junto ao seu rosto. Esta posição tem como objetivo manter a pressão sangüínea estável e favorecer a drenagem de secreções orais. Manter o leito com grades.

Apesar de não ser comum o uso de anestesia raquidiana em crianças, deve-se investigar o tipo de anestesia utilizada na cirurgia, pois a posição em decúbito horizontal deverá ser mantida, mesmo após o paciente ter recuperado a consciência, caso esse tipo de anestesia tenha sido utilizado.

Aspirar secreções orais ou orotraqueais se indicado. Se efetuada a aspiração em local cirurgiado há necessidade de extrema cautela para evitar lesões e hemorragias.

Fazer higiene oral para retirar secreções que possam ocasionar obstrução das vias aéreas, para hidratar a mucosa oral, evitar infecção por acúmulo de sujidades e proporcionar bem-estar.

Verificar sinais vitais (PRT, PA) e outros se houver indicação de 15 em 15 minutos na primeira hora; de 30 em 30 minutos na segunda hora e de uma em uma hora nas horas seguintes.

A avaliação de freqüência destes cuidados é determinada pela estabilidade dos sinais.

Observar características da pele: temperatura, coloração, sensibilidade.

Observar estado de consciência, sinais de ansiedade e agitação.

Fixar sondas e drenos.

Controlar drenagens: quantidade, características dos líquidos drenados; fazer controle de diurese.

Fazer medicação prescrita e observar seus efeitos colaterais.

Controlar fluidoterapia: quantidade, gotejamento e local da infusão.

Observar condições do curativo: atenção para perdas sangüíneas; pesar roupas e curativos quando houver necessidade de uma avaliação mais precisa.

Manter o tubo orofaringiano que impede a obstrução orofaringiana pela língua, até que o paciente esteja consciente, deglutindo.

Manter o tubo endotraqueal. Este somente será retirado pelo anestesista quando a criança estiver acordada e respirando normalmente.

Fazer troca de decúbito de uma em uma hora, sempre mantendo a posição horizontal e a cabeça lateralizada. O tórax somente será elevado quando a anestesia não tiver sido raquidiana e quando o paciente já estiver totalmente consciente, sem riscos de aspiração.

Estimular os exercícios respiratórios de uma em uma hora tão logo o paciente tenha condições de responder.

Fazer exercícios de flexão e extensão com os membros de hora em hora. Estimular o paciente a fazê-los quando já estiver em condições de responder.

Oferecer gaze umidificada ou umedecer a mucosa oral de uma em uma hora ou quando o paciente solicitar.

Observar, em todos os momentos, sinais de complicações pós-operatórias: hemorragia e choque, principalmente.

Permitir a presença da mãe ou do acompanhante junto à criança tão logo seja possível.

Orientar acompanhante quanto a conduta que deverá manter no ambiente da sala de recuperação e supervisionar.

O anestesista dará alta da sala de recuperação pós-anestésica se o paciente estiver apresentando sinais vitais estáveis, débito urinário satisfatório, ausência de sinais de hemorragia ou outros sinais de anormalidade e somente após ter recuperado a consciência.

A unidade onde a criança está internada será comunicada da alta. O enfermeiro da SRPA deverá avaliar as condições da criança, auxiliá-la na colocação em maca, fixará drenagens, equipos e outros. Elaborará relatório e encaminhará a criança para sua unidade.

Cuidados pós-operatórios na Unidade de Internação

Cuidados imediatos

Este período compreende os primeiros 30 minutos após a alta da Sala de Recuperação Pós-Anestésica.

Transportar o paciente para a unidade de internação: O transporte da criança deverá ser feito por pessoas treinadas nos seguintes aspectos: manter o paciente em posição anatômica e conforme orientação do pessoal da recuperação; protegê-lo contra resfriados e movimentos bruscos; cuidados com sondas, drenos e fluidoterapia; transporte lento e observação constante do paciente com relação à respiração, colocação da pele (principalmente lábios), consciência e queixas.

Solicitar participação do acompanhante da criança no auxílio do transporte. Em casos específicos, necessários, pedir a ajuda de outro colega. Em algumas situações é imprescindível a presença do enfermeiro neste procedimento.

Receber o paciente na unidade: O enfermeiro deverá executar a seguinte conduta: comunicar-se com o paciente e seu familiar; perguntar à criança (caso a idade permita resposta), o que está sentindo; fazer exame físico, cefalocaudal, observando: temperatura e coloração da pele, curativo, sondas, drenos, fluidoterapia (gotejamento, solução, local da punção), características da respiração, pulso. Investigar se já urinou no pós-operatório (palpar região suprapúbica se necessário); analisar os dados do prontuário: ler sobre as características do ato cirúrgico, descrição da cirurgia, anestesia, prescrição médica e evolução na SRPA.

Colocar a criança em isolamento na confirmação ou suspeita de cirurgia contaminada.

Posicionar a criança no leito. Manter decúbito horizontal desde a passagem da maca para o leito, caso a anestesia tenha sido raquidiana, até liberação médica. Nos demais casos as posições mais adequadas são *fowler* e *semifowler*. Restringir à criança se houver necessidade. Manter leito com grades.

Verificar sinais vitais. Se houver anormalidades comunicar imediatamente ao médico. Após esta verificação, a freqüência será de acordo com a necessidade. Geralmente prescreve-se de três em três ou de quatro em quatro horas.

Agasalhar a criança após avaliação da temperatura corporal, conforme necessidade.

Manter cuba rim e toalha junto ao paciente para o caso de vir apresentar vômito e necessidade de expelir secreções orais; também para auxiliar na higiene oral.

Manter aspirador de orofaringe junto à cabeceira do paciente se houver necessidade.

Fixar sondas e drenos no leito.

Trocar roupas da criança caso estejam sujas, ou seja, ainda aquela que usou durante a cirurgia. Trocar fraldas e fazer higiene perianal com água morna, se houver necessidade.

Providenciar medicação prescrita, se necessário.

Fazer anotações sobre o recebimento do paciente na unidade, constando: nível de consciência, queixas, condições do curativo, fluidoterapia, sinais vitais, drenagens e a conduta imediata. Após, caso o paciente estiver bem, o enfermeiro deverá fazer a prescrição de enfermagem para as primeiras 24 horas.

Nos casos em que ocorreram acidentes, durante o ato cirúrgico ou na SRPA, deverá haver maior controle nas primeiras 48 horas do pós-operatório.

Cuidados mediatos

Fazer ou auxiliar na higiene oral. As demais deverão ser prescritas para serem executadas três vezes ao dia (após as refeições), de três em três horas ou conforme necessidade (vômitos, secreções cirúrgicas da mucosa oral). Observar características das secreções.

Oferecer ou auxiliar na alimentação; tão logo o trato gastrintestinal comece a funcionar normalmente o médico libera a ingestão de alimentos. Pacientes que se submeteram à cirurgia no trato gastrintestinal levarão mais tempo para iniciarem a alimentação. Geralmente a inicial é líquida e deve ser oferecida em pequenas quantidades, avaliando a resposta da criança.

Na alimentação para o pós-operatório, quando não há contra-indicação, deve constar proteína e vitaminas C e E, para favorecer o processo cicatricial da ferida operatória.

Às crianças alimentadas ao peito, que não possam ser colocadas no colo da mãe, oferecer leite materno através da mamadeira.

Caso ela necessite permanecer em "Nada Por Via Oral" (NPVO), deve-se proceder como com o paciente em jejum de pré-operatório e hidratar com gaze umidificada, periodicamente, a mucosa oral.

Como, geralmente, a criança vem da cirurgia recebendo hidratação parenteral, esta somente deverá ser retirada após confirmada a aceitação dos alimentos e hidratação por via oral. Com este procedimento, evita-se traumatismos por nova punção venosa, caso ela venha a rejeitar a alimentação oferecida ou apresentar vômitos.

Estimular exercícios respiratórios: inspiração profunda pelo nariz e expiração pela boca; tosse; soprar luva, caso o paciente não execute o exercício de inspiração profunda naturalmente; estimular choro no lactente, respeitando os princípios referidos nos cuidados pré-operatórios. Esses exercícios devem ser prescritos de hora em hora ou de duas em duas horas, permitindo os momentos de repouso. A freqüência será diminuída nos dias posteriores, após início da deambulação, troca de decúbito voluntário e na certeza de não haver problema respiratório.

Estimular e auxiliar na deambulação precoce: geralmente no primeiro ou no segundo dia pós-operatório. Retirar a criança do leito, evitando movimentos bruscos, permitindo que primeiramente sente-se no leito. Auxiliar a deambular pelo quarto, devagar, em freqüência e tempo gradativos e sem provocar esforços.

Os lactentes deverão ser levados ao colo periodicamente.

Fazer ou auxiliar na troca de decúbito, mantendo a posição com auxílio de travesseiros, rolos de cobertas, ou coxins. A freqüência desta troca irá depender do grau de imobilidade da criança, das características da pele e de comprometimento pulmonar, se houver. Geralmente, prescreve-se de duas em duas horas, na vigília.

Fazer ou auxiliar na higiene corporal no leito, até que tenha condições físicas para ir ao banheiro e que possa expor o curativo ao chuveiro. A incisão cirúrgica poderá ser molhada após 24 horas, desde que não haja dreno e contra-indicação médica.

Controlar fluidoterapia e restrições físicas periodicamente. Executar os cuidados de prevenção de complicações (ver mais adiante).

Estimular recreação através de brinquedos no leito, levando outras crianças para conversar ou para joguinhos, leitura, até que possa participar da recreação em grupo.

As crianças menores deverão receber estímulos visuais e auditivos no leito e no colo. Atenção maior deverá ser fornecida àquelas crianças com restrições de movimentos, sem dieta e sem acompanhante.

Às crianças que tiverem que se afastar da escola, poderá ser solicitada à família que traga os deveres da escola, livros didáticos, se houver condições e interesse da criança.

Observar características do curativo: sujidade, sangramento. Evitar manipulação. Caso não haja secreções e drenos, deverá ser trocado somente após 48 horas. Evitar manter o local abafado. Atenção para as perdas sangüíneas na criança, já que 30g de sangue perdido equivalem a meio litro no adulto e a pequena perda pode ser significativa; observar características da incisão: cor, temperatura, cicatrização, presença de secreção, tumefação.

Prestar atenção emocional à criança em todos os momentos. Investigar suas condições, ouvir suas queixas e dedicar-se mais atentamente àquelas que não possuam acompanhante. Apurar causa de choro e queixas de dor, principalmente porque não é comum, na criança, haver dor no pós-operatório, comparando com aquelas apresentadas pelo adulto.

Observar sinais de complicações pós-operatórias (veja adiante).

Observar eliminações: verificar características das eliminações urinárias, intestinais e outras. A diurese deverá ser controlada sempre que o paciente estiver com fluidoterapia, com sondas urinárias, em estado de desidratação, após retirada da sonda vesical e conforme prescrição médica. Em pós-operatório de rotina controla-se a diurese até 24 horas após. As demais drenagens deverão ser observadas constantemente e medidas em períodos de seis em seis horas, trocando os frascos coletores nesse momento e sempre que necessário.

Estimular a participação do acompanhante da criança. Este deverá ser orientado sobre todos os procedimentos e participar, se possível, durante a sua execução e em alguns casos assumir completamente o cuidado, como: troca de decúbito, fisioterapia respiratória, alimentação, higiene e cuidados com eliminações vesicais e intestinais. Respeitar os períodos de repouso do acompanhante e permitir rodízio entre os familiares, se houver necessidade.

Permanecer atento às situações mais difíceis: poderá ocorrer que a criança venha a apresentar reações de difícil manejo, principalmente quando os cuidados pós-operatórios não permitem estabilização rápida do atendimento das necessidades básicas, como por exemplo: NPVO prolongado, tempo prolongado no leito, restrição de movimentos, ausência

de familiares. Neste aspecto devem ser consideradas aquelas cirurgias mutilantes ou aquelas que exigem aparelhagens, cuidados intensivos e naquelas situações onde houve emergência, acidentes.

Preparar para alta hospitalar: deverá constar de orientações específicas e gerais, a partir do levantamento das necessidades, através do processo inicial e durante o período de hospitalização. Essa preparação é executada desde o primeiro dia da hospitalização, permitindo-se que os familiares assimilem gradativamente as orientações fornecidas. Dependendo da idade e capacidade de compreensão da criança, ela também deverá participar do processo educativo.

Encaminhar a família para o serviço social, psicológico e outros profissionais à disposição na instituição, caso haja necessidade.

Encaminhar aos serviços de saúde pública, para visita domiciliar, se houver necessidade, e aos serviços de ambulatório para controle de saúde e estimular para o retorno médico.

Considerações sobre a assistência ao recém-nascido e ato cirúrgico

Atenção específica e diferenciada daquela oferecida às demais faixas etárias, é a referente à internação do recém-nascido. Existem anomalias congênitas que necessitam tratamento no primeiro mês de vida, exigindo a internação do recém-nascido, muitas vezes, imediatamente após o nascimento.

Visando uma assistência adequada, neste particular sem contarmos com os hábitos da criança, e sim, com as necessidades de um ser que acabou de nascer e não está em condições de satisfazê-las normalmente, alguns aspectos necessitam ser lembrados, no momento da admissão e durante todo o planejamento dos cuidados:

a) Os pais sempre solicitam consideração especial, principalmente quando é o primeiro filho.

b) O recém-nascido é afastado da família logo ao nascer.

c) É mantido em berçário de tratamento especial.

d) A permanência hospitalar é geralmente prolongada.

e) Os pais poderão estar apresentando sensação de culpa, por terem gerado uma criança com anormalidades.

f) O sentimento de incapacidade de auxiliar a criança e a falta de contato físico íntimo podem conduzir a uma rejeição, pela família, com intensa dificuldade de manter laços afetivos com o recém-nato.

g) A ausência ou interrupção da amamentação.

Os cuidados com o recém-nascido deverão ser fundamentados na proteção de sua integridade física, devido à sua imaturidade imunológica, na sua sobrevivência, no auxílio para alcançar melhores condições para se submeter ao ato cirúrgico e nas suas necessidades psicossociais.

A assistência, em geral, relacionada ao ato cirúrgico deve seguir certos princípios:
– Prestar atendimento "maternal": carinho, demonstração de afeto, levar ao colo sempre que possível, conversação.
– A internação conjunta mantém a proximidade mãe-filho, estabelecendo as condições para o desenvolvimento do amor materno.

– Permitir que os pais permaneçam com a criança por momentos, diariamente; incentivá-los e treiná-los nos cuidados psicofísicos.

Salientamos a importância da participação do pai neste processo, para que haja interação total e que ele se torne também elemento responsável pela assistência ao filho durante a hospitalização e após alta hospitalar. A enfermagem é responsável, muitas vezes, pela não participação efetiva da família, ao permitir que somente a mãe, e isto quando amamenta, fique junto ao recém-nato, dificultando seu envolvimento no quadro familiar e o atendimento de suas necessidades afetivas.
– Orientar e treinar acompanhantes e outros familiares sobre as rotinas de assepsia e antissepsia antes de penetrar no berçário e durante sua permanência junto à criança.

– Apoiar familiares e amigos durante a visita, informando-os sobre a patologia e tratamento. Para tranqüilizar a família é preciso esclarecê-los sobre a verdadeira situação.

As diversas anormalidades têm prognósticos e tratamentos variados, a realidade pode ser muito assustadora.

– Auxiliar a família no processo de adaptação e aceitação da criança. Normalmente esse trabalho é complexo e deverá ser conduzido por um psicólogo, com auxílio de toda equipe de saúde.

– Orientar a mãe a manter cuidados com as mamas, com o objetivo de preservar a lactação.

– Permitir, na medida do possível, o ritual de batismo, caso haja demonstração de necessidade pela família.
– Orientar e auxiliar o acompanhante a executar os cuidados físicos e afetivos com o recém-nascido no pós-operatório, já que isto pode estar sendo dificultado pela presença de curativos, drenos, cateteres etc.

Distúrbios pós-operatórios – assistência de enfermagem

No período pós-operatório podem ocorrer distúrbios e se não forem diagnosticados precocemente, ocasionarão grande desconforto e até complicações importantes.

Dentre os inúmeros distúrbios existentes desenvolveremos algumas situações que poderão contribuir na caracterização do problema e no direcionamento da assistência básica de enfermagem.

Situação A

– Pele fria e úmida, viscosa, em alguns casos pele vermelha e quente.
– Pulso filiforme;
– Palidez;
– Taquicardia;
– Oligúria;
– Hipotensão, em alguns casos; e
– Alterações de comportamento: o nível de consciência pode variar de alerta, obscurecimento mental ao estado de letargia.

Estes sinais são característicos do estado de choque, necessitando de exames laboratoriais e controle rigoroso permanente para diagnóstico etiológico e tratamento específico.

Assistência de enfermagem

– Coordenar a equipe de enfermagem para "situação de emergência".
– Aquecer.
– Colocar em posição horizontal, com ligeira elevação dos pés de cama.
– Fazer exame físico cefalocaudal.
– Manter bandeja de emergência próximo ao paciente.
– Desobstruir as vias aéreas superiores e administrar O_2 se necessário.
– Manipular a criança o mínimo possível, mas movimentá-la no leito, lateralizando-a para evitar estase circulatória.

- Oferecer apoio emocional à criança e acompanhantes, orientando e acalmando-os. Designar alguém para fazer companhia aos familiares em local tranqüilo.
- Comunicar imediatamente o médico.
- Puncionar veia com escalpe de calibre maior para a possibilidade de vir a precisar de transfusão sangüínea.
- Providenciar ambiente adequado para trabalho de equipe, junto ao leito.
- Manter controle dos sinais vitais constantemente.
- Medir perdas sangüíneas e fazer hemostasia, caso haja necessidade.
- Aguardar conduta médica.
- Investigar se os métodos de prevenção de choque foram adequadamente executados.
- Observação e avaliação constante no pós-operatório para antecipação de complicações.
- Medir perdas sangüíneas: pesar roupas do paciente e de cama, material do curativo.
- Minimizar os traumas no pós-operatório.

Situação B

- Apreensão, inquietação;
- Pele fria, úmida e pálida;
- Taquicardia;
- Hipotermia;
- Respiração rápida e profunda; e
- Dificuldade para falar.

Estes sinais poderão indicar hemorragia. Haverá sangue evidente ou não. À medida que progride a hemorragia os sinais se acentuam:
- Diminui a pressão arterial;
- Lábios e conjuntivas se empalidecem;
- Astenia intensa; e
- Estado de choque por hipovolemia.

Assistência de enfermagem

- Igual à assistência relacionada na situação de choque.
- Investigar hemorragia, incisão cirúrgica, drenagens, amplitude abdominal.
- Executar cuidados imediatos para hemostasia SN.
- Colher sangue para tipagem de sangue, se necessário.

Situação C

- Tosse.
- Respiração ruidosa.
- Expectoração de secreção brônquica.

- Elevação da temperatura e do pulso:
- Taquipnéia.
- Estertores.
- Batimentos de asa de nariz.
- Inquietação.
- Anorexia.
- Retrações.
- Cefaléia.
- Dor no tórax.

Estes sinais evidenciam complicações respiratórias, poderão estar todos presentes ou não, em intensidade variável, dependendo do tipo de problema (atelectasia, bronquite, broncopneumonia, congestão pulmonar hipostática, pleurisial).

As causas predisponentes são:
- Infecções na boca, nariz e orofaringe.
- Efeito irritante do anestésico sobre as membranas da mucosa respiratória, provocando aumento de secreção.
- Aspiração de vômito.
- Respiração superficial no período pós-operatório, principalmente nas cirurgias de abdome e tórax, devido à dor provocada pela respiração profunda.
- Debilidade.
- História de doença pulmonar obstrutiva (mais comum no adulto).
- Obesidade.
- Permanência constante com tórax imobilizado, dificultando expansão pulmonar.
- Contato com pessoas portadoras de infecção respiratória.

Assistência de enfermagem

A ênfase maior desta assistência é dada ao tratamento profilático e este é basicamente da responsabilidade da enfermagem:
- Afastar pessoas portadoras de infecção respiratória a partir do pré-operatório.
- Estimular exercícios respiratórios de hora em hora ou de duas em duas horas, respeitando a vigília.
- Fazer ou auxiliar troca de decúbito de duas em duas horas.
- Estimular e auxiliar na deambulação precoce; em caso de lactentes fazer exercícios no leito e levar ao colo.
- Hidratar nos intevalos da alimentação.
- Estimular alimentação hiperprotéica e hipercalórica, caso não haja contra-indicação, rica em vitamina C.
- Manter tórax elevado.

O tratamento irá depender do diagnóstico que será realizado através dos raios X de tórax

e exames sangüíneos e avaliação médica. Basicamente os cuidados serão os seguintes:
- Manter decúbito com tórax elevado.
- Nebulizar com intervalos de três ou quatro horas com soro fisiológico ou conforme prescrição médica.
- Aumentar ingesta hídrica.
- Repouso relativo, com deambulação e exercícios que não causem esforços.
- Continuar com os exercícios respiratórios.
- Oferecer alimentos em pequenas quantidades, em freqüência maior.
- Fazer a nebulização sempre antes da alimentação.
- Fazer tapotagem, quando há indicação médica, com drenagem postural se não houver contra-indicação.
- Controlar os sinais vitais, principalmente a respiração.
- Cuidados com administração de O2, e drenagens de tórax quando houver.
- Cuidados com a administração de antibióticos, expectorantes, antitérmicos e broncodilatadores; estar atento para os efeitos colaterais.

Situação D

- Hipertermia (geralmente após 24 horas da cirurgia).
  Este sinal poderá indicar infecção na ferida operatória, no aparelho respiratório ou urinário (mais comuns). Como primeira medida, além daquelas para diminuir a temperatura, investigar:
- A ferida operatória: estará sensível, intumescida, quente, hiperemiada com ou sem secreção purulenta. Quando a infecção é profunda não há sinal aparente.
- Condições respiratórias
- Eliminações urinárias: polaciúria, enurese, disúria, urina com odor forte e turva, piúria.

Assistência da enfermagem

A) *Infecção da ferida operatória*

Profilaxia: alimentação hiperprotéica e rica em vitaminas C e E; movimentação no leito e deambulação precoce, medidas assépticas no manusear a ferida; manter o ambiente isento de contaminação (limpeza e desinfecção diária).
Tratamento: isolamento dos demais pacientes; colher material para exame bacteriológico; curativos freqüentes, talvez tenha dre-

no; controle da temperatura; medidas gerais para hipertermia; alimentação hiperprotéica e rica em vitaminas C e E; cuidados com antibioticoterapia; investigar causas, inclusive possível contaminação no momento da cirurgia; notificar Comissão de Controle de Infecção.

B) *Infecção urinária*

Profilaxia: evitar retenção urinária (estimular micção de duas em duas horas) evitar cateterismo vesical; manter higiene perianal adequada; ingestão de líquidos nos intervalos das refeições.
Tratamento: aumentar a ingesta hídrica; controle de diurese; higiene perineal após eliminações; estimular micção de duas em duas horas e quando necessário; controle de temperatura; observar características da urina; cuidados para evitar infecção cruzada; notificar à Comissão de Controle de Infecção.

Situação E

- Retenção Urinária
  Alguns pacientes podem apresentar dificuldade de urinar no pós-operatório. O sinal característico será a presença de globo vesical palpável e até visível e a ausência de micção. As causas poderão ser àquelas referentes aos traumas nos tecidos próximos à bexiga (cirurgias de intestino grosso e ginecológicos) e que causam depressão temporária da capacidade de esvaziar a bexiga. Outra causa comum, nas crianças maiores, é a dificulade de urinar no leito, devido à posição anormal.

Assistência de enfermagem

- Evitar situações que possam provocar ansiedade, principalmente nos adolescentes.
- Colocar biombo para as crianças maiores no momento de urinar.
- Aquecer a comadre, para as meninas.
- Deixar escorrer água da torneira no campo auditivo da criança.
- Escorrer água no períneo.
- Colocar os pés em água morna.
- Fazer pressão suave na região suprapúbica.
- Cateterismo: este é o último recurso que se deve utilizar para o esvaziamento da bexiga, devido aos riscos de infecção urinária que este procedimento traz.

Situação F

– Distensão abdominal: por acúmulo de ar e secreções devido à diminuição da motilidade intestinal
– Sensação de flatulência com ou sem dor abdominal
– Intolerância alimentar
– Náuseas e vômitos.

O sistema gastrintestinal poderá apresentar estes distúrbios, tornando-se mais evidentes e com recuperação mais lenta se a cirurgia foi diretamente no referido sistema.

Assistência de enfermagem

– Manter decúbito com tórax elevado, diminui o mal-estar e auxilia a evitar vômito.
– Manter recipiente utilizado para vômitos ao alcance da criança, mas fora do seu campo visual, pois a causa do vômito poderá ser por sugestão, nas crianças maiores.
– Executar cuidados com sonda nasogástrica. Geralmente nas situações de distensão abdominal é prescrita sondagem nasogástrica.
– Fazer massagens leves na região abdominal, quando houver dificuldade de evacuar e amplitude abdominal.
– Estimular deambulação precoce, exercícios com membros e troca de decúbito.
– Fazer movimentos com membros inferiores e superiores e troca de decúbito nas crianças impossibilitadas de se movimentar.
– Oferecer líquidos em pequena quantidade e observar reação após liberação do NPVO. Os ruídos hidroaéreos devem estar presentes.
– Oferecer refrigerantes em pequena quantidade caso haja intolerância à água e avaliar resposta.

– Utilizar sonda retal para facilitar a saída de gases, quando a dor for intensa.
– Evitar uso de drogas analgésicas pois poderá ocasionar maior redução da atividade do canal alimentar.
– Observar sinais de aspiração de vômitos: asfixia, tosse, respiração ruidosa, dispnéia. Comunicar médico e suspender a alimentação até sua avaliação.
– Observar características do vômito: horário, quantidade e tipo do material.
– Ficar atento ao funcionamento intestinal: distensão abdominal com vômitos podem indicar obstrução do canal intestinal.
– Observar sinais de distúrbios hidreletrolíticos em presença de vômitos e sucção contínua por SNG.

Conclusão

Conhecendo as necessidades afetadas da criança hospitalizada, os problemas que poderão ocorrer e as experiências provenientes do processo cirúrgico, consideramos que a qualidade da assistência de enfermagem prestada ao paciente é fundamental para o sucesso do ato cirúrgico e para a recuperação adequada do paciente, no menor tempo possível e com o mínimo de perdas físicas e psíquicas.

Há necessidade de pessoal treinado especificamente para assistir o paciente cirúrgico mas que possua, também, um estado de espírito que vá além da obrigação de atender o aspecto curativo desse processo; que desenvolva uma assistência global, preventiva, com a máxima participação da criança e sua família.

Referências bibliográficas

1. ALCÂNTARA, P. de & MARCONDES, E. - *Pediatria básica.* 7. ed. São Paulo, Sarvier, v. 2, 1985.
2. BLAKE, F.G. e cols. - *Enfermagem Pediátrica.* 9. ed. Rio de Janeiro, Interamericana, 1979.
3. BRUNNER, L.S. & SUDDARTH, D.S. - *Moderna Prática de Enfermagem.* 2. ed. Rio de Janeiro, Interamericana, 1982.
4. GUYTON, A.C. - *Tratado de fisiologia médica.* 6. ed. Rio de Janeiro, Interamericana, 1980.
5. HOSPITAL DE CLÍNICAS DE PORTO ALEGRE. Rotina de atendimento ao paciente no pré e pós-operatório. Porto Alegre, 1980.

6. HOSPITAL INFANTIL JOANA DE GUSMÃO. Rotina de atendimento ao paciente no período pré e pós-operatório. Florianópolis, 1983.
7. JONES, P. G. - *Pediatria Cirúrgica.* Clínica, diagnóstico e tratamento. Barcelona, Editorial Científico-Médica, 1972.
8. MAKSOUD, J. G. - Problemas cirúrgicos gerais. In. *Terapia intensiva em pediatria.* São Paulo, Sarvier, 1982.
9. MURAHOVSCHI, J. - *Pediatria: Diagnóstico e Tratamento.* 3. ed. São Paulo, Sarvier, 1982.

10. PASSOS, J. & BELAND, I. – *Enfermagem clínica*. São Paulo. EPU, v. 3, 1979.
11. PATRICIO Z. Mº – Papel do enfermeiro no preparo psicológico da família e da criança em tratamento cirúrgico. III Semana de Estudos da Assistência de Enfermagem à Criança. Florianópolis. Mimeo. 1983.

12. PATRICIO, Z. Mº – A problemática da hospitalização infantil. Florianópolis, UFSC, Mimeo. 1983.

13. PIZZATO, M.G. & DA POIAN, V.R. – *Enfermagem Neonatológica*. Porto Alegre, Ed. de Universidade, 1982.

21
Verificação de Sinais Vitais em Pediatria

Eli R. C. Seibert

O funcionamento dos sistemas orgânicos mais importantes para a manutenção da vida é expresso por determinados sinais: temperatura, respiração, pulso, pressão arterial. A mensuração destes sinais vitais (SV) e identificação de tendências, diferenças e desvios revelam ao observador as alterações físicas e funcionais que estão se processando naqueles sistemas.

Os sinais vitais e sua técnica de verificação em crianças apresentam determinadas particularidades que serão abordadas neste capítulo.

RESPIRAÇÃO

Consiste na sucessão rítmica de movimentos de expansão e de retração pulmonar com a finalidade de efetuar as trocas gasosas entre o organismo e o meio ambiente promovendo absorção de O_2 e eliminação de CO_2.

Os movimentos respiratórios são regulados pelo centro respiratório situado na medula oblonga. Este centro é sensível a vários fatores como a concentração de anidrido carbônico no sangue e a expansão dos pulmões (reflexo de Hering-Breuer), modificação da PA, ansiedade, medo e dor.

Características da respiração na criança

No lactente, e sobretudo no recém-nascido prematuro, os movimentos respiratórios podem ser irregulares, arrítmicos, intermitentes e ainda com alternância da profundidade.

Tipo respiratório

No lactente é normal a respiração abdominal ou diafragmática. A respiração torácica nesta idade indica um transtorno intratorácico ou intra-abdominal.

Durante idade pré-escolar produz-se a lenta transformação no tipo abdominotorácico. O tipo torácico predomina após os sete anos.

Ritmo respiratório

Nos prematuros e lactentes pequenos, o ritmo é irregular, os movimentos são mutantes, em geral superficiais. A estabilização se produz nos recém-nascidos a termo geralmente passada a primeira semana de vida e nos prematuros aproximadamente na terceira semana.

Freqüência

Varia de acordo com esforço, excitação, digestão, idade. Pode ser: normal ou eupnéica (valores nos limites considerados normais), bradipnéica (valores abaixo do normal) e taquipnéica (valores acima do normal).

Na prática, durante o primeiro ano o ritmo respiratório diminui cinco movimentos por

Quadro 21.1
Freqüência respiratória normal

Prematuros	Lactentes	1 ano	Pré-escolares	10 anos
50bmp/min	30-40/min bmp	25-30/min bmp	20-25/min bmp	±20/min bmp

minuto no primeiro semestre e cinco no segundo. Entre dois e cinco anos diminuem outros cinco; entre sete a oito anos volta a diminuir nos movimentos respiratórios por minuto.

A relação entre movimentos respiratórios e cardíacos por minuto é de 1:4.

Determinação da freqüência e características respiratórias

– Observar durante 1 minuto, nos lactentes e pré-escolares e 30 segundos nos escolares, a região abdominal-diafragmática e torácica, contando cada movimento inspiratório/expiratório efetuado. Verificar a respiração antes dos outros SV em decorrência das alterações provocadas pelo choro.
– Observar dificuldade respiratória, presença de secreção; auscultar o tórax com estetoscópio.
– Efetuar o registro das condições respiratórias e tomar providências, se necessário.

Pulso

Conceito

É a expansão e a retração de uma artéria, produzida pela onda de sangue, forçada através da mesma pela contração cardíaca.

Características normais do pulso

Freqüência

Número de batimentos por minuto. A freqüência varia de acordo com o sexo, esforço, biotipo, emoções, choro, sono. Em geral temos os seguintes valores para as diversas faixas etárias.

Quadro 21.2
Freqüência cardíaca normal

Idade	Pulsação	Média normal
Recém-natos	70-170	120
11 meses	80-160	120
2 anos	80-130	110
4 anos	80-120	100
6 anos	75-115	100
8 anos	70-110	90
10 anos	70-110	90
Adolescentes	60-110	±70-65

Ritmo

Há intervalo de tempo igual entre os batimentos, o que não ocorre com o pulso arrítmico.

Força da batida

A força da batida do pulso normal é cheia e forte, contrapondo-se a batidas fracas e imperceptíveis.

Velocidade

A velocidade normal pode ser vista no quadro acima. Segundo Hughes, 1983, as crianças diferem dos adultos pelo fato dos distúrbios do pulso serem freqüentemente do tipo bradicardia (valores abaixo do limite inferior considerado normal para a idade).

Métodos para a verificação do pulso

Por palpação: Em bebês, o pulso pode ser palpado na artéria femoral, ao nível da virilha, artéria temporal e pediosa. Nos lactentes maiores e outras crianças, as pulsações arteriais podem ser verificadas nas artérias braquial, radial, femoral, carótida e ainda temporal, pediosa e poplítea. A figura 21.1 apresenta os locais de apoio dos dedos.

No mínimo dois dedos (índice e médio) devem tatear a pulsação arterial para evitar interferência da pulsação do operador.

A contagem durante 60 segundos é mais precisa para lactente e pré-escolares. Já com os adolescentes e escolares a contagem pode ser feita por 30 segundos, multiplicando-se por dois a seguir.

Ausculta do pulso apical

Método utilizado freqüentemente com lactentes, onde normalmente é difícil a verificação de pulso por palpação.

O estetoscópio deve ser colocado entre o mamilo esquerdo e o externo e a freqüência verificada durante 60 segundos. O aparelho frio, colocado sobre a pele da criança pequena, estimula o choro alternando os dados.

A seqüência ideal para a verificação dos SV, nas crianças pequenas, é verificação da respiração, do pulso e a seguir da temperatura e PA.

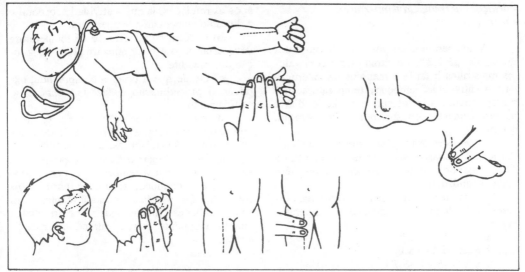

Fig. 21.1 – Locais de verificação do pulso.

Registros do pulso

Os registros do pulso devem mencionar a freqüência, ritmo, força da batida, alterações observadas e fatores associados (ex.: arritmia, choro etc.). As alterações devem ser comunicadas e a criança assistida conforme necessidade e prescrição.

Temperatura

Considerações

A mensuração da temperatura corporal indica o calor do organismo e expressa o equilíbrio entre o calor produzido e eliminado.

A regulação da temperatura é feita através do centro termorregulador no hipotálamo e pelo sistema endócrino. Esta regulação é obtida por mecanismos neurais (neurônios sensíveis ao calor) de retroalimentação. Estes funcionam por meio de receptores térmicos cutâneos que transmitem os impulsos até a medula, que por sua vez os envia ao hipotálamo.

A produção do calor se dá pelo subproduto do metabolismo ou termogênese, que pode tornar-se mais acentuada através de exercícios físicos, músculos sob tensão e ação de hormônios. A eliminação se dá pela termólise. A termólise ocorre através de irradiação, convenção e condução ou ainda por evaporação, aquecimento do ar inspirado e excreções através das fezes e urina.

Se a temperatura baixa demasiado ou há perda de calor em excesso ou se a temperatura se eleva muito, o organismo lança mão dos mecanismos de adaptação em busca do equilíbrio. Utiliza-se da sudorese e ruborização para promover a perda do calor e da vasoconstrição e tremor muscular para evitar essa perda.

Sendo a temperatura da criança mais lábil do que a dos adultos pode apresentar variações com muita rapidez.

A elevação de temperatura pode ocorrer pela excitação, superalimentação, desidratação; entretanto, usualmente resulta de infecção (infecções respiratórias agudas são comuns na primeira infância). Já a exposição a baixas temperaturas favorece a ocorrência de diminuição da temperatura corporal. Um banho frio pode baixar a temperatura até 3,5°C (Hughes, 1983).

Durante o primeiro ano de vida, a criança continua a ser altamente dependente da temperatura ambiental para manter sua própria temperatura interna, devido a imaturidade do sistema termorregulador. O mecanismo do calafrio, usualmente, só começa a funcionar após o primeiro ano de vida e o calor é produzido a partir do aumento do metabolismo basal. A sudorese axilar surge somente na adolescência e a criança não dispõe deste mecanismo para ajudar o resfriamento do corpo.

Este fato assume particular importância na assistência a crianças prematuras, cujos mecanismos termorreguladores são ainda menos desenvolvidos do que nas crianças a termo.

As razões acima apontadas reforçam a necessidade de proteger as crianças contra frio e calor excessivo.

Variações normais da temperatura em crianças

A temperatura corporal apresenta diferenças de até 1,2°C no ritmo diário com valores mais altos à tarde e menores na madrugada. A atividade, emoção, temperatura ambiente, roupa, alimentação e variação diária podem aumentar ou diminuir a temperatura central.

A temperatura axilar normalmente está 0,3 a 0,5°C abaixo dos valores bucais e 0,5 a 1°C abaixo dos retais. Diferenças maiores têm valor diagnóstico.

Os valores normais para os diferentes lugares utilizados para verificação da temperatura são:

Oral:35,8 - 37,2°C
Retal: 36,2 - 38°C
Axilar: 35,9 - 36,7°C

Preparo do material

Como os termômetros eletrônicos são de alto custo e portanto pouco disponíveis em nosso meio as considerações aqui efetuadas referem-se ao uso do termômetro de mercúrio com escala Celsius.

O termômetro de mercúrio

Deve ser lavado com água e sabão a cada uso, secado e colocado em solução antisséptica (normalmente álcool isopropil a 70%) durante 5 minutos se utilizado em pacientes hígidos e 20 se usado em pacientes com afecções de pele e/ou mucosas. Depois deste processo o termômetro deve ser secado e guardado para uso. "Cada criança hospitalizada deve possuir o seu próprio termômetro, guardado em recipiente individual" (Hughes, 1983).

Antes da tomada da temperatura, a coluna de mercúrio deve ser baixada até o nível mínimo. Este procedimento deve ser feito com cuidado, já que o termômetro de mercúrio é facilmente rompível por ser de vidro e pode provocar contaminação com mércúrio ou danos físicos pelos restos de vidro.

Preparo do paciente

a) Sempre que possível obter a temperatura com a criança calma, em repouso pelo menos meia hora ou, no máximo, uma hora após as refeições, já que a atividade corporal e a digestão aumentam a temperatura.

b) O local de verificação da temperatura deve estar seco e o termômetro livre de solução desinfetante.

c) Desde que a criança compreenda, explicar o procedimento e fazê-la conhecer o equipamento.

d) Os locais onde se verifica a temperatura não devem estar expostos à ação do calor ou frio (ex.: enema, banhos, sudorese profusa).

e) Nunca deixar o lactente e pré-escolar sozinhos ao tomar a temperatura. Para maior segurança e exatidão, segurar o termômetro colocado. Os escolares e adolescentes com boas condições clínicas podem ser orientados quanto à conduta correta durante o procedimento.

Registros e interpretação dos dados

Registrar o local e o método utilizado para verificação da temperatura e na interpretação considerar os fatores que influenciam na medição: alimentação, vestuário, temperatura ambiente, hora de verificação, emoções, exercícios, tempo de verificação, características individuais. Considerar também os aspectos relacionados aos diversos métodos como, por exemplo, se o paciente tomou banho frio ou quente (temp. axilar), se fez enema (temp. retal), se ingeriu líquidos quentes ou frios (temp. oral).

Por outro lado o grau de temperatura pode não corresponder necessariamente à gravidade da causa. Ex.: recém-natos, desnutridos e crianças portadoras de grave comprometimento orgânico podem ter temperaturas subnormais.

Por outro lado, aumentos e quedas bruscas da temperatura devem ser minuciosamente analisados, já que normalmente são de mau prognóstico.

Alterações da temperatura corporal

a) *Febre*

"A febre é secundária à liberação aumentada de um pirogênio endógeno dos leucócitos polimorfonucleares ou monócitos, diretamente ou indiretamente, através do estímulo linfocitário. A liberação se faz via endotoxina, vírus, bactéria, complexo antígeno-anticorpo e corticosteróides. O pirogênio atua através do

Quadro 21.3
Locais de verificação da temperatura corporal/métodos e cuidados

Local	*Método*	*Vantagens*	*Desvantagens*	*Cuidados especiais*
Axila (temperatura axilar)	1) Vide item anterior. 2) Acomodar a criança: os lactentes podem ser levados ao colo; os demais podem permanecer sentados ou deitados. 3) Colocar o bulbo do termômetro em amplo contato com a pele. Posicionar o termômetro perpendicularmente à axila ou paralelamente ao braço e tronco. Para as crianças magras preferir a segunda posição para contatar maior quantidade de pele e massa muscular com o bulbo. 4) Flexionar o cotovelo e comprimir levemente o antebraço contra o tronco. As crianças maiores poderão ser orientadas a fazerem este gesto por si, para manter o termômetro seguro. 5) Manter o termômetro no local durante nove a 11 minutos. 6) Fazer os registros.	– Acesso fácil e seguro. – Pouco risco de traumatismo psicológico.	– Influenciado facilmente por temperatura ambiente e fluxo de ar. – Período de tempo grande para obtenção do resultado exato.	– Evitar contato do bulbo com dobras de roupa.

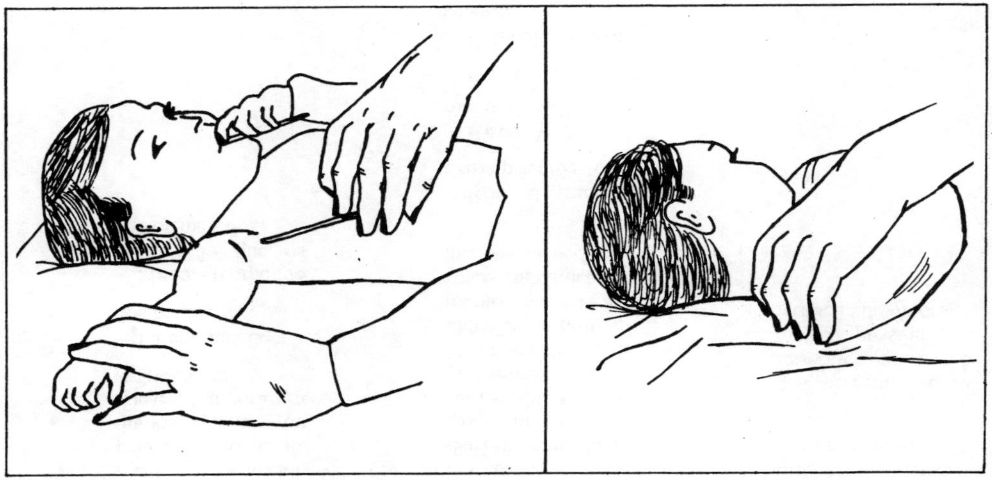

Fig. 21.2

Local	Método	Vantagens	Desvantagens	Cuidados especiais
Reto (temperatura retal)	a) Vide item anterior. b) Posicionar a criança conforme a idade: 1) Deitar o lactente sobre as pernas do operador sentado. As pernas da criança ficarão no meio das do operador. Uma das mãos do operador fixa a cabeça da criança e a outra segura o termômetro. 2) Deitar o lactente e elevar ligeiramente suas pernas com uma mão (Fig. 21.3). 3) Deitar em decúbito lateral esquerdo com as pernas fletidas (lactentes e crianças maiores). c) Lubrificar a ponta do bulbo. d) Separar as nádegas e inbulbo por três a cinco centímetros dentro do reto. dentro do reto. e) Comprimir levemente as nádegas da criança com as mãos durante o tempo de verificação. f) Manter o termômetro no reto durante três minutos. g) Remover o termômetro, limpá-lo com gaze e realizar a leitura. Proceder a desinfecção. h) Efetuar os registros.	– Não é diretamente influenciado pela ingestão de líquidos quentes ou frios, temperatura ambiente etc. – Fidedignidade dos resultados. – Menor tempo de verificação que os outros métodos.	– Contra-indicado em pacientes com diarréia, com doenças do reto e submetidos a cirurgias retais. Os pacientes com diarréia normalmente são numerosos em clínicas de internação pediátrica. – Risco de traumatismo psicológico. – Risco de danos à mucosa retal. – Difícil colocação. – Estimula a evacuação.	* Não deve ser usado quando constatada a presença de fezes no reto. * A presença de antiséptico no termômetro possibilita a irritação da mucosa.

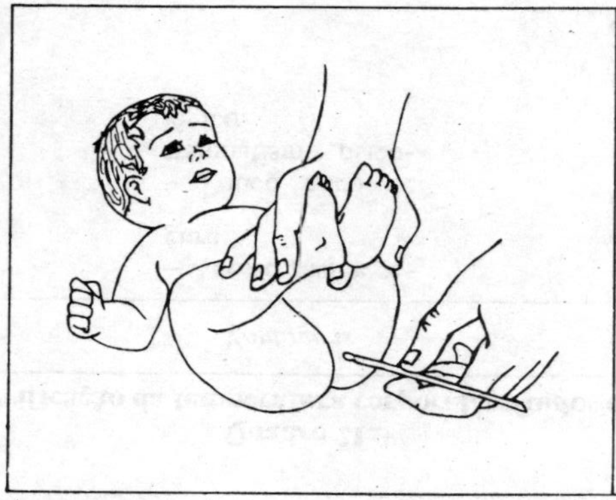

Fig. 21.4

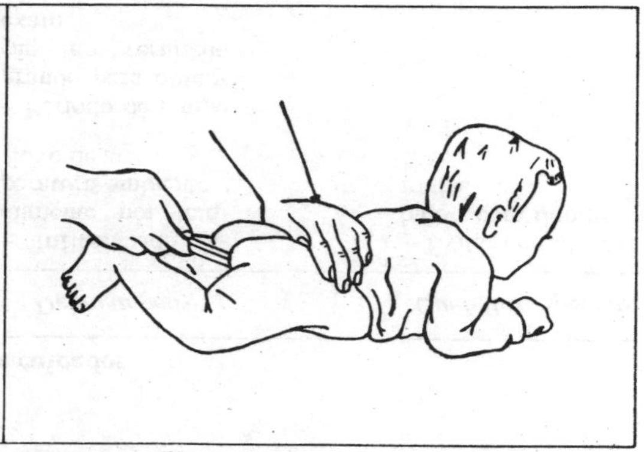

Fig. 21.3

Local	Método	Vantagens	Desvantagens	Cuidados especiais
Boca (temperatura oral)	a) Vide item anterior b) Posicionar o bulbo na parte posterior do assoalho da boca, debaixo da língua; manter os lábios fechados durante seis a nove minutos. c) Realizar a leitura. d) Proceder a desinfecção. e) Efetuar os registros.	– Fácil acesso. – Fácil colocação – Leitura em menor tempo que a temperatura axilar.	– Não pode ser usada para crianças pequenas pelo risco de morder e quebrar o termômetro (menor de cinco anos). – Contra-indicado em afecções ou cirurgias orais. – Sofre interferência de vários fatores, como ingestão de líquidos quentes e frios, oxigenoterapia etc.	

sistema nervoso autônomo, causando vaso-constrição e através do sistema somático motor, produzindo calafrios." (Graf & Cone, 1986).

As temperaturas podem ser denominadas de febrículas (37,8 a 38,5ºC), febre (de 38,5 a 39,5ºC) e hipertermia ou pirexia, acima de 39,5ºC.

Efeitos fisiopatológicos da febre

Para cada 0,4°C de aumento da temperatura corporal ocorre um aumento de 10 batimentos cardíacos por minuto. Para cada grau de elevação da temperatura acima do normal a freqüência respiratória aumenta 2 a 3 mov/min. O trabalho cardíaco aumenta e a circulação do sangue se acelera. Todas estas mudanças que o organismo lança mão são importantes no combate a microrganismos.

No sangue, a glicose se eleva um pouco; aumentam os catabólitos nitrogenados, ácido láctico e corpos cetômicos. A tendência da elevação da temperatura é acidótica exceto em caso de vômitos e hiperventilação. Geralmente a criança se torna letárgica.

O suco clorídrico diminui e pode até desaparecer. A diurese também diminui. O metabolismo basal aumenta de 1 a 12% por cada grau de temperatura acima do normal.

A febre produz cefaléia, prostração, excitação psicomotora, convulsões e pode desorganizar o metabolismo em caso de elevação excessiva (acidose e desidratação), mas até 41,1°C não provoca dano específico.

Avaliação da temperatura elevada

Quando uma criança for admitida em unidade de internação, a primeira coisa a fazer é verificar sua temperatura, já que a febre é sinal universal de doença.

Normalmente cada hospital estabelece normas para o registro das temperaturas, mas devem ser levados em consideração alguns fatos:
– Se a temperatura é verificada pela manhã, deve ser esperado uma hora após o paciente despertar, para que sua temperatura corporal se estabilize.
– Se o paciente tem febre, deve ser verificada com maior freqüência, e concomitantemente, a freqüência do pulso e respiração
– Se a temperatura vai ser verificada uma vez por dia, considera-se, em geral, que a melhor hora é ao entardecer, pois muitos pacientes febris costumam apresentar temperatura elevada neste período.
– Se uma criança, ao ser admitida, apresenta febre, é importantíssimo saber há quanto tempo, como a temperatura tem se elevado, se esteve exposta à doença contagiosa, para que possa ser isolada, a fim de proteger as outras crianças internadas na unidade.
– Alguns tipos de febre são importantes para o diagnóstico e os gráficos de acompanhamento auxiliam na avaliação.

Hipertermia habitual: A temperatura média diária está levemente acima dos limites normais.

Febre intermitente: A temperatura se alterna, regularmente, entre um período de hipertermia e um período de temperatura normal. Ex.: malária.

Febre renitente: Caracterizada por flutuação diária de mais de 1,1°C. Ex.: septicemia, pielonefrite, linfomas.

Febre constante: A temperatura permanece essencialmente no mesmo nível durante um período de dias ou semanas.

Febre recorrente: Consiste de ciclos repetidos de pico febril, seguidos por normalização por vários dias. Ex.: brucelose.

Medidas para redução da febre

"É necessário entender que a febre é importante aliada do organismo contra infecções e agentes estranhos ao mesmo, significando uma reação de defesa. Observar o processo (sua intensidade, duração e repercussão sobre o hospedeiro e as manifestações associadas) é essencial para definição da conduta a seguir.

Quando a temperatura se elevar acima de 38,5°C o ideal é que seja abaixada por métodos físicos e não eliminada, como ocorre nos métodos químicos. A diminuição visa o conforto do paciente e em alguns casos a prevenção de convulsões febris.

Os principais objetivos na assistência à criança com febre serão reduzir a quantidade de calor produzido pelo organismo, facilitar a sua eliminação pelo corpo e prevenir os efeitos patológicos da febre sobre o organismo" (Du Gas, 1984).

As medidas assistenciais gerais para a criança que apresenta febre são:

Verificação dos sintomas associados

Tomar as providências necessárias e notificar.

Promover o repouso da criança

O repouso e a inatividade diminuem o índice do processo metabólico e também a atividade muscular, diminuindo com isso a quantidade de calor produzido. No entanto, deve ser promovido não só o repouso físico como também o mental.

Como enfermeira lotada em unidade pediátrica do HU da UFSC, observamos que o simples verificar da temperatura de uma criança a deixa irritada e chorosa, principalmente se está sem a presença da mãe ou familiar. Temos sugerido que, quando a criança está acompanhada, o familiar proceda à verificação da temperatura e execute as medidas que podem reduzir a febre.

Manter a criança hidratada através da oferta freqüente de líquidos

A diaforese e a perda de líquidos adicionais, através da respiração intensificada, sudorese, perspiração, aumentam a quantidade de líquido eliminado do organismo. Isto requer um maior volume necessário para a reposição. Deve ser considerado ainda que, durante a febre, há uma maior produção de resíduos metabólicos que devem ser excretados.

O aumento da ingestão de líquidos pode evitar a desidratação da criança e a intoxicação por catabólitos (acidose).

Manter a criança com roupas leves para exposição da pele e o ambiente arejado

O uso de ventilador promove a circulação do ar no quarto e facilita a retirada do calor através da condução e convecção. Evitar porém correntes de ar ou resfriamento excessivo do ambiente.

O uso de cobertas pesadas inibe a eliminação de calor, por isso é importante manter a criança com roupas leves, tendo o cuidado para que a criança não sinta frio e tenha calafrios que retêm o calor e aumentam a temperatura central.

Usar recursos físicos para reduzir a temperatura: colar de gelo, compressas com água morna, banho morno.

Antes de efetuar estes procedimentos verificar os SV para avaliar a eficácia do tratamento.

Compressas úmidas – indicada quando a temperatura retal estiver acima de 39,5ºC e a axilar acima de 39ºC.

Usar somente água morna; as compressas úmidas podem ser aplicadas em locais de circulação importante, como o abdome, axilas, pescoço, região inguinal. Podem ainda ser friccionadas na pele para aumentar a circulação capilar e a perda de calor. O processo de esfriamento deve durar meia hora e pode ser repetido a cada duas horas.

A evaporação da água pela superfície dérmica reduz a temperatura. Este procedimento baseia-se no princípio de que o corpo perde calor mediante os mecanismos de condução para o material mais frio, no caso a água morna, da evaporação da água da superfície corporal e da convecção do calor que se desprende do corpo com o processo.

Material necessário: Bacia com água entre 21,1 a 27ºC, toalhas de banho e de rosto, luvas de banho.

Método: Dobrar as roupas nos pés da cama e envolver a criança na toalha de banho. Depois, retirar as roupas da criança e molhar o corpo com a luva de banho. O calor é perdido à medida que a esponja passa sobre a superfície corporal, permitindo-se a evaporação de um pouco de água. A luva é passada em grandes áreas, de cada vez, em um lado da perna, no braço, no tórax e no abdome. Aplicações demoradas são utilizadas nas pernas e nas costas. Como os vasos sangüíneos estão próximos da superfície corporal nas axilas, punho e virilhas, o efeito do resfriamento do banho é reforçado pela aplicação de compressas úmidas por um maior período de tempo. Um movimento de deslizamento delicado é usado para secar cada área; esfregar fortemente aumenta a atividade das células e com isto o índice de produção de calor.

Colar de gelo (vide Capítulo seguinte).

Banho morno: indicado quando a temperatura retal estiver acima de 39,5ºC e a axilar acima de 39ºC.

Seguir os procedimentos e princípios gerais recomendados para o banho do lactente. A água utilizada deverá estar 1 a 2ºC inferior à temperatura corporal e ser resfriada lentamente, de modo que em 10 minutos alcance a temperatura de 30 a 33ºC. A exposição total não deve exceder a 20 minutos. Estas precauções evitam a ocorrência de choque térmico. Após o banho a criança deve ser vestida com roupas leves e ser mantida em repouso. O procedimento pode ser repetido após duas horas.

Observações

Não deve ser usado álcool ou água fria. A água fria pode produzir constrição dos vasos e calafrios, o que eleva a temperatura central do corpo. O álcool reduz a temperatura muito depressa, causando convulsões em crianças pequenas, além da emanação de gás poder ser tóxica.

As drogas antipiréticas, embora eficazes na redução da febre, podem obscurecer o quadro clínico e causar inúmeros efeitos colaterais como diaforese, erupções da pele, náuseas, vômitos, alterações hematológicas etc. O acetaminofen (Tyglenol, Pacemol Dórico) é recomendado para crianças pequenas e lactentes, devido a sua baixa toxicidade total em dosagens terapêuticas.

Na prática, são utilizados em larga escala os salicilatos, mesmo se conhecendo seus efeitos colaterais e o acetaminofen somente para crianças com leucose.

Oferecer alimentação simples, leve, à base de líquidos e caldos. A alimentação normal produz sobrecarga alimentar e dificuldade de esvaziamento gástrico pela redução do processo digestivo e absortivo.

Evitar esfriamento de extremidades que produzem calafrios indesejáveis. Se ocorrer, aquecer com sapatos de lã, meias quentes, luvas etc.

b) *Hipotermia*

A hipotermia ou resfriamento, embora menos freqüente, é mais temível que a febre pois pode causar diminuição da sensibilidade, fraqueza muscular, sonolência, inibição cardiorrespiratória, prolongar o tempo de reanimação cardiorrespiratória por produção de arritmia, inibir a produção enzimática e o processo metabólico orgânico, com lesões teciduais irreversíveis (Mendez, 1976).

Em caso de hipotermia, as medidas usuais para aumento da temperatura corporal são: uso de roupa pessoal quente, aumento de cobertores, colocação em berços aquecidos e uso de aquecedores de ambiente. Na última situação o uso de aquecedores diminui a umidade do ar, favorecendo o ressecamento das mucosas e as patologias do aparelho respiratório. Neste caso, colocar um vasilhame com água no ambiente, para prevenir ressecamento do ar.

Pressão arterial

Pressão arterial é a pressão exercida pelo sangue contra a parede das artérias, quando este é impulsionado pela sístole cardíaca. A *pressão sistólica* é o ponto mais alto da pressão arterial e acontece no momento da sístole cardíaca. A *pressão diastólica* é o

ponto mais baixo da pressão arterial, acontecendo no momento da diástole cardíaca.

Tipos de pressão arterial

Casual – Pode ser verificada a qualquer hora do dia, sem que exija um preparo prévio do paciente.

Basal – É aquela que é verificada com repouso absoluto prévio de no mínimo 12h. O paciente deve estar preparado física e psicologicamente.

Princípios relacionados à técnica e aos valores da PA em pediatria

Em geral, a técnica de tomar a pressão arterial de uma criança é igual à do adulto. Porém, a pressão arterial varia de acordo com a idade da criança e está intimamente ligada ao seu peso e altura. É normal a variação da PA entre crianças da mesma idade e constituição física (Brunner, 1980).

Quadro 21.4
Média dos valores da pressão arterial em crianças segundo sua idade

Idade	Média valores-Sístole/Diástole
zero – três meses	75/50
três – seis meses	85/65
seis – nove meses	85/65
nove – 12 meses	90/70
um – três anos	90/65
três – cinco anos	95/60
cinco – sete anos	95/60
sete – nove anos	95/60
nove – 11 anos	100/60
11 – 13 anos	105/65
13 – 14 anos	110/70

Fonte: Hughes & Buescher, 1983.

A PA, além de variável, é difícil de obter, em especial a PA em condições basais. Normalmente não é verificada de rotina, reservando-se para as crianças com problemas relacionados (patologias cardíaca, renal etc.).

Se após sucessivas verificações os valores encontrados forem diferentes, registra-se o menor valor.

Vários fatores, segundo Hughes, 1983, influem e alteram os resultados, tais como a excitação, o uso de esfignomanômetro inadequado (manguito muito largo ou muito estreito), o nível da extremidade testada em relação ao coração, o local da determinação, a respiração, a dor e o exercício.

Fatores emocionais, choro, dor e exercícios – produzem graus variáveis de elevação tensional.

Tamanho do manguito – quanto mais largo o manguito, menor o valor encontrado; quanto mais curto, mais variável o valor e, quanto mais estreito, mais alta será a leitura.

Nível da extremidade testada em relação ao coração – em crianças maiores e adultos, o abaixamento do nível da extremidade faz aumentar a pressão.

Local da determinação – a pressão arterial dos membros inferiores só é maior que a dos superiores a partir dos nove meses.

A partir de um ano a pressão arterial nas pernas é 20mmHg mais alta que nos braços.

Material necessário para verificação da PA

Observação: Embora a verificação da PA possa ser efetuada através de equipamento eletrônico, o material e os métodos aqui descritos são os mais empregados em nossa realidade.

Esfignomanômetro, com manômetro de pressão (relógio), ou coluna de mercúrio com graduação lateral.

Como componentes de esfignomanômetro tem-se:
– Bracelete de compressão inflável (manguito).
– Originador de pressão: pêra de borracha com válvula para controlar a pressão do ar inflado e intermediário condutor.

Estetoscópio para uso pediatrico.

O manguito, como regra geral, deve cobrir dois terços do braço da criança.

Para as crianças de tamanho médio, as larguras apropiadas dos manguitos são:

Quadro 21.5
Tamanho médio do manguito
para uso na infância

Menos de cinco anos	Manguito com 5cm
cinco – oito anos	Manguito com 7cm
oito – 14 anos	Manguito com 9,5cm
acima de 14 anos	Manguito com 12cm

Fonte: Mendez, 1976.

Procedimentos para verificação da PA

– A pressão arterial deve ser tomada quando a criança estiver descansando e em uma posição confortável, geralmente sentada ou deitada. Deve ser tranqüilizada. O processo deve ser antes explicado à criança. Ela precisa saber que não doerá. Deve-se deixar que mexa no equipamento, infle o esfignomanômetro etc. Permitir que coloque o equipamento nos pais, pessoal de enfermagem, a fim de ajudá-la a superar o medo e compreender sua utilização.

A largura do esfignomanômetro deve ser sempre a mesma, todas as vezes em que a pressão arterial da criança for medida durante a hospitalização.

– Revisar o funcionamento do material.
– Retirar as roupas do local escolhido para verificação (braço ou perna).
– Ajustar o manguito no terço médio do local da verificação. Os tubos de conexão devem ficar na parte interna do braço ou perna.
– Localizar o estetoscópio 1,5 a 3cm abaixo da borda inferior do manguito onde se localiza o batimento do pulso.
– Colocar o relógio ou coluna de mercúrio em local de fácil visualização.
– Insuflar o manguito e verificar a PA, conforme o método escolhido (item abaixo). Quando os ruídos são pouco audíveis pode-se tentar outro lado ou elevar a extremidade escolhida até evacuar o sangue que, ao retornar para a extremidade, durante o alívio da compressão, aumentará a audição do som.
– Se necessário repetir a mensuração; aliviar totalmente a pressão, desinsuflando o aparelho. Aguardar três minutos para nova verificação, já que as alterações circulatórias locais alteram os resultados.
– Efetuar os registros e dados obtidos.

Métodos de verificação da pressão arterial

Método auscultatório

Calcula-se a PA através da audição de ruídos vasculares, ao mesmo tempo em que se observa a coluna de mercúrio ou manômetro.

Após a colocação e ajuste do manguito à válvula anexa, a pêra insufladora é fechada e o ar insuflado até cerca de 30mmHg acima da PA sistólica esperada. O estetoscópio é colocado sobre a artéria. A válvula é aberta lentamente para a saída do ar, permitindo que a coluna de mercúrio ou o manômetro caiam a uma velocidade de 2 a 3mm por batimento cardíaco. Com a redução gradual da pressão alcança-se um ponto no qual a pressão da onda do pulso arterial, dentro do vaso, é maior que a do manguito, e nesse momento a luz ocluída torna-se permeável. O pico da onda do pulso reconstituído no vaso torna-se audível no estetoscópio (sons de Korotkoff) e esses primeiros batimentos são considerados pressão sistólica (Hughes, 1983).

O ponto no qual deve ser feito a leitura diastólica não está bem definido, pois há controvérsias se a pressão diastólica é melhor indicada pelo desaparecimento completo dos ruídos ou pelo momento que os ruídos começam a desaparecer.

Método palpatório

Este método só permite definir uma pressão média aproximada que fica entre as pressões diastólica e sistólica obtidas pelo método anterior. É usado como procedimento auxiliar.

Em vez de auscultar os sons, determina a pressão sistólica de forma aproximada, por palpação digital do pulso no momento em que se voltar a percebê-lo.

Método ausculto-palpatório

Utiliza os métodos anteriores combinados. Na primeira fase palpa-se a artéria para determinar o ponto de compressão do manguito, que se situa cerca de 30mmHg após o cessamento dos batimentos. Na segunda fase (descompressão), utiliza-se o método auscultatório para determinação da pressão sistólica e diastólica.

Locais para medição da pressão arterial em pediatria

Artéria braquial – A criança pode ficar em posição sentada ou deitada confortável e relaxada. O antebraço fica em supinação e ligeira flexão. Normalmente se escolhe o braço esquerdo (Fig. 21.4).

Artéria radial – Usar a mesma posição que a utilizada para verificação da PA na artéria braquial e os princípios gerais (Fig. 21.4).

Artéria poplítea – Colocar a criança em decúbito dorsal, confortavelmente, com perna ligeiramente fletida. A cabeça do estetoscópio é colocada sobre a artéria poplítea, 2,5 a 3cm abaixo da borda inferior do manguito. O tamanho do manguito deve ser apropriado, geralmente 25% mais largo que o diâmetro da coxa. Seguir os outros princípios gerais (Fig. 21.5)

Artéria tibial posterior – Usar a posição descrita no item anterior. Colocar o manguito de tamanho apropriado, 1 a 2cm acima do tornozelo. Localizar a artéria escolhida e colocar a cabeça do estetoscópio no local. Seguir as demais etapas já mencionadas (Fig. 21.6).

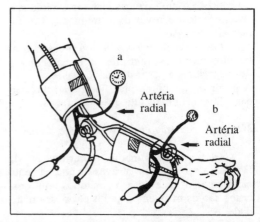

Fig. 21.4 – Locais de colocação do manguito e estetoscópio para cálculo da PA nas artérias braquial (a) e radial (b).

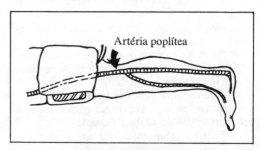

Fig. 21.5 – Local de colocação do manguito para cálculo da PA na artéria poplítea.

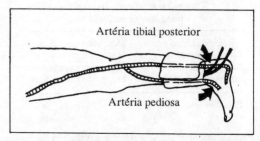

Fig. 21.6 – Local de colocação do manguito para cálculo da PA nas artérias tibial posterior e pediosa. As setas indicam o local de colocação do estetoscópio.

Referências bibliográficas

1. BONTEMPO, M. – *Medicina Natural*. Porto Alegre, L & PM Editores Ltda., 1985.
2. BRUNNER, L.S. & SUDDARTH, D.S. – Técnicas pediátricas. In *Moderna Prática de Enfermagem*. 2. ed. Rio de Janeiro, Interamericana, v.4, 1980.
3. BRUNNER, L.S. & SUDDARTH, D.S. – Avaliação física. In *Tratado de Enfermagem médica*. 4. ed. Rio de Janeiro, Interamericana, 1982.
4. DU GAS, B.W. – Necessidades da regulação da temperatura. In *Enfermagem prática*. 3. ed. Rio de Janeiro, Interamericana, 1984.
5. FUERST, E.W. e cols. – Coleta de dados sobre o estado de saúde do paciente. In *Fundamentos de Enfermagem*. 5. ed. Rio de Janeiro, Interamericana, 1977.
6. GADEKE, R. – Pesos e mediciones. In *Técnicas de diagnosticos y tratamiento en pediatria*. Buenos Aires, Médica Panamericana, 1976.
7. GRAEF, J.W. & CONE Jr. T.E. – Hipertermia. In *Manual de terapêutica pediátrica*. 3. ed. São Paulo, Artes Médicas, 1986.
8. GUYTON, A.C. – *Tratado de Fisiologia Médica*. 6. ed. Rio de Janeiro, caps. 21, 22, 42, 43, 73, 1984.
9. HUGHES, W.T. & BUESCHER, E.S. – Medições. In *Procedimentos Técnicos em Pediatria*. Rio de Janeiro, Interamericana, 1983.
10. LLORENS, J. e cols. – Las contantes vitales y su registro gráfico. In *Pediatria para Enfermeras*. Barcelona, JIMS, 1972.
11. MENDEZ, G.G. – Mediciones. In *Técnicas Pediatricas: normas y procedimentos*. Venezuela, Hosby Company, 1976.
12. MCCLAIN, M. E. & GRAGG, S.H. – Temperatura. In *Princípios científicos de enfermagem*. 2. ed. Rio de Janeiro, El Cientfficas, cap. 18, 1970.

22
Orientações para Uso de Colar ou Gravata de Gelo pela Enfermagem

Astrid E. Boehs

A aplicação de frio como medida terapêutica é efetuada visando: a) prevenir ou deter hemorragias, visto que o frio produz a constrição das arteríolas periféricas, aumenta a viscosidade sangüínea, além de contrair os músculos; b) retardar processos supurativos e reduzir tumefações, como nas entorses; c) aliviar a dor, pois o frio entorpece as terminações nervosas da mesma. Quando o frio é aplicado para fins sistêmicos, ele diminui o metabolismo basal e reduz a temperatura corporal.

A aplicação do frio, no entanto, oferece o risco da diminuição de aporte de oxigênio e substâncias nutrientes, com consequente morte tecidual, quando aplicado por um tempo muito prolongado.

O frio pode ser aplicado na forma úmida e seca. A utilização do frio seco é feita através da utilização de bolsa de gelo, capacete de gelo ou colar de gelo.

A utilização do frio úmido é feita através do uso de compressas frias e banhos frios.

Neste texto, serão abordados aspectos relacionados a uma forma de aplicação do frio seco, o colar ou gravata de gelo.

Indicações do colar de gelo

O colar de gelo aplicado no pescoço é uma medida eficaz para deter sangramentos nasais, prevenir hemorragias após amidalectomia e auxiliar na diminuição da febre.

Como medida auxiliar no controle da febre, o colar ou gravata de gelo deve ser aplicado da seguinte forma:

– Temperatura axilar entre 37,8°C a 38,3°C ou retal entre 38,3°C a 39°C — Colar de gelo, desagasalhar, refrescar o ambiente, hidratar.

– Temperatura axilar de 38,4°C em diante ou retal acima de 39°C — Colar de gelo, desagasalhar, refrescar o ambiente, hidratar, medicar.

Vantagens

– Permite a livre movimentação da criança
– É uma medida mais confortável do que as compressas e banhos de imersão; não diminui drasticamente a temperatura, prevenindo convulsões febris.

Material

– *Colar de gelo:* é um dispositivo de borracha, semelhante às bolsas de gelo, exceto na forma, que é retangular, de largura pequena (+7cm) e comprimento maior(+33cm) para adaptar ao pescoço. Permite introdução de gelo quebrado no seu interior. Uma tampa veda a saída do gelo ou água (Fig. 22.1). Já existem comercializados colares e gravatas feitos de substâncias gel, que dispensa o uso de gelo; são colocados em congelador e a seguir usados.

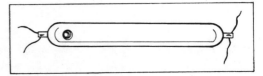

Fig. 22.1 – Colar de gelo.

Observação

O colar ou gravata de gelo pode ser improvisado com sacos plásticos (um ou dois, resistentes, totalmente impermeáveis, com medidas de 30cm de comprimento e 15cm de largura. Para proteção adicional utilizar outro saco plástico íntegro e resistente.
- cubos de gelo arredondados e quebrados
- dispositivo para quebra de gelo
- fraldas de proteção (duas).

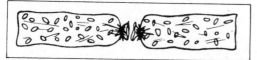

Fig. 22.2 – Colar de gelo improvisado com saco plástico.

Preparo do material

Com colar de gelo: Colocam-se os pedaços de gelo arredondados no colar até a metade da capacidade do mesmo. Retira-se o ar e fecha-se a tampa. Observar se há vazamentos. Enrolar as duas fraldas superpostas ao redor do colar, de maneira que sobrem duas pontas compridas para amarrar no pescoço.

Com saco plástico: Testar a permeabilidade dos sacos; colocar gelo quebrado aproximadamente na metade de sua capacidade; fechar o saco, fazendo um nó na boca ou amarrando a boca com cordão. Usar dois sacos amarrados entre si para crianças maiores; revestir o dispositivo com outro saco plástico e a seguir com as fraldas.

Aplicação do colar ou gravata de gelo

Quando a finalidade é diminuir a febre e sangramento nasal, o colar de gelo é colocado na parte posterior do pescoço, fazendo-se um nó com a ponta das fraldas na parte anterior do mesmo.

Quando a finalidade é prevenir hemorragias após amidalectomia, o colar de gelo é colocado na parte anterior do pescoço e o nó com a ponta das fraldas é feito na parte posterior.

Cuidados

- amarrar o colar de modo que não haja pressão sobre a pele;
- vigiar vazamentos;
- controlar a temperatura, quando a finalidade é diminuí-la e/ou o uso é prolongado.
- quando é usado saco plástico em vez de colar de borracha, deve haver troca freqüente do envoltório de fraldas, pois as mesmas umedecem facilmente devido a condensação do vapor d'água, presente no ar atmosférico;
- substituir o gelo assim que estiver derretido;
- observar a coloração da pele: a presença de sinais de sensibilização pelo frio ou alterações circulatórias locais, diminuição da temperatura corporal determinam necessidade de suspender a aplicação, pelo menos temporariamente.

Referências Bibliográficas

1. DU GAS, B.W. – *Enfermagem Prática.* 4. edição, Rio de Janeiro, Interamericana, 1984.
2. HERTL, M. – *Das Krambe Kind.* 1. Anflage, New York, Georg Thieme Verlag, Stuttgart, 1981.
3. GADEKE, R. – *Diagnostiche und therapeutische techniken in der padiatrie.* 3. Anflage. Heidelberg, Springer Verlag Berlin, 1980.
4. GUYTON, A. – *Tratado de fisiologia medica.* 6. Ed. Rio de Janeiro, Interamericana, 1980.
5. MC CLAIN e cols. – *Princípios científicos da enfermagem.* 2.ed. São Paulo, Rideel Ltda., 1976.
6. WICHMANN, V. – *Kinderbrankenpflege.* New York, Georg Thieme Verlag, Stuttgart. 1981.

23
Aleitamento por Mamadeira

Maria Anésia F. Nunes

Nos países desenvolvidos onde o padrão de vida é alto, existindo um verdadeiro serviço de Saúde Pública com fiscalização dos tratamentos da água e dos alimentos, a alimentação por mamadeira é um método seguro.

Isto já não acontece com os países em desenvolvimento, como o Brasil, onde a maior parte da população vive em condições de saneamento precárias, tornando principalmente a alimentação artificial um sistema arriscado para a saúde das crianças, em função da má qualidade do leite e inadequado manejo da mamadeira.

Mas, seja qual for o nível de vida do povo, é muito importante ressaltar que a alimentação artificial (leite de vaca ou similar) geralmente prejudica a saúde das crianças, apesar do grau de prestígio apregoado pelos fabricantes dos produtos que extremamente interessados em vendê-los recorrem, principalmente, ao apoio da elite da comunidade. Isto porque a alimentação artificial não substitui plenamente o aleitamento materno, que é de esterilização e digestibilidade máxima, de teor vitamínico completo, além de satisfazer a necessidade de sucção do lactente e favorecer o primeiro e mais importante meio de relacionamento psicológico deste com sua mãe.

Indicações

Fornecer ao recém-nascido e lactentes líquidos e calorias de acordo com as necessidades de crescimento, quando impossibilitados de serem amamentados, em função de obstáculos relacionados à mãe e criança (vide Capítulo 2).

Tipos

- Mamadeiras de leite fresco: utiliza normalmente o leite de vaca, que deve ser fervido mesmo que tenha sido pasteurizado.
- Mamadeiras de preparados especiais usadas para fins terapêuticos (ex.: mamadeira de carne).
- Mamadeiras de leite em pó: tem a vantagem do fácil armazenamento e de ter recebido tratamento descontaminante. Os cuidados especiais referem-se à qualidade da água e preparo.
- Mamadeira de leite vegetal: empregado para crianças com síndromes diarréicas ou para lactente alérgico ao leite de vaca. O mais comum é o leite de soja. Neste caso, igualmente importantes são a qualidade da água e a técnica de preparo.

Material

- Bico com furo apropriado à idade e consistência, limpo e estéril.
- Mamadeira limpa e estéril
- Fralda de proteção
- Lençol de proteção (necessário para o colo do administrador quando a criança está com diarréia)
- Outros, para uso domiciliar: vasilhame, colheres, panelas etc.

Cuidados com a mamadeira no domicílio

Os cuidados com a mamadeira no domicílio devem ser orientados e enfatizados, pois os procedimentos adequados acerca dos mesmos têm importante papel na interrupção do mecanismo de contaminação fecal-oral. A água, o leite e a mamadeira são alvos freqüentes da contaminação direta ou indireta por germes fecais, submetendo os lactentes a freqüentes casos de diarréia.

Ocorrendo a impossibilidade do aleitamento materno, são pontos essenciais de orientação:

Itens de orientação geral	Justificativa
a) Seguir rigorosamente a prescrição médica, do nutricionista ou enfermeiro, quanto ao *tipo* de leite, *diluição* e *acréscimos*, se for o caso (açúcar, farinhas).	Os leites podem ser decididos a partir de condições clínicas da criança e/ou recursos dos pais e comunidade. Leites pouco diluídos ou concentrados, excesso de farináceos e açúcares, freqüentemente levam à diarréia e interferem no estado nutricional.
b) Levar a criança à consulta de saúde mensalmente, nos seis primeiros meses de vida e a cada dois meses nos seis meses finais do primeiro ano.	Verificar as condições nutricionais e o desenvolvimento da criança.
c) Lavar com água e sabão *minuciosamente* o local de preparo, as mãos e todo material usado no preparo da mamadeira, ou seja: copos, colheres, vasilhames, a mamadeira e o bico.	A melhora da higiene pessoal e doméstica pode reduzir significativamente a morbidade por diarréia em torno de 14 a 48%, segundo a OMS (Feachem, 1985).
d) Ferver sempre que possível mamadeiras e bicos, durante vinte minutos. Enxaguar com água fervente os demais utensílios previamente lavados com água e sabão.	O uso de água e sabão demonstrou, através de pesquisas, reduzir significativamente o número de germes fecais de utensílios e mãos. A fervura completaria o processo de eliminação dos germes (Feachem, 1985).
e) Ferver a água utilizada no preparo da mamadeira e na hidratação da criança durante 20 minutos. Constatada a impossibilidade da família executar tal procedimento, incentivar o uso de água de boa qualidade (ver relação fossa x água) e filtros. Incentivar o uso de chás com pouco açúcar.	O uso de chás é normalmente aceito e garante a oferta da água fervida. O açúcar em excesso deve ser evitado, pela ocorrência de fenômenos fermentativos.
f) Manter as mamadeiras protegidas e em locais limpos.	Evitar contaminação por moscas ou outros vetores.
g) Utilizar bicos com furos de tamanho apropriado.	Evitar aspiração.
h) Lavar com água e sabão a mamadeira logo após seu uso.	Evitar proliferação de germes.

Esterilização de mamadeiras no domicílio pelo método terminal (Gomes, 1974)

Quando a família dispuser de geladeira, pode-se orientar o preparo de mamadeiras pelo método terminal, onde de uma vez são preparadas seis a sete mamadeiras.

Neste método os utensílios usados no preparo da mamadeira são lavados com água e sabão. A fórmula é preparada, colocada nas mamadeiras e a seguir todo o conjunto é esterilizado. Os leites acidificados não podem ser esterilizados por este método pois coagulam em presença do calor.

a) Vantagens:
– Economia de tempo
– Racionalização do trabalho
– Evita excesso do manuseio do material que facilita a contaminação
– Destruição das bactérias patogênicas do leite e parte das não-patogênicas; não atua sobre os esporos.
b) Equipamentos:
– Mamadeiras (seis ou sete)
– Bicos, tampos e rodelas de proteção (discos)
– Vasilhame para preparo da mamadeira
– Colher de pau

- Funil e coador
- Panela grande que possa conter seis a sete mamadeiras de pé.

c) Procedimentos:

- Lavar as mãos e todo equipamento com água e sabão
- Preparar a fórmula: adicionar água de boa qualidade ao leite em pó, ou açúcar ao leite de vaca etc., conforme prescrição
- Usar o coador e funil e distribuir as fórmulas nas mamadeiras
- Colocar sobre a mamadeira bicos invertidos, discos e tampas levemente atarraxadas.
- Colocar mais ou menos 5 cm de água na panela e a seguir as mamadeiras em pé. Cobrir a panela com tampa.
- Levar ao fogo e deixar iniciar a fervura. Deixar o conjunto ferver por 20 minutos. Os vapores desprendidos elevam a temperatura do leite a 100ºC sem ferver
- Desligar o fogo e deixar o conjunto esfriar. Quando as mamadeiras estiverem frias, de modo que possam ser manipuladas, atarraxar as tampas até o fim
- Guardar as mamadeiras na geladeira
- A cada refeição lavar as mãos, aquecer a mamadeira em banho-maria e ajustar o bico
- Todos os cuidados e passos devem ser respeitados para evitar a recontaminação do leite e/ou da mamadeira (Fig. 23.1).

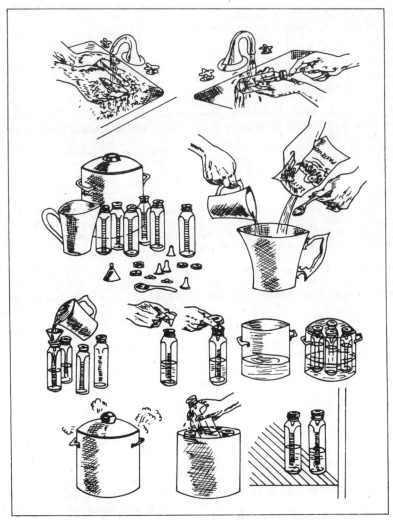

Fig. 23.1 – Fases do preparo de mamadeiras para esterilização terminal.
Fonte: Gomes, 1974.

Método de administração de mamadeiras	*Justificativa*
a) Verificar as condições de higiene e vestuário da criança, trocar se necessário.	O bem-estar e conforto físico influenciam nas quantidades de alimento aceitas.
b) Lavar cuidadosamente as mãos com água e sabão antisséptico de pele.	Os germes fecais estão presentes nas mãos do pessoal de enfermagem, crecheiras, mães e pessoas que prestam cuidados a crianças pequenas (Feachem, 1985).
c) Conferir o tipo e a quantidade, o tamanho do furo do bico e a temperatura do leite. A última pode ser verificada, colocando gotas de leite sobre o punho do administrador.	A administração de leites não-adequados e volumes incorretos, quentes, pode ter repercussões desastrosas sobre a criança. Os furos dos bicos, quando grandes, favorecem a aspiração.
d) Levar a criança ao colo sempre que possível. Ter à mão uma fralda ou similar, para uso em caso de regurgitação ou vômito. Incentivar para que o bebê segure a mamadeira com as próprias mãos, tão logo seu desenvolvimento lhe permitir.	Para favorecer a sensação de segurança e conforto ao bebê, o que facilitará a amamentação. Incentivar aquisições motoras, sentido de autonomia etc.
e) Tocar o canto da boca do bebê com o bico da mamadeira. Quando este abrir a boca, introduzir o bico na boca do bebê, colocando-o sobre a língua e bem dentro da boca.	Iniciar o estímulo da sucção.
f) Manter a mamadeira em um ângulo que encha completamente o bico com o líquido.	Para evitar que o bebê sugue ar em excesso.
g) Se a criança demonstrar cansaço e/ou agitação retirar periodicamente o bico da mamadeira da boca.	Favorecer repouso e pesquisar causas de desconforto.
h) Fazer a criança eructar: – Colocar a criança ereta no colo, de frente para o administrador, bater levemente nas suas costas. – Colocar a criança sentada inclinada para a frente, sentada nas pernas do administrador; bater levemente nas costas.	Porque geralmente o bebê engole um pouco de ar durante a alimentação. Estas posições ajudam a expelir o ar do estômago, evitando distensão abdominal, desconforto e regurgitação.
i) Trocar a fralda da criança se necessário. Se for bebê ou estiver acamàda, deitá-la em decúbito lateral direito.	A repleção gástrica pode estimular a evacuação. A posição referida impede a compressão gástrica, previne regurgitação e vômito e, se estes ocorrerem, evita-se a aspiração.
j) Fazer anotações nas fichas da criança referindo: – Quantidade ingerida; manifestações de anorexia ou fome; ocorrência de regurgitação e vômito; tempo que durou a alimentação; se a aceitação foi espontânea ou estimulada e outras ocorrências.	Possibilita avaliar problemas associados e replanejar a dieta.

Observações

– Não deixar o bebê sozinho ou dar a alimentação com a criança deitada, porque poderá ocorrer aspiração, principalmente se ela regurgitar ou vomitar.
– O tempo de alimentação pode ser de 10 a 25 minutos, dependendo da idade do bebê e da força com que suga.

– Para alimentar o lactente prematuro, aplicar os mesmos princípios. No entanto, este bebê cansará mais facilmente e adormecerá. Por isso usar um bico de mamadeira mole, para que não precise fazer muita força ou sugar, retirar periodicamente o bico da boca do bebê e deixá-lo descansar.
– O tempo do processo não deve, em situações normais, exceder 45 minutos. Para estimular

a sucção pode-se tocar os lábios e canto da boca com o bico da mamadeira ou executar estímulo suave nos pés, queixo, orelha etc., principalmente em bebês que adormecem durante a mamada.

– As mamadeiras frias são pouco aceitas pela criança, além de poderem provocar cólicas intestinais.

– As mamadeiras antes de seu uso devem ser mantidas com tampa protetora. Após o uso, devem ser encaminhadas para higienização.

Necessidades hídricas normais na infância: implicações para a prática da enfermagem pediátrica

No organismo das crianças existe mais fluido do que no dos adultos. A maior parte deste fluido está contida no espaço extracelular (espaço intersticial e plasmático). O valor médio de água corporal de um lactente oscila em torno de 70 a 77% de seu peso; 48% do peso correspondente ao líquido celular e 29% ao extracelular.

No recém-nascido este valor é superior, em torno de 80%. À medida que a criança se desenvolve, a proporção de água corporal se aproxima do adulto em torno de 60% (40%

intracelular e 20% extracelular), em função da diminuição da água extracelular.

Determinadas características anatômico-fisiológicas requerem a existência deste fluido em alta proporção nas crianças, para efetivação do seu metabolismo próprio:

a) A criança, em virtude do crescimento, tem maior metabolismo basal. O metabolismo basal, por sua vez, é proporcional à superfície corporal, que no lactente é o dobro por umidade de massa corpórea. Assim, há uma maior quantidade de resíduos a serem removidos pelo rim, com correspondente aumento da água excretada (Leite & Rodrigues, 1985).

b) Ainda como conseqüência do intenso metabolismo na criança, as perdas mínimas obrigatórias são duas vezes maiores que no adulto, o que determina urgência na reposição.

As perdas mínimas obrigatórias se dão pela pele, pulmões, diurese e fezes. As perdas insensíveis referem-se à evaporação contínua de água pela pele e pulmões. A perda pulmonar é influenciada pelo volume de ventilação, temperatura e umidade do ar expirado. As perdas pela pele são afetadas pela umidade, temperatura, ar corrente e circulação periférica.

O quadro 23.1 apresenta o balanço hídrico em crianças, segundo Graef & Cone, 1981.

Quadro 23.1

Perdas	
Respiratórias e cutâneas	775 ml/M^2/24h *
Gastrintestinais	100 ml/M^2/24h
Urina	850 ml/M^2/24h **
Total	1.750
Origens	
Água de oxidação	250 ml/M^2/24h
Necessidade líquida de manutenção	
Água	1.500 ml/M^2/24h

* Variável com o tamanho da criança. p. ex.: 1.200/M^2 no pré-escolar *versus* 700 ml/M^2 na idade de 8 – 10 anos.
** Baseada na excreção de urina isotônica 300 mOsm/l e uma ingesta mínima de soluto.

Por outro lado, os distúrbios de hidratação são mais comuns e mais severos nas crianças, já que:

a) A baixa idade está aliada ao desenvolvimento incompleto do sistema imunológico e com isto a criança é presa fácil de doenças espoliadoras de água e eletrólitos como a gastrenterite, os distúrbios respiratórios e as doenças febris, etc.

b) Quanto menor a criança mais sua necessidade hídrica conseqüente às suas perdas maiores porém a criança depende de outrem para receber água.

c) O rim da criança normalmente está ajustado as suas funções normais, porém tem pouca capacidade de se adequar a situações de espoliação hídrica e sobrecarga eletrolítica.

d) Perdas ou ganhos importantes se refletem e interferem no metabolismo celular;

Quadro 23.2
Condições que afetam as necessidades líquidas normais

Condição	Ajustamento
– Aumento da taxa metabólica Febre Estado hipermetabólico	 Aumento de H_2O em 12% ºC Aumento de H_2O em 25-75%
– Decréscimo da taxa metabólica Hipotermia Estado hipometabólico	 Decréscimo de H_2O em 12% ºC Decréscimo de H_2O em 10-25%
– Perdas insensíveis não-usuais Umidade ambiental elevada Hiperventilação Sudorese excessiva	 Decréscimo da PIA até 0-15 ml/100cal Aumento de PIA até 50-60 ml/100cal Aumento de H_2O até 10-25ml/100 cal

Fonte: Graef & Cone, 1986.

quanto mais intenso o metabolismo, maior o risco.

A oferta hídrica adequada à idade é pois essencial para que o organismo infantil possa desempenhar funções de:

1) Construção celular e equilíbrio dos fenômenos vitais

2) Desintoxicação através da eliminação de resíduos metabólicos e substâncias supérfluas

3) Conservar ou eliminar líquidos e eletrólitos necessários ou excedentes.

A necessidade hídrica durante as 24 horas pode ser calculada por metro quadrado, calorias e peso. O cálculo por metro quadrado exige um monograma para cálculo da superfície corporal, já que são necessários 1.500 a 1.800ml de líquido por metro quadrado de superfície corporal para 24 horas.

O método calórico supõe o consumo usual de 100-150ml para cada 100 calorias metabolizadas (Tabela 23.1).

Tabela 23.1
Calorias consumidas por 24 horas durante o jejum

Peso (kg)	Calorias por kg
– 3	45 – 60
3 – 10	60 – 80
10 – 15	45 – 65
15 – 25	40 – 50
25 – 35	35 – 40
35 – 60	30 – 35
– 60	35 – 30

Fonte: Graef, 1986.

O método do peso usa o peso do paciente para calcular suas necessidades hídricas. Sua regra geral é:

Tabela 23.2

100ml/kg para os primeiros 10kg de peso corporal

50ml/kg para os próximos 10kg de peso corporal

20ml/kg para os pesos acima de 20kg

Ex.: Uma criança de 25kg poderá necessitar de:

100ml/kg x 10kg = 1.000ml para os primeiros 10kg

50ml/kg x 10kg = 500ml para os próximos 10kg

20ml/kg x 10kg = 100ml para os últimos 5kg

Total 1.600ml 25kg

Fonte: Graef & Cone, 1986.

As crianças maiores, hidratadas, normalmente bebem espontaneamente a água requerida pelo organismo. Já os lactentes devem receber em água, sucos ou chás, o volume hídrico correspondente à diferença entre necessidade hídrica diária e volume hídrico recebido através da mamadeira.

Em situações de tempo quente, doenças febris, sudorese visível, ingestão de mamadeiras com concentração elevada, a criança deve receber quantidades adicionais de líquidos.

Em situações de perda patológica, como nos vômitos e diarréia, a criança deve receber líquidos e eletrólitos por via oral ou endovenosa (vide Capítulos 5 e 29).

Crianças amamentadas ao seio, sem situações que requerem aumento da oferta hídrica (ex.: tempo quente), não necessitam de líquidos adicionais, já que a necessidade hídrica está satisfeira através da amamentação. Em situações de aumento da necessidade hídrica recomenda-se a oferta de líquidos com colher, não se introduzindo mamadeiras. Sendo a succão diferente no processo de ingestão do leite ao seio e ingestão do conteúdo da mamadeira, pode desestimular a criança na amamentação.

As crianças que recebem leite de vaca fresco ou em pó necessitam, mesmo quando hidratadas, da ingestão de líquidos (água, sucos e chás), já que estes leites têm teores de Na elevados e a ingestão de água permite ao organismo a manutenção da osmolaridade.

Na prática diária da enfermagem deve-se enfatizar que as *crianças que recebem alimentação por sondas* (gástrica, nasojejunal, gastrostomia) *mantêm as mesmas necessidades hídricas elevadas* que as demais, não supridas apenas na administração dos preparados especiais (leites, vitaminas etc.)

Referências Bibliográficas

1. BEVILACQUA, F. e cols. – Fisiologia dos distúrbios hidreletrolítico e ácido-Base. In *Fisiologia Clínica*. 3. ed. Rio de Janeiro, Atheney, 1985.

2. BRUNNER, L.S. & SUDDARTH, D.S. – *Prática de Enfermagem*. 2. ed. Rio de Janeiro, Interamericana, p. 1372 - 1373, 1980.

3. GRAEF, J.W. & CONE, T.E. – Equilíbrio hídrico e eletrolítico. In *Manual de terapêutica pediátrica*. 3. ed. São Paulo, Artes Médicas, 1986.

4. GOMES, J. de C. – Preparo das mamadeiras pelo método terminal. *Jornal de Pediatria, 33*:7 - 8, 1974.

5. LEITE, Mº A.V.R. & RODRIGUES, Y.T. – Desidratação: alterações metabólicas. *Clínica Pediátrica, 9* (9): 57-64, 1985.

6. MORLEY, D. – *Pediatria no mundo em desenvolvimento: Prioridades*. 2. ed. São Paulo, Paulinas, p. 96-99, 1982.

7. WAECHTER, E.H. & BLAKE, F.G. – Enfermagem Pediátrica. 9. ed. Rio de Janeiro, Interamericana, p. 147-238, 1978.

24
Restrições Físicas

Zuleica Maria Patrício

As restrições físicas são procedimentos utilizados para limitar movimentos. Poderão ser executados manualmente ou por meio de restritores, sendo de curta ou longa duração. No primeiro caso estão as restrições para exames e colheita de material para laboratório e no segundo caso estão aquelas restrições para manutenção de tratamento.

Finalidades

a) Proteger a criança contra acidentes e traumatismos em casos de inconsciência, inquietude, riscos dè queda etc.

b) Assegurar a permanência de drenos, curativos, cateteres, agulhas, coletor de urina etc.

c) Evitar que a criança coloque a mão em lesões por queimaduras, eczemas, incisões cirúrgicas etc.

d) Manter a criança em posição específica para tratamento e exames.

Riscos e complicações

A aplicação de restrições físicas, em especial as de média e longa permanência, pode produzir problemas físicos e psicológicos, quais sejam:

a) Interrupção da circulação sangüínea, podendo ocasionar necrose da região.

b) Úlceras de decúbito pela permanência prolongada no leito.

c) Lesões na pele e infecção

d) Dor e desconforto de intensidade variável

e) Torção, luxação, enrijecimento muscular, contraturas.

f) Problemas e seqüelas psicológicas em decorrência do caráter invasivo e agressivo do procedimento, o que pode gerar conflitos, tensões, ansiedades, e da limitação da oportunidade da criança brincar e explorar o ambiente.

Princípios e precauções gerais na aplicação ds restrições físicas

O enfermeiro deve executar e/ou supervisionar as restrições físicas em função dos seus riscos e possibilidades de complicações.

- Empregar as restrições físicas somente quando essencialmente necessárias, jamais com o objetivo de substituir a observação constante da criança.

- Explicar à criança, conforme capacidade de compreensão, e a seus familiares, a necessidade e os cuidados com as restrições físicas. Estar atento às características, conforme a faixa etária. Ex.: O pré-escolar poderá entender a contenção como punição. Quanto maior o seu entendimento e dos familiares, com relação aos procedimentos, maior será a probabilidade de aceitação da restrição e da participação no autocuidado, além dos benefícios psíquicos que a orientação promove, diminuindo ansiedades e medos.

- Fazer ou auxiliar na higiene da criança antes de execução do procedimento de restrição. Manter os locais onde houver restritores sempre limpos e secos. A higiene diminuirá o desconforto que este procedimento por si só causa à criança; prevenirá a contaminação de outras regiões em ambientes propícios como o são aqueles dos restritores de permanência.

- Posicionar a criança, antes e durante o procedimento, de forma que seu corpo mantenha alinhamento anatômico, permitindo flexão das articulações livres. Promover conforto e evitar distensões, entorces e dor.
- Aplicar os restritores com firmeza, evitando provocar compressões e garroteamento.
- Proteger a pele da região restringida do atrito direto do restritor, utilizando pedaços de algodão (ortopédico ou comum), compressa, com a própria roupa do paciente (manga de camisa, perna de pijama), ou com qualquer retalho de tecido macio. Acolchoar os locais de proeminências ósseas que possam sofrer compressão em função do posicionamento exigido pela restrição (Fig. 24.1)

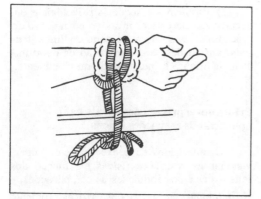

Fig. 24.1 – Restrição de extremidades com atadura de crepom presa à parte fixa do leito.

- Prender a extremidade do restritor na parte fixa da cama. Previne traumatismo (torções, compressões, distensões) ao manusear as grades do leito.
- Em caso de restrição de extremidades, restringir no mínimo três membros, mas somente quando as características da criança exigirem. Este cuidado evitará mudanças de posição, através de manobras desordenadas, que poderão provocar lesões (ex: entorces) ou prejudicar o tratamento.
- Manter visível a região distal do(s) membro(s) restringido(s), para facilitar a detectação de anormalidades circulatórias.
- Fazer revisão das regiões restringidas com freqüência, para detectar precocemente compressão vascular e tecidual, distensões, torções etc. Inspecionar o local, atentando para coloração, temperatura, sensibilidade, sinais de irritação cutânea e queixas de dor e formigamento.

- Evitar a permanência dos restritores por mais de duas horas ininterruptas. Deverão ser removidos por alguns minutos, com exceção daquela que mantém a via parenteral, para alimentação higienização, recreação, massagens, mudança de decúbito, o colo, exercícios ativos e passivos. *Mas só retire os restritores quando a criança estiver sob acompanhamento direto.*
- Trocá-los uma vez ao dia, no mínimo, e quando necessário, para lavagem e esterilização, prevenindo a proliferação de germes e desconforto por sujidade e odor.
- Avaliar as possíveis mudanças de comportamento da criança no atendimento às suas necessidades básicas, no período em que estiver restringida: eliminações, alimentação, sono e repouso, recreação. A restrição de movimentos e atividades, para a criança, resulta em sofrimento psíquico, repercutindo no seu todo.
- Promover maiores condições de atenção para a criança restringida, principalmente se não houver acompanhante, conforme o grau de comprometimento avaliado. Empregar estímulos visuais, auditivos, companhia de familiares, de outras crianças e funcionários.

TIPOS DE RESTRIÇÕES FÍSICAS

Restrições de extremidades

Nas extremidades é comum a utilização de restrições mantidas através de nós. A execução desses nós pode ser feita como demonstrado a seguir:

Modelo I

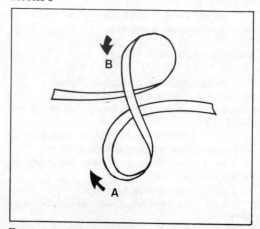

Expor o restritor em forma de oito; juntar através do meio as extremidades A e B voltadas para baixo.

Modelo II

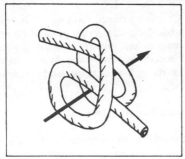

Nó de marinheiro.

Modelo III

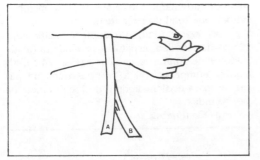

Colocar o restritor na mão, com as alças A e B em perpendiculares.

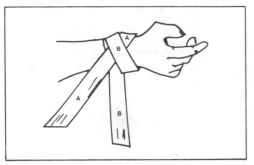

Levar a alça B para trás da mão.

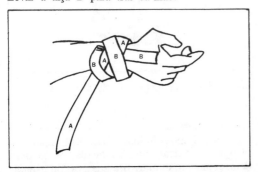

Voltar a alça B para a frente e passar na palma da mão entre as duas alças (A e B).

Modelo IV

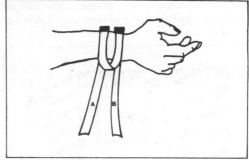

Dobrar o restritor ao meio e colocá-lo no punho ou tornozelo.

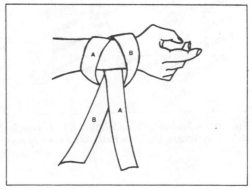

Colocar as alças A e B dentro do espaço C e puxar.

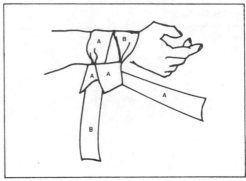

Para evitar garroteamento passar a alça B entre o punho e fazer o nó com a alça A.

Dentre as restrições de extremidades mais freqüentemente empregadas em pediatria estão:

Restrição tipo rã

Utilizada para tratamento de períneo (ex.: expor a região à luz, punção suprapúbica, femoral) e para manter o coletor de urina quando a movimentação da criança prejudica a manutenção do mesmo. Para obtenção da posição desejada deverão ser restritos os joelhos em flexão (ambos) e o punho (um).

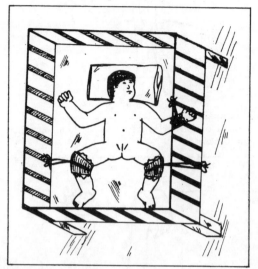

Fig. 24.3 – Imobilização no leito através da posição de rã para tratamento do períneo, utilizando-se restritores.

Material: Fralda ou compressa, ou punho restritor; cadarços especiais de tecido macio ou atadura.

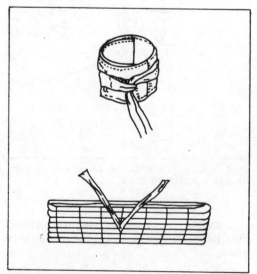

Fig. 24.4 – Punho restritor utilzada em extremidades. Tecido de algodão retangular de tamanhos variados, conforme faixa etária, acolchoado com folhas de esponja, com cadarços adaptados no seu centro para amarração da extremidade do leito.

Precauções específicas

Cobrir a criança e/ou mantê-la em posição oposta à circulação do pessoal da unidade nas situações em que os genitais permanecerem descobertos. Evitará a exposição desnecessária da criança, respeitando sua individualidade.

Restrição do cotovelo

Impede a movimentação da articulação do cotovelo e conseqüentemente que a criança leve a mão em regiões da cabeça e tórax. Os tipos descritos em A e B devem ser os de primeira escolha, nessa situação, visto que permitem a movimentação quase total do membro e liberdade total do restante do corpo.

Material: Manguito confeccionado com tecido de algodão, espátulas de madeira (abaixadores de língua) e cadarços (Fig. 24.5); algodão, compressa ou a própria roupa do paciente, para acolchoamento do local; colete de boas-vindas.

a) *Com manguito*

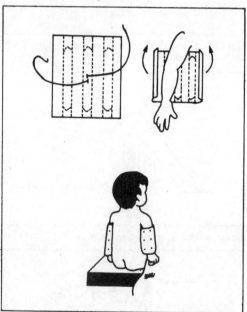

Fig. 24.5 – Manguito para restrição do cotovelo.

b) *Com tala*

Na impossibilidade de utilização do manguito, utilizar tala acolchoada com atadura de crepom ou similar, fita adesiva, ou esparadrapo. Colocar a tala sob o cotovelo, protegendo o local; fixá-la através de atadura e fita adesiva (Fig. 24.6). A aplicação da atadura deve se iniciar da região distal para a proximal do membro, facilitando o retorno venoso.

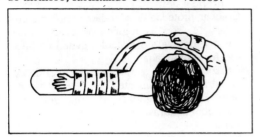

Fig. 24.6

c) *Com colete*

Pode imobilizar os dois membros superiores. Tem como desvantagem recobrir grande parte da superfície corporal. A imobilização dos dois membros superiores também pode causar irritabilidade na criança que está sujeita a traumatismo, por conservar a mobilidade corporal.

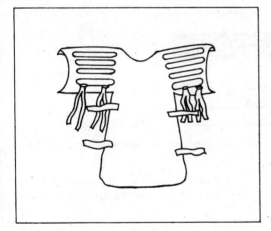

Fig. 24.7

Restrição das mãos

Essa restrição é conhecida como "luvinha". É utilizada em lactentes pequenos e tem como vantagem manter o membro totalmente livre, pois seu maior objetivo é impedir o uso dos dedos.

Nos recém-nascidos este é o principal método de restrição.

Material: Gazes ou atadura, ou compressa.

Fita adesiva.

Procedimentos

– Colocar uma bolinha de algodão ou de gaze, na palma da mão da criança e fletir seus dedos, mantendo posição anatômica.
– Envolver a mão em atadura ou folhas de gazes abertas, até formar uma luvinha, e depois fixá-la no punho com fita adesiva (Fig. 24.8a). Ou utilizar uma compressa em diagonal, conforme a figura 24.8b.

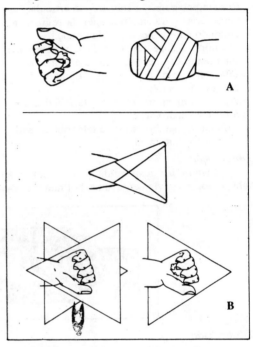

Fig. 24.8

Precauções específicas

– Evitar garroteamento ao fixar a luvinha no punho;
– Trocar a luvinha no mínimo três vezes ao dia, para execução dos cuidados referenciados no item anterior e especificamente para a inspeção das condições do local, visto que não é possível visualização constante.

Restrição das extremidades da punção venosa

Nesta situação é importante impedir e limitar o movimento articular no local da punção. As regiões mais restringidas são a mão (dedos), o punho, o cotovelo e o maléolo.

Material: Tala de madeira acolchoada, de tamanho e largura apropriadas ao membro e número de articulações a serem restringidas, forrada de material impermeável; gazes; esparadrapo; compressa; algodão ou almofada circular (caso haja necessidade de proteger proeminências ósseas contra atrito); atadura (pode substituir o esparadrapo).

Procedimentos para restrição da mão, antebraço, pé e perna

- Restringir apenas o número de articulações necessárias para imobilização da região, facilitando a movimentação da criança.
- Recobrir a base superior da tala com gaze ou compressa de algodão, atadura, caso a tala não seja acolchoada, diminuindo a pressão do membro da tala.
- Apoiar o membro sobre a tala, obedecendo à posição anatômica.
- Colocar o membro sobre a tala, obedecendo à posição anatômica.

Observação

Quando for restringida a mão, sobre a tala, colocar previamente uma bolinha de algodão e fletir levemente os dedos. Favorece a manutenção da posição anatômica, evitando desconforto e dor.

- Colocar proteção de algodão, almofada, circular etc. sob as regiões de maior atrito, como o cotovelo e maléolo, quando a infusão for prolongada.
- Utilizar a menor quantidade possível de esparadrapo diretamente na pele. Quando houver impossibilidade de sua aplicação (ex.: queimaduras, alergias) fixar a tala com atadura.
- Recobrir parte da extremidade distal do membro com uma tira circular de esparadrapo (sem proteção para obter-se maior aderência e fixação), mantendo as extremidades dos dedos visíveis.
- Recobrir com tiras largas de esparadrapo as partes laterais do membro (sentido longitudinal, paralelo à tala) e tala. De um lado a colagem do esparadrapo deve se iniciar do membro para tala e do outro lado da tala para o membro, evitando compressão do local (Fig. 24.9).

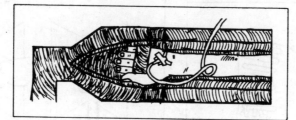

Fig. 24.9

Observação

As tiras circulares proximais não são as mais indicadas, por favorecerem compressão, dificultando a circulação local, porém, nem sempre são dispensadas, pois aumentam a imobilização da região. Para evitar os problemas citados, devem envolver (com proteção) o membro, apoiando-se primeiramente na superfície da tala e depois na sua parte inferior, seguindo um modelo de ferradura. Este método é utilizado em crianças maiores (Figs. 24.10 e 24.11).

- Fixar a tala na cama, se houver necessidade, e fazer restrição de outro membro, se indicado.
- Aplicar os restritores de maneira a manter a região de punção venosa descoberta. Permite diagnosticar anormalidades como soroma e flebite.

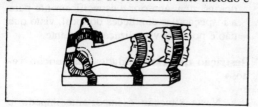

Fig. 24.10 – Colocação correta da tala no pé. Folhinha de gaze e algodão ou almofadinha circular no maléolo..

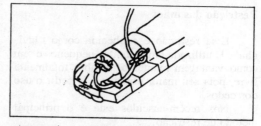

Fig. 24.11 – Colocação da tala na mão: bolinhas de gaze ou algodão sob a mão; folhinha de gaze; esparadrapo, primeiro nas laterais do membro e depois na tala; extremidades visíveis.

Cuidados na retirada da tala

Aplicar éter ou benzina ao retirar o esparadrapo utilizado na restrição, mas utilizar somente quando estritamente necessário e em quantidade mínima, para evitar aspiração dessas soluções, principalmente em lactentes, e o agravamento de problemas respiratórios já existentes.
– Fazer desinfecção da tala após utilização ou esterilização, se indicado, para evitar proliferação de germes e infecção cruzada.

Restrição dos membros superiores junto ao tronco

Utilizado basicamente para procedimentos na cabeça, pescoço e região inferior do abdome, principalmente em lactentes pequenos.

Material: Lençol de tamanho apropriado à criança.

Tipos:
a) Sem exposição do tórax.
b) Com exposição do tórax.

Restrição dos membros superiores junto ao tronco sem exposição do tórax

Procedimentos

Dobrar o lençol de forma triangular e a seguir em losângulo, de forma a obter-se uma faixa com altura apropriada ao tamanho do tórax da criança (dos ombros à cintura).

– Colocar o restritor sob o tórax da criança; ajustar os membros superiores em posição anatômica junto ao corpo.
– Envolver o tórax e membros, primeiramente com uma das pontas do restritor e a seguir com a outra.
– Unir as pontas do restritor em região lateral do corpo com nó ou fita adesiva.

Precauções específicas

– As extremidades do lençol, quando dobradas, devem ser bem esticadas, impedindo desconforto e dor por dobraduras ou gomos no tecido.
– Avaliar as características da respiração durante o uso desse restritor. A expansão pulmonar poderá ter sido afetada pela pressão exercida pelo restritor no tórax.

Restrição dos membros superiores junto ao tronco com exposição do tórax

Evita a possibilidade de diminuir a expansão torácica, porém a fixação é mais facilmente removida pela criança.

Procedimentos

– Colocar o restritor sob o tórax da criança; ajustar os membros superiores em posição anatômica;
– Levantar as pernas e quadris do lactente; envolver um braço com a ponta do restritor do lado correspondente, aproximar o braço do corpo e colocar toda a ponta restante sob o corpo da criança.
– Repetir a operação no lado oposto.

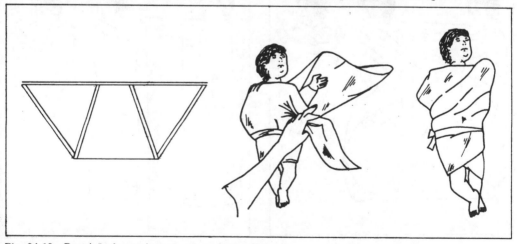

Fig. 24.12 – Restrição de membros superiores junto ao tórax.

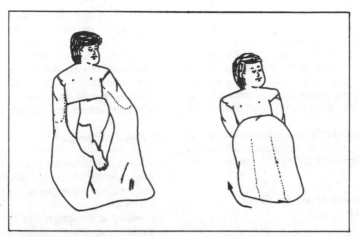

Fig. 24.13 - Restrição do MMSS com exposição do tórax.

Observação: fixação é feita com o peso da criança, já que as pontas do restritor ficarão sob seu corpo.

Restrição do corpo e extremidades (mumificação)

Utilizada basicamente para procedimentos na cabeça e pescoço.

Material: Lençol de tamanho adequado para envolver todo o corpo da criança, de formato retangular ou triangular.

Procedimentos

– Colocar a criança sobre o lençol mais lateralmente; no comprimento o lençol deve ser ajustado da altura do ombro, até além dos pés.
– Ajustar os membros superiores em posição anatômica e envolver um lado do corpo, braço e tórax (Fig. 24.14) ou apenas o braço (Fig. 24.15).
– Envolver o outro lado do corpo.

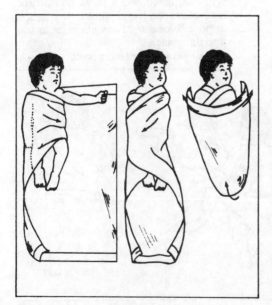
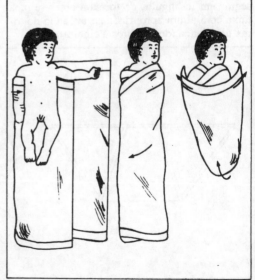

Fig. 24.14 e 24.15 – Mumificaçã.

– Se o comprimento do restritor permitir, sua parte inferior deverá ser colocada sobre os membros inferiores antes da imobilização do segundo membro superior, reforçando a restrição e impedindo a movimentação dos pés.

Precauções específicas

– Evitar dobrar o restritor sobre os membros inferiores fletidos, pela possibilidade de desconforto e impedimento da extensão dos membros.
– Idem precauções específicas dos itens anteriores.

Restrições manuais para exames

A restrição manual é executada por uma ou mais pessoas, com ou sem auxílio de restritores mecânicos. Tem como objetivo impedir ou limitar a movimentação da criança, principalmente durante a colheita de material para exames laboratoriais.

A posição que a criança deverá permanecer imobilizada dependerá da região onde ocorrerá o procedimento.

Para todos os procedimentos devemos preparar a criança, familiares e ambiente, de acordo com as necessidades previstas. Permitir a permanência, e solicitar auxílio, do acompanhante da criança, sempre que possível.

Um cuidado comum é a higiene corporal prévia, com o objetivo de respeitar os princípios de assepsia utilizados durante os procedimentos.

Restrição para punção lombar

A punção lombar é um procedimento médico efetuado através de inserção de agulha no espaço subaracnóideo com objetivos de coletar líquido para exames laboratoriais, administrar medicamentos, drenar líquidos para alívio da pressão cerebrospinal.

Um aspecto importante, com relação ao preparo psicológico, é aquele referente ao medo que pacientes e familiares podem apresentar, de que a inserção da agulha na coluna poderia resultar em paralisia dos membros inferiores. Procurar tranqüilizá-los, assegurando-os do contrário, e, se possível, apresentar um paciente que já se submeteu a este procedimento.

Após a colheita do material a criança necessitará permanecer em decúbito horizontal por tempo determinado pelo médico, em média 12 horas. Portanto, deverá haver preparo da criança e familiares para melhor aceitação das restrições que serão necessárias, principalmente às de maior idade e que estejam com movimentação ativa.

Antes da punção lombar estimular a micção e evacuação das crianças em condições de responder. Fazer higiene perianal rigorosa nos lactentes, pois a região a ser puncionada é bem próxima à região glútea.

Para execução desta técnica duas posições podem ser utilizadas, dependendo da idade e das condições da criança e preferência do médico.

Posição horizontal lateralizada

É utilizada basicamente em lactentes e pré-escolares.

Procedimentos

Colocar a criança em decúbito horizontal lateral com flexão do tronco, pescoço e joelhos. Posicionar-se à frente da criança e provocar a hiperextensão da coluna vertebral, colocando os joelhos o mais próximo possível ao queixo, para obter abertura máxima entre os espaços intervertebrais (Fig. 24.16).

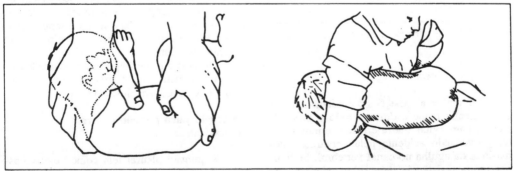

Fig. 24.16 – Posição horizontal lateralizada para função lombar, para bebês e para crianças maiores.

Posição sentada

É utilizada em crianças maiores.

Colocar a criança sentada de frente para a pessoa que o restringirá. Fletir o tronco, de forma que o queixo chegue o mais próximo aos joelhos, para permitir a hiperextensão da coluna vertebral (Fig. 24.17).

Em ambas as posições, para facilitar a imobilização, os membros inferiores poderão ser restringidos com o auxílio de um lençol, e para maior conforto da criança colocar um tra-

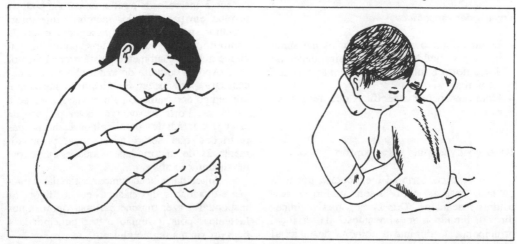

Fig. 24.17 – Posição sentada para punção lombar.

vesseirinho ou almofada sobre os membros inferiores em contato com o abdome, durante a flexão (Fig. 24.18).

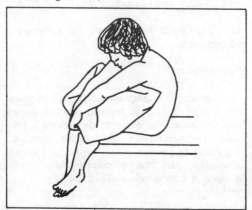

Fig. 24.18 – Posição sentada para punção lombar.

Precauções específicas

Em ambas as posições é fundamental que se mantenha firmeza durante todo o procedimento, para evitar que a criança se movimente, provocando acidente pela penetração demasiada da agulha no canal vertebral. Se houver muita resistência dela solicitar auxílio de outra pessoa.

Evitar falar durante o procedimento, devido à aproximação com a região puncionada, a fim de preservar a assepsia do procedimento.

Atenção deve ser dada às reações da criança, pois nestas posições é difícil detectar-se anormalidades. Solicitar a outra pessoa que a observe e permitir momentos de repouso, inclusive para avaliação da criança, caso o procedimento se prolongue.

Após o procedimento, mantê-la em repouso no leito, sem elevar o tronco, pelo tempo determinado pelo médico. É uma precaução com o objetivo de evitar a cefaléia pós-punção, devida a descompressão cerebrospinal após a retirada do líquido que pode levar a diminuição da irrigação cerebral. A cefaléia pode ser ainda provocada por ocorrência de tração nas inserções da dura-máter para os seios venosos. A tração é maior quando o paciente está em posição vertical e diminui em posição horizontal.

Durante o repouso prestar os cuidados de higiene, alimentação, recreação etc., respeitando a posição, sem elevar o tronco.

Restrição para punção pleural
(toracocentese)

A punção pleural tem como objetivo aspirar secreções da pleura para exame bacteriológico, citológico e químico. Também é utilizada como recurso terapêutico para drenagem de coleções anormais, líquidos ou ar no espaço intrapleural.

Procedimentos

Colocar a criança em posição sentada, ou deitada, caso haja impossibilidade de sentá-la. Posicionar-se lateralmente.

Elevar e hiperestender o membro superior do lado a ser puncionado, até a cabeça, visando aumento dos espaços intercostais (Fig. 24.19). Com uma das mãos, manter seguros os quadris.

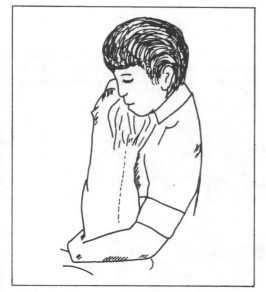

Fig. 24.19 – Posição para punção pleural

Fazer restrição dos membros inferiores com auxílio de lençol, se houver necessidade.

Os lactentes pequenos podem ser imobilizados no colo em posição para eructar.

Precauções específicas

– Vigiar as condições da criança constantemente; solicitar auxílio para essa observação. Interromper a punção imediatamente em caso de sinais de sonolência, sudorese, palidez.

Restrição para punção femoral e punção suprapúbica

A punção femoral tem como objetivo colher sangue da veia femoral, e a suprapúbica colher urina diretamente da bexiga.

Procedimentos

Posicionar a criança em decúbito dorsal com os membros inferiores fletidos e em abdução (posição rã).

Posicionar-se junto à cabeça da criança e segurá-la firmemente mantendo os membros superiores e inferiores imobilizados (Fig. 24.20).

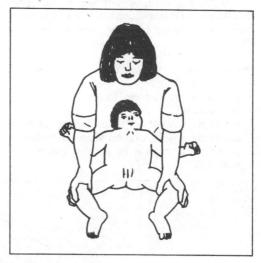

Fig. 24.20 – Restrição manual em posição tipo rã.

Precauções específicas

– Durante a punção suprapública o choro deve ser evitado, pois provocará aumento do tônus muscular da região inferior do abdome, dificultando a introdução da agulha.
– Evitar falar durante o procedimento, pois o operador está em proximidade com a região puncionada. O ideal seria utilizar máscara, pois a conversação com a criança poderá ser necessária durante todo o procedimento.
– Permanecer atento às condições da criança.
– Observar as precauções com relação à restrição do tronco e membros superiores.
– Evitar forçar desnecessariamente a posição de abdução dos membros inferiores, para não provocar distensões e dor.

Manutenção da criança no leito em decúbito elevado

Utilizadas principalmente para lactentes e pré-escolares, quando indicadas posições específicas no leito, como no caso do tórax elevado em situações de refluxo ou comprometimento pulmonar.

Restrição em balanço

Pode substituir o "bebê conforto" com a vantagem de permitir maior mobilidade da criança, a mudança de decúbito e conforto.

Material

Lençol grande, apropriado ao tamanho da criança; travesseiro; impermeável; lençol de tamanho pequeno; cobertor pequeno ou colcha.

Procedimento

- Dobrar o cobertor em forma de tira larga, tipo trapézio.
- Envolver o cobertor com lençol grande, mantendo a forma de trapézio do cobertor, porém ultrapassando as porções laterais do primeiro.
- Elevar a cabeceira da cama, utilizando travesseiros, se necessário.
- Amarrar as pontas do lençol dobrado em trapézio nas grades da cabeceira, nas regiões de encontro vertical e horizontal das grades. O objetivo é obter-se uma balança acolchoada.
- Colocar o impermeável na região de assento da criança e sobre ela o lençol pequeno, para evitar que toda a balança seja refeita se a criança urinar ou evacuar.
- Restringir, se necessário, os membros superiores.

Precauções específicas

Evitar que o comprimento do balanço seja muito pequeno para a criança, o que diminuiria a sua mobilidade, trazendo desconforto.

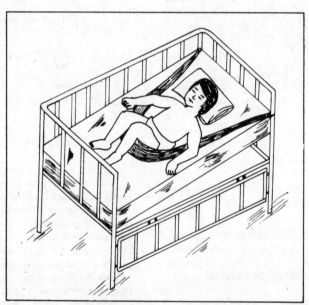

Fig. 24.21 – Posição em balança.

Restrição com apoio na região axilar

Material

Lençol médio de tamanho apropriado à criança.

Procedimentos

- Dobrar o lençol em forma de trapézio.
- Colocar o leito com a cabeceira elevada; se necessário usar travesseiros.
- Colocar a criança sobre o lençol e este na altura das axilas quando passa para a região anterior do tronco.
- Fixar as pontas do lençol nos pontos de encontro das barras de grade da cabeceira do leito.

Precauções

- As tiras obtidas devem ser largas e pouco volumosas, para evitar atritos na região axilar.

– As nádegas da criança devem ser apoiadas para impedir tração do corpo. A restrição visa manter a criança em posição e não prendê-la.

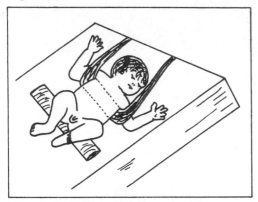

Fig. 24.22 – Posicionamento no leito com apoio da região axilar.

Conclusões

As restrições físicas têm objetivos muito válidos, visto que em muitos casos são auxiliares no tratamento e até responsáveis pelos resultados de alguns procedimentos, haja vista, por exemplo, a importância da contenção nas técnicas de punções.

Mas o uso das restrições físicas exige que se atente para a avaliação das reais necessidades da utilização desse procedimento, bem como da observância dos cuidados à restrição.

Os procedimentos para restrições físicas são em geral de execução simples, mas é importante que as pessoas envolvidas, na execução e nos cuidados, compreendam as repercussões físicas e emocionais que estes procedimentos podem causar na criança e na família.

Um aspecto específico que gostaríamos de chamar atenção é sobre o nó dado na restrição de extremidades. Não existe um nó totalmente seguro, nenhum deles substitui a inspeção constante das condições da região restringida, principalmente das crianças irrequietas ou hiperativas no leito, já que poderão provocar tração e garroteamento.

E finalmente, reforçamos a importância da atenção emocional à criança durante o período da restrição e do papel do enfermeiro na prevenção de sofrimentos à criança.

Referências Bibliográficas

1. ABE, A.R. e cols. – Assistência de enfermagem em cuidados de terapia intensiva pediátrica. In *Terapia intensiva em pediatria*. São Paulo, Sarvier, 1982.
2. ANTUNES, H. – Contensão pediátrica. In *Prática pediátrica de urgência*. São Paulo, Artes Médicas, 1975.
3. BRUNNER, L.S. & SUDDARTH, D.S. – *Moderna prática de enfermagem*. 2. ed Rio de Janeiro, Interamericana, v.4, 1980.
4. BRUNNER, L.S. & SUDDARTH, D.S. – *Enfermagem médico-cirúrgica*. Rio de Janeiro, Interamericana, 1977.
5. CARVALHO. W. e cols. – Técnicas freqüentemente utilizadas em terapia intensiva. In *Terapia intensiva em pediatria*. São Paulo Sarvier, 1982.
6. HERTEL, M. – *Manual de Puericultura y pediatria*. Barcelona, Ed. Toray S.A., 1976.
7. HUGHES, W.T. & BUESCHER, S.E. – Procedimentos técnicos em pediatria. 2. ed. Rio de Janeiro, Interamericana, 1983.
8. LEIFER, G. – *Enfermeira Pediátrica*. 2. ed. México, Interamericana, 1975.
9. ROTA, N. T. – Colheita de líquido cefalorraquidiano. In *Terapia Intensiva em Pediatria*. São Paulo, Sarvier, 1982.

25

Coleta de Amostras para Exames Laboratoriais em Pediatria

Edilza Maria R. Schmitz

Normalmente, em várias situações de saúde *versus* doença, a criança é submetida a algum tipo de exame laboratorial. Os mais comuns são hemograma, parasitológico de fezes e parcial de urina.

Considerando-se de forma especial a criança e a problemática gerada por procedimentos desconhecidos e/ou traumáticos a enfermagem, quando responsável pela coleta das amostras, deve desempenhar funções, tais como:

- Preparar psicologicamente o cliente e a família; verificar se ambos sabem por que o exame foi solicitado, como se realiza e a importância da colaboração para o seu êxito (se possível usar ilustrações, demonstrações em bonecos etc.).
- Preparar o material necessário para efetuar o exame.
- Posicionar apropriadamente a criança; normalmente a contenção é necessária.
- Efetuar coleta de amostra, respeitando os princípios de assepsia médico-cirúrgica.
- Observar as reações da criança e da família durante e após a coleta do material.
- Assegurar o conforto do cliente após o procedimento. Se hospitalizado, após a coleta, verificar o funcionamento de infusões endovenosas, sondas, drenos etc.
- Rotular o recipiente da amostra colhida conforme a rotina do hospital; enviar ao laboratório com a requisição, ou manter a amostra em condições adequadas à sua conservação, normalmente em refrigerador, até seu envio ao laboratório.
- Conforme a rotina da unidade, anotar em prontuário gastos de material, ocorrências com o paciente durante a coleta e responsável pela coleta (assinatura).

"Os enfermeiros devem conhecer os valores normais das secreções do organismo humano a fim de possuir condições de avaliar os exames laboratoriais e conseqüentemente prestar uma assistência mais adequada ao cliente" (Keller, 1984).

Coleta de amostras de urina

A urina, sendo uma solução constituída de produtos resultantes do metabolismo e catabolismo orgânicos, permite, através de sua análise, avaliar a normalidade ou anormalidades que deles resultem.

Os dados que se desejam obter são avaliados por métodos laboratoriais diferentes, daí serem efetuados tipos variados de exames, ou seja, parcial, cultura, contagem sedimentar de Addis completo ou de precisão para dosagem de *clearance,* creatinina, proteína etc., teste de tolerância à glicose, e outros.

Características físicas e exame químico da urina na infância

Quadro 25.1
Características Químicas

Elementos	Valor/Caract. Normal
– Proteínas	Inferior a 150mg/l
– Substâncias redutoras (glicose e outros açúcares)	Ausentes
– Cetonas	Ausentes
– Bilirrubina	Ausente
– Urubilinogênio	Ligeiramente positivo (1/20)

Quadro 25.2
Características Gerais

Elementos	Idade	Valor/Caract.Normal
Cor		Amarelo-cítrino a amarelo avermelhada, dependendo da concentração.
Aspecto		Límpido
Volume	Recém-Nascido	30 – 300ml/24 h
	Neonato	250 – 450ml/24 h
	Lactente	400 – 600ml/24 h
	Pré-escolar e escolar	500 – 1.000ml/24 h
	Adolescente	500 – 1.500ml/24 h
	Adulto	500 – 2.000ml/24 h
Depósito		Ausente
Densidade	Recém-Nascido	Média 1.012
	um mês a um ano	1002 – 1.006
	um ano – 14 anos	1002 – 1.020
	+ de 14 anos	1015 – 1.022
Odor		*Sui generis*, devido a presença de ácidos graxos voláteis.
pH		Varia entre 4,5 a 8

Sedimento urinário

O estudo do sedimento é normalmente efetuado através da centrifugação da urina recém-emitida, decantação da urina sobrenadante, deposição do sedimento entre lâmina e lamínula e exame ao microscópio. Analisa os elementos cilíndricos, hemácias, leucócitos (piócitos), células epiteliais e germes.

Quadro 25.3
Contagem sedimentar de Addis

Elementos	Valor/Caract. Normais
Leucócitos e células epiteliais	Até 4.000/min Até 1000.000/12h (dois a três por campo)*
Hemácias	Até 2.000/min Até 250.000/12h (cinco por campo)*
Cilindros	Até 6/min Até 5.000/12h
Cristais	Podem aparecer na urina normal, em especial quando deixada em repouso

* Campo de grande aumento (450x).

Condições bacteriológicas da urina

A urina existente na bexiga é estéril em pessoas sadias, portanto, o exame microscópico da urina recém-emitida não deve revelar germes. Considera-se que a presença de até 10.000 colônias por ml da urina indica contaminação acidental durante a coleta, por germes da flora uretral. Entre 10 e 100.000 colônias por ml não se obtêm conclusões categóricas, necessitando-se novo exame; mais de 100.000 colônias por ml indicam infecção.

A avaliação do número de colônias é feita por contagem dos germes na urina cultivada (cultura).

Métodos de coleta das amostras de urina em pediatria

Com coletor, em menores de três anos, para exame de rotina (parcial)

A coleta de urina em menores de três anos, embora não seja ideal, é feita em coletor tipo saco plástico, provido de um orifício com envoltório aderente à pele.

O uso deste método decorre da sua viabilidade prática, pois o controle esfincteriano está estabelecido apenas por volta de 18 meses e podem ocorrer amplas variações individuais e situacionais. Dentre as últimas, o método desconhecido, a hospitalização, ou outras situações podem interferir na eliminação controlada, mesmo naquelas que já possuíam controle esfincteriano. A partir dos dois anos e meio a três anos o uso do coletor é normalmente dispensado.

Material

- Coletor para uso feminino (orifício oval) ou masculino (orifício circular).
- Material para higiene genitoperineal: sabão neutro; luva de banho; fralda para secar; banheira ou comadre para proceder à lavagem.

Procedimentos

- Coletar sempre que possível a primeira amostra do dia.
- Orientar a criança e a família sobre o procedimento.
- Efetuar lavagem e secar a região genitoperineal.
- Retirar o papel protetor dos bordos gomados do orifício do saco coletor.
- Aplicar os bordos gomados do orifício do coletor, em torno do pênis nos meninos e grandes lábios nas meninas. A aderência do coletor na menina deve se iniciar da região perineal para a região pubiana. Este procedimento evita que a urina escoe entre a porção terminal dos grandes lábios e do coletor.
- Acomodar a criança e vestir-lhe as roupas íntimas frouxamente.

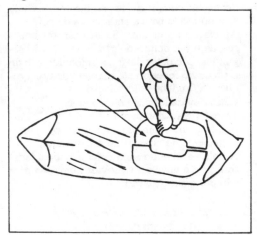

Fig. 25.1 – Coletor de urina infantil.

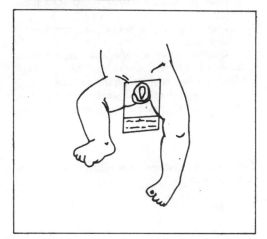

Fig. 25.2 – Coletor de urina instalado.

- Supervisionar periodicamente a ocorrência de micção. O volume satisfatório a ser encaminhado ao laboratório é de 20ml.
- Retirar o coletor na ocorrência de micção; verificar a permanência de restos da cola adesiva sobre os genitais e removê-la com óleo mineral; vestir a criança.
- Transferir a amostra do saco coletor para o frasco limpo e seco fornecido pelo laboratório, e identificá-lo.
- Encaminhar a amostra ao laboratório ou conservá-la em refrigerador até seu envio ao mesmo.
- Efetuar os registros requeridos.

Algumas instituições recebem as amostras de urina dentro do próprio saco coletor.

Com recipientes apropriados, em maiores de três anos, para exame de rotina (parcial)

As crianças maiores de três anos estão mais capacitadas para entender as exigências da coleta, tais como: urinar em frasco, interromper a micção para coleta do jato médio, não evacuar no recipiente em que for recolhida a urina etc. O método de coleta a partir desta idade é semelhante ao procedimento com adultos.

Material

- Frasco limpo e seco, fornecido pelo laboratório;

- Cuba rim ou similar limpa-desinfetada, para a micção das meninas;
- Material para higiene íntima (sabão neutro ou degermante de pele, luva de banho, toalha de papel, de preferência e chuveiro).

Procedimento

- Auxiliar e orientar a higiene íntima e secagem.
- Auxiliar e orientar a criança para que inicie a micção no vaso sanitário, interrompa-a e colete o jato médio no recipiente apropriado (frasco nos meninos e cuba ou similar para as meninas).
- Fazer e orientar a transferência da urina do recipiente de coleta para o frasco do laboratório, quando a amostra for do sexo feminino.
- Rotular o frasco e tomar as providências subsequentes.

Quanto menor a criança, maior a dificuldade de se obter o jato médio. Caso se avalie tal dificuldade, recolher a amostra toda.

É desejável recolher-se sempre a primeira micção do dia, já que normalmente é mais volumosa.

Com coletor, em menores de três anos, para cultura de urina

Material

- Coletor masculino ou feminino estéril.
- Material estéril para a higiene da área genital: torundas de algodão e gaze, pinça Kocher ou anatômica, cuba rim.
- Agente de limpeza (sabão neutro líquido).
- Água estéril morna ou soro morno.
- Material de proteção da cama: comadre, impermeável plástico, toalha pequena ou de papel.

Procedimentos

- Orientação da criança e da família.
- Colocação da criança no leito, sobre a comadre, protegida com a toalha ou sobre impermeável, em posição de rã (Fig. 24.20); solicitar ajuda quando for necessário.
- Higienização da região genitoperineal

Meninas	Meninos
– Aplicação do agente de limpeza com pinça, torundas de algodão, do clitóris ao ânus, usando uma torunda de cada vez; repetir a operação na área vizinha. Abrir os grandes lábios com a mão, utilizando gaze para não tocar na região e efetuar aplicação do agente de limpeza na área dos pequenos lábios, de cima para baixo.	– Aplicar o agente de limpeza, com movimentos circulares da ponta do pênis ao escroto. Retrair o prepúcio e aplicar o agente de limpeza. Repetir a aplicação duas a três vezes.

- Remoção do sabão com pinça, torundas embebidas em soro fisiológico morno ou água fervida morna.
- Secagem completa da região no mesmo sentido usado para a antissepsia da pele.
- Aplicação do coletor. Se não houver emissão de urina dentro do prazo de 30 a 40 segundos, o coletor deve ser removido e todo o processo repetido até a coleta da urina requerida (higiene + instalação). *
- Retirar cuidadosamente o coletor.
- Transferir a urina para frasco estéril. Identificá-lo e encaminhá-lo ao laboratório, preferentemente ou guardar no refrigerador.
- A cola adesiva do saco coletor pode áderir-se à pele e deve ser removida com óleo para não provocar irritação.

Com recipientes estéreis, em maiores de três anos, para cultura de urina

Idem procedimentos do item anterior. Porém a higiene genitoperineal deve ser rigorosa (ver item anterior) e a amostra deve ser recolhida em recipientes e/ou frascos estéreis, após um período de estase vesical de mais ou menos três horas.

Com coletor e intermediário, em menores de três anos, para coleta de urina de 24 horas

- Orientar o paciente e a família sobre o procedimento.
- *Recolher* a primeira amostra da manhã em coletor comum e *desprezá-la*. Anotar á hora

---

* Ao retirar o coletor e efetuar nova higiene, a criança em decorrência da estimulação, pode urinar. Neste caso esperar 15 segundos para efetuar nova higiene e aplicação do coletor, permitindo formação de volume para a micção.

e aplicar um saco coletor masculino ou feminino que disponha de um intermediário, sobre o pênis ou grandes lábios.
- Adaptar o intermediário do coletor da urina a um recipiente adequado.
- Recolher a urina de 24 horas incluindo a primeira micção do dia seguinte.
- Enviar toda a urina ou amostra ao laboratório, conforme indicação.

Desvantagem: a criança deve ficar no leito ou cadeira de rodas por 24h.

Com coletor e canudo, em menores de três anos, para coleta de urina de 24 horas.

Este método não exige que a criança permaneça no leito por 24 h. Na aplicação deste método a urina é recolhida através de um canudo, obtido de uma SNG ou uretral, adaptada dentro do saco coletor com seringa, periodicamente (após micção) e acondicionada em frasco apropriado. Pode ser necessária a preservação da amostra em geladeira (ex.: pesquisa de ácido úrico, amilases, BAAR etc.).

Urina de 24 horas, em crianças maiores de três anos, com frasco apropriado

- Orientar a criança e a família sobre o exame e alertá-los da necessidade de recolher todas as amostras de urina.
- Fornecer recipiente apropriado.
- Ajudar a criança a realizar a primeira micção no vaso sanitário ou peniquinho e anotar a hora.
- Colher e supervisionar a coleta de todas as amostras, incluindo a primeira micção do dia seguinte, até completar 24 horas. De preferência a criança deve urinar diretamente no frasco. Para as meninas, pode-se fornecer cuba rim ou peniquinho limpo e

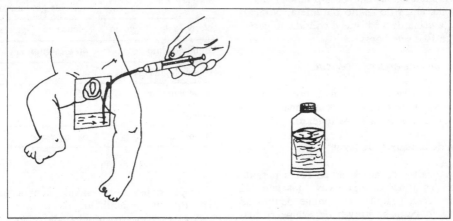

Fig. 25.3 – Coleta de urina de 24 horas, utilizando-se coletor e canudo. Os coletores que perderem a adesividade devem ser substituídos.

seco, para recolher as amostras; transferir as amostras para o frasco apropriado ou auxiliar na transferência.
- Acondicionar ou orientar a guarda do frasco em local apropriado, longe do alcance de outras crianças, para evitar a perda de material. Possuir mais de um frasco para coleta, sendo que um deles pode ser mantido no refrigerador, recebendo a urina coletada, se for necessária a preservação.
- Enviar toda a urina ou uma amostra ao laboratório, conforme indicado.

Função suprapúbica

A coleta de urina pode também ser realizada em lactentes através da punção suprapúbica, que representa o único método isento de contaminação.

Normalmente, o procedimento é efetuado pelo médico, que introduz uma agulha calibre 8 e 3,5 a 5cm de comprimento, por cima da sínfise púbica na linha média e em direção vertical (criança deitada).

O procedimento é realizado com assepsia cirúrgica. A bexiga deve estar cheia e a enfermeira deve avisar o médico quando isto ocorrer.

Material

- Seringa de 20ml
- Vidro estéril etiquetado
- Pinça

- Antisséptico
- Luvas
- Gaze

Não há necessidade de efetuar curativo local, mas ao retirar a agulha a área deve ser comprimida com os dedos sobre uma gaze estéril; depois aplicar um *band-aid*. O paciente deve ser supervisionado na primeira hora subseqüente ao procedimento.

A primeira micção após o procedimento pode apresentar sinais de sangramento, que devem ser avaliados e notificados.

Com coletor e/ou frasco apropriado, para contagem sedimentar de Addis (urina de 12 ou seis ou até três horas)

A urina é colhida com coletor-intermediário ou coletor-canudo ou frasco apropriado, dependendo da idade (vide descrição anterior).
Os líquidos devem ser suprimidos duas a três horas antes do início da coleta. Normalmente, a urina de 12 horas é colhida no período entre 19 e sete horas.

Através de cateterização vesical

Por não se constituir num procedimento usualmente indicado, dado problemas de infecção, não será descrito neste texto.

Coleta de amostras de fezes

A análise de amostras de fezes permite estudo das funções digestivas, dosagem da gordura fecal, pesquisa de sangue oculto, de parasitas e germes, através de exame parasitológico, coprológico funcional, coprocultura e outros.
A quantidade de fezes necessária para exame parasitológico deve ser no mínimo de 10g.* A pesquisa de formas vegetativas dos protozoários deve ser feita de material recém-colhido (entamoeba histolítica); os cistos de protozoários e ovos de vermes podem ser pesquisados horas e mesmo dias depois.

Coleta de amostras de sangue

Podem-se utilizar amostras de sangue venoso, arterial e capilar para finalidades diagnósticas.
A coleta de amostras de sangue em crianças nem sempre é um procedimento fácil

---

* Colher de sopa rasa.

Quadro 25.4
Características físico-químicas macroscópicas das fezes

Elementos	Valor/Caract. Normais
Forma/consistência	Moldadas/pastosas
Volume	<150 gramas
Cor	Castanho-clara
Cheiro	Sui Generis
Presença de elementos (muco, pus, sangue, restos alimentares, parasitos)	Não
Conteúdo protéico	Mínimo
Gordura total	Até 30% do peso seco
Ác. graxo combinado	Ate 4,6% do peso seco
Gordura neutra	7,3% da matéria seca ou 1,2% da gordura total
Excreção de nitrogênio	Menos de 1,7gr/dia
Urubilinogênio	40 a 280mg/dia
Bacteriologia normal	
Escherichia coli	85%
Proteus	10%
Salmonella	5% no verão

e isto determina a necessidade de aplicação de princípios que o facilitem, tais como:
1) Preparo psicológico da criança e da família.
2) Seleção de material apropriado e em bom estado.
3) Contenção correta da criança (quase sempre necessária).
4) Conhecimento da localização anatômica dos vasos.
5) Escolha de um local de punção adequado, em função da idade da criança e da quantidade de sangue requerida para o exame.
6) Evitar a exaustão da criança e do operador (efetuar permuta, se necessário).

Coleta de amostras de sangue venoso

Em função da idade o local de preferência para coleta de sangue venoso (Quadro 25.6) é o seguinte:

Quadro 25.5

Tipo de exames/Características	Métodos	Idade/Observações	Cuidados especiais
1. *Parasitológico* 	1.1 Recolher da fralda com espátula. 1.2 Estimular a criança a urinar no WC e depois fazê-la evacuar num urinol limpo e seco; colher a amostra com espátula e depositá-la no recipiente fornecido pelo laboratório.	– Lactentes a partir de seis meses. – Pré-escolares em diante.	– Não recolher amostras após o uso de purgativos. – Quando solicitado o MIF, as fezes deverão ser recolhidas durante três dias consecutivos ou alternados, semeadas em solução conservadora, mantendo-se o frasco sempre em geladeira.
2. *Coprológico funcional.* Indicado comumente para pacientes portadores de distúrbios gastrintestinais, em especial diarréia viral.	2.1 Colocar um papel de celofane na fralda e após evacuação transferir o material para o frasco apropriado. 2.2 Aplicar um coletor de urina masculino na região anal. Após evacuação, transferir o material para o frasco apropriado. 2.3 Uso de pipeta que recolhe fezes diretamente da região anal. Neste caso necessita-se de uma pipeta de vidro íntegra, lubrificante (óleo neutro, vaselina, água) intermediário de borracha, seringa de 5 a 10ml, tubo de ensaio. Seguir os procedimentos: – Ajustar a extremidade distal da pipeta ao intermediário de borracha e este à seringa.	Recém-nascidos e lactentes . Recém-nascidos e lactentes Obs.: contra-indicado em caso de dermatite genitoanal.	– Enviar imediatamente ao laboratório.

279

Quadro 25.5 (continuação)

Tipo de exames/ Características	Métodos	Idade/Observações	Cuidados especiais
	– Lubrificar a ponta proximal da pipeta. – Posicionar a criança em decúbito dorsal e levantar os pés com a mão esquerda ou colocá-la em posição de Sims (decúbito lateral esquerdo). – Introduzir a porção proximal da pipeta de dois a quatro cm no reto e aspirar suavemente. – Recolher 1cc de fezes na pipeta. – Colocar a pipeta com fezes no tubo de ensaio e desadaptar a seringa; rotular. – Enviar o tubo de ensaio e pipeta ao laboratório; manter o material em posição vertical para evitar extravasamento de fezes. – O uso de pipeta pode ser bastante traumático para a mucosa retal. Uma variante deste método consiste no emprego de apenas seringa e intermediário de borracha adaptado. Dois a 4cm do intermediário de borracha (maleável) são introduzidos no reto e a seguir aspira-se com seringa. 2,4 Recolher as fezes em peniquinho ou comadre limpos e secos – Transferir a amostra para frasco apropriado.	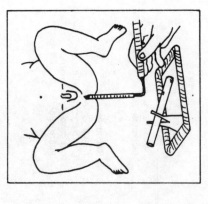 Pré-escolares em diante	

Tipo de exames/ Características	Métodos	Idade/Observações	Cuidados especiais
3. *Coprocultura* Tem sua utilização máxima no diagnóstico de gastroenterite aguda.	3.1 Recolher fezes da fralda, com coletor ou conforme descrito nos itens 1.1, 2.1, 2.2 e 2.3. — Semear parte do material em frasco apropriado com meio de cultura. — Enviar todo o material ao laboratório (frasco, seringa e tubo de ensaio e amostras).	Recém-nascidos e lactentes.	— Colher as amostras antes de qualquer antibioticoterapia e enviá-la de imediato ao laboratório.
	3.2 Com *swab* esterilizado preparado em tubos de ensaio fechados. Procedimentos: — Retirar o *swab* do tubo de ensaio sem contaminar; não falar durante o procedimento — Introduzir o *swab* mais ou menos 2 a 3cm; efetuar movimentos rotativos e recolher o volume de fezes correspondente a uma azeitona. — Recolocar o *swab* no tubo de ensaio e vedá-lo. Em caso de dispor-se de meio de cultura semear o material antes de introduzi-lo no tubo de ensaio.	Recém-nascidos e lactentes. 	— Enviar ao laboratório devidamente identificada a amostra semeada e outra recolhida em frasco comum.
	3.3. Recolher as fezes de comadre esterilizada, utilizando espátula estéril. Recolher a amostra central, desprezando as fezes das bordas. Semear em meio de cultura	Pré-escolares em diante	— Instruir a criança para que não urine no recipiente que recolherá as fezes.

Quadro 25.5 (continuação)

Tipo de exames/ Características	Métodos	Idade/Observações	Cuidados especiais
4. *Pesquisa de ovos de oxiúros*	Material: fita adesiva transparente, tubo de ensaio – Colocar a fita adesiva dobrada sobre si mesma, de forma que o lado pegajoso fique para fora. – Aplicar o tubo de ensaio preparado em vários locais da região anal. – Retirar a fita adesiva do tubo de ensaio e colar sua face interna sobre a lâmina.	– Qualquer idade. 	– Os ovos raramente são encontrados nas fezes, uma vez que sua postura é feita no segmento perianal e perineal onde os ovos podem ser recolhidos. – A colheita deve ser executada pela manhã antes de qualquer higiene. – A distensão da fita sobre a lâmina deve ser suave, para que os ovos não se rompam.
5. *Pesquisa de sangue oculto*	– Colher as fezes de três dias, adequando o método à idade da criança.	– Qualquer idade.	– A dieta do paciente deve ser isenta de carne, vegetais verdes (clorofila) e medicamentos à base de ferro. Evitar escovar os dentes e não usar fio dental.
6. *Pesquisa de gordura fecal*	– Colher as fezes no terceiro e quarto dias após dieta contendo gordura, adequando o método à idade da criança.	– Qualquer idade.	– Distribuir a gordura prescrita (manteiga) na dieta da criança, durante as 24 horas, no número de dias indicados.

Quadro 25.6

Idade	Vasos	Tamanho da amostra	Observações
Criança até dois anos	– Jugular externa	grande (>5cm)	– Vaso calibroso e em geral facilmente visualizado. Entre um e dois anos seu uso deve ser restrito pois, do ponto de vista psicológico, é mais traumático; neste período, outros vasos estão mais desenvolvidos.
	– Veias do membro (do antebraço, fossa cubital, do dorso do pé e mão)	pequena	– Normalmente pouco desenvolvidas nesta idade.
	– Veias do couro cabeludo	pequena	– Normalmente mais calibrosas que as veias dos membros nesta idade.
Crianças após os dois anos	– Veias do antebraço, fossa cubital e mão	média e grande	

Veia jugular interna: poder ser utilizada em bebês e crianças menores de um ano de idade, em casos especiais, em decorrência dos seus riscos.

Veia femoral: praticável em qualquer idade, por ser bastante calibrosa. Da mesma formá que a jugular interna, seu uso deve ser extremamente limitado, em função dos riscos ligados a sua punção.

Material

– Seringas estéreis com capacidade de pelo menos 2 a 3ml maior do que o volume da amostra a ser colhida. Para veias de pequeno calibre recomendam-se seringas de pequeno volume, que permitem certo controle sobre a pressão negativa, com menos probabilidade de colapso da veia.
– Agulhas 25/8; 20/7 ou *scalps* nº 21 ou 23 de bisel curto e ponta afilada, isentos de farpas e detritos residuais.
– Garrote.
– Recipientes apropriados para a coleta das amostras: secos, com anticoagulantes, abertos ou fechados, com proteção contra luz, conforme indicação do laboratório e tipo de exame requisitado.
– Material para a antissepsia da pele: algodão, antisséptico em uso (normalmente álcool ou tintura de povidine).

– Material complementar: lâminas, frasco para cultura etc.
– Gaze.
– Tiras de esparadrapo ou etiquetas para identificar os frascos.

Procedimentos

– Preparo psicológico da criança e da família.
– Lavar as mãos.
– Preparar o material.
– Escolher um local para a punção.
– Posicionar e restringir a criança.
– Executar a antissepsia (a solução antisséptica deve ter contato com a pele por 30 a 60 segundos antes da punção; a pele deve estar seca antes da agulha penetrar pois a aspiração da solução altera os resultados dos exames).

A solução antisséptica fria produz contração imediata dos vasos sangüíneos, dificultando o procedimento.

Os movimentos do algodão com solução antisséptica devem ser efetuados numa única direção.

– Distender a veia, facilitando sua localização. A distensão pode ser feita de várias formas:

a) Uso do garrote proximal ao local escolhido, caso se utilizem extremidades.

b) Por gravidade, mantendo a região escolhida em posição vertical ao solo.
c) Aquecendo a área.
d) Batendo ou golpeando a veia.
e) Esfregando a área sobre a veia com chumaço de algodão ou gaze com álcool.

- Introduzir a agulha no plano subcutâneo, paralelamente à veia, num primeiro tempo, para depois puncionar a veia. Aspirar suavemente a quantidade de sangue necessária.
- Retirar a agulha e exercer pressão firme sobre o local de punção (solicitar ajuda da criança, família ou assistente), com gaze seca e estéril.
- Remover a agulha ou *scalp* da seringa antes de expelir o sangue.
- Distribuir sangue nos frascos rotulados (com ou sem anticoagulante). Deixar que o sangue deslize pela parede do frasco coletor; se houver anticoagulante, efetuar movimentos rotativos no frasco, para assegurar que a amostra não coagule. Evitar colocar espuma nos frascos, pois neste material o sangue foi hemolisado.
- Fazer esfregaço de sangue quando solicitado (vide técnica adiante).
- Providenciar o envio do material colhido ao laboratório junto com a requisição dos exames solicitados.
- Efetuar registros pertinentes: gasto de material, ocorrências durante a coleta, reações da criança etc.

Observações

- Garroteamentos prolongados (acima de 2 minutos, antes da punção) produzem congestão e hemoconcentração.
- A aspiração forçada produz vasoespasmo, colapso da veia ou aderência da parede venosa à abertura da agulha.
- O chumaço seco aplicado ao local da punção evita a dor provocada por algodão ou gazes embebidas em álcool.
- O processo de colheita não deve ser acelerado por movimentos de abrir e fechar a mão, por provocar congestão e hemoconcentração.
- O garrote pode ser frouxo ou até removido após a punção do vaso, diminuindo o desconforto da criança.
- A aspiração deve ser suspensa antes de retirar a agulha pois a pressão negativa permite brusco influxo de ar que pode hemolisar as hemácias, dentro da seringa.

O volume solicitado da amostra deve ser obedecido, para não quebrar a relação entre anticoagulante *versus* sangue.

Especificidades de vasos e métodos utilizados na punção venosa para coleta de amostras de sangue em pediatria

Veia jugular externa

Freqüentemente é a melhor veia para coleta de sangue do lactente. Passa sobre a superfície externa do músculo esternoclidomastóideo, torna-se túrgida, visível e facilmente acessível quando a criança chora, para a maioria das crianças. Em algumas delas, em especial as obesas, e com pescoço curto, não estão visíveis.

O preparo da jugular externa para a punção exige:
- Posição dorsal e contenção.
- Apoio dos ombros sobre um coxim com extensão da cabeça (evitar a hiperextensão por colabamento da traquéia).
- Rotação da cabeça para o lado contrário ao da punção, aproximando-se o queixo do ombro.

As complicações da punção são idênticas às que ocorrem em outros locais.

Como cuidado especial deve-se efetuar compressão imediata após a retirada da agulha com gaze estéril, enquanto se posiciona a criança semi-sentada ou no colo, durante um a três minutos ou mais se houver sangramento.

A veia pode sofrer as manobras usuais de distensão (golpear suavemente etc.). A pele não deve ser esticada, já que este procedimento facilita o colabamento do vaso.

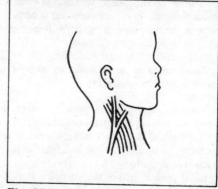

Fig. 25.9 – Localização anatômica da veia jugular externa.

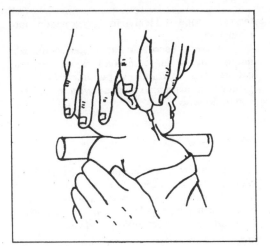

Fig. 25.10 – Posição para punção da veia jugular externa.

Veia jugular interna

Poderá ser utilizada em caso de impossibilidade ou insucesso na punção de outros vasos.

Anatomicamente, a jugular interna vinda do cérebro passa paralela e superficialmente pela artéria carótida e vai se unir à veia subclávia. Passa, por debaixo dos dois terços inferiores do músculo esternoclidomastóideo.

A posição requerida para sua punção é igual à efetuada para a punção da jugular externa. Dispor de um assistente.

O local de inserção da agulha difere, já que o vaso não é visualizável; está situado profundamente, enquanto que a jugular externa é superficial, visível.

A agulha é introduzida por baixo da borda posterior do músculo esternoclidomastóideo, na altura entre o final do terço médio e início do inferior. A agulha é dirigida para a fúrcula externa, não sendo em geral necessário a introdução maior que 4cm. Durante a introdução da agulha e/ou quando é recuada para melhor posicionamento, a aspiração leve deve ser mantida.

Após a retirada da agulha a criança deve ser colocada sentada ou no colo e a compressão do local deve ser feita por um período entre dois a cinco minutos, para evitar hemorragias difíceis de serem visualizadas pela capacidade de distensão dos músculos locais.

Principalmente, são complicações à punção da veia jugular interna:
– Hemorragia no tecido conjuntivo sobre a cúpula pleural.
– Dano pleural com formação de pneumatórax ou hemorragia na cavidade pleural.
– Hemorragia arterial por punção da artéria subclávia.
– Punção da traquéia e esôfago (agressão às cordas vocais).
– Punção no nervo vago (PCR).

Este procedimento é contra-indicado em crianças com distúrbios de coagulação, insuficiência respiratória, cardiopatas graves e nas que apresentam hemorragia cerebral.

Vasos das extremidades superiores

As veias do antebraço, da fossa antecubital, da mão e do pé, são vasos acessíveis para coleta de sangue. A técnica de coleta é semelhante em qualquer um destes locais, obedecendo a orientação geral para punção venosa.

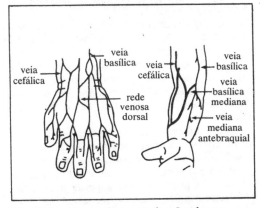

Fig. 25.11 – Anatomia venosa da mão e braço.

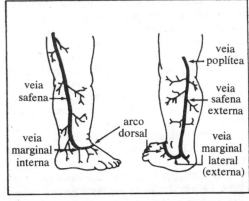

Fig. 25.12 – Anatomia venosa da perna e pé.

Veias do couro cabeludo

As veias superficiais ao couro cabeludo podem ser puncionadas para obter-se pequenas amostras de sangue, principalmente em menores de um ano, já que são normalmente visualizadas, principalmente após raspagem do cabelo. As veias normalmente usadas são: a veia temporal superficial, a veia supra-orbitária, e a veia occipital.

O paciente deve ser contido de preferência tipo múmia e por um assistente.

A posição é a do decúbito dorsal. Para a distensão das veias aplicam-se as técnicas tradicionais (golpear, massagear em sentido contrário ao retorno venoso etc.) que são importantes, já que o local não é garroteado normalmente.

A veia escolhida deve ser penetrada muito lentamente, com agulhas de pequeno calibre (nº 23) para não se puncionar ambas as paredes; a aspiração suave evita o colabamento do vaso.

Veia femoral

Localizada paralelamente e medialmente (por dentro) da artéria femoral, no triângulo limitado superiormente pelo ligamento inguinal, externamente pelo músculo costureiro e internamente pelo músculo grande adutor.

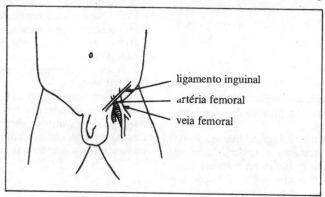

Fig. 25.13 – Localização da veia femoral

Em função dos riscos da punção da veia femoral, ela só deve ser usada em situações absolutamente necessárias.

A posição adotada para a criança é a de rã (vide figura 24.20), mantida por contensores e um assistente.

A assepsia deve ser cirúrgica, incluindo as luvas para o executor, já que a região inguinal é altamente contaminada, principalmente por germes Gram-negativos, em lactentes.

Feita rigorosa assepsia (normalmente usando tintura de Povidine), localiza-se, pela pulsação, a artéria femoral com o dedo indicador esquerdo, abaixo do ligamento inguinal. A agulha é introduzida 2 a 3cm abaixo do ligamento inguinal, num ângulo de 30º com a superfície cutânea ao lado e por dentro da artéria.

A aspiração leve deve ser mantida na seringa, na introdução da agulha e no seu recuo, para melhor posicionamento. Se a artéria for puncionada acidentalmente, recolher a amostra e enviar ao laboratório, notificando a ocorrência.

Após a retirada da agulha, a pressão local com gaze seca e esterilizada deve ser mantida, no mínimo, por três minutos.

As complicações da punção femoral, segundo Hughes (1983), são:

a) *Infecção*: celulite, abcesso subcutâneo ou da articulação do quadril, osteomielite do fêmur (relativamente incomuns).

b) *Hematoma*: se houver laceração da parede do vaso pode surgir um hematoma maciço, que poderá não ser reconhecido de imediato, dado a frouxidão dos planos teciduais adjacentes.

c) *Espasmo arterial*: por espasmo reflexo na artéria femoral, após punção da veia femoral, possivelmente mediada por nervos simpáticos e por traumatismo mecânico da própria artéria. No primeiro caso a perna pode ficar pálida, sem pulso e cianótica, sendo em geral efeitos transitórios aliviados com aplicação de calor. Já um hematoma, decorrente da punção arterial, pode ocluir à luz com isquemia da extremidade.

d) *Penetração na cavidade peritoneal* decorrente da introdução de uma agulha longa por baixo do ligamento inguinal.

e) *Formação de fístula arteriovenosa.*

Preparação de esfregaço de sangue sobre lâmina de vidro para análise microscópica

Uso: Acompanham normalmente os pedidos de hemograma.

Material: Lâminas de microscópio meticulosamente limpas, secas e desengorduradas (dois para cada esfregaço). Lâmina de microscópio limpa, seca, desengordurada e com pelo menos uma das extremidades absolutamente íntegras, para executar o esfregaço.

Execução do esfregaço

– Apoiar as lâminas em local firme e seco.
– Aplicar uma gota de sangue a uma distância de aproximadamente 0,5cm da borda proximal da primeira lâmina.
– Segurar a terceira lâmina entre o polegar e o indicador da mão direita. Tocar toda a borda distal desta lâmina na porção após a gota de sangue. Fazer um ângulo de 30° entre as duas lâminas.
– Retroceder a lâmina superior até a gota de sangue, para que suas bordas fiquem molhadas e o excesso de sangue seja mantido na extremidade proximal.
– Segurar a lâmina inferior (com a gota de sangue) firmemente com a mão esquerda; empurrar a lâmina superior até a extremidade distal da inferior, mantendo o ângulo de 30°, com movimento contínuo e uniforme.
– Deixar secar; fazer o esfregaço na segunda lâmina.
– Identificar as lâminas com tira de esparadrapo colocada no bordo proximal.

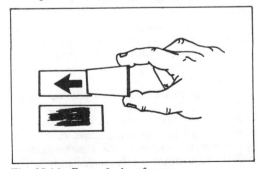

Fig. 25.14 – Execução do esfregaço.

A lâmina bem preparada requer uma película lisa e homogênea, sem ranhaduras, sem estrias etc.

As películas tendem a ser mais espessas quando o movimento é lento e/ou o ângulo entre as duas lâminas for maior que 30°.

Coleta de amostras de sangue capilar

Quando a instituição que analisa as amostras de sangue está equipada para micrométodos, pode-se utilizar a coleta de sangue capilar, método menos assustador, doloroso ou traumático que a coleta de sangue venoso ou arterial. Neste método, a quantidade colhida varia entre 0,1 a 1ml de sangue, diferentemente da análise de sangue venoso para a qual se exigem normalmente coletas de 1 a 10ml.

Material

– *Lanceta metálica pré-esterilizada* descartável ou lancetas não-descartáveis. A lanceta mais apropriada é um instrumento tipo lâmina e não tipo punção, afiada, sem irregularidades, capaz de penetrar pelo menos 0,5mm debaixo da superfície cutânea, absolutamente estéril, evitando os agentes infecciosos, principalmente o vírus da hepatite B.
– *Lâmina de bisturi*, estéril e descartável para punção e incisão profunda, quando requerido um maior volume de sangue.
– *Tubos para a coleta*: tubos capilares de vidro, micropipetas, pequenos tubos de ensaio, e outros.

Os tubos capilares podem ser heparinizados, oxalatados ou simples; o calibre do tubo e a extensão são determinados pelo método adotado no laboratório.

As pipetas são graduadas e calibradas para conterem microamostras de sangue (0,1; 0,2 etc.)
– *Antisséptico.*
– *Gaze seca e esterilizada.*

Locais de punção capilar

– Calcanhar: crianças com menos de dois anos de idade, principalmente prematuros
– Dedo e lobo da orelha: crianças maiores de dois anos
– Grande artelho: bebês e crianças maiores.

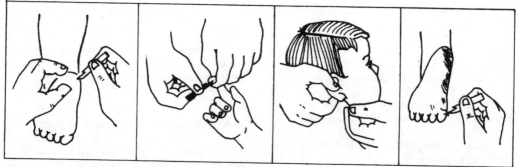

Fig. 25.15 – Locais para punção capilar.

Execução da técnica

Escolher o local para coleta de sangue capilar. Preparar o local escolhido para punção.
- *Calcanhar, na face interna da superfície plantar*, onde passam artérias e veias e o local é carnoso e sem calosidades. O calcanhar é contido facilmente com a mão livre do operador e a contenção corporal total é, na maioria das vezes, dispensável.
Em crianças muito pequenas, ou prematuras, envolve-se o pé todo numa toalha úmida e morna (não quente) por cinco a 10 minutos, para produzir hiperemia. O calcanhar é circundado com o polegar e o indicador e o sangue é ordenhado para o centro. O calcanhar aparecerá ruborizado quando estiver pronto para a punção capilar.
- *Dedos*: A partir de dois anos os dedos da mão têm tamanho razoável e são mais vascularizados. Os dedos de escolha são o indicador, médio ou anular. A incisão deve ser feita na parte mais distal do coxim digital. O dedo escolhido é preso firmemente entre o polegar e o indicador da mão livre do operador.
- *Grande artelho*: Dos dedos do pé apenas o grande artelho é util para a punção capilar em sua face interna (medial), perto da ponta do artelho. A base do grande artelho é presa entre o indicador e o polegar da mão livre do operador.
- *Lobo da orelha*: É local menos sensível à dor que os outros locais usados para punção capilar. Entretanto, tem como inconveniente ser difícil estancar o sangue, caso o paciente apresente doença hemorrágica. Além do que, determinados exames não têm resultados fidedignos (ex.: hemoglobina).
A punção deve ser efetuada na borda inferior do lobo da orelha. O lobo é preso entre o indicador e o polegar da mão livre do operador e a borda inferior é invertida ligeiramente para tornar o local mais acessível. Fazer antissepsia do local e introduzir a ponta da lanceta ou do bisturi, através da pele, para dentro do tecido subcutâneo e removê-la imediatamente após a incisão.

Enxugar a primeira gota de sangue com gaze e ao aparecer sangue suficiente aproximar o tubo coletor e recolher o sangue dentro do recipiente. Caso o sangue não flua livremente, massagear suavemente o local. Pequenas pausas entre as compressões permitem que os capilares voltem a se encher. A compressão excessiva deve ser evitada, pois pode diluir a amostra. Se não for conseguido sangue suficiente, pode se fazer uma incisão mais profunda ou escolher outro local. Uma punção e incisão em X é mais efetiva quando se quer recolher amostras maiores.

Algumas pipetas podem necessitar de aspiração, que pode ser efetuada com uma seringa adaptada à extremidade distal da pipeta com um tubo de borracha.

Quando se pretende fazer esfregaço de sangue, deixar aparecer uma gota de sangue e a seguir encostar a extremidade da lâmina ou lamínula à parte mais alta da gota e efetuar o esfregaço.

Fazer hemostasia do local com gaze seca e estéril durante dois a três minutos.

Enviar as amostras identificadas ao laboratório.

Segundo Hughes (1983), as causas mais comuns de erros na punção capilar podem ser:
- Profundidade insuficiente da incisão.
- Uso de lanceta cega ou irregular ou imprópria.
- Sangue proveniente de uma área edemaciada ou cianótica (resultados alterados).
- Punção através de camada úmida de antisséptico que pode produzir hemólise.
- Compressão excessiva da vizinhança imediata da punção, por favorecer a diluição e coagulação da amostra.

Como complicações do método o autor cita a celulite, abcesso, osteomielite e hematoma.

Coleta de amostras de sangue arterial

A coleta de sangue arterial é comumente solicitada em situações que requerem dosagem dos gases sangüíneos (PCO_2, PO_2 etc.).

As artérias radial, braquial, pediosa, tibial posterior e temporal podem ser usadas na coleta de amostras de sangue arterial das crianças menores de 1 ano. Para as crianças maiores utilizam-se comumente as artérias braquial, radial e ulnar. Destas, a artéria de preferência é a radial, que se superficializa ao nível do punho do lado externo do antebraço ou ainda a ulnar.

A artéria radial pode sofrer arterioespasmo com isquemia de todo antebraço e mão, quando ainda não se bifuroou e não há portanto outra via de irrigação alternativa.

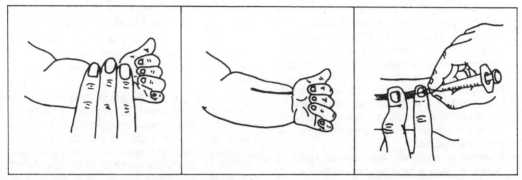

Fig. 25.16 – Etapas para punção da artéria radial.

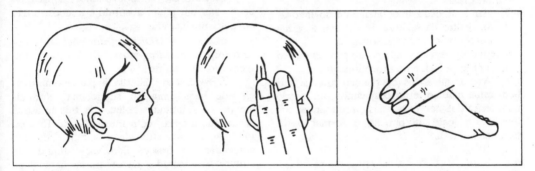

Fig. 25.17 – Localização de artérias para punção

Material

- Agulha para retirada de anticoagulante do frasco.
- Agulha ou *scalp* de pequeno tamanho (2 a 4cm) e pequeno calibre (25) para punção da artéria.
- Seringa, que deve ser de vidro, de insulina ou 3ml, para a determinação dos gases sangüíneos e outras, conforme amostra solicitada.
- Anticoagulante, que deve umedecer a seringa e agulha ou *scalp (heparina)*, evitando que a amostra coagule.
- Rolha de borracha para vedar a ponta da agulha em caso de amostras para gasometria.
- Frascos para recolher as outras amostras.
- Demais materiais para punção de vasos (antisséptico, gaze etc.).

Procedimentos

- Restringir e posicionar anatomicamente o local.
- Localizar a artéria por palpação, com as pontas digitais do indicador e médio e identificação da pulsação nos seus locais de exteriorização (fossa cubital, punho, região temporal etc.).
- Fazer antissepsia da pele e inclusive dos dedos do operador, que poderá necessitar palpar o local durante a introdução da agulha.

- Não garrotear.
- Perfurar a pele e avançar a agulha em um ângulo de 45 a 60° na direção da pulsação arterial palpável. Durante a introdução ou retrocesso da agulha, visando o êxito da punção, a seringa deve exercer leve pressão aspirativa (evitar perfurações desnecessárias).

Para as artérias tibial posterior, pediosa e temporal o ângulo de penetração da agulha é muito pequeno ou cerca de 10°.

- Recolher 1 a 2ml de sangue arterial com seringa previamente heparinizada; evitar entrada de ar no sistema durante a coleta. O sangue arterial é reconhecido por sua cor avermelhada e rutilante. Retirar a seringa e comprimir o local durante cinco minutos.
- Proteger a seringa com a agulha e remover qualquer bolha de ar aspirado, usar uma gaze de proteção na agulha durante a remoção do ar para evitar dispersar gotículas de sangue no ambiente.
- Proteger a ponta da agulha com rolha de borracha, pois a manutenção ou entrada de ar no sistema altera significativamente os valores reais.
- Enviar a amostra imediatamente ao laboratório, dentro da seringa. Identificar a seringa conforme rotina da instituição.
- Efetuar os registros acerca do procedimento e da criança frente ao procedimento.

As complicações da punção arterial são hematoma maciço, arterioespasmo com isquemia, lesão dos nervos e veias circundantes, infecção no local da punção e formação de trombos arteriais.

Tratamento de amostras de sangue segundo os elementos que serão analisados

Algumas amostras de sangue exigem tratamento especial frente ao tipo de exame solicitado. Exemplos:

Análise da bilirrubina total e frações: a amostra deve ser protegida da luminosidade; para tal pode-se proteger o frasco com invólucro que impeça a passagem da luz.

Coagulação: (perfil de distúrbios da hemostasia). Requer coleta de uma amostra acondicionada em frasco com anticoagulante (citrato ou EDTA).

Tempo de sangramento: "O método mais utilizado (de Duke) consiste em determinar a duração de um sangramento causado por uma incisão no lobo da orelha, com uma lanceta padronizada, que faz ferimento de 3mm de profundidade. O tempo de sangramento normal é de um a três minutos (Miller, 1986). Um papel-filtro pode ser utilizado para absorver o sangue enquanto não ocorre coagulação.

Prova do laço: Normalmente efetuado avaliando-se a fragilidade capilar frente a compressão de um esfigmomanômetro colocado no braço e inflado a uma pressão intermediária entre a sistólica e diastólica durante cinco minutos. A positividade para fragilidade capilar é definida a partir do surgimento de mais de cinco petéquias, num círculo de 25mm de diâmetro traçado abaixo da prega do cotovelo.

Retração do coágulo: Ocorre em condições normais, uma a três horas após a extração do sangue, sendo pois efetuada no próprio laboratório.

Tempo de coagulação: Embora seja um método pouco sensível, é possível verificar o tempo que o sangue leva para passar do estado líquido para o gel, em um tubo de ensaio, à temperatura ambiente. Em condições normais 1ml de sangue coagula entre cinco e 10 minutos.

Eletroforese de lipoproteínas: O paciente deve estar em jejum absoluto e a amostra não deve ser refrigerada.

Colesterol (HDL) fosfatase ácida, glicose-6-fosfato desidrogenase: Enviar imediatamente ao laboratório.

Hemocultura: Efetuada para comprovação de bacteremia ou septicemia. Normalmente são solicitadas coletas de três amostras de sangue arterial, com intervalos de 15 a 60 minutos. As amostras de 1 a 5ml cada, são colocadas em frascos com meio líquido de cultura e numeradas na ordem seqüencial da coleta (1º, 2º, 3º).

1) Se possível cada amostra deve ser colhida de local diferente.

2) As amostras de sangue são transferidas para o meio de cultura através da punção da tampa do frasco. Deve-se tomar cuidado especial para antissepsia da pele e da tampa do frasco do laboratório, para não contaminar a amostra obtendo falsos resultados.

3) Após coleta de cada amostra retirar o ar para não introduzi-lo no frasco de cultura.

4) Caso sejam colhidas concomitantemente amostras de sangue venoso e arterial tomar o máximo cuidado para não colocar sangue venoso nos frascos de cultura.

Em toda instituição deve haver manual de orientação que indique o volume a ser recolhido para cada exame, a forma de preservação e os cuidados especiais com cada amostra.

Coleta de amostras de exsudatos e elementos externos para exames laboratoriais

Do nariz, faringe e amídalas

Material: Estiletes com ponta recoberta por algodão (ou similar tipo cotonete), esterilizados em tubos de ensaio fechados.

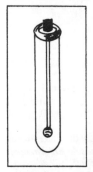

Fig. 25.18 – Estilete para coleta de material de nariz, faringe e amídalas.

Procedimentos

A melhor posição é aquela em que a criança fica sentada, e em caso de ser lactente, um assistente pode fazer a contenção manual, conforme indicado no desenho abaixo. Ressalte-se a importância da imobilização da cabeça, para proteção da criança e sucesso da operação

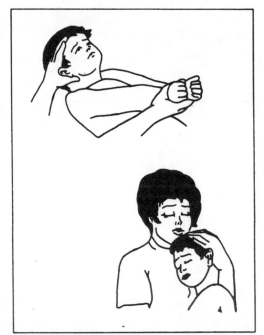

Fig. 25.19 – Contenção da cabeça para coleta de material de nariz e boca.

– Destapar o tubo de ensaio, retirar o estilete, introduzi-lo na cavidade desejada.
– Executar movimentos rotativos, procurando colher as secreções locais, pontos de pus e falsas membranas. Utilizar um estilete para cada cavidade da qual se deseja obter o material.
– Se indicado, efetuar a semeadura. A conservação do material no setor favorece o seu ressecamento, que pode ser prevenido com o gotejamento de pequena quantidade de soro fisiológico no algodão, quando a amostra recolhida for pequena.
– Recolocar o estilete no tubo de ensaio, evitando tocar nas paredes laterais.
– Etiquetar e enviar ao laboratório. Não sendo enviado ao laboratório conservar em geladeira.

Furúnculos e abcessos

Material

– Idêntico ao item anterior.
– Bisturi ou agulha
– Pacote de curativo.

Procedimentos

– Restringir a criança manualmente e por meio de contensores, se necessário.
– Efetuar ligeira assepsia local.
– Produzir uma incisão por meio do bisturi ou agulha no local.
– Recolher o material drenado com a ponta do estilete.
– Semear, se indicado.
– Umidificar se necessário; tomar as precauções para não contaminar o ambiente ou desperdiçar a amostra nas paredes do tubo de ensaio.
– Etiquetar e enviar ao laboratório.
– Efetuar curativo na região, se necessário.

Escamas

Material

– Frasco apropriado para a guarda.
– Bisturi ou lâmina para raspagem.

Procedimentos

– Efetuar raspagem da região.
– Recolher a amostra obtida no frasco apropriado.
– Etiquetar e enviar ao laboratório.

Pêlos

Material

- Recipiente apropriado para guardar o material recolhido
- Tesoura, pinça e gaze.

Procedimentos

- Cortar ou arrancar o pêlo com pinça; usar gaze no manejo efetuado, porém evitar reter o material na gaze.
- Colocar o pêlo no recipiente
- Etiquetar e enviar ao laboratório.

Referências Bibliográficas

1. CAMPESTRINI, S. – *Laboratório: Sangue e de rotina*. Curitiba, EDUCA-UCP, 1983.
2. FIORI, R.M. e cols. – Obtenção de Sangue. In *Prática Pediátrica de Urgência*. São Paulo, Artes Médicas, 1975.
3. HOSPITAL INFANTIL JOANA DE GUSMÃO/FHSC. *Manual de Técnicas de Enfermagem*. Florianópolis, 1984.
4. HOSPITAL UNIVERSITÁRIO/UFSC - Serviços de Patologia Clínica. Exames de Laboratório: instruções para colheita. Florianópolis, 1985. Mimeo.
5. HUGHES, W.T. & BUESCHER, E.S. – Coleta de amostras de sangue. In *Procedimentos Técnicos em Pediatria*. 2. ed. Rio de Janeiro, Interamericana, 1983.
6. KELLER, I. – *Exames Laboratoriais*. UFSC, 1980, Mimeo.
7. KIMURA, M. – Micção espontânea em pacientes ginecológicos com retenção urinária. *Rev. Paulista de Enfermagem, (1)*: 16-20, jul./agosto, 1981.
8. KOCH, R.M. e cols. – Colheita de material para exames. In *Técnicas Básicas de Enfermagem*. 9. ed. Curitiba, Lítero-Técnica, 1984.
9. MENDES, R.B. & AMORIN, C. dos S. – Elementos anormais do sedimento urinário. *Rev. Prática Hospitalar, 1* (1): 15-20, 1986.
10. MILLER, O. – *Laboratório para o Clínico*. ed. Rio de Janeiro, Atheneu, 1986.
11. ROCHA, D.N. da & PAIM, L. – *Manual de Enfermagem Pediátrica*. Rio de Janeiro, MTb/SMO/PIPMO/SENAC; 1979.

26

Sondagem Gástrica, Gavagem, Lavagem Gástrica e Aspiração Gástrica

Rosane G. Nitschke

Sondagem gástrica

Conceito

É o processo de introdução de um cateter ou sonda até o estômago.

Indicações

A sondagem gástrica tem sido indicada com os seguintes objetivos:

Administrar alimentos, soluções eletrolíticas e medicamentos, quando a criança apresentar dificuldade de sugar ou deglutir, como no caso das crianças debilitadas, inconscientes, e ainda prematuros, estes por não apresentarem o reflexo de sucção e deglutição bem desenvolvidos (Fiori, 1979; Waechter & Blake, 1980).

Remover parcial ou totalmente o conteúdo gástrico, em situações como a ingestão de substâncias tóxicas, retirada de líquido amniótico nos recém-nascidos, crianças que serão submetidas à anestesia geral de urgência, entubação traqueal e de amostra para exames laboratoriais.

Auxiliar na descompressão pós-operatória, nas obstruções mecânicas e no íleo paralítico, através da retirada tanto de fluidos como de gases do trato gastrintestinal.

Evitar distensão gástrica nos casos de ventilação por máscara.

Proteger contra vômitos e conseqüente aspiração, seguida de asfixia e pneumonia, no pós-operatório de cirurgias torácicas ou abdominais.

Diagnosticar malformações digestivas e rinofaríngeas em recém-nascidos.

Realizar lavagem gástrica.

Auxiliar em testes terapêuticos e propedêuticos para a avaliação de sangramento digestivo alto e de alterações nas secreções gástricas (Petroianu, A. & Petroianu, J. 1986).

Observação

Quando houver contra-indicação para o uso da sonda gástrica ou quando for necessária uma entubação gástrica mais prolongada, a alternativa de escolha e a gastrostomia (Petroianu, A. & Petroianu, J. 1986; Salm, 1979).

Tipos

A sondagem gástrica pode ser:

a) *nasogástrica:* quando o processo de introdução da sonda ou cateter até o estômago é realizado através da *cavidade nasal.* É o tipo mais utilizado.

b) *orogástrica:* quando o processo de introdução da sonda ou cateter até o estômago é realizado através da *cavidade oral.*

Esta execução é mais difícil, sendo indicada quando a sondagem nasogástrica for impossível. Hughes refere que este pode ser o melhor modo de se introduzir uma sonda gástrica nos prematuros muito pequenos.

Material

Bandeja contendo:
- Sonda gástrica de calibre compatível com a criança
- Lubrificante hidrossolúvel
- Esparadrapo
- Bico
- Gaze
- Toalha
- Canudo
- Cuba rim

- Quatro a seis abaixadores de língua, unidos entre si por esparadrapo (caso a sondagem seja orogástrica)
- Copo com água
- Seringa de 10 ou 20ml
- Estetoscópio
- Papel tornassol.

Considerações sobre sonda gástrica

Existem vários tipos de sondas gástricas. Segundo Hughes, temos dentre outros: sonda de alimentação; sonda de Levin (sonda de Kaslow) sonda de Wangensteen, sonda de Miller Abbott, sonda de Cantor; sonda de Devine; sonda de Senastaken-Blakemore (utilizada para exercer pressão contínua sobre pontos hemorrágicos) e sonda de Rehfuss.

As sondas de alimentação são encontradas em material plástico e descartável de polivinil; são insípidas, inodoras, atóxicas e não irritam as mucosas. Por serem transparentes, permitem uma rápida identificação do material drenado ou aspirado.

A extremidade da sonda deve ser arredondada, com orifícios apenas nas suas paredes laterais.

A sonda Levin é uma das mais utilizadas em adultos e também em crianças maiores, entretanto, seu uso não é indicado para pequenos lactentes e prematuros, visto que os orifícios laterais existentes nos seus últimos 7,5cm colocam estes pacientes em risco, por possibilitar aspiração do conteúdo gástrico, já que parte do conteúdo é depositada no esôfago. Nestes casos indica-se o uso de sondas comuns de alimentação, descritas anteriormente.

Os calibres das sondas gástricas para crianças variam desde o nº 4 até o nº 12. A escolha do calibre dependerá do tamanho da criança e do objetivo da sondagem gástrica. Quando o objetivo é a drenagem de secreções digestivas, é fundamental que ele seja maior. Fiori e cols. (1979) alertam "que o erro mais comum em recém-nascidos e lactentes é a colocação de uma sonda de calibre insuficiente, sendo esta ineficaz para drenar secreções, possibilitando o vômito através do espaço ao redor da sonda (calibre mínimo para recém-nascidos: nº 8)".

Método de sondagem nasogástrica

Fases da técnica	*Considerações específicas*
Preparação: Explicar o procedimento aos pais da criança e à própria criança quando pré-escolar ou maior, respeitando o seu nível de compreensão.	– Tranqüiliza tanto a criança, como a família, obtendo-se também maior colaboração.
Lavar as mãos.	– Diminui os microrganismos e evita infecções.
Preparar o material e levar até o paciente	– Racionaliza a técnica.
Posicionar a criança em decúbito lateral ou dorsal, com o pescoço em posição anatômica. Quando a criança é maior, a técnica pode ser realizada com o paciente posicionado em *fowler* ou *semifowler,* sem necessitar de contenção.	Facilita a introdução da sonda.
Imobilizar o corpo da criança (Cap. 24).	– Permite a execução da técnica com segurança.

Método de sondagem nasogástrica (cont.)

Fases da técnica	Considerações específicas
Medir o comprimento da sonda a ser introduzida, usando-se a distância que vai do nariz até o lóbulo da orelha, e deste ponto até o apêndice xifóide, acrescentando-se mais dois centímetros. Podemos também usar a medida desde a ponta do nariz até a inserção da cicatriz umbilical, acrescentando-se mais dois centímetros. Segundo Pizzato e Da Poian (1982), estas duas medidas são semelhantes, apresentando variações insignificantes. (Fig. 26.1)	– A medida indica corretamente até onde a sonda deve ser introduzida. A introdução excessiva da sonda provoca desconforto. 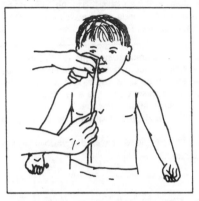

Fig. 26.1 – Medida de introdução da SNG.

Marcar o ponto determinado pela medida, usando um pequeno pedaço de esparadrapo. Verificar a narina mais permeável, apertando uma e outra para observar a entrada de ar. Se houver desvio de septo, escolher a narina mais larga.	– O esparadrapo fixa o local exato.
Segurar a sonda enrolada, deixando a parte distal livre (± 5cm). Caso a sonda esteja muito flexível, colocá-la em um recipiente com gelo por alguns minutos; isso a fará enrijecer. Se, ao contrário, estiver muito rígido, mergulhá-la em água morna.	– Facilita a execução da técnica.
Execução: Lubrificar a extremidade livre da sonda com auxílio de uma gaze.	– A lubrificação facilita o deslizamento da sonda, pois diminui o atrito com a mucosa.
Segurar, firmemente, a parte posterior da cabeça da criança; levantar a cabeça antes de introduzir a sonda.	– Evita movimentos da cabeça.
Introduzir lentamente a sonda através da narina escolhida, introduzindo-a até a nasofaringe, sempre em direção do occipital.	– Facilita a passagem da sonda, pois os contornos naturais do corpo são seguidos.
Flexionar parcialmente a cabeça ou solicitar para que a criança a flexione, quando a sonda alcançar a faringe (Fig. 26.2).	– A flexão parcial da cabeça facilita a deglutição e previne a entrada da sonda pela traquéia.

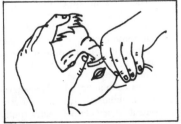

Fig. 26.2 – Posição da cabeça para introdução da SNG.

Método de sondagem nasogástrica (cont.)

Fases da técnica	Considerações específicas
Solicitar à criança, de acordo com seu nível de compreensão, para engolir, ou lhe oferecer água com um canudo. A passagem do tubo pelo esôfago deve ser simultânea com a deglutição. Caso ela não possa deglutir, introduzir a sonda até a marca preestabelecida com tranqüilidade, firmeza e rapidez.	– A deglutição provoca movimentos de peristalse esofágica, levando a abertura do esfíncter esofágico inferior, facilitando a passagem da sonda.
Observação: Existe uma técnica que facilita a introdução da sonda, também descrita por Hughes, que consiste em aproveitar a curvatura que a sonda gástrica geralmente apresenta, devida a sua embalagem. Esta técnica pode ser assim descrita: – Segurar a sonda de modo que ela se curve para baixo. – Introduzi-la na cavidade nasal, dirigindo-a para o assoalho do nariz.	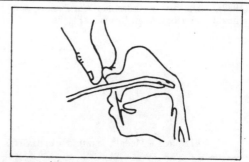 **Fig. 26.3** – Método de introdução da SNG.
– Girar a sonda 180°, rápida e delicadamente, após ter atingido a faringe. – Direcionar a curvatura para a parte posterior da faringe. – Progredir a sonda através do esôfago até o ponto predeterminado.	– O movimento de girar a sonda assegura a sua introdução no esôfago.
Não forçar, caso encontre alguma obstrução. Tentar fazer movimentos de rotação suaves. Caso não sejam eficazes, retirar a sonda e tampar a outra narina.	– Evita traumatismo e desconforto para a criança.
Observar aparecimento de tosse, cianose e, principalmente em lactentes, sinais de estimulação do nervo vago, tais como bradicardia e apnéia. Caso ocorram, retirar a sonda imediatamente.	– Tosse e cianose indicam que a sonda foi introduzida na traquéia. A estimulação das ramificações nervosas da sonda afeta diretamente o plexo pulmonar e cardíaco.
Pode ocorrer o enovelamento da sonda na boca da criança. Neste caso a sonda deve ser retirada, sendo novamente reintroduzida. Testar se a sonda está no estômago: a) aspirar o conteúdo através da sonda, utilizando uma seringa e observar o aspecto. 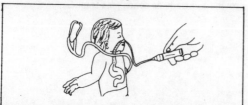 **Fig. 26.4** – Testes para comprovação da presença da sonda no estômago	– A constatação da presença de conteúdo gástrico é a maior certeza de que a sonda encontra-se no estômago. Entretanto, o fato de não se conseguir aspirar qualquer conteúdo não indica que a sonda esteja mal posicionada. Pode ocorrer que não exista conteúdo estomacal, ou é possível que a sonda não se encontre em contato com o líquido. Podemos caracterizar o conteúdo aspirado utilizando o papel tornassol. O papel rosa, quando em contato com o conteúdo aspirado, poderá ficar: – vermelho indicando pH ácido (estômago) – azul indicando pH básico (duodeno) – rosa indicando pH neutro (pulmão)

Método de sondagem nasogástrica (cont.)

Fases da técnica	Considerações específicas
b) Mergulhar a extremidade livre da sonda em um copo com água.	– Presença de borbulho de ar, na fase expiratória da respiração, indica que houve sondagem da via respiratória.
c) Injetar, com uma seringa, 3 a 5ml de ar através da sonda e auscultar com o estetoscópio sobre o epigástrio (Fig. 26.4).	– Quando a sonda está no estômago o ar injetado produz ruídos auscultáveis através do estetoscópio.
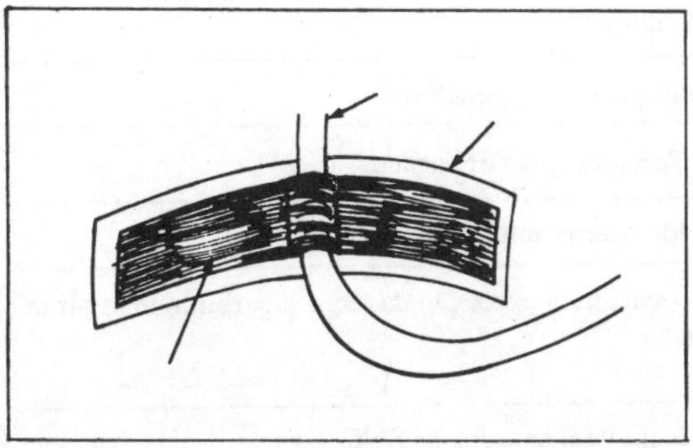 Fixar a sonda, utilizando-se dois pedaços de esparadrapos (Fig. 26.5).	– A fixação evita que a sonda saia do estômago. Existem várias técnicas indicadas para fixar a sonda, mas a escolha sempre deverá recair sobre aquela que respeita princípios que visem a manutenção do máximo conforto da criança, tais como: – Não obstruir a narina. – Não provocar pressão da sonda nas paredes da narina. – Não permitir que a visão seja perturbada.

Fig. 26.5 – Fixação da SNG.

a) Preparar duas fitas de esparadrapo: uma com ± 10 cm de comprimento; a outra com ± 13 cm de comprimento, sendo ambas com 1 cm de largura.	– São usadas duas fitas de esparadrapo, pois caso seja necessária a mobilização da sonda, apenas a fita externa será trocada, mantendo-se a interna.
b) Aplicar tintura de benjoim sobre o lábio superior e o nariz, deixando secar.	– A tintura de benjoim protege a pele e auxilia uma melhor fixação.
c) Colocar a fita menor entre o lábio superior e o nariz.	– c, d, e. A sonda fica centralizada no orifício nasal, não atingindo nenhuma de suas paredes. Evitam-se, assim, os traumas como epistaxes, erosões, ulcerações, perfurações, isquemias nasais, infecções secundárias às lesões nasais e a desinserção de cornetos, sendo que esta pode evoluir para deformidades nasais, principalmente em crianças.
d) Envolver a sonda, utilizando a parte média da fita maior.	
e) Fixar as extremidades da fita maior sobre a primeira fita de esparadrapo colocada sobre o lábio superior.	
f) Dobrar os últimos 5mm das extremidades da fita maior sobre si mesmo, formando uma saliência.	– A saliência permite um local para segurar o esparadrapo, quando há necessidade de removê-lo.

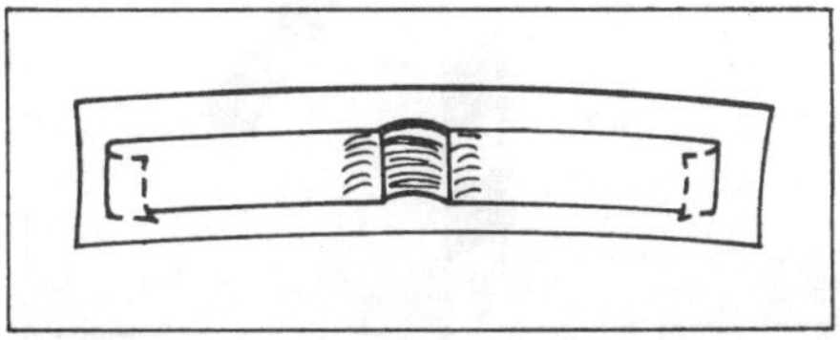

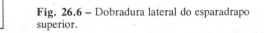

Fig. 26.6 – Dobradura lateral do esparadrapo superior.

Método de sondagem nasogástrica (cont.)

Fases da técnica	Considerações específicas
g) Prender a sonda com esparadrapo à parte anterior do ombro homolateral da criança.	– Para evitar tração da fixação labial e permitir mobilidade à criança.
Fechar a sonda	– Evita a entrada de ar, podendo distender o estômago.
Posicionar a criança, mantendo cabeceira elevada de 15 a 30º Retirar o material utilizado do local.	– Reduz o risco de refluxo gastresofágico e aspiração.
Registrar o horário do procedimento, intercorrências, reações da criança, aspecto do líquido aspirado.	– Favorece subsídios para o acompanhamento da criança.

Método de sondagem nasogástrica (cont.)

Fases da técnica	Considerações específicas
Idem itens anteriores da SNG	Idem itens anteriores da SNG
Imobilizar as mandíbulas, colocando-se, entre os dentes, de quatro a seis abaixadores de língua, unidos entre si por esparadrapo.	– Facilita a execução da técnica permitindo segurança.
Idem item anterior da SNG Introduzir a sonda através da cavidade oral até a faringe superior.	Idem item anterior da SNG
Solicitar à criança, com condições de compreensão, para engolir. A instilação de algumas gotas de água na cavidade oral estimula a deglutição. Progredir com a sonda pelo esôfago, sincronizando com a deglutição.	– A deglutição provoca movimentos de peristalse esofágica, facilitando a passagem da sonda.
Avançar até a marca preestabelecida.	– A marca indica a localização da sonda no estômago.
Não insistir, caso encontre alguma resistência à progressão da sonda. Retirar e reintroduzir novamente.	– Evita traumatismo e desconforto à criança.
Idem itens anteriores da SNG	Idem itens anteriores da SNG
Fixar a sonda, utilizando-se esparadrapo. a) Preparar duas fitas de esparadrapo: a primeira, com + 10cm de comprimento e 1cm de largura; a segunda, também com + 10cm de comprimento, mas com 1,5 a 2cm de largura, sendo dividida ao meio até sua parte média, lembrando um *K*.	Idem item anterior.

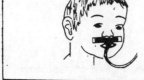

Fig. 26.7 – Sistema de fixação da sonda orogástrica.

Método de sondagem orogástrica (cont.)

Fases da técnica | *Considerações específicas*

b) Aplicar tintura de benjoim entre o lábio superior e o nariz, e na bochecha do mesmo lado onde ficará a sonda.

Idem item anterior.

c) Colocar a primeira fita no lábio superior, deslocando-a mais para o lado onde ficará a sonda.

– Deslocando a sonda evita-se a tração e conseqüente lesão de comissura labial.

d) Aplicar a fita dividida sobre a primeira, sendo que sua parte medial fica sobre a sonda.

– Mantém a sonda bem posicionada.

e) Envolver a sonda primeiro com uma metade da fita, depois com a outra, sempre enrolando em espiral (a parede da sonda é deixada aberta entre as espirais do esparadrapo, de forma que a segunda metade da fita possa também ser fixada diretamente à sonda, e não em cima da primeira metade).

– A fixação do esparadrapo diretamente à sonda é mais eficaz.

f) Dobrar os últimos 5mm da metade do esparadrapo dividido sobre si mesmo, formando uma saliência para ser segura, quando o esparadrapo for removido.

– Idem item anterior da SNG

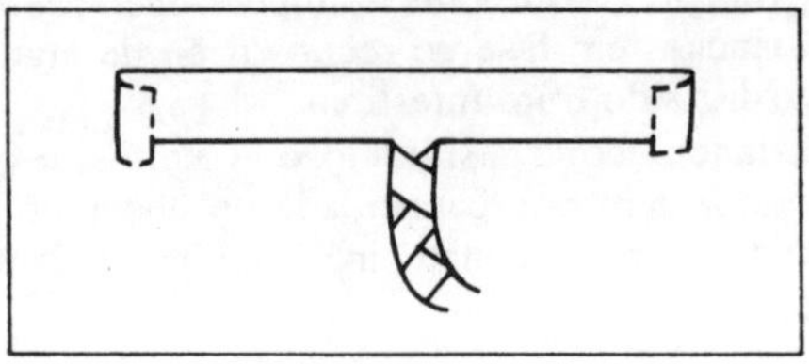

Fig. 26.8 – Dobradura das laterais do esparadrapo em X.

g) Idem itens anteriores da SNG | – Idem itens anteriores da SNG

Cuidados com sondagem gástrica

Trocar a sonda de três em três dias.

– O aumento do tempo de permanência da sonda propicia o aparecimento mais freqüente de complicações.

Irrigar a sonda a intervalos regulares.

– Garante a sua permeabilidade.

Fazer higiene oral freqüentemente.
Higienizar a sonda em sua porção próxima à narina com auxílio de cotonete embebido em água.

– Promove o conforto.

Lubrificar lábios e narinas com freqüência.

– Previne ressecamento, fissuras e formação de crostas.

Alternar narina (se for SNG) e a comissura labial (se for SOG), quando a sonda for trocada.

– Evita lesões, pelo contato muito prolongado da sonda com as mucosas.

Pinçar a sonda, quando for retirada.

– Evita aspiração do conteúdo gástrico.

Ao remover a sonda, não expô-la ao paciente.

– A criança maior, ao ver o aspecto da sonda, poderá apresentar náuseas e vômitos.

Complicações da sondagem gástrica

A sondagem gástrica é considerada de pequeno risco, sendo que os acidentes e complicações que podem ocorrer são mais comuns em crianças.

Além das que foram já abordadas, acrescentaremos mais algumas, devido a sua importância. Dentre elas podemos citar:
- *Dermatites locais de contato* devido à fixação.
- *Obstruções de glândulas, principalmente sebáceas,* quando a fixação é efetuada sobre o nariz.
- *Faringite* decorrente de trauma pela sonda.
- *Otite média* devido ao uso prolongado de uma sonda que pode levar a obstrução da trompa de Eustáquio.
- *Laringite*
- *Infecções pulmonares*
- *Esofagites de refluxo* podendo levar à úlcera e estenose esofágicas.
- *Parotidite,* pois o edema decorrente da irritação por uma sonda oral pode levar à obstrução do ducto de Stensen (Hughes, 1983).
- *Espoliação hidreletrolítica* devida a entubação duodenal acidental.
- *Enovelamento e formação de um nó na sonda,* nesse caso, a remoção da sonda torna-se muito difícil, traumatizando o tubo *digestivo,* e podendo levar a uma intussuscepção reversa. Pode ser necessária a realização de uma endoscopia, para a retirada da sonda.
- *Aspiração ou entubação traqueal.*
- *Perfuração gástrica* causada pelo uso de uma sonda muito rígida, introduzida de modo violento. Também pode ocorrer durante uma lavagem gástrica, quando uma quantidade excessiva de água for introduzida.

Gavagem

Conceito

É a administração de alimentos no estômago, através de uma sonda gástrica.

Condições gerais

- Os alimentos utilizados numa gavagem são comumente preparados em forma líquida.
- A alimentação por gavagem poderá incluir cereais, carnes e verduras desfiadas, suco de laranja, leite em pó, leite de soja, açúcar, óleo de milho, sal iodado, compostos vitamínicos e água, entre outros misturados, sendo liquidificados de acordo com as necessidades nutricionais da criança (Du Gas, 1984).
- Os escolares e adolescentes podem ser facilmente ensinados a se alimentarem sozinhos através da gavagem (Comite, 1984).
- Pode-se também administrar medicamentos através da sonda gástrica. Neste caso, as drogas deverão ser previamente trituradas e diluídas em água.

Indicações

A gavagem é indicada nas situações em que a criança tem algum impedimento de se alimentar por via oral, como:
- Prematuros que não têm o reflexo da deglutição bem desenvolvido.
- Pequenos lactentes, prematuros ou não, que apresentem refluxo gastresofágico, com ou sem sofrimento respiratório.
- Crianças com regime de hiperalimentação.
- Crianças em fase de recuperação de alguma cirurgia do trato intestinal.
- Crianças com desidratação, vômitos, e que apresentem boa capacidade de absorção intestinal, mas tenham más condições de venóclise.

Tipos

a) *intermitente,* quando a alimentação é administrada em intervalos prescritos (por exemplo, de três em três horas); é a mais uitilizada;

b) *de demora* quando a alimentação é administrada como perfusão contínua em 24 horas.

Métodos

A gavagem pode ser realizada através de:
- Seringa
- Funil
- Conjunto frasco-equipo de soro.

Gavagem através de seringa ou funil

Material

- Seringa de 20ml ou funil
- Frasco com a alimentação a ser administrada.
- Copo com água
- Bico

Gavagem através de seringa ou funil

Etapas da técnica	Considerações específicas
a) Efetuar sondagem	– Idem itens da sondagem.
b) Verificar a temperatura da alimentação	– A alimentação deve estar de acordo com a temperatura ambiente ou próxima da temperatura corporal, evitando-se, assim, que a criança resfrie. A alimentação muito quente pode provocar irritação das mucosas.
c) Posicionar a criança em decúbito lateral ou dorsal, elevando-se a cabeça e o tórax a 30º (mínimo)	– Facilita a entrada da alimentação, evitando-se também regurgitação e aspiração.
d) Manter a cabeça e tórax elevados durante a administração da alimentação.	
e) Aspirar a sonda antes de iniciar a administração da alimentação	– Testa se a sonda está no estômago.
f) Suspender a administração da alimentação, se a quantidade de líquido aspirado for igual ou superior à quantidade da alimentação anteriormente administrada. Devolver o líquido aspirado.	
g) Se a quantidade de líquidio aspirado for menor do que a metade, e maior do que 10% da alimentação anteriormente administrada, devolver o resíduo ao estômago e descontar esta quantidade do total a ser administrado. Se o resíduo não ultrapassar a 10% do total da alimentação previamente fornecida, geralmente não é indicado descontar.	– Controla o tempo de digestão e se o alimento está passando para o trato intestinal. Evita a distensão abdominal causada por excesso de alimento.
h) Conectar a seringa ou o funil à sonda, mantendo-os a uma altura de 15 a 20cm acima da cabeça da criança	– A gravidade promove a descida da alimentação pela sonda.
i) Introduzir a alimentação, lenta e continuamente, evitando a entrada de ar. O tempo da alimentação deve ser de 15 a 20 minutos (Comite, 1984).	– A administração da alimentação muito rápida interfere na peristalse, podendo provocar regurgitação e distensão abdominal. Esta, por sua vez, também pode ser causada pela entrada de ar na sonda.
j) Evitar pressão, entretanto, se a alimentação demorar para descer pela sonda, fazer uma rápida pressão sobre o êmbolo da seringa.	– Facilita a descida do alimento pela sonda.
l) Oferecer um bico à criança.	– Satisfaz a necessidade de sucção, relaxando a criança, e, conseqüentemente, facilitando o fluxo da alimentação.
m) Introduzir água (3 a 5ml) na sonda para lavá-la, logo após o término da administração da alimentação.	– Impede que o alimento fique aderido à sonda, evitando crescimento bacteriano.
n) Interromper a administração, caso a criança comece a apresentar náuseas ou vômitos.	
o) Desadaptar a seringa ou o funil, e fechar a sonda.	– Evita a entrada de ar e conseqüente distensão abdominal e desconforto à criança.
p) Fazer a criança eructar.	– Reduz a distensão abdominal, caso a criança tenha deglutido ar durante a alimentação.

Gavagem através da seringa ou funil (cont.)

Etapas da técnica	Considerações específicas
q) Registrar: horário de início e término da alimentação; tipo e quantidade de alimento administrado; quantidade e aspecto de resíduo aspirado; reações da criança e intercorrências observadas (vômitos, distensão abdominal, bradicardia, apnéia etc.).	– Auxilia no acompanhamento da criança. A bradicardia e a apnéia podem ocorrer por estimulação do nervo vago.
r) Colocar a criança em decúbito ventral ou lateral direito elevado se não houver contra-indicações, no mínimo durante uma hora, após o término da alimentação.	– Previne a regurgitação e aspiração.

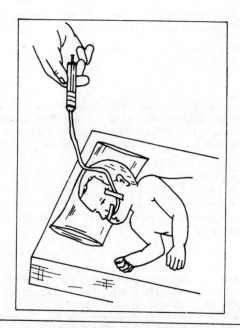

Fig. 26.9 – Gavagem através de seringa.

Gavagem através de frasco + equipo de soro

É considerado por alguns como o mais fisiológico para administração de alimento por sonda, pois a alimentação é introduzida gota a gota no estômago.

Este método é eficaz, tanto para a gavagem intermitente como para a de demora.

Material
– Frasco plástico de soro no qual se efetua pequena abertura na parte superior, ou frascos de vidro com tampa de borracha para adaptação do equipo de soro.
– Equipo de soro
– Suporte
– Copo com água
– Recipiente com alimentação a ser administrada
– Bico

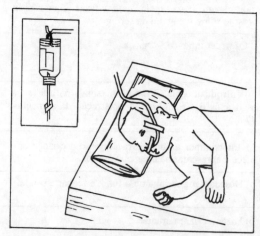

Fig. 26.10 – Gavagem através de frascoo/equipo.

Gavagem através de frasco + equipo de soro

Etapas da técnica	Considerações específicas
a) Idem itens de *a* até *g* da gavagem por seringa ou funil (GSF).	– Idem itens de *a* até *g* da GSF.
b) Adaptar o equipo pinçado ao frasco de soro.	– Evita a entrada de ar no equipo, junto com a alimentação.
c) Despejar a alimentação no frasco de soro.	
d) Abrir a pinça do equipo, deixando a alimentação fluir até sua extremidade. Fechar a pinça, não permitindo a entrada de ar no equipo.	– Previne distensão abdominal e desconforto à criança.
e) Conectar o equipo à extremidade da sonda gástrica.	
f) Suspender o frasco, colocando no suporte.	– Facilita o fluxo do alimento através do equipo e da sonda.
g) Abrir a pinça do equipo, controlando o gotejo de acordo com o que foi prescrito.	–Idem item *i* da GSF.
h) Idem item *l* da GSF.	– Idem item *l* da GSF.
i) Fechar a pinça do equipo ao término da alimentação.	
j) Lavar a sonda com água, podendo colocar a água tanto através do conjunto frasco-equipo como de uma seringa.	– Idem item *m* da GSF.
l) Desconectar o equipo e fechar a sonda.	– Idem item *o* da GSF.
m) Idem itens *p, q, r*, da GSF.	– Idem itens *p, q, r*, da GSF.
n) Lavar o conjunto frasco-equipo com água destilada ou fervida, após cada alimentação.	– Idem, item *m* da GSF.
o) Trocar o conjunto frasco-equipo a cada oito horas.	– Prevenir crescimento bacteriano.
p) Substituir a alimentação por outra mais fresca, quando for deixada no frasco por mais de dois horas.	– Pode ocorrer alteração da alimentação. Evita contaminação bacteriana.

Complicações da gavagem

– Intolerância à administração da alimentação, caracterizada por ·vômitos, distensão abdominal e resíduos volumosos.

– Diarréia osmótica devido à infusão rápida de soluções osmoticamente ativas.

– Aspiração.

– Complicações inerentes à sondagem gástrica.

Aspiração e drenagem de secreção gástrica

Conceito

É a remoção do conteúdo gástrico (gases, fluidos do estômago) da criança, através de sonda gástrica.

Indicações

– Pré e pós-operatório de cirurgias gástricas.

– Estase gástrica devido a obstrução gastrintestinal.
– Prevenção e alívio de vômitos persistentes e distensão abdominal.

Tipos

Existem dois tipos de aspiração e drenagem gástrica:
– *Contínua:* quando é aplicada constantemente.
– *Intermitente:* quando são intercalados períodos com e sem aspiração, que dependerão da necessidade da criança.

Métodos

A aspiração e drenagem gástricas podem ser feitas através de:

– Equipamento elétrico (máquina portátil ou Gonco)
– Seringa
– Aspiração e drenagem gástrica por sifonagem (aberta em frasco).

Aspiração e drenagem por sifonagem

Material

– Material para sondagem gástrica
– Intermediário
– Frasco coletor

Observação

O uso de saco plástico adaptado à extremidade da sonda não é eficaz, pois não provoca sifonagem.

Aspiração e drenagem por sifonagem

Etapas da técnica	Considerações específicas
a) Submeter a criança à sondagem.	
b) Adaptar o intermediário à sonda.	
c) Conectar o intermediário a um frasco coletor, que estará a um nível mais baixo do que o da criança. O frasco coletor deverá ter um "respiro".	– Facilita a drenagem do conteúdo gástrico.
d) Registrar características da drenagem gástrica: aspecto, volume, odor etc., em intervalos já predeterminados pelo serviço (a cada seis, oito ou 12 horas).	– Algumas características podem indicar alterações, por exemplo: partículas alimentares não digeridas sugerem estase gástrica ou obstrução pilórica. – estrias de sangue indicam traumatismos causados por sonda; – drenagem de sangue leva a pensar em lesão ulcerativa; – odor fecalóide indica obstrução intestinal, neoplasia ou fístula gástrica. O controle do volume é significativo para o equilíbrio hidreletrolítico da criança.
e) Trocar o intermediário e o frasco coletor a cada 24 horas.	– Evita contaminação bacteriana.
f) Observar sinais de obstrução da sonda (dor abdominal, náuseas vômitos, distensão abdominal, mal-estar, inquietação)	
g) Irrigar a sonda em intervalos freqüentes.	– Previne a obstrução da sonda.
h) Registrar o volume drenado pela sonda, descontando o volume da irrigação.	– Evita erros ao se realizar o balanço.
i) Proceder com cuidado ao utilizar a sonda gástrica (ver item específico).	

Aspiração e drenagem através equipamento elétrico

Existem dois tipos de equipamento elétrico que realizam aspiração e drenagem de conteúdo gástrico:

a) máquina elétrica de aspiração: é portátil, podendo ser facilmente transportada, ocupando pouco espaço. O grau de sucção pode ser controlado (Fig. 26.12).

b) bomba de sucção Gonco: também pode ser transportada, pois possui rodas, mas ocupa maior espaço. Realiza sucção intermitente, através de contração e expansão intercaladas (Fig. 26.13).

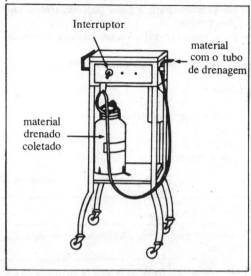

Fig. 26.12 – Bomba de sucção Gonco.

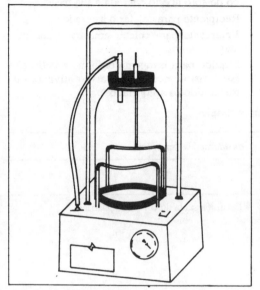

Fig. 26.11 – Máquina elétrica de aspiração.

- Material para sondagem gástrica.
- Intermediário.
- Máquina elétrica de aspiração ou Gonco.

Aspiração e drenagem através de equipamento elétrico

Fases da técnica	Considerações específicas
Após sondagem gástrica ter sido realizada: a) Idem itens *a* e *b* da aspiração e drenagem p/sifonagem (ADS).	– Idem item *a* da aspiração p/sifonagem (ADS).
b) Conectar o intermediário à máquina de aspiração elétrica ou ao Gonco.	
c) Ligar o aparelho.	– Para dar início à aspiração.
d) Idem itens *d* a *i* da ADS.	– Idem itens *d* a *i* da ADS.

Aspiração e drenagem gástrica por seringa

Material
– Idem ao da sondagem gástrica.

É o método mais simples, consistindo apenas em adaptar a seringa à sonda e proceder a aspiração. Quando não se observar mais presença de coneúdo à aspiração, desadaptar a seringa e fechar a sonda. Este método é o mais indicado, por ser menos lesivo à mucosa.

Lavagem gástrica

Conceito

É a irrigação ou limpeza do estômago, através de uma sonda gástrica.

Indicações

A lavagem gástrica é indicada:
- nos pré-operatórios de algumas cirurgias gástricas;
- no preparo para alguns procedimentos endoscópicos;
- para remover substâncias tóxicas do estômago; e
- no controle de sangramento gástrico.

Métodos

A lavagem gástrica pode ser:
- simples;
- repetida; e
- por seringa.

Lavagem gástrica simples

Material

- Material para sondagem gástrica (a sonda gástrica, neste caso, deve ter o maior diâmetro possível para a criança).
- Seringa (de 50ml, se houver).
- Funil (com adaptador à sonda), ou um frasco de soro aberto em toda a sua base.
- Recipiente para coletar o aspirado.
- Recipiente para coletar amostras para exames.
- Líquido para lavagem conforme a indicação (soro fisiológico, leite, carvão ativado, outros antídotos apropriados).

Lavagem gástrica simples

Fases da técnica	*Considerações específicas*
a) Proceder a sondagem gástrica conforme técnica já descrita.	
b) Posicionar a criança colocando-a em decúbito lateral esquerdo, com a cabeça baixa.	– Facilita a saída do conteúdo gástrico.

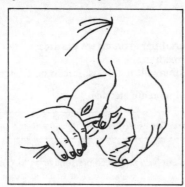

Fig. 26.13 – Sondagem utilizando decúbito lateral esquerdo e cabeça baixa.

c) Adaptar uma seringa à sonda gástrica.

d) Aspirar o conteúdo gástrico, antes de introduzir o líquido da lavagem; exceto nos casos de sangramento gástrico, onde necessita da instilação rápida de soro fisiológico gelado.

e) Colher amostra do aspirado gástrico para exame.

f) Desconectar a seringa.

g) Adaptar o funil ou o frasco aberto em sua base à sonda.

Observação: Também poderá ser utilizada a própria seringa como recipiente.

Lavagem gástrica simples (cont.)

Fases da técnica	Considerações específicas
h) Elevar o funil, ou frasco de soro, ou seringa, a um nível superior ao da cabeça da criança.	– Facilita a descida do líquido pela sonda.
i) Introduzir, lentamente, o líquido de lavagem num volume que respeite a capacidade gástrica da criança (20 a 30ml/kg/peso).	– Um volume de líquido muito grande pode levar à distensão abdominal, regurgitação e aspiração.
j) Inverter o recipiente, colocando-o abaixo do nível do corpo da criança e dentro do recipiente que coletará o líquido drenado.	– Cria-se um processo de sifonagem.
l) Proceder a lavagem até que o líquido drenado venha claro ou sem odor de substância tóxica ingerida.	
m) Concluir o procedimento, deixando, se possível, o antídoto ou adsorvente no estômago (Fiori e cols., 1979; Pitrez e cols., 1986).	
n) Registrar reações da criança, quantidade e o tipo de líquido utilizado, para lavagem, quantidade, cor e consistência do material de retorno.	– Auxilia no acompanhamento da criança.

Lavagem gástrica repetida

Material

- Material para sondagem gástrica (sonda com o maior calibre possível para a criança).
- Frasco de soro graduado aberto em sua base.
- Equipo de soro em Y (se não for disponível, utilizar três tubos, intermediários com um conector em Y entre eles).
- Pinças hemostáticas (duas).
- Recipiente para despejos.
- Suporte.
- Líquido para lavagem conforme o prescrito.

Lavagem gástrica repetida

Fases da técnica	Considerações específicas
a) Idem itens *a, b, c, d, e,* e *f* da lavagem gástrica simples (LGS).	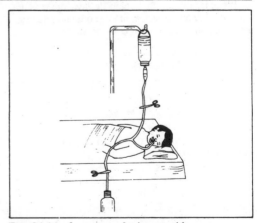
b) Adaptar uma extremidade do equipo em Y ao frasco, a segunda à sonda e a terceira ao recipiente para despejos, que estará abaixo do nível da cama.	
c) Colocar uma das pinças no segmento do equipo de saída do frasco, e a outra no segmento do equipo que vai até o recipiente de despejos.	
d) Introduzir o líquido para lavagem no frasco.	
e) Abrir o segmento do equipo que sai do frasco, deixando o líquido fluir até o estômago.	
f) Após ter sido introduzido o volume prescrito, recolocar a pinça.	Fig. 26.14 – Lavagem gástrica repetida.

Lavagem gástrica repetida (cont.)

Fases da técnica	Considerações específicas
g) Abrir a pinça do segmento que vai até o recipiente do despejo.	– O estômago é esvaziado pela ação da sifonagem.
h) Fechar novamente o segmento que vai até o recipiente de despejo, assim que o fluxo de sifão for interrompido.	
i) Repetir o procedimento quantas vezes for necessário.	
j) Idem item *n* da LGS.	– Idem item *n* da LGS.
Observação: O segmento que entra em contato com o recipiente de despejos deverá estar cheio com o líquido de lavagem, antes de iniciar a lavagem gástrica, senão o esvaziamento por sifonagem fica impedido, pois a coluna líquida não ultrapassa o nível do estômago.	

Lavagem gástrica por seringa

Material

– Material para sondagem gástrica (neste caso a sonda deverá apresentar o maior calibre possível para a criança).
– Cuba rim para despejo.
– Líquido para lavagem conforme o prescrito.

Lavagem gástrica por seringa

Fases da técnica	Considerações específicas
a) Idem itens *a, b, c, d, e* e *f* da LGS.	
b) Injeta-se o líquido de lavagem com a seringa (com êmbolo).	
c) Proceder injeção de líquido de lavagem e aspiração do conteúdo gástrico, até que o líquido de retorno venha límpido ou sem odor de substância tóxica ingerida.	– A turbulência provocada pela pressão feita com a seringa faz com que o líquido se misture ao conteúdo gástrico, facilitando a limpeza de toda superfície gástrica.
d) Idem itens *m, n* da LGS.	– Idem itens *m, n* da LGS.

Contra-indicações da lavagem gástrica

A lavagem gástrica é contra-indicada nos seguintes casos:
– Úlceras gástricas.
– Varizes esofágicas.
– Estenose esofágica.
– Envenenamento por substâncias cáusticas, corrosivas e derivados do petróleo.

Referências Bibliográficas

1. BRUNNER, L.S. & SUDDARTH, D.S. – *Enfermagem Médico-cirúrgica*. Rio de Janeiro, Interamericana, p. 589-591, 1977.
2. BRUNNER, L.S. & SUDDARTH, D.S. – *Moderna Prática de enfermagem*. 2. ed. Rio de Janeiro, Interamericana, v.2 p. 480-483; v.4 p. 1373-1375.
3. COMITÊ DE CUIDADOS PRÉ E PÓS-OPERATÓRIOS DO AMERICAN COLLEGE OF SURGEONS. – *Manual de cuidados pré e pós-operatórios*. p. 67-68 e 301, 1984.
4. CONDOM, R.E. & NYHUS, L.H. – *Manual of Surgical Therapeutic* 4. ed. Boston, Little Brown and Company. p. 186-187, 1978.
5. DEPARTAMENTO DE ENFERMAGEM. Sondagem nasogástrica. UFSC. Polígrafo da 5ª U.C., 1985.
6. DU GAS, B.W. – *Enfermagem prática*. 2. ed. Rio de Janeiro. Interamericana, p. 203-207, 1984.
7. DUTRA, V.O. & ISHII S. – *Enfermagem em Cardiologia*. São Paulo, SARVIER, p. 127. 129, 1981.
8. FIORI, R.M. e cols. – *Prática pediátrica de urgência*. 2. ed. Porto Alegre, Gráfica Puc, p. 36-37, 1979.
9. HUGHES, W. & BUESCHER, E. – *Procedimentos técnicos em pediatria*. 2. ed. Rio de Janeiro, Interamericana, p. 234-242, 1983.
10. MARIMOTO R. Y; BIROLINI, D. & OLIVEIRA, M.R. de – *Normas e condutas em cirurgia do trauma*. Rio de Janeiro/São Paulo, Livraria Atheneu, p. 75-76, 1983.
11. PETROIANU, A. & PETROIANU, J. – Cateterização nasogástrica. Técnica de fixação do cateter. *Revista Brasileira Clínica Terápica*, *15* (3): 68-70, 1986.
12. PITREZ, J.L. e cols. – *Tratamento intensivo em pediatria*. São Paulo, Fundo Editorial BYK Procienx, p. 67-72, 1986.
13. PIZZATO, M. & DA POIAN, V. – *Enfermagem neonatológica*. Porto Alegre, Editora da Universidade, UFRS, p. 76, 1982.
14. SALM, T.J.V. e cols. – Boston, Little Braenante Company. p. 217-221, 1979.
15. VEIGA, D. & CROSSETTI, M. da G. – *Manual de técnicas de enfermagem*. Porto Alegre, D.C. Luzzato Editores Ltda. p. 121-126, 1986.
16. WAECHTER, E.H. & BLAKE, F.G. – *Enfermagem Pediátrica* 9. ed. Rio de Janeiro, Interamericana. p. 186, 1979.

27

Inaloterapia: Fundamentos para a Atuação da Enfermagem Pediátrica

Edilza Maria R. Schmitz

A inaloterapia, ou terapia realizada através da aspiração, inclui os métodos de nebulização ou aerossolterapia, umidificação ou vaporização e oxigenoterapia.

Os aspectos abordados neste texto referem-se ao uso comum da inaloterapia em unidades gerais e médicas de assistência à criança.

NEBULIZAÇÃO OU AEROSSOLTERAPIA

Conceito

É o processo terapêutico que distribui suspensão de partículas de água em oxigênio ou ar comprimido, com ou sem medicação associada, nas vias aéreas, para alívio de processos inflamatórios, congestivos e obstrutivos. Pode ser aplicada de forma intermitente ou contínua, conforme necessidade do paciente.

As partículas podem ser produzidas em nebulizadores mecânicos simples, e neste caso têm dimensões de 0,5 a 5 micras, ou em nebulizadores ultra-sônicos, que produzem partículas de 0,5 a 3 micras. Quanto menor a partícula maior sua profundidade de penetração.

As partículas em torno de 5 a 6 micras depositam-se quase que totalmente no naso ou orofaringe.

Indicações

Como mucolítico e expectorante em casos de:
- obstrução inflamatória aguda subglótica ou laríngea;
- afecções inflamatórias agudas e crônicas das vias aéreas;

- pós-anestesia, especialmente pós-toracotomia ou intervenções que durem mais de três-quatro horas;
- pós-entubação.

Como mucolítico e broncodilatador, nas afecções alérgicas e inflamatórias do trato respiratório que apresentem exsudação e broncoconstrição.

O agente mucolítico e expectorante é mais eficaz e seguro para as secreções das vias respiratórais e a água administrada por via sistêmica (Kempe e cols., 1986).

Desvantagens e limitações da nebulização efetuada com aparelho simples

- Somente pequenas quantidades de água depositam-se nas vias aéreas inferiores, reduzindo-se os benefícios (ação mucolítica, expectorante, broncodilatadora) do uso desta terapia nas anormalidades das vias aéreas inferiores.

- A inspiração lenta e profunda, que auxilia na captação das partículas d'água para as vias aéreas inferiores, só pode ser efetuada com a colaboração da criança e viabiliza-se a partir da idade pré-escolar.

- Os equipamentos de nebulização, expostos aos microrganismos dos pacientes em tratamento, nem sempre são adequadamente cuidados, o que facilita a contaminação de outros pacientes. Igualmente o crescimento bacteriano pode ocorrer nas soluções empregadas, por contaminação ambiental ou no seu manejo.

- O emprego de água pode produzir tosse irritativa e broncoespasmo já que retira o sal

dos tecidos isotônicos para equalizar a pressão osmótica.
- A solução de cloreto de Na a 0,9% geralmente é bem tolerada, pois exerce a mesma pressão osmótica que o soro. Tem o inconveniente de precipitar o sal nos aparelhos, diminuindo sua funcionalidade.
- Exige retirada do bico da criança pequena, o que muitas vezes produz agitação e aumento do consumo de O_2.

Material empregado para nebulização com aparelho simples

- Fonte de O_2, ou ar comprimido
- Intermediário de plástico ou borracha
- Solução nebulizadora
- Nebulizador com máscara, para nebulização intermitente, ou aparelho para nebulização contínua (traquéia, copo graduado com solução umidificadora, máscara opcional)
- Recipiente para expectoração
- Toalha ou lenço de papel.

O nebulizador mecânico ou simples utiliza a pressão do fluxo do oxigênio ou ar comprimido para "quebrar" a água em finas partículas, quando projetada sobre um objeto sólido. Tem como vantagem ser sistema barato e de fácil manutenção.

Procedimentos para uso do aparelho de nebulização intermitente

- Preparar o material necessário usando assepsia médica.
- Anotar a freqüência cardíaca antes e depois do tratamento nos pacientes que usam broncodilatadores pela primeira vez, em função dos seus efeitos colaterais (podem produzir angústia, dor precordial, palpitação, vertigens).
- Montar o aparelho e regular o fluxo em O_2 ou ar comprimido com quatro ou cinco litros por minuto.
- Colocar o paciente numa posição confortável, sentado ou *semifowler* (maior expansão diafragmática). Se a criança for pequena, levá-la ao colo.
- Colocar a máscara do nebulizador no rosto da criança, envolvendo nariz e boca. Retirar o bico se fizer uso.
- Orientar a criança, a partir da idade pré-escolar, para que inspire lenta e profundamente pela peça bucal (maior deposição do material abaixo do nível da orofaringe); supervisionar a respiração

- Encorajar a criança maior (pré-escolar em diante) a tossir após várias incursões profundas (as secreções podem ser afrouxadas e liberadas).
- Concluída a terapia, em geral após 10 a 15 minutos, desligar o aparelho.
- Fazer drenagem e tapotagem se indicado (vide Capítulo 28).
- Anotar, relatando as particularidades, tolerância do paciente ao tratamento, natureza das secreções etc.
- Providenciar limpeza e desinfecção do aparelho, após seu uso.

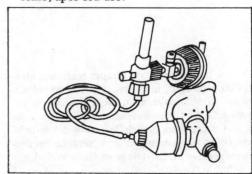

Fig. 27.1 – Equipamento para nebulização simples

Procedimentos para uso do aparelho de nebulização contínua

- Ajustar copo graduado com solução nebulizadora ao dispositivo de ejeção de O_2 ou ar comprimido. Ajustar uma extremidade da traquéia ao copo graduado e a outra à máscara.
- Ajustar e aproximar o dispositivo (traquéia ou traquéia e máscara) da nasofaringe e da boca da criança.
- Ligar o sistema e ajustar o fluxo, conforme indicação médica.

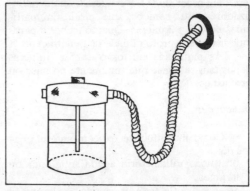

Fig. 27.2 – Recipiente para nebulização contínua e umidificação

- Refazer o volume da solução nebulizadora quando seu nível estiver no mínimo recomendado pelo fabricante.

Vantagens	Desvantagens
– rapidez no preparo do material – simplicidade e facilidade de aplicação – possibilidade de manter por maior tempo a terapêutica nebulizadora, em função da capacidade satisfatória do copo de solução.	– umidificação variável independentemente de fluxos de O_2 elevados, já que não possui estruturas que mantenham o sistema encostado à face da criança. – facilidade de deslocamento do sistema por movimentação da criança. – desperdício de O_2 – molhadura da roupa de cama e do paciente.

– O nebulizador ultra-sônico utiliza-se de um cristal de quartzo que vibra a água por ondas de alta freqüência ultra-sônica, originando micropartículas, que podem atingir brônquios de pequeno calibre.

Segundo Levin (1984), o sistema ultra-sônico tem vantagens e desvantagens a considerar. Como vantagens cita a grande capacidade de débito, a possibilidade de seu controle e não ser gerado por gás.

Como desvantagens cita o alto custo e a dificuldade de manutenção; risco de hiperidratação, hipernatremia e superdosagem de fármacos; risco de provocar irritabilidade da árvore traqueobrônquica e dificultar a observação do paciente por nebulização muito densa.

Cuidados com aparelho de nebulização e umidificação

- Todo equipamento em uso deve ser lavado com água e sabão e a seguir imerso em solução desinfetante em uso e no tempo indicado, para a eliminação das formas vegetativas dos microrganismos.
- Após o período de desinfecção o material deve ser lavado em água corrente e colocado para secar.
- A solução nebulizadora ou umidificadora deve ser estéril; a colocação do líquido nos aparelhos deve seguir os cuidados para impedir a sua contaminação.

UMIDIFICAÇÃO OU VAPORIZAÇÃO

Conceito

É o processo terapêutico que distribui água na forma molecular de vapor, associado ou não a medicamentos, nas vias aéreas, para alívio de processos inflamatórios, congestivos e obstrutivos.

Indicações

Idem indicações da nebulização, quando a patologia tratada ou condições do paciente requerem maior umidade e/ou umidade e aquecimento do ar inspirado como traqueostomias, respiração bucal em pacientes comatosos ou debilitados, desidratados, em pacientes com secreção brônquica espessa, em casos de edema e inflamação da mucosa das vias aéreas, em pós-cirurgias torácicas ou cirurgias onde tenham sido administrados gases secos.

A névoa de vapor é normalmente criada por misturas de ar e oxigênio que são quebradas em pequenas bolhas e captam moléculas de água, formando vapor d'água. O aquecimento da água aumenta o vapor produzido.

Neste último caso o vapor é produzido sem resfriamento, impedindo maior irritação da mucosa traqueobrônquica. Certos umidificadores já incorporam um aquecedor de imersão no sistema de umidificação (ex.: umidificador em cascata).

OXIGENOTERAPIA

Conceito

Terapêutica racional, sistematizada, com oxigênio, administrada em concentrações ou pressão maiores que a da atmosfera ambiental, ou superior a 21%, para corrigir e atenuar deficiências de O_2 ou hipoxia (oxigênio insuficiente no sangue).

O oxigênio pode ser liberado por:

a) um torpedo que armazena O_2 comprimido e necessita de um regulador de pressão ou manômetro (reduz a pressão à da atmosférica) e de um fluxômetro (controla o número de litros de O_2 que está sendo liberado por minuto).

b) uma rede central com circuitos canalizados para unidades do paciente e necessita de um fluxômetro adaptado ao ponto de saída de O_2 na unidade do paciente (método mais seguro).

Responsabilidades da enfermagem frente à oxigenoterapia

Avaliação clínica do paciente

A modificação das condições clínicas costuma ser evidência da necessidade de O_2. Sinais de hipóxia são:

a) *Sinais respiratórios*
- aumento da freqüência respiratória (sinal freqüente facilmente detectável);
- esforço inspiratório acentuado ou respiração laboriosa (retração intercostal, batimento de asa de nariz, retração supra-external e diafragmática); e
- cianose progressiva, perioral, de extremidades, generalizada (sinal normalmente tardio).

b) *Sinais cardíacos*
- taquicardia, pulso filiforme (são sinais precoces); e
- bradicardia, hipotensão e parada cardíaca (subseqüentes aos primeiros).

c) *Sinais neurológicos*
- inquietação, confusão, desorientação, prostração, convulsão, coma.

d) *Outros*
- palidez; e
- sinais decorrentes de acidose metabólica (respiração tipo Kusmaul, embotamento sensorial, inconsciência, etc.).

Prevenir a combustão alimentada pelo oxigênio O_2

- Evitar a utilização de óleo ou graxa à volta das conexões de oxigênio, nas mãos ou nas crianças.
- Não permitir o uso de qualquer aparelho elétrico (rádio, aspirador, enceradeiras, etc.) dentro ou próximo de uma tenda de oxigênio;
- Manter torpedos de oxigênio (se em uso) na vertical, longe de qualquer fonte de calor;
- Colocar avisos de NÃO FUMAR na porta do quarto do paciente e à vista dos visitantes.
- Evitar uso de roupas de cama e/ou do paciente confeccionadas com fios sintéticos.

Efetuar controle e acompanhamento cuidadoso da terapia para auxiliar na prevenção dos efeitos tóxicos e colaterais de O_2

Em certos pacientes, portadores de doença pulmonar obstrutiva crônica, a administração de altas e contínuas doses de O_2 eliminará o estímulo respiratório criado em grande parte pela baixa tensão de oxigênio (há perigo de cessar o estímulo respiratório dos quimiorreceptores pelo CO_2 e o paciente entrar em apnéia).

Outro efeito indesejável do oxigênio é o de ressecar a mucosa do sistema respiratório, o que pode ser prevenido pelo seu uso sempre com umidificação.

Os efeitos tóxicos e colaterais mais conhecidos do oxigênio afetam os pulmões e a retina. Embora a duração e a fração de O_2 inspirado que produzam lesões pulmonares sejam desconhecidas, sabe-se que concentrações inspiradas acima de 50% por tempo prolongado ocasionam alterações pulmonares (atelectasia, hemorragia, edema, fibrose). Já para um PAO_2 acima de 100mmHg, principalmente em prematuros, há ação tóxica sobre os vasos de retina, determinando a fibroplasia retrolenticular (Fázio Jr, 1982).

O enfermeiro deve acompanhar a mensuração dos gases arteriais e supervisionar a fração inspirada de O_2, através dos analisadores de oxigênio ou consulta a tabelas específicas, se efetuada mistura de ar comprimido e O_2.

Os analisadores de oxigênio medem o gás nas incubadoras, tendas, recipientes cefálicos etc. O princípio básico dos analisadores é a geração de uma corrente proporcional à pressão parcial de oxigênio, quando este se difunde através de uma câmara galvânica, contendo um catódio de ouro e um anódio de chumbo num meio eletrolítico básico. Cada analisador deve ser calibrado de acordo com as instruções do fabricante (Hughes & Buescher, 1983).

Manter as vias aéreas desobstruídas

Para este fim pode lançar-se mão de recursos, tais como extensão do pescoço, retificação da língua quando está obstruindo a hipofaringe, manualmente ou utilizando cânula de Guedel, remoção de secreções manualmente ou por meio do aspirador.

Conhecer e controlar o equipamento

A fim de detectar vazamentos, angulações, desadaptação, obstrução dos intermediários, diminuição dos estoques de O_2 (em caso de uso de torpedos) e da solução umidificadora.

Tendas, campânulas e outros equipamentos destinados à administração de O_2 devem ser submetidos a cada uso a lavação com água e sabão e a seguir desinfetados em solução apropriada (ex.: ácido acético a 3%), pois trazem o risco de disseminar infecções, sobretudo causadas por germes Gram-negativos.

Aplicar e controlar a terapêutica

Deve ser feito de acordo com o método, duração e concentração normalmente especificadas pelo médico e/ou condições do paciente, sempre umidificado para evitar ressecamento das mucosas do sistema respiratório. O resfriamento do rosto da criança ou do corpo pelo O_2 aumenta seu consumo e pode ser prevenido pelo aquecimento do sistema de umidificação.

Controlar a resposta do paciente à terapêutica

De 15 em 15 minutos (no mínimo), enquanto o paciente estiver em hipóxia e de hora em hora após a melhora da criança. Observar o pulso, características da respiração e das condições do paciente.

A resposta desejada é a de redução da inquietação e do esforço respiratório, melhora visível da cor e retorno dos SV aos parâmetros normais. Comunicar, de imediato, ao médico do paciente qualquer agravamento na situação.

Crianças com dessaturação arterial crônica (ex.: cardiopatas congênitos cianóticos) sem evidências de descompensação (ex.: sinais de acidose) não necessitam de oxigênio.

Preparar, orientar e apoiar a criança e a família para e durante o procedimento

Respirar com dificuldade ou não respirar é uma situação assustadora e tão logo seja possível as explicações e apoio devem ser dados, para diminuir a ansiedade. Quanto mais brusca for a necessidade do procedimento (ex.: acidente), mais assustadora é a experiência.

Permita que a criança toque no equipamento e verifique seu funcionamento; oriente em caso de dúvidas.

Registrar início e término do tratamento, as intercorrências e respostas à terapêutica

Encerrar a terapêutica quando indicado; deve ser feito gradualmente, controlando a reação da criança à redução do O_2 e os resultados de dosagem dos gases arteriais.

Aparecimento de sinais de hipoxemia indicam que a criança ainda necessita da terapia.

Prestar assistência às outras necessidades básicas da criança durante a oxigenoterapia

Em especial as mais afetadas (mobilidade, higiene e conforto, integridade corporal, amor). A criança deve ser mudada de decúbito e receber massagem de conforto; ser mantida limpa e seca. As narinas e boca devem estar livres de secreções e umidificadas. Quando possível interromper a administração de O_2 a cada duas horas; aproveitar o intervalo para cuidar da pele, lavar e secar, oferecer bico, dar colo etc. A assistência efetiva é fundamental, como forma de prevenir a sensação de abandono, solidão e outros problemas advindos da hospitalização, doença e tratamento.

Sistemas de fornecimento de O_2

O oxigênio em pediatria pode ser fornecido através de dispositivos com fluxo baixo e fluxo alto. Os dispositivos com fluxo baixo fornecem ao paciente somente parte do gás inspirado e o ar ambiente é misturado ao oxigênio fornecido pelo aparelho quando o paciente inspira. Quanto maior hiperventilação ou inspiração profunda menor a concentração de O_2 inspirado, em função da entrada de grande quantidade de ar ambiente. Quanto mais superficial a respiração maior a concentração de O_2 inspirado. Os dispositivos de baixo fluxo incluem o cateter, a cânula nasal e a máscara simples. Os dispositivos de alto fluxo incluem os recipientes cefálicos, tendas e máscaras especiais.

Cateter nasal

Material

- Fonte de O_2; fluxômetro.
- Gazes esterilizadas, esparadrapo, lubrificante solúvel em água.
- Copo e solução umidificadora apropriada e no volume indicado pelo fabricante.
- Intermediário (menor que três metros para diminuir o espaço morto).
- Cateter nasal de numeração apropriada ao paciente (nºs 6F, 8F, 10F).

Método de passagem do cateter e montagem do sistema

Justificativa

– Segurar o cateter com gaze estéril e medir da ponta do nariz ao lóbulo da orelha; marcar este ponto com lápis ou pequeno esparadrapo.	– Definir a profundidade de introdução do cateter.
– Adaptar o recipiente da solução umidificadora ao dispositivo de ejeção de O_2. Adaptar o intermediário ao recipiente de umidificação e ao cateter.	
– Abrir e fechar o fluxo (fluxômetro) para verificar a permeabilidade do sistema.	
– Lubrificar o cateter com uma pequena quantidade de lubrificante hidrossolúvel (água, soro, xilocaína).	– Lubrificantes lipossolúveis podem ser aspirados; a fricção irrita a membrana mucosa. Lubrificantes de base oleosa predispõem à combustão quando se utiliza o O_2.
– Desligar o cateter lubrificado pelo assoalho de uma das narinas até a orofaringe. Caso o paciente apresente sinais de angústia ou o cateter não progredir, retirá-lo e recolocá-lo em outra narina.	
– Inspecionar a orofaringe, usando abaixador de língua e lanterna para ver a posição do cateter que deve ser visível atrás da úvula.	– Se o cateter for introduzido em demasia pode provocar náuseas e vômito, distensão abdominal. Nesta posição é possível inspirar com facilidade.
– Fixar o cateter de preferência acima do lábio superior e na bochecha (ou testa), usando esparadrapo antialérgico, se possível.	– Prevenir necrose das aletas nasais e dermatites de contato.
– Ajustar a velocidade do fluxo de acordo com a prescrição médica, normalmente entre 1 e 3 litros/min, para recém-natos, lactentes, pré-escolares; escolares e adolescentes de 1 a 6 litros/min.	– Consideradas velocidades máximas por preencher o reservatório anatômico do paciente. O fluxo excessivo pode resultar em dor de cabeça e desconforto.

Justificativa

– Prender o intermediário no leito, usando como referência a rotação da cabeça da criança de forma que o queixo encoste no ombro.	– Permitir a movimentação confortável do paciente sem tensão sobre a sonda.
– Trocar o cateter a cada 8 a 12h para a narina oposta.	– Prevenir incrustações e ulcerações de mucosa nasofaríngea e retirar cateteres com muco.
– Proporcionar cuidado bucal a cada quatro horas ou quando necessário.	– Manter a boca, nariz e garganta limpos e úmidos a fim de evitar ressecamento e fissuração.
– Supervisionar a presença de distensão gástrica, em especial nas crianças prostradas e inconscientes.	– O fluxo de O_2 é dirigido para o esôfago, provocando distensão abdominal.
– os demais cuidados gerais em caso de oxigenoterapia (ex.: supervisão do sistema, suspensão gradativa do tratamento etc.).	

Vantagens

– Método econômico e que utiliza dispositivos simples.
– Facilidade de aplicação.

Desvantagens

– Nem sempre é bem tolerado pela criança em função do desconforto produzido.
– A respiração bucal diminui a fração inspirada de O_2. A criança tem maior dificuldade de compreender a necessidade e técnicas da respiração nasal, tornando desconhecida a concentração de O_2 inspirado.
– Irritabilidade tecidual da nasofaringe propiciando o aparecimento de ressecamento, secreções e tosse irritativa.
– Facilidade no deslocamento do cateter.
– Não permite nebulização.
– Facilidade de distensão gástrica; quanto maior o fluxo maior a distensão.
– Necessidade de revezamento das narinas a cada 8 a 12 horas.

Cânula nasal

Material: Idêntico ao utilizado na passagem do cateter mais a cânula nasal (dispositivo com dois ganchos paralelos de 5 a 7cm).

Considerações sobre o uso da cânula nasal

A cânula segue as etapas e princípios aplicados ao cateter. Os ganchos são lubrificados com lubrificante de base aquosa, e introduzidos simultaneamente nas duas narinas. A profundidade de introdução é menor que a utilizada no cateter. O restante do dispositivo passa pela face até as orelhas e retorna para unir-se frente ao pescoço. As orelhas devem ser protegidas com algodão ou gaze para evitar a ulceração sobre elas.

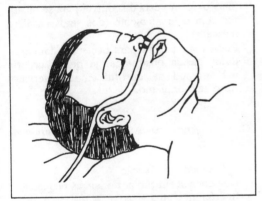

Fig. 27.3 – Aplicação da cânula nasal.

O fluxo de um a três litros/min é geralmente indicado para crianças até a idade pré-escolar; de um a seis indicado para escolares e adolescentes, assim preenchendo o espaço dos seios paranasais. As concentrações de oxigênio inspirado podem variar em função do padrão respiratório do paciente. Considerando que esse padrão seja normal, concentrações aproximadas de O_2 podem ser supostas a partir dos fluxos (Petersen, 1981) (Quadro 27.1).

Quadro 27.1

Velocidade de fluxo do O_2 (L/min)	Concentração de O_2 inspirado (%)
1	24
2	28
3	32
4	36
5	40
6	44

Quando o paciente respira pela boca o volume de O_2 inspirado é menor do que naquele que respira pelo nariz.

Vantagens	Desvantagens
– Conforto maior que no uso do cateter. – Economia: não necessita ser removida – Conveniência: o paciente pode comer, falar, ver sem obstáculos (compatível com a rotina diária). – Fluxo a ser dirigido para os seios nasais e não para a faringe (ganchos introduzidos em menor profundidade nas narinas), diminuindo problemas como a distensão gástrica. – Facilidade de manter-se em posição pelo seu sistema de fixação.	– Não pode ser usada por pacientes com problemas nos condutos nasais. – Concentração de O_2 inspirada desconhecida. – De pouca aceitação por crianças pequenas. – Não permite nebulização.

Máscara de oxigênio

Máscara simples

As máscaras variam de tamanho e forma. Em muitas situações são preferidas em relação ao cateter e cânula nasais mas interferem no ato de comer, falar, beber e nem sempre se ajustam com perfeição.

Devem ser usadas em crianças pequenas e comatosas, com precaução especial pelo risco de vômito e aspiração. Nestes casos, os pacientes devem ficar posicionados em decúbito lateral.

A máscara de O_2 simples utiliza a máscara e os seios nasais como reservatórios para o O_2. Possui orifícios laterais de forma que o paciente inspira o ar do ambiente misturando-o com o oxigênio dos reservatórios anatômicos e da máscara. Assim o padrão respiratório do paciente influencia na quantidade de O_2 inspirado.

O fluxo deve estar entre cinco e oito litros/min, para que o paciente elimine o gás carbônico para fora, sem o risco de reinalá-lo e sejam preenchidos os espaços dos receptáculos anatômicos e da máscara. Velocidades maiores que oito litros/min não alteram a concentração de O_2 inspirado e menores que cinco litros permitem acumulação de CO_2. Na velocidade indicada as máscaras simples fornecem um percentual entre 40 e 80% de O_2 inspirado, dependendo do padrão ventilatório do paciente.

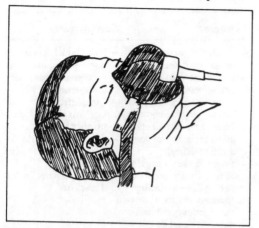

Fig. 27.4 – Aplicação de máscara simples de O_2

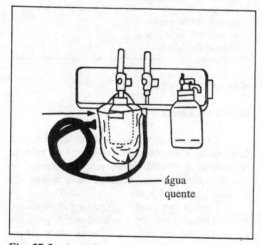

Fig. 27.5 – Aquecimento do O_2.

Material

– Idem ao requerido para a técnica de administração de O_2 por cateter, exceutando-se o cateter, e em seu lugar utlizando-se a máscara buconasal.

Colocação de máscara de oxigênio simples

– Adaptar o recipiente da solução umidificadora ao dispositivo de ejeção de O_2. Adaptar uma extremidade do intermediário ao recipiente de umidificação e o outro à máscara.

– Ligar o sistema e ajustar o fluxo de O_2.
– Ajustar a máscara sobre a boca e nariz, fixar em torno da cabeça com tira elástica e proteger os ouvidos com algodão ou similar.
– Retirar a máscara a cada meia a duas horas; lavar o rosto, secar e passar creme ou talco na área de contato da máscara sobre a pele.
– Administrar líquidos; fazer higiene oral.
– Os cuidados de proteção da pele, hidratação e higiene oral devem ser executados rapidamente, para evitar agravamento da hipóxia.

Vantagens da máscara de oxigênio simples

– Fornecer maior concentração de O_2 do que os oferecidos por cateter ou cânula, já que mais oxigênio está disponível para se misturar com o ar ambiente (dos seios nasais e máscara).
– Podem ser usadas para pacientes com condutos nasais obstruídos, já que a própria máscara pode se constituir em um reservatório para o oxigênio.

Desvantagens (extensivas a outros tipos de máscaras)

– Dificuldade de fixação
– De pouca aceitação por crianças pequenas
– Interferem com a visão
– O contato com a pele incomoda o paciente e as tiras da máscara podem irritar as orelhas.
– Limitam a assistência às vias aéreas, necessitando remoção e substituição por outro sistema de fornecimento de O_2 em caso de alimentação, cuidados com a pele etc.
– Obstrui fluxo dos vômitos (risco de aspiração).
– Concentração de O_2 inspirado desconhecida.

Máscaras de Venturi

Fornecem concentrações baixas e moderadas de O_2 na ordem de 24%, 28%, 35% e 40%.

"O oxigênio penetra na máscara sob forma de jato, através de um bico estreito, introduzindo o fluxo de ar por uma série de orifícios circundantes. As concentrações de O_2 possuem relação com o diâmetro do orifício de admissão, que limita o volume de ar introduzido no tubo que conduz à máscara facial" (Oliveira & Serrano, 1984).

Máscaras de repetição da respiração

Oferecem concentrações de O_2 inspirado de 50 a 70% com um fluxo de seis a 10 litros/min. Possuem um saco distensível, adaptado à máscara simples que recebe o oxigênio e se esvazia durante a inspiração. Quando o paciente inspira, o oxigênio proveniente do saco mistura-se ao ar, que penetra através das unidades de exalação da máscara (Hughes & Buescher, 1983).

Máscara sem repetição da respiração

Fornecem concentrações de O_2 de até 95%. Possuem válvulas de sentido único situadas entre a máscara e o saco reservatório, de forma que o oxigênio é inspirado do saco e o gás exalado é eliminado por orifícios de inalação.

Recipientes cefálicos

São dispositivos que adaptados apenas à cabeça da criança podem determinar concentrações de 90 a 100% de O_2 inspirado com fluxo acima de 7 litros/min, dependendo do ajuste do dispositivo.

Tipos

Os modelos mais usados são:
a) *Recipiente cefálico aberto:* normalmente cilíndrico (capacete), confeccionado de material transparente de plástico ou acrílico.

Devem possuir abertura inferior para o ajuste do pescoço, orifícios inferiores para permitir a passagem de tubos de hidratação venosa, intermediários de nebulização etc. O orifício para entrada do oxigênio deve sempre estar situado na sua porção inferior, em função do princípio da maior densidade do oxigênio, em relação ao CO_2 e outros gases componentes do ar, concentrando o oxigênio na parte inferior do capacete e à disposição do paciente.

Em função do sistema ser aberto, o seu diâmetro, altura e abertura para passagem da cabeça devem ser proporcionais à idade da criança.

Instalação do recipiente cefálico aberto

– Escolher o recipiente conforme faixa etária
– Colocar a criança em um leito maior do que normalmente usaria (para ajuste do recipiente na cabeceira)

– Elevar a cabeceira até ângulo de 30° se indicada elevação do tórax. Decúbitos de maior elevação provocam evasão de O_2
– Instalar a entrada de O_2 na parte inferior do dispositivo
– Ajustar o recipiente sobre a cabeça e pescoço; proteger os ombros com camisa ou similar.
– Ligar o O_2 com os fluxos indicados.
– Vedar os espaços residuais do pescoço e orifício com plástico transparente. Certificar-se que o recipiente esteja perfeitamente apoiado sobre a cama e sem inclinação (ou pequena). Reforçando: o dispositivo deve estar vedado e horizontalizado
– Supervisionar freqüentemente a criança e o ajuste do dispositivo, facilmente removível pela criança que não o aceite ou que esteja agitada.

O serviço de enfermagem do Hospital Infantil Joana de Gusmão/SC utiliza capacetes cefálicos com as seguintes dimensões (Quadro 27.2).

Quadro 27.2

Faixa etária	Diâmetro do recipiente cefálico	Altura	Abertura para a passagem da cabeça (larg x alt)
Prematuros	20	14	10 x 8
Recém-nascidos a termo	30	24	18 x 11
Lactentes	38	32	22 x 19
Pré-escolares	48	42	25 x 22

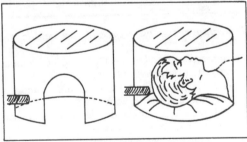

Fig. 27.6 – Recipiente cefálico aberto.

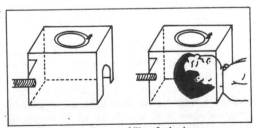

Fig. 27.7 – Recipiente cefálico fechado.

b) *recipiente cefálico fechado*: normalmente está apresentado em forma de caixa, com tampa superior confeccionada de material transparente rígido. Possui abertura anterior para ajuste do pescoço, orifícios para entrada de intermediários de nebulização, soro etc., anexos para colocação de gelo e sistema para drenagem da água do gelo derretido.

Vantagens do uso de recipientes cefálicos

Abertos	Fechados
– Concentração de O_2 inspirado mantêm-se constante, permitindo controle preciso.	Idem.
– Fornece concentrações elevadas de O_2.	Idem.
– Permite fácil recuperação da concentração de O_2.	Idem.
– Livre acesso à cabeça e a toda a criança; facilidade de acompanhamento e execução da assistência.	Livre acesso apenas ao tórax, extremidades e região inferior do corpo; dificuldade de prestação de cuidados na cabeça.
– Fácil visualização	
– Maior conforto físico e psicológico.	Maior conforto físico que no uso de outro sistema, porém pode gerar medo e sensação de claustrofobia.

Desvantagens do uso de recipientes cefálicos

– Maior concentração de O_2 o que aumenta o risco de fibroplasia retrolental.
– O consumo de O_2 pode aumentar quando o oxigênio do sistema estiver frio.
– A fixação na altura do pescoço deve ser perfeita para evitar perda de O_2.
– Facilidade de deslocamento.
– Nem sempre bem aceitas pelas crianças.

Desvantagens do uso do sistema fechado

Em função do fechamento do sistema citam-se outras vantagens: podem tornar-se excessivamente aquecidos, o que demanda o uso de gelo para seu resfriamento; a umidificação do oxigênio no sistema fechado provoca embaciamento com dificuldade de visualização da criança; o fluxo deve estar sempre ajustado para evitar acúmulo de CO_2 (em torno de sete litros por minuto).

Cuidados no uso de recipientes cefálicos

a) *Aberto:* introduzir o oxigênio sempre na porção inferior do sistema para obter a concentração desejada.

b) *Fechado*: ligar o fluxo de O_2 antes de colocar a criança sob o recipiente cefálico fechado;
– conversar e dar apoio afetivo à criança durante toda a terapêutica;
– trocar o gelo caso feito resfriamento; verificar o funcionamento do sistema de coleta da água descongelada;
– manter o fluxo mínimo de 7l/min para impedir concentração de CO_2;
– supervisionar a intervalos curtos as condições da criança;
– vedar o espaço restante da abertura do pescoço para impedir perda de O_2; e
– retirar o recipiente pelo menos a cada duas horas para proceder a secagem do rosto, higiene oral, supervisão minuciosa, apoio afetivo etc.

Tenda

O oxigênio pode ser fornecido a criança em tenda ou arcabouço de plástico ou similar, transparente, onde o O_2 pode ser umidificado. Mesmo com um fluxo de 15 litros/min a concentração oscila entre 50 e 60%. Orifícios na parte superior permitem a eliminação de CO_2.

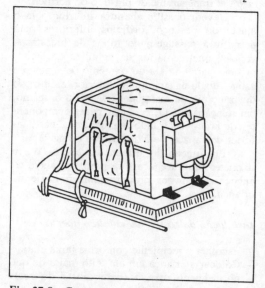

Fig. 27.8 – Componentes da tenda de O_2

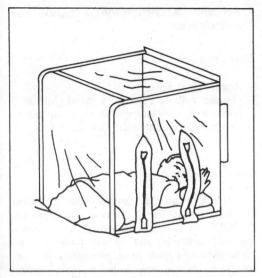

Fig. 27.9 – Instalação da tenda de O_2

Montagem da tenda e cuidados

- Escolher o tamanho da tenda de acordo com o do paciente que deve ficar totalmente coberto.
- Abrir o aparelho. Ajustar uma extremidade do intermediário ao orifício de entrada do O_2 na tenda e a outra ao recipiente de umidificação.
- Deixar o oxigênio fluir por algum tempo no interior da tenda.
- Levantar a parte inferior da tenda e colocar o paciente sob a mesma. Prender as bordas laterais da cobertura sob o colchão, evitando extravasamento de O_2. Vedar todas as aberturas, exceto as superiores destinadas à saída de CO_2.
- Controlar a temperatura dentro da tenda; evitar resfriamento ou superaquecimento. Em caso de resfriamento aquecer água de umidificação do O_2. Em caso de aquecimento resfriar o sistema com uso de gelo colocado em bolsões, normalmente existentes na própria tenda.
- Regular o fluxo conforme indicado, normalmente entre 10 e 12 litros/min para se obter concentrações de O_2 em torno de 40-50% e mínimo de gás carbônico (abaixo de 1%);
- Oferecer à criança maior (acima de três anos) uma campainha para ser acionada em caso de anormalidade.
- Supervisionar freqüentemente as condições do paciente, a temperatura na tenda e todo o equipamento (de 15 em 15 minutos nas fases críticas).
- Observar e trocar a roupa de cama e da criança, quando umedecidas.
- Durante os cuidados utilizar cateter ou máscara para fornecimento de O_2.

Observações

- Para dar banho no paciente ou efetuar procedimentos, deve-se deslizar a cobertura até a altura do pescoço e depois refazer a cobertura.
- Não fazer uso de álcool, óleo e graxas dentro da tenda. O uso de óleo para lubrificar e proteger os genitais é contra-indicado nesta situação.
- O paciente dentro da tenda ouve normalmente e as discussões ou conversações inapropriadas devem ser evitadas.
- Pode-se oferecer brinquedos à criança dentro da tenda. Eles não devem ser de materiais que produzam eletricidade estática.

Vantagens do uso de tendas

- Umidificação satisfatória
- Controle de temperatura
- Permite mobilidade do paciente.

Desvantagens

- Não pode ser utilizada por pacientes que exijam constante cuidado médico e de enfermagem (ex.: controle de temperatura), pela dificuldade de acesso.
- Dificuldade de estabelecer a concentração de O_2 inspirado.
- Pode haver dificuldade de visualização do paciente que está sendo nebulizado.
- Pode produzir resfriamento excessivo.
- Alto consumo de O_2.
- Sensação de medo e/ou de claustrofobia.
- Perda de O_2 cada vez que a tenda é aberta.
- Facilidade de umedecer a roupa do paciente e da cama quando o paciente é nebulizado, favorecendo problemas de pele.

Incubadoras

A administração de oxigênio para o recém-nascido pode ser efetuada em incubadoras, embora o objetivo principal da mesma seja oferecer um ambiente termocontrolado.

Quando o bebê necessita de oxigênio pode utilizar-se o recipiente cefálico dentro da incubadora ou o próprio sistema de oxigenação da mesma.

O uso de O_2 em recém-natos deve ser criterioso, em virtude do risco de cegueira (fibroplasia retrolental) decorrente da toxicidade de O_2. Deve-se seguir o princípio da menor quantidade possível e do menor espaço de tempo possível. O limite máximo, considerado seguro para o recém-nascido é de 40% de O_2 inspirado (fluxo de 2 a 4 litros/min). Concentrações mais elevadas podem ser usadas com monitorização freqüente da pO_2 ou se o bebê permanecer cianótico ao fluxo previsto. Assim como outros sistemas de administração de O_2, a concentração de O_2 fornecida deve ser periodicamente analisada (oxímetro, gasometria).

Vantagens da administração de O_2 em incubadora

–. Isolamento relativo do paciente à contaminação.

– Ambiente termorregulado e passível de umidificação.

Desvantagens

– Acesso deficiente.
– Grande volume interno, tornando difícil o controle da concentração de O_2 inspirado.
– Tempo de recuperação dos níveis de O_2 lento.

Outros sistemas

Existem outros sistemas que fornecem oxigênio ao paciente, como o capuz de O_2 (HOOD), ou sistemas de ventilação mecânica que empregam O_2 sob pressão positiva. Não serão descritos neste texto que pretende abordar o uso comum, em unidades gerais e médicas de pediatria.

Referências Bibliográficas

1. FÁZIO JR, J. – Insuficiência respiratória aguda. *J. Ped., 52*(1-2):73-82, 1982.
2. FIORI, R.M. e cols – Administração de Oxigênio. In *Prática Pediátrica de Urgência*. São Paulo, Artes Médicas, 1975.
3. FIORI, R.M. & SILVA, L.B. da. – Problemas respiratórios do recém-nascido. *Jornal de Pediatria, 56* (4): 225-242, 1984.
4. FLÁVIO, J.A. – Inaloterapia e medidas clínicas complementares na insuficiência respiratória aguda. In *Manual Básico de Enfermagem em Unidade de Terapia Intensiva*. 2. ed. Curitiba, Florence, 1984.
5. HOSPITAL INFANTIL JOANA DE GUSMÃO – SERVIÇO DE ENFERMAGEM – Medidas de recipientes cefálicos. Florianópolis, 1986. mimeo.
6. HUGHES, W.T. & BUESCHER, E.S. – Métodos para Administração de Oxigênio. In *Procedimentos Técnicos em Pediatria*. 2. ed. Rio de Janeiro, Interamericana, 1983.
7. KEMPE, C.M. e cols. – Métodos gerais de tratamento de enfermidade pulmonar. In *Pediatria: Diagnóstico e Tratamento*. 8. ed. Rio de Janeiro, Guanabara, 1986.
8. LEVIN, R.M. – Sistemas de terapia respiratória. In *Terapia Respiratória Intensiva em Pediatria*. Rio de Janeiro, Atheneu, 1984.
9. PETERSEN, G.M. – Dispositivos de oxigenoterapia. In *Clínicas de Enfermagem da América do Norte*. Rio de Janeiro, Interamericana, 1981.
10. OLIVEIRA, P.R. de & SERRANO, D.Z. – Noções de Inaloterapia. In *Natação Terapêutica para Pneumopatas*. Rio de Janeiro, Panamericana, 1984.
11. WONG, A. – Insuficiência respiratória aguda, In *Monografias Médicas/Série Pediatria*. São Paulo, Sarvier, p. 165-179, 1982.

28
Fisioterapia Respiratória em Pediatria

Edilza Maria R. Schmitz
Marlene Rolden Speck

"A secreção traqueobronquial (STB) é um gel viscoelástico composto por água (94%), material não-dializável (5%), íons e outras pequenas moléculas (1%). O material não dializável contém glicoconjungados – proteoglicanos e glicolipoproteínas epiteliais – proteínas e lípedes. A STB desempenha importante papel tanto nos mecanismos de defesa específicos quanto inespecíficos dos pulmões: umidificação, desintoxicaçao, englobamento das partículas, antioxidação, transporte, lubrificação e ação antimicrobiana, entre outros.

Nos indivíduos doentes há alterações quantitativas (aumento do volume), bem como alterações qualitativas (proporção dos constituintes) e como resultado, muitos dos mecanismos de defesa estão prejudicados" (Vidreiro, 1985).

A eliminação das secreções traqueobrônquicas ocorre pela ação conjugada dos músculos brônquicos e dos movimentos ciliares. Os brônquios se alargam na inspiração e se encurtam na expiração, mobilizando secreções. O movimento ciliar se faz em chicote, produzindo uma sucessão de ondas e movimentando o manto mucoso. A tosse habitualmente remove as secreções excedentes ou estagnadas.

Broncoconstrição, perda ou diminuição da elasticidade brônquica, espessamento da mucosa por inflamação, edema, congestão, aumento de glândulas mucíparas, prejudicam a boa drenagem de secreções que, retidas, irão desencadear obstrução brônquica, lesão ou destruição do epitélio ciliado com variados graus de prejuízo ao intercâmbio gasoso e as estruturas pulmonares (Rodrigues, 1975).

Determinadas afecções do sistema respiratório caracterizam-se pelo aumento de produção ou dificuldade de eliminação das STB: laringotraqueobronquite, bronquite aguda ou crônica, asma brônquica, mucoviscidose ou situações clínicas como: pacientes inconscientes, imobilizados, paralisados, comatosos, em pós-operatório (pós-anestesia), em choque etc.

Uma série de medidas como a hidratação, inalação de substâncias mucolíticas e broncodilatadores, drenagem postural, percussão, vibração, estimulação da tosse e respiração profunda auxiliam a remoção das secreções retidas.

Estas medidas são comumente aplicadas pela enfermagem pediátrica, durante a execução da assistência. Devem ser conhecidas e compreendidas em termos de indicações e vantagens, limitações e riscos a fim de alcançar-se sua eficácia e prevenir-se os riscos de sua aplicação incorreta.

INDICAÇÕES DA FISIOTERAPIA RESPIRATÓRIA

Lima (1984) divide a fisioterapia respiratória em duas categorias:

a) *Fisioterapia pulmonar* – visa diminuir a resistência das vias aéreas e favorecer a limpeza brônquica, facilitando a troca gasosa intrapulmonar, minimizando as complicações, tais como atelectasia e pneumonia. São elas: drenagem postural, percussão torácica, vibração, estimulação da tosse e respiração profunda.

b) *Treinamento respiratório* – são medidas que visam aliviar a dispnéia, aumentar a eficiência respiratória e a capacidade de exercício.

A fisioterapia respiratória não deve ser empregada como um procedimento de rotina. Está indicada para as situações clínicas em que as secreções broncopulmonares não consigam ser removidas pela ação ciliar normal e tosse, ou seja:

– afecções respiratórias com significativa produção diária de muco (bronquite crônica, bronquiectasia, fibrose cística etc.);
– afecções respiratórias com produção de muco, nas quais o mecanismo de eliminação seja imaturo. Os recém-nascidos e lactentes pequenos dificilmente apresentam tosse eficaz; por esta razão não conseguem expectoração adequada e acumulam maior quantidade de secreção. Nessas situações é indicada a utilização de manobras físicas que auxiliam na eliminação de secreção. Isto evita principalmente o aparecimento de atelectasias, freqüentes em crianças que permanecem deitadas grande parte do dia e abrevia o tempo de resolução de processos pneumônicos. As crianças maiores que se sentam ou que já andam, tendem a acumular mais secreção em regiões pulmonares inferiores;
– pós-operatório com ocorrência de produção ou retenção significativa de muco;
– durante a resolução de pneumonias e nas pneumonias complicadas. Nas fases iniciais da pneumonia aguda geralmente a quantidade de secreção é pequena, não havendo indicação de fisioterapia respiratória. Porém ela passa a ter grande importância na fase de resolução do processo ou na existência de complicações quando a secreção brônquica for intensa ou estiver retida.

As broncopneumonias são caracterizadas, geralmente, por intensa secreção pulmonar desde o início do quadro. A indicação da fisioterapia respiratória deve ser, portanto, mais precoce;

– atelectasias e arrolhamento mucoso;
– DPOC;
– em pacientes asmáticos, na ausência de broncoespasmos, após administração de broncodilatador; e
– em pacientes em ventilação mecânica com áreas de colapso pulmonar.

Considerações sobre a aplicação dos procedimentos de fisioterapia pulmonar

Hidratação

Como a fisioterapia pulmonar visa a remoção das secreções do trato respiratório é essencial que seja precedida de *hidratação* abundante por via oral e/ou parenteral, exceto nas situações em que a hiperidratação determina complicações, como edema agudo de pulmão, hipertensão, ICC.

A hidratação umidifica as secreções do trato respiratório e deverá ser de 1,5 a 2 vezes maior que o volume de manutenção recomendado para cada faixa etária (vide Capítulo 23).

Quando as secreções produzidas são fluidas e pouco abundantes não há necessidade de aumento da hidratação sistêmica, porém o aumento da umidade do ar inspirado favorece sua eliminação (nebulização, vaporização).

Dentre os líquidos oferecidos à criança, a água e sucos naturais são os mais indicados. Já a ingestão aumentada de leite, café e refrigerantes estimulará a produção de secreções viscosas.

Aerossolterapia (vide Capítulo 27)

É freqüentemente indicada antecedendo os procedimentos de fisioterapia pulmonar, objetivando combater broncoespasmo, diminuir edema da mucosa e submucosa do trato respiratório e fluidificar secreções retidas através do aumento da umidade e/ou por meio de produtos químicos.

Embora ainda largamente aplicada em nosso meio a indicação clínica dos aerossóis de água, soluções salinas, agentes mucolíticos, detergentes e drogas antimicrobianas está sendo questionada pela não-comprovação prática dos resultados terapêuticos sugeridos teoricamente.

Já a aerossolterapia com broncodilatadores e glicocorticais tópicos é aceita como eficaz.

Dentre os questionamentos da eficácia dos aerossóis, umidificadores e mucolíticos estão:

a) o fato de que somente quantidades mínimas das soluções alcançam o trato aéreo inferior;

b) a falta de evidência de alteração das propriedades das secreções respiratórias com o uso das soluções mencionadas, ou de alteração no tempo de evolução clínica de determinadas afecções respiratórias (ex.: bronqueolite);

c) possibilidade de deterioração da função respiratória (irritabilidade, broncoespasmo), e mucociliar após a administração daqueles aerosóis ou do próprio soro fisiológico;

d) risco freqüente de contaminação bacteriana nos aparelhos e soluções de aerossolterapia.

Os aerossóis de drogas beta-adrënérgicas (isoproterenol, salbutamol, terbutalina e metaproterenol) produzem dilatação da musculatura lisa da árvore brônquica, melhorando a mecânica pulmonar. Há dúvidas quanto a idade em que os broncodilatadores passam a ter efeito sobre o trato respiratório das crianças, acreditando-se que isto não ocorra antes dos seis meses de vida.

O aerossol com drogas antibióticas pode ter como efeitos a broncoconstrição, anafilaxia e desenvolvimento de cepas resistentes. Além disto, ocorre grande perda do medicamento através da névoa, além de haver possibilidade de produzir irritabilidade nos olhos e face (Oliveira & Serrano, 1984; Lima, 1984).

Drenagem postural

A drenagem postural é uma técnica que utiliza posições específicas que, mediante ação gravitacional, auxiliam na remoção e eliminação de secreções e substâncias aspiradas, a partir dos alvéolos e bronquíolos terminais até o trato respiratório superior.

É indicada basicamente nas doenças supurativas broncopulmonares, tais como empiema, bronquiectasias, abcessos de pulmão, bronquite crônica, no preparo pré-operatório de pacientes portadores de infecção respiratória crônica com secreção brônquica, no tratamento da atelectasia pulmonar pós-operatória.

É contra-indicada nas manifestações de insuficiência cardíaca, *déficit* ventilatório grave, situações clínicas com ocorrência de hipotensão, arritmias cardíacas, bradicardia e em crianças portadoras de refluxo gastresofágico, em afecções broncopulmonares com broncoespasmo (por deterioração de PO_2 arterial).

A execução da drenagem postural pode ser pouco compreendida, cansativa e entediante para a criança.

A recreação apropriada e o entretenimento auxiliam a criança a submeter-se ao procedimento. A orientação sobre, e a compreensão do por que do procedimento são essenciais para obter a colaboração da criança e familiares.

Material auxiliar

– leitos com possibilidade de elevação e abaixamento de cabeceiras e pés; travesseiros ou similares para os diversos posicionamentos;
– cuba rim para expectoração; e
– lençol ou toalha de papel.

Princípios básicos e execução da drenagem postural

– Orientar a criança e a família sobre o procedimento.
– Preparar o ambiente e paciente para ɔ procedimento: verificar ventilação, iluminação, condições do leito, esvaziamento da bexiga ou presença de fraldas molhadas e sujas em lactentes etc.
– Efetuar o procedimento pelo menos duas horas após as refeições e com intervalo mínimo também de duas horas. O número de sessões diárias é normalmente indicado pelo médico
– Localizar a área a ser drenada por orientação médica, crepitação ou raios X. A área selecionada para a drenagem deve ficar elevada, em posição vertical com relação ao leito, de forma a permitir a ação da gravidade sobre os segmentos específicos. Posicionar o paciente no leito ou similar com auxílio dos travesseiros, coxim etc. Os bebês e lactentes podem ser drenados no colo e/ou sobre as pernas do operador (vide Quadro 28.1).

Em caso de pneumopatia disseminada devem ser drenados várias áreas, adotando-se algumas posições básicas:
– Manter a criança de cinco à 10 minutos em cada posição indicada, quando a manobra for seguida de percussão torácica (tapotagem) ou de 10 a 20 minutos, quando a percussão for contra-indicada. Porém, de regra geral o procedimento como um todo não deve ultrapassar o período de 30 minutos para os lactentes e pré-escolares e de 45 a 60 minutos para escolares e adolescentes. A drenagem deve iniciar-se pelas áreas superiores e finalizar pelas basais posteriores.

No planejamento do tempo de drenagem levar em conta fatores como idade da criança, condição clínica, quantidade, viscosidade das secreções, grau de comprometimento do segmento. Quanto maior o comprometimento maior deverá ser o seu tempo de drenagem; quanto mais disseminada a afecção maior o tempo total do procedimento, se as condições do paciente permitirem.
– Encorajar a criança, caso possível, para inspirar profundamente pelo nariz e expirar

Quadro 28.1
Posições para drenagem postural e percussão/vibração

Lobos comprometidos	Segmento a ser drenado	Posição do leito	Posição do paciente (elevar a área drenada e relaxar)	Área a ser percutida/vibrada
Lobos superiores.	Segmento ápico-posterior direito. (Fig. 28.1)	Sem elevação da cabeceira da cama	Decúbito lateral esquerdo, com o braço esquerdo atrás do corpo; joelhos fletidos. O hemitórax direito é inclinado para frente, mais ou menos 45° e sustentado por um travesseiro. O braço direito é flexionado e apóia-se sobre o mesmo travesseiro. Outro travesseiro apóia a cabeça e ombros.	Na parte superior e posterior do tórax D, contornando o ombro e na região abaixo da clavícula D.
	Segmento ápico-posterior esquerdo. (Fig. 28.2)	Cabeceira da cama elevada em ângulo de 45°	Igual a anterior, mundando apenas o decúbito para lateral direito.	Igual a anterior, percutindo e vibrando a região indicada no lado E.
	Segmentos anteriores D e E. (Fig. 28.3)	Sem elevação.	Decúbito dorsal. Travesseiros sob a cabeça e joelhos.	Parte superior dos ombros e anterior do tórax, na altura da clavícula.

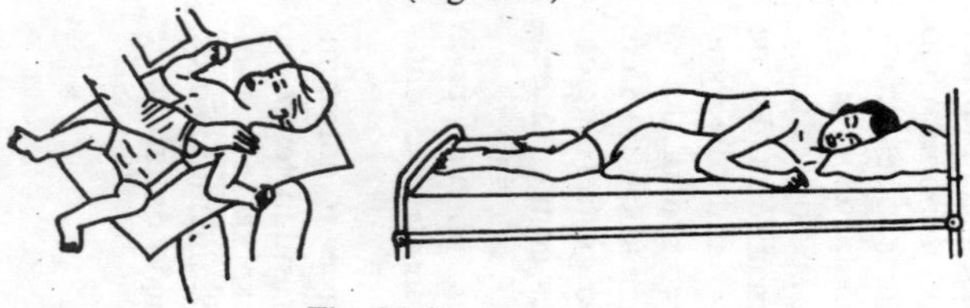

Fig. 28.1

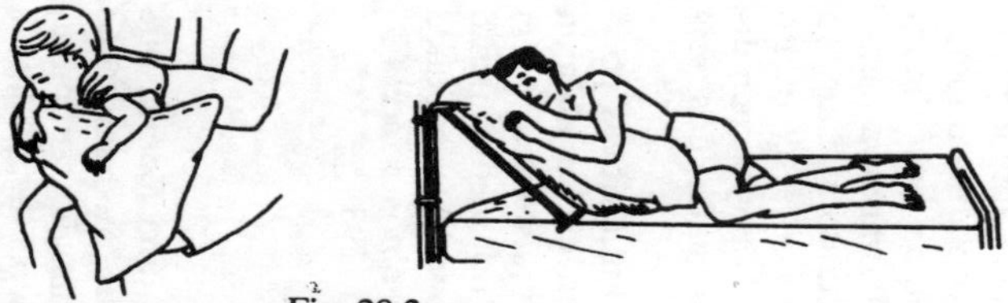

Fig. 28.2

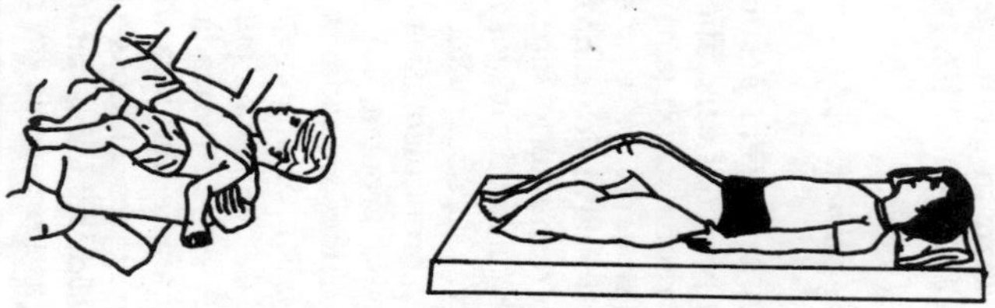

Fig. 28.3

Quadro 28.1
Posições para drenagem postural e percussão/vibração

Lobos comprometidos	Segmento a ser drenado	Posição do leito	Posição do paciente (elevar a área drenada e relaxar)	Área a ser percutida/ vibrada
Lobo ou língula. Fig. 28.4	–	Pés da cama elevados 30cm.	Decúbito dorsal. Travesseiros sob o hemitórax esquerdo para elevação da área a ser drenada; joelhos fletidos.	Sobre o mamilo esquerdo.
Lobo médio. Fig. 28.5	–	Pés da cama elevados 30cm.	Decúbito dorsal. Travesseiros sob o hemitórax direito para elevação da área a ser drenada; joelhos fletidos.	Sobre o mamilo direito.
Lobos inferiores.	Segmentos apicais direito e esquerdo Fig. 28.6	Sem elevação.	Decúbito ventral. Travesseiros sob o abdome para hiperextensão do dorso e sob as pernas para maior relaxamento.	Abaixo do ângulo inferior da omoplata.
	Segmentos basais laterais: direito e esquerdo. Fig. 28.7	Pés da cama elevados 45 a 50cm.	Decúbito lateral D ou E de acordo com o lado a ser drenado. Travesseiros sob a cintura e cabeça.	Na parte lateral E ou D ao nível da 8ª costela.

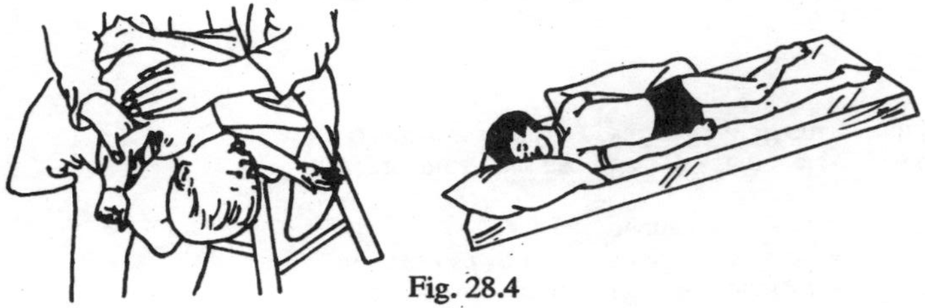

Fig. 28.4

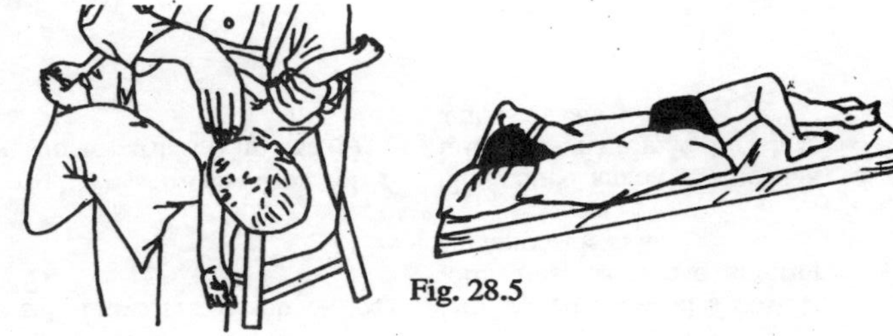

Fig. 28.5

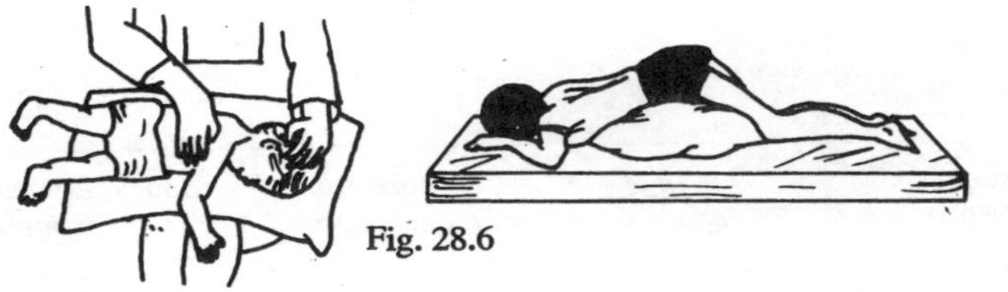

Fig. 28.6

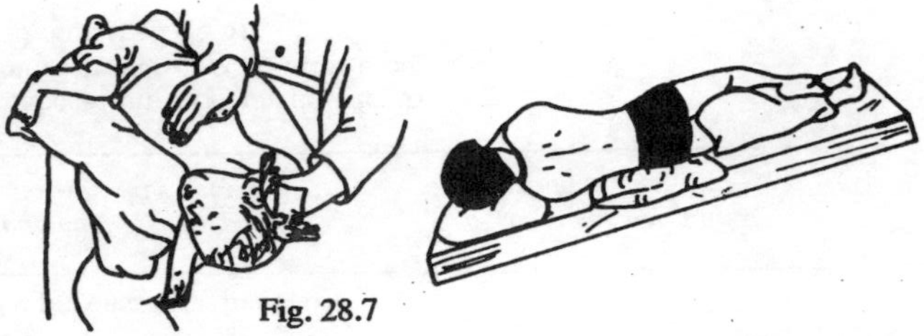

Fig. 28.7

Quadro 28.1
Posições para drenagem postural e percussão/vibração

Lobos comprometidos	Segmento a ser drenado	Posição do leito	Posição do paciente (elevar a área drenada e relaxar)	Área a ser percutida/vibrada
Lobos inferiores.			Proteger a cabeça em caso de deslize do corpo com outro travesseiro. Manter a coluna vertebral reta. (Fig. 28.8)	
	Segmentos basais anteriores D e E.	Pés da cama elevados de 45 a 50cm.	Decúbito dorsal. Travesseiros sob os joelhos. (Fig. 28.9)	Um pouco acima das costelas inferiores, na região anterior, em ambos os lados
	Segmentos basais posteriores D e E.	Pés da cama elevados 45 a 50 cm.	Decúbito ventral. Dois travesseiros sob o abdome e um sob as pernas. (Fig. 28.10)	Um pouco acima das costelas inferiores, na região dorsal, em ambos os lados.

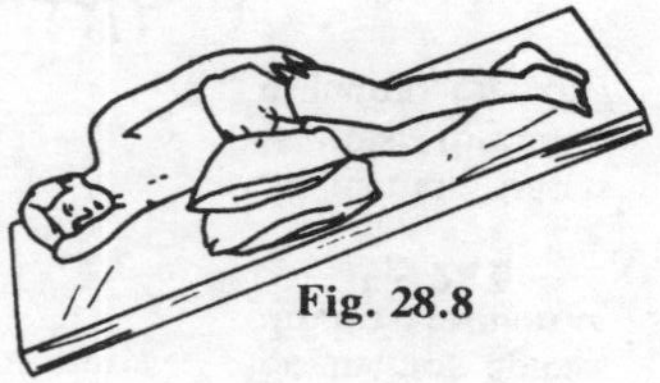

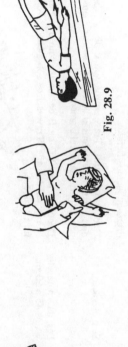

Fig. 28.8

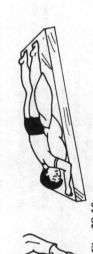

Fig. 28.9

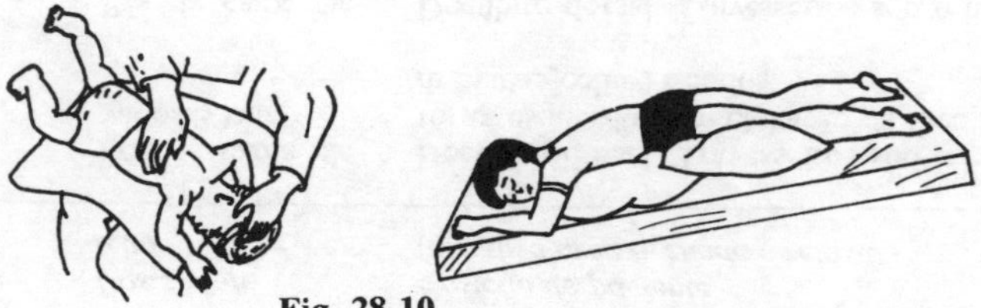

Fig. 28.10

Quadro 28.2
Posições básicas para drenagem postural

Posição do paciente.	Posição do leito ou elevações por meio de travesseiros ou similar.	Segmentos drenados
Decúbito dorsal e em *Fowler*.	*Fowler*.	Segmentos apicais dos lobos superiores.
Deitado sobre o lado esquerdo, mantendo posição oblíqua em relação ao leito.	Trendelenburg, com elevação dos pés do leito de aproximadamente 30cm.	Lobo médio e segmentos basais do lobo inferior direito.
A mesma, porém invertendo o lado.		Drenagem adicional do lobo médio e segmentos basais do lobo inferior esquerdo.
Decúbito ventral.	Trendelenburg; pés da cama elevados de 40 a 45cm.	Segmentos basais posteriores dos lobos inferiores.
Decúbito dorsal.	Trendelenburg; pés da cama elevatos de 40 a 45cm.	Segmentos basais anteriores dos lobos inferiores.

Fonte: Brunner & Suddarth, 1980.

pela boca durante o procedimento, como forma de distender as vias aéreas, facilitar o desprendimento do muco e estimular a tosse natural.
- Incentivá-la a tossir e expectorar após ter ficado o tempo necessário em cada posição.
- Percutir durante um a três minutos, cada área drenada, completado seu tempo de drenagem.
- Avaliar a condição da criança durante o procedimento e suspender a terapêutica em caso de mal-estar ou deterioração do estado geral. Nas crianças com comprometimento respiratório extenso a drenagem e a percussão podem reduzir a oxigenação arterial e os pacientes necessitarão de oxigênio suplementar.
- Oferecer cuba rim para deposição de material expectorado, e observar as características do mesmo.
- Efetuar higiene oral e/ou escovação dos dentes após o procedimento, se indicado.
- Avaliar os resultados obtidos, através da observação das características da respiração, da quantidade de secreção eliminada, da modificação dos sinais à ausculta.
- Anotar no prontuário a área drenada, duração da drenagem, quantidade e aspecto das secreções drenadas, as reações do paciente e resultados observados.

Percussão e vibração manuais

A percussão e a vibração do tórax têm como objetivos soltar e deslocar as secreções broncopulmonares para áreas onde possam ser eliminadas mais facilmente. Podem ser executadas manualmente, ou através de aparelhos (ventosas, aparelho vibratório manual).

A percussão torácica (*clapping* ou tapotagem) consiste na realização de golpes rítmicos com as mãos em forma de concha, sobre a área visada, utilizando-se da pressão exercida pela bolsa de ar criada pela mão do operador, para soltar e deslocar as secreções. A percussão torácica pode ser efetuada no tempo inspiratório e expiratório.

Na vibração, aplicam-se as mãos sobre a área visada, efetuando-se uma série de compressões manuais na fase expiratória.

A percussão e a vibração têm as mesmas indicações apresentadas para a drenagem postural.

Embora a drenagem, a percussão e a vibração sejam medidas de um mesmo processo, podem ser aplicadas isoladamente, sendo esta a situação observada freqüentemente em nossa prática diária.

As contra-indicações da percussão e da vibração são:
- abcessos e tumores pulmonares;

- enfermidades da parede do tórax (osteoporose, fraturas, processos dolorosos, enfisema subcutâneo);
- pneumotórax e hemorragia pulmonar;
- tuberculose;
- afecções cardiorrespiratórias com deficit ventilatório grave; ICC e outras afecções cardíacas agudas;
- refluxo gastresofágico; e
- afecções respiratórias com broncoespasmo.

A percussão torácica pode, por sua vez, induzir a broncoconstrição, muitas vezes prevenida com uso anterior de broncodilatadores.

Execução da percussão e vibração manuais

- Efetuar o preparo psicológico e físico da criança (vide itens anteriores).
- Posicionar o paciente para drenagem postural, se indicado.
- Golpear com a mão em concha durante um a três minutos, cada área drenada ou não, de baixo para cima, em direção ao brônquio principal e traquéia. Caso o comprometimento pulmonar seja disseminado e não estando indicada a drenagem postural, a percussão deve se iniciar na região dorsal, das costelas inferiores aos ombros e seguir das costelas inferiores ao ápice do tórax pela frente.

A percussão não deve ser efetuada sobre coluna, fígado, rins ou baço, pelo risco de lesões.

- Caso haja possibilidade de cooperação da criança, estimular a inalação lenta e profunda pelo nariz. Efetuar a seguir, durante a fase expiratória, os movimentos de vibração, contraindo e relaxando rapidamente os músculos das mãos e braços. Os movimentos de vibração são efetuados das costelas inferiores ao ápice do tórax, acompanhando a movimentação do mesmo.
- Repetir o ciclo de percussão ou percussão e vibração. Esses procedimentos podem ser efetuados no período entre 15 e 25 minutos, em caso de pneumopatia disseminada. No planejamento do tempo de percussão ou percussão e vibração devem ser levados em conta a cooperação e a tolerância da criança, sua condição clínica, ocorrência de broncoconstrição, quantidade e viscosidade das secreções, grau e extensão do comprometimento do segmento.
- Estimular a criança a tossir, após a drenagem, a percussão e a vibração, auxiliando a

movimentação e eliminação de secreções. Quando o reflexo da tosse for fraco ou estiver ausente remover as secreções com aspiração mecânica.
- Avaliar a condição da criança e suspender o procedimento em caso de mal-estar ou deterioração do estado geral. Estar atento para necessidade de oxigenação.
- Avaliar os resultados, através da observação das características da respiração, da quantidade da secreção eliminada e modificação dos sinais à ausculta.

Considerações sobre exercícios respiratórios

Estimulação da respiração profunda e tosse

O aumento do volume pulmonar, através da respiração profunda, é o mais simples e o mais imediato método para diminuir a resistência das regiões pulmonares obstruídas. A respiração profunda atua tanto na reexpansão e ventilação de áreas colapsadas, como ajuda no mecanismo da tosse, que depende de alto fluxo respiratório para remover secreções (Lima, 1984).

O treinamento da respiração profunda deve seguir alguns princípios:
- devem ser repetidos e executados várias vezes ao dia;
- a posição da criança deve ser relaxada;
- a criança não deve sentir dor e se necessário administrar analgésicos prescritos uma hora antes de iniciar-se os exercícios;
- as incisões cirúrgicas não-cicatrizadas não devem sofrer tensão;
- a inspiração deve ser feita pelo nariz e a expiração pela boca;
- a fase expiratória é a mais importante a ser treinada;
- o diafragma, que possui importante participação na respiração, deve ser controlado durante sua incursão.

Os exercícios da tosse e respiração profunda podem ser executados como descritos no quadro 28.3.

Por sua vez a tosse é uma importante medida da fisioterapia pulmonar, acelerando a remoção do muco das vias aéreas. A tosse em excesso é ineficaz, alterando e retardando a remoção e eliminação do muco. Poderá estar ausente ou deprimida em certos pacientes, sendo indicada a estimulação através da aspiração faríngea ou traqueal.

Quadro 28.3
Posições básicas para treinamento da respiração profunda

Posição	Execução
Deitado, pernas flexionadas e apoiadas. Colocar sobre as costelas inferiores um livro ou as mãos.	a) inspirar pelo nariz, inflando o abdome; b) pausa; e c) expirar pela boca, suave e prolongadamente, mantendo os lábios franzidos como se fossem assoprar uma vela, para criar uma contrapressão nos pulmões. As costelas inferiores devem ser levemente comprimidas com as mãos do operador ou criança, ou o livro pode ser resvalado lentamente.
Sentado; mãos espalmadas sobre as últimas costelas; braços e ombros relaxados.	a) inspirar normalmente sem levantar a caixa torácica; e b) efetuar uma expiração prolongada com os lábios franzidos; as mãos forçam levemente a região.

Uso de dispositivos na expansão pulmonar na prática diária

A reexpansão de pequenas áreas pulmonares colapsadas ou prevenção de atelectasia pode ser efetuada através de sofisticados aparelhos monitorizados. Na prática assistencial diária são empregados técnicas e dispositivos simples, úteis na estimulação das grandes inspirações e expirações lentas e prolongadas.

Tais técnicas para facilitar a respiração profunda podem ser efetuadas do seguinte modo:
– assoprando chumaços de algodão ou bolas de pingue-pongue, fazendo-as deslizar sobre mesas;
– assoprando bolhas de sabão;
– assoprando gaita de boca ou língua-de-sogra;
– assoprando cataventos de papel; e
– fazer bolhas com canudo num copo de água.

Alguns dispositivos requerem maior esforço inspiratório e expiratório. Dentre eles, estão os balões, luvas de borracha e as garrafas para soprar através de tubos de retorno.

As garrafas para soprar fazem um sistema fechado com duas garrafas, uma com líquido e a outra vazia, um tubo que as liga e que atinge o fundo de cada uma delas, mais um canudo para cada uma, usado para forçar a passagem do líquido de uma para outra garrafa.

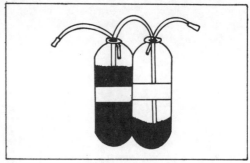

Fig. 28.11 – Frascos para soprar.

O uso deste dispositivo implica em inspiração e expiração profundas, já que pequenos assopros não transferem o líquido para a garrafa vazia.

Os pais e as crianças que necessitam de tratamento no domicílio devem ser orientados, treinados e estimulados quanto aos diversos procedimentos de fisioterapia pulmonar.

Referências Bibliográficas

1. ARAÚJO, Ma. F.B. – Tratamento por vias respiratórias. In *Técnicas Fundamentais de Enfermagem*. Rio de Janeiro, Bezerra de Araújo, 1980.
2. AZEVEDO, C.A.C. – *Fisioterapia respiratória*. Rio de Janeiro, Panamed, 1984.
3. BRUNNER, L.S. & SUDDARTH, D.S. – Afecções do trato respiratório. In *Enfermagem Prática*. 2. ed. Rio de Janeiro, v.1, 1980.
4. CARNEIRO-SAMPAIO, M.M.S. e cols. – Tratamento global da criança asmática no

período intercrítico. *Jornal de Pediatria, 58* (3), 1985.

5. GRAIG, R.J. – Reabilitação pulmonar. In *Clínicas de Enfermagem da América do Norte*, Rio de Janeiro, 1981.

6. GUIMARÃES, Mº. L.L.G. – Fisioterapia na asma brônquica. *Pediat., 5*: 33-37, 1983.

7. HOR, L. – Revisão de conhecimentos sobre respiração e tratamento das vias aéreas. Florianópolis, UFSC, 1980. Mimeo.

8. KEMPE, C.H. e cols. – *Fisioterapia respiratória.* In *Pediatria: diagnóstico e tratamento.* 8. ed. Rio de Janeiro, Guanabara Koogan, 1986.

9. LIMA, R.F. de – Terapia respiratória. *Jornal de Pediatria, 56* (4): 187-189, 1984.

10. OLIVEIRA, P.R. de & SERRANO, D.Z. – *Natação terapêutica para pneumopatas.* Rio de Janeiro, Panamed, 1984.

11. ORO, M.T. – *Manual de Técnicas de Enfermagem.* Florianópolis, FHSC, 1980.

12. RODRIGUES, Mº. P. – Mobilização e eliminação de secreções brônquicas. *Enf. em novas dimensões, 1*(1): 17-20, 1975.

13. SCRUTTON D. & GILBERTSON, M. – *Fisioterapia na Prática Pediátrica.* São Paulo, Manole, 1976.

14. VIDREIRO, Mº. T.L. – Fisiopatologia da secreção bronquial. In *Atualizando.* Boeringer-Ingelheim, 1985. Folheto informativo.

29
Administração Endovenosa de Fluidos

Edilza Maria R. Schmitz

Dispõe-se de várias vias para administração terapêutica de fluidos: oral, gástrica (através de sonda), retal, intramuscular, intravascular, subcutânea, intra-óssea e intraperitoneal.

A via endovenosa é a via parenteral (este termo indica qualquer via não gastrintestinal) mais usada para finalidade terapêutica, já que permite emprego de uma variedade de soluções, em volumes maiores que os comumente aplicados em outras vias.

O aparelho básico para qualquer tipo de infusão endovenosa consiste num frasco destinado à solução, por uma agulha ou cateter destinado a penetrar num vaso sangüíneo e por um sistema tubular destinado a conectar o frasco com agulha ou cateter.

Conceito

Infusão endovenosa é a introdução de fluidos (solução salina, glicosada, sangue e outras) por via endovenosa, com fluxo controlado, para fins terapêuticos.

Indicações

– Manter ou repor as reservas de água, eletrólitos, vitaminas e calorias no paciente que não pode receber uma ingesta oral apropriada.
– Restaurar o equilíbrio acidobásico.
– Restabelecer o volume sangüíneo (desidratação, queimadura, hemorragia, choque, cirurgia).
– Ministrar medicamentos.

Soluções mais usadas nas infusões endovenosas

Soro glicosado (SG)

Solução de água e glicose, cujo objetivo é fornecer nutriente de fácil e pronta assimilação pelo organismo, para a atividade metabólica.

É empregado nas doenças debilitantes, quando a ingestão de alimentos é deficiente (cirurgia, dispnéia intensa, vômitos constantes etc.), nas doenças inflamatórias do fígado (permite aumentar as reservas de glicogênio).

O soro glicosado pode ser administrado em várias concentrações, dependendo das necessidades terapêuticas requeridas:

SG a 5% – É uma solução isotônica (concentração semelhante à do plasma) que fornece água e calorias.

SG a 10%, 25% e 50% – Soluções hipertônicas (concentrações maiores que a do plasma) fornecem calorias e aumentam a pressão oncótica do sangue; são indicadas para tratamento de hipoglicemia, combate a edema e ao aumento da pressão intracraniana.

Soro fisiológico – a 0,9% (SF 0,9%)

Solução salina isotônica (pressão osmótica semelhante à do plasma sangüíneo) fornece líquidos e eletrólitos (Na^+, Cl^-), utilizada principalmente para repor perdas normais e corrigir desidratação.

333

Solução de Ringer com lactato

Fornece fluidos e eletrólitos (Na^+, K^+, Cl^-, Ca^{++}) e é indicada para tratamento de desidratação hipotônica, alcalose branda, hipocloremia, correção de desidratação enquanto se administram também água e calorias.

Solução isotônica balanceada

Possui fluidos, eletrólitos (gluconato de Ca, cloreto de K, Mg, HCO_3) e calorias. Normalmente é obtida pela junção de soluções de soro fisiológico, glicosado a 5%, e eletrólitos.

Os componentes variam em proporção, dependendo das finalidades terapêuticas. Esta solução é muito usada para pacientes pediátricos que requerem proporcionalmente maior quantidade de H_2O, eletrólitos e glicose, para a manutenção de seus processos metabólicos, que o adulto.

Fluidos derivados do sangue

a) *Sangue Total:* 45% celular (hemácias, leucócitos e plaquetas), 55% plasma, 5% proteínas (albumina, globulina, fibrinogênio, lipídios, vitaminas, carboidratos e sais inorgânicos). O sangue total é utilizado para restabelecer volume em presença de anemia aguda, choque, anemias hemorrágicas ou doenças hemolíticas.

b) *Plasma humano:* (fresco após congelamento) usado para corrigir volume sangüíneo no choque, hipoproteinemia, e tratar dos distúrbios de coagulação.

c) *Papa de hemácias:* obtida pela centrifugação do sangue total, do qual foi retirado o plasma. Utilizada para o paciente com anemia ou no paciente com risco de sobrecarga circulatória (ICC).

Expansores plasmáticos: albumina, dextran, haemacel. Estas substâncias são capazes de restabelecer o volume plasmático por sua atividade coloidosmótica. Não substituem o sangue e seus derivados.

Nutrientes para a alimentação parenteral
(vide Capítulo 34)

Princípios relacionados com a infusão de fluidos

– O fluxo é diretamente proporcional à pressão exercida pela fonte do fluido (quanto mais cheio e mais alto o frasco em relação ao coração do paciente, mais rápido será o fluxo).
– O fluxo é inversamente proporcional à viscosidade do fluido (quanto mais viscoso o fluido, mais lento será o fluxo).
– O fluxo é diretamente proporcional ao diâmetro do tubo e da agulha.
– O fluxo é inversamente proporcional à pressão que o meio oferece sobre o ponto final do sistema (quanto maior a pressão venosa, menor o fluxo).
– O fluxo é mais rápido num tubo distendido do que num enrolado.
O fluxo pode ser:

a) laminar ou a favor da corrente, quando as linhas do fluxo são paralelas às paredes do tubo. Os líquidos injetados e do tubo, embora missíveis, podem deslizar um sobre o outro em camadas distintas dentro do tubo. Este fluxo favorece a flebite.

b) turbilhonar ou contra a corrente, quando as linhas de fluxo não são paralelas às paredes do tubo, pois o líquido injetado corre em sentido contrário ao líquido do tubo, promovendo turbilhonamento. Favorece a mistura de ambos, diminuindo porém o fluxo.

Técnica de infusão intravenosa

Fase de preparação

a) *Preparo do paciente*
As infusões endovenosas de fluidos não são normalmente procedimentos comuns às crianças e familiares. Ao receber uma infusão endovenosa a criança está sujeita a lesões por vários agentes mecânicos, químicos e biológicos, além do traumatismo psicológico. A enfermagem deve evitar ou minimizar os riscos durante todo o procedimento. Os pacientes pediátricos devem ser orientados sobre o tratamento e seus objetivos, de acordo com o seu nível de compreensão, e receber atenção carinhosa. A compreensão do procedimento facilita a sua aceitação e a cooperação do paciente. O paciente deve ser colocado em posição confortável durante o procedimento. Para evitar deslocamentos da agulha pode ser necessário retirar parte do vestuário do paciente, expondo o local onde se instalará a infusão.

Em pacientes pediátricos ou pacientes sem controle de esfíncteres verificar se estão limpos e com roupas de cama e pessoal secas.

Material empregado para a administração de fluidos endovenosos

Frasco da(s) solução(ões) prescrita(s).

Equipo adequado ao frasco da solução.

Seringa de 3 a 5ml com solução fisiológica ou água destilada.

Agulha ou similar (*butterfly abocath, intra cath*)de tamanho e numeração adequados ao paciente e ao fluxo desejado.

Garrote, esparadrapo, talas, ataduras e gazes ou chumaços de algodão.

Copo graduado.

Cuba rim ou saco de papel.

Algodão embebido em antisséptico (vide rotina da instituição).

Rótulo com:

    Nome do paciente
    Número do quarto
    Número do leito
    Nome da solução – componentes
    Número do frasco (da série de 24h)
    Número de gotas/min
    Início e término da administração (hora)
    Nome da pessoa que preparou e instalou (legível)

Suporte do frasco

– Este material não deve possuir defeitos tipo fendas, vazamentos; deve ser homogêneo, sem turvação ou películas, com coloração própria.

– Observar coloração anormal e defeitos.

– O lúnen das agulhas é graduado inversamente, ou seja, quanto maior seu número mais fina a agulha. O bisel deve ser curto, para diminuir os riscos de traumatismo da parede venosa.

– Usado para medir volumes excedentes que serão desprezados.

Data: _____

---

b) *Preparo do ambiente*

– Providenciar, se possível, ambiente privado, onde a criança possa exteriorizar suas emoções durante o procedimento, sem causar tensão a outros pacientes.
– Verificar a iluminação do ambiente e se necessário providenciar outro sistema de iluminação auxiliar (foco de luz).

– Verificar as condições de temperatura e circulação de ar, principalmente quando se retirar parte do vestuário do paciente.

– Trocar peças de roupa de cama, se necessário, antes de instalar o sistema de infusão.

– Providenciar toalhas de rosto para proteger o leito de molhadura com a solução de infusão, em caso de algum extravasamento.

c) *Preparo do material*

Todo o procedimento deve ser executado obedecendo princípios rigorosos de assepsia.

– Reunir o material, examiná-lo e descartar se for inadequado.

– Conferir a prescrição e anotar os dados no rótulo, exceto o horário de início e término e o nome de quem preparou e instalou.

Verificar o volume total que o paciente irá receber e caso seja superior à capacidade do frasco usado dividi-lo conforme esta capacidade por dois, três etc. No cálculo, dividir todas as soluções (soro, medicamentos etc.) pelo mesmo coeficiente. Preparar apenas a parte a ser instalada. O rótulo deve conter somente os dados da parte preparada.

– Abrir com tesoura estéril o(s) frasco(s) da(s) solução(ões) que o paciente irá receber (cortar ou retirar lacres).

– Retirar os excessos de solução e acrescentar outras, se indicado (vitaminas, antibióticos, outros fluidos). Quando o volume da mistura for grande (ex.: soro fisiológico + glicosado), transferir a solução de m frasco para outro com auxílio de intermediário, evitando uso de seringa, em função do maior risco de contaminação, pelo uso repetido.

– Adaptar o(s) frasco(s) da(s) solução(ões) ao(s) intermediário(s) e preenchê-lo(s) com a solução do frasco da seguinte forma: a) deixar que o líquido flua até aparecer na ponta distal e clampeá-la; b) baixar o frasco de infusão e levantar momentaneamente o intermediário, deixando entrar um pequeno volume de líquido no gotejador; c) refazer o enchimento total do intermediário. Alguns intermediários possuem um gotejador flexível que permite, por leve compressão, obter o enchimento desejado.

– Preparar, quando desejado, uma seringa com solução fisiológica para testar o sucesso da venopunção pela introdução de solução fisiológica no vaso puncionado. Isto pode ser útil no caso de punção dos vasos de pequeno calibre, onde o sangue reflui para seringa com dificuldade, apesar do sucesso da venopunção.

– Levar o material ao quarto da criança; pendurar o(s) frasco(s) de solução no suporte e colocá-lo(s) a uma altura entre 60 e 90cm acima do nível da cama (em média).

Observações

– Jamais deixar no quarto o material a ser instalado sem que esteja sendo supervisionado (risco de ser mexido, contaminado etc.)

– Os frascos e materiais para infusão só devem ser preparados para uso imediato, caso contrário estão sujeitos principalmente à contaminação ambiental.

– Todos os orifícios abertos (frascos, intermediário, medicamentos) devem ser protegidos com gaze estéril enquanto o procedimento não estiver concluído.

Fase de execução

Verificar se os pais da criança estão preparados para o procedimento; apoiá-los e orientá-los.

Se necessário restringir a criança (mumificação, imobilização de cotovelo, contenção manual etc.)

Escolher o local para a venopunção; levar em conta o conforto do paciente e as necessidades da terapia (se é longa, se as soluções são hipertônicas etc.) As veias mais utilizadas são:

a) Dorso da mão – Rede venosa dorsal e metacarpiana dorsal.

b) Fossa cubital – Mediana cefálica e basílica; devem ser usadas com cautela em função da dificuldade de se limitar os movimentos articulares, o que implica em risco de acidentes. Podem ser puncionadas abaixo ou acima da dobra articular.

c) Coxa – Safena e femoral. As veias da coxa e tornozelo dificilmente têm varicosidade na infância, porém, por mecanismos pouco explicados de venoespasmo, podem trazer problemas circulatórios locais; se puncionadas, recomenda-se intensa supervisão local.

d) Tornozelo – Safena interna e externa.

e) Pé – Plexo venoso do dorso, arco venoso dorsal, marginal mediana e externa.

f) Couro cabeludo frontal, temporal, superficial, supra-orbital, auricular posterior. Em lactentes, este é um dos locais preferidos de venopunção, pelo bom calibre destes vasos e pela diminuição de procedimentos de restrição tão traumáticos para a criança. Seu uso é contra-indicado para aplicação de medicamentos vesicantes, pela potencialidade de complicações locais.

Garrotear as regiões proximais à venopunção se a área anatômica o permitir.

Distender a veia (abrir e fechar a mão mantendo-a fechada durante a venopunção ou

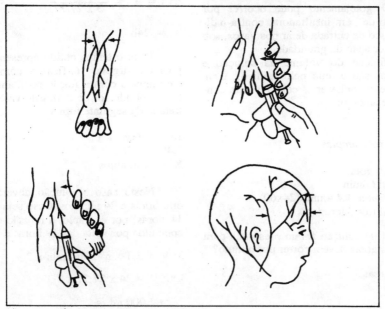

Fig. 29.1 – Vasos usados para a venopunção, em crianças.

massagear a área na direção do fluxo venoso, ou golpear suavemente a veia, ou pender a extremidade por alguns minutos ou aplicar calor 10 a 20 minutos).

Efetuar assepsia com algodão ou gaze embebida em solução antisséptica, no local de venopunção e área circunvizinha (mais ou menos 7cm) de baixo para cima, vigorosamente, durante um minuto, removendo microrganismos, restos celulares e sujidades. Deixar secar o local; a agulha não deve levar antisséptico para dentro da veia.

Adaptar a agulha, *scalp*, ou cateter ao intermediário ou, se preferido, na seringa com solução salina; preencher a agulha ou similar com solução salina, para evitar a injeção de ar no sistema circulatório.

Efetuar a venopunção de preferência em um segmento retilíneo, para evitar-se a transfixação da veia e permitir maior introdução da agulha no vaso. Se este for mais calibroso que a agulha, o bisel deve ser introduzido virado para cima (a); caso contrário, virado para baixo (b) (evita extravasamento de sangue).

Constatado o sucesso da venopunção, retirar o garrote e caso a agulha esteja adaptada à seringa, readaptá-la à extremidade distal do intermediário.

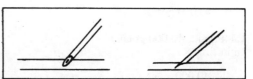

Fig. 29.2 – Posição para introdução da agulha para a venopunção.

Fixar a agulha no local da venopunção.(Fig. 29.3)

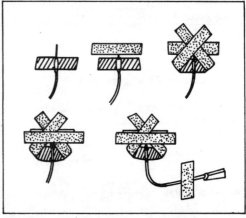

Fig. 29.3 – Método de fixação do *butterfly*.

337

Restringir a criança, quando isso for necessário, para garantir a manutenção da venopunção (restrição de cotovelo, membros etc.)

Acomodar e consolar o paciente; regular o fluxo. O gotejamento pode ocorrer por pressão (uso de pêra insulfadora, contra-indicada pelo risco de entrada de ar nos vasos, sob pressão) e por ação da gravidade.

A definição do volume da solução e tempo de infusão é feita pelo médico. A enfermagem deve conhecer os cálculos para controle de gotejamento:

a) *Regra de três simples*

1ml possui 20 gotas
1 hora possui 60min
24 horas possuem 1.440min (24x60)
1 gota possui três microgotas

Ex:. 2.000ml de solução foram prescritas para 24h; quantas gotas devem correr por minuto?

1ml......20 gotas
2.000....X

$$x = \frac{20 \times 2.000}{1}$$

x = 40.000 gotas

1.440min....40.000 gotas
1min........X

$$x = \frac{40.000 \times 1}{1.440}$$

x = 27.70 gotas

b) *Uso da constante 70*

$$N^{\underline{o}} \text{ de gotas} = \frac{Volume}{70}$$

$$Ex.: N^{\underline{o}} \text{ de gotas} = \frac{2.000}{70}$$

$N^{\underline{o}}$ de gotas = 28,57 gotas min

c) *Uso da constante 3* (permite calcular $n^{\underline{o}}$ de gotas/min, tempo e volume da infusão)

$$1) \ N^{\underline{o}} \text{ de gotas/min} = \frac{Volume}{3 \times \text{tempo em h}}$$

$$Ex.: N^{\underline{o}} \text{ de gotas} = \frac{2.000}{3 \times 24}$$

$N^{\underline{o}}$ de gotas min = 27,77

$$2) \ T = \frac{Volume}{3 \times n^{\underline{o}} \text{ de gotas/min}}$$

$$Ex.: = T = \frac{2.000}{3 \times 27,77}$$

T = 24h

Caso o tempo obtido apresente casas depois da vírgula, verificar a correspondência em minutos com a fração resultante. Ex. Se o tempo obtido for de 8,4h este valor deverá ser tratado da seguinte forma:

1h ...... 60min 1.
0,4h X
X = 24 minutos

Neste caso a solução deverá correr em oito horas e 24 minutos. Caso seja instalada às 11 horas, por exemplo, a infusão deverá estar concluída por volta das 19 horas e 24 minutos.

3) V = 2 T x $n^{\underline{o}}$ gotas min x 3

Ex.: V = 24 x 27,77 x 3

V = 2.000 ml ≐

Reforçando

A fórmula permite calcular o número de gotas/min, o horário em que a infusão deve terminar, caso não seja definido o tempo de infusão, e o volume da solução, caso o tempo e número de gotas sejam conhecidos.

Fase de acompanhamento

— Efetuar registros no prontuário do paciente sobre o procedimento: condições da rede venosa, localização da infusão, reações do paciente, horário de início e término da solução. Checar o número da(s) solução(ões) da serie de 24 horas etc.
— Verificar de hora em hora o local da infusão: checar a ocorrência de edema, eritema, calor, descoramento, hematoma (as complicações locais da infusão podem ser tromboflebite, soroma, comprometimento circulatório, ferimento); interromper a infusão e reinstalar em outro local, se for o caso.
— Checar o funcionamento do sistema (se há fluxo, se não está ocorrendo vazamento, se o gotejamento é correto). Em caso de obstrução da agulha pode-se remover o coágulo, através de garroteamento do local acima da venopunção e aspiração com seringa.

- Acompanhar atentamente as condições do paciente e as reações à infusão; notificar quando da ocorrência de problemas e prestar assistência, conforme a situação do paciente.

- Controlar diurese, fazer balanço hídrico e pesar a cada 12 ou 24h.

- Trocar o frasco de infusão e o intermediário, no mínimo a cada 24h. Em caso de uso de cateteres fazendo curativo a cada 12 ou 24h.

- Quando o procedimento estiver concluído, ou apresentar problemas, retirar o material de contenção do membro e da agulha. Se possível retirar o material de contenção para permitir conforto do paciente. Para retirada da agulha usar algodão ou gaze com benzina ou similar; efetuar hemostasia do local com gaze ou algodão secos.

Administração endovenosa de fluidos – etapas

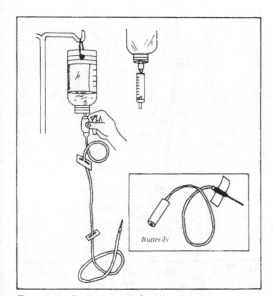

Fig. 29.4 - Equipo para infusão endovenosa

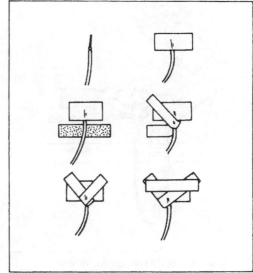

Fig. 29.5 - Fixação do *butterfly*.

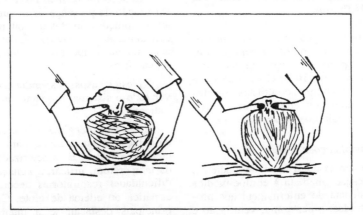

Fig. 29.6 - Preparo de veias cranianas.

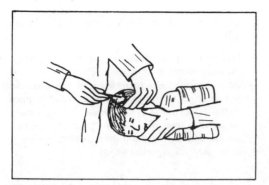
Fig. 29.7 - Punção de veias cranianas.

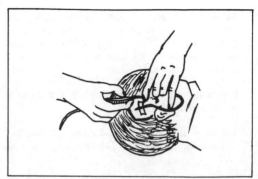
Fig. 29.8 - Ligação do intermediário ao *butterfly*.

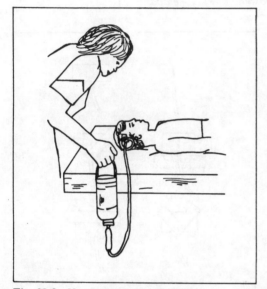
Fig. 29.9 - Verificação do retorno venoso.

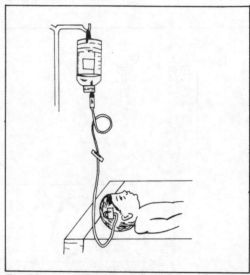
Fig. 29.10 - Sistema instalado. Deixar o paciente confortável e o quarto em ordem.

Acidentes e complicações da administração endovenosa de fluidos

Locais: *Infusão paravascular, hematoma, flebite* (calor, dor, rubor), *tromboflebite, venoespasmo, esclerose* (soluções hipertônicas com glicose a mais de 10%, cloreto de Ca a mais de 2%, noradrenalina, contrastes, agentes citostáticos, antibióticos etc. produzem irritação crônica do epitélio) *isquemia* e *gangrena*.

Acidentes e complicações gerais

Colocam em risco a vida do paciente. Exigem notificação imediata à equipe médica e pronta assistência de enfermagem aos problemas encontrados: hipertermia, ventilação e oxigenação inadequadas etc.

Reação pirogênica ou febril: pode surgir em função da presença de impurezas em solutos e soluções injetáveis, ou decorrentes da contaminação do material. É caracterizada por aumento da temperatura, taquicardia, sudorese, calafrios.

Nestes casos, suspender a infusão, remover todo o sistema, e puncionar novo vaso, se indicado.

Reações alérgicas: decorrem da presença na solução de substâncias para os quais o paciente é alérgico. É caracterizada por aumento da temperatura, urticária, agitação, ansiedade, dificuldades respiratórias decorrente de crise asmática ou edema de glote. Como cuidados principais destacam-se a intensa supervisão das condições vitais (P.T.PA), das condições respiratórias e aplicação de anti-histamínicos. O paciente corre o risco de choque, insuficiência respiratória e parada cardiorrespiratória.

Sobrecarga do compartimento vascular: decorrente da velocidade exagerada de fluxo ou de falha renais e cardíacas. É caracterizada por edema de pálpebras e/ou generalizado, dispnéia, ansiedade e, após sonolência, torpor e coma. Neste caso, interromper a infusão e administrar diuréticos; controlar as funções vitais (T.R. PA.P). O paciente poderá ser submetido à diálise. A sobrecarga do compartimento vascular poderá determinar insuficiência cardíaca, parada cardiorrespiratória e lesões do sistema nervoso central, em decorrência dos distúrbios osmóticos e alterações circulatórias agudas.

Considerações sobre a terapêutica transfusional

Normalmente, a terapêutica transfusional não é mais aplicada pelo pessoal de enfermagem mas por técnicos de banco de sangue, dada a necessidade de implementação de cuidados hemoterápicos específicos, que atuem na redução, ao máximo, dos erros humanos e das conseqüências de aloimunização transfusional, das reações alérgicas, pirogênicas e tóxicas, de possível ocorrência na terapêutica transfusional.

Porém em muitas instituições a enfermagem é a responsável pela instalação e controle da terapêutica transfusional, no seu todo ou em parte. Em função disto alguns pontos importantes devem ser enfatizados.

O sangue poderá ser coletado em frascos de vidro ou em bolsas plásticas específicas, contendo anticoagulante. As bolsas plásticas oferecem menor possibilidade de contaminação, pois depois de preparadas formam sistemas fechados.

Todo paciente que recebe terapêutica transfusional deve ser submetido previamente a teste de compatibilidade de ABO e Rh.

O sangue ou seus componentes só devem ser utilizados para a transfusão se submetidos a testes sorológicos e laboratorial.

O material recebido deve ser checado com relação a:

a) Concordância entre grupo sangüíneo etiquetado no frasco ou bolsa plástica e o grupo sangüíneo do paciente. Verificar em prontuário no pedido de transfusão e com a família.

b) Concordância entre o componente pedido e o recebido.

c) Inspecionar o sangue. Não pode conter coágulos, parecer hemolisado ou estar sem lacre. O conjunto de infusão deve também possuir filtro para remover quaisquer coágulos.

d) Dados de identificação do paciente devem estar mencionados na etiqueta.

Certificar-se do paciente antes de instalar a transfusão.

Seguir rigorosamente as recomendações do banco de sangue quanto ao armazenamento e a administração (se administrado gelado ou aquecido por aparelho especial etc. O aquecimento do sangue por sistema comum favorece a hemólise e a proliferação de germes). Pequenos volumes de sangue (abaixo de 500ml) não modificam a temperatura corporal, quando administrados à temperatura de 4ºC, pois o sangue se aquece durante o procedimento.

O volume do frasco ou da bolsa não deverá ser deixado correr por um longo tempo (geralmente além de quatro horas).

A infusão de outras soluções deve ser feita em local separado. *Nunca* o sangue deve ser administrado com soluções de água, glicose e medicamentos.

Todo o paciente em terapêutica transfusional deve ser rigorosamente supervisionado durante todo o processo, verificar a resposta terapêutica e a ocorrência de complicações. Durante os 15 a 20 minutos iniciais da transfusão, o paciente deve ter supervisão direta de profissional habilitado em identificar reações transfusionais. Os primeiros 25 a 30ml devem ser aplicados lentamente. Isto porque a terapêutica transfusional pode ter complicações, acidentes ou reações adversas e severas:

a) *Reações hemolíticas*: ocorre em função de hemólise de glóbulos vermelhos transfundidos pelo sangue do receptor, em caso de incompatibilidade (erro de tipagem) ou transfusão de líquidos que destroem os glóbulos do receptor (infusão de soluções hipo ou hipertônicas).

Manifesta-se por cefaléia intensa, malestar geral, dor na região lombar, dor retroesternal, angústia, queda da PA, hematúria, alterações de P e R.

A conduta a ser seguida requer suspensão imediata, notificação à equipe médica, combate aos sintomas e investigação da causa do acidente.

b) *Reações febris*: são relativamente freqüentes, decorrentes provavelmente da sensibilidade produzida por antígenos leucocitários do doador, da presença de substâncias pirogênicas e de causas indeterminadas.

Podem iniciar durante a administração do sangue ou logo após e durar algumas horas. Em raras ocasiões podem complicar. A conduta normalmente consiste em manter-se a infusão, efetuar apoio com antipirético e supervisionar rigorosamente.

c) *Reações alérgicas*: decorre da presença de antígenos protoplasmáticos do doador para os quais o receptor está sensibilizado. Manifesta-se por exantema, prurido generali-

zado, cefaléia, urticária e, excepcionalmente, broncoespasmo e hipotensão. A conduta adotada normalmente é a de interromper a transfusão e administrar medicação prescrita (antialérgicos e broncodilatadores).

d) *Infecções:* podem ser produzidas por transmissão de doenças veiculadas pelo sangue. Ex.: Sífilis, hepatite infecciosa, doença de Chagas, Aids ou transfusão de sangue que foi contaminado durante a coleta ou instalação.

e) *Sobrecarga circulatória*: velocidade exagerada do fluxo, infusão acima das necessidades do indivíduo ou de suas condições clínicas (ex.: pacientes com ICC ou insuficiência renal).

Referências Bibliográficas

1. BARBOSA, M – Terapêutica transfusional. In *Controle clínico do paciente cirúrgico*. 5. ed. Rio de Janeiro, Atheneu, 1983.
2. BELAND, I. & PASSOS, J. – Enfermagem do paciente com desequilíbrio de fluidos e eletrólitos. In *Enfermagem clínica: aspectos fisiopatológicos e sociais*. São Paulo, EPU-EDUSP, 2 v, 1978.
3. BRUNNER, L.S. & SUDARTH, D.S. – Terapia por líquidos endovenosos. In *Prática de Enfermagem*. 2. ed. Rio de Janeiro, Interamericana, v. 2., 1980.
4. , *Enfermagem Prática*. 2. ed. Rio de Janeiro, Interamericana, v. 1. p. 104-110, 1980.

5. HUGHES, W.T. – Infusão. In *Procedimentos Técnicos em pediatria* 2. ed. Rio de Janeiro, Interamericana, 1983.
6. GRAEF, J.W. & CONE, T.E. Jr. – Líquidos e eletrólitos. In *Manual de Terapêutica Pediátrica* 3. ed. Rio de Janeiro, Medsi, 1986.
7. MENDEZ, G.G. Las punciones na infância. In *Técnicas Pediátricas: Normas y procedimentos mais usuales em la infância*. Venezuela, Taiwan, 1976.
8. VEIGA, D.A. & GROSSET, Mº DA G. – Administração parenteral dos medicamentos. In *Manual de Técnicas de Enfermagem*. 2. ed. Porto Alegre, D.C. Luzzato, 1986.

30
Técnica de Fixação de Butterfly em Couro Cabeludo com Atadura Gessada

Astrid E. Bohs

Utilização

Manutenção de punções endovenosas em couro cabeludo, para crianças menores de um ano.

Vantagem

Segundo Gädeke (1980), esta fixação tem a vantagem de maior durabilidade, podendo atingir até uma semana.

Material

- 1 cuba redonda com água;
- 1 tesoura;
- 1 atadura gessada com largura de 6 a 8cm;
- 1 espátula; e
- demais materiais necessários para punção venosa.

Técnica

- Cortar quatro a cinco tiras de 6 a 8cm de largura x 4cm de comprimento e uma tira de 4cm de largura x 15cm de comprimento, ou vrias tiras retangulares com cerca de 4cm de comprimento e 8cm de largura.

- Efetuar tricotomia somente quando houver necessidade de melhorar a visualização da veia.

- Puncionar a veia escolhida.

- Molhar uma ou duas tiras, colocando-as sobre a pele e sob o *butterfly*. Se necessário, colocar mais um pequeno chumaço sob o mesmo. Em seguida colocar as tiras restantes sobre o *butterfly*. Alisar bem as bordas. Fixar o intermediário com a tira mais longa (Fig. 30.1)

Para retirada deste material basta molhar o gesso com água.

- Tomar cuidado de deixar o local de inserção da agulha completamente livre de gesso, para permitir a observação de reações locais.

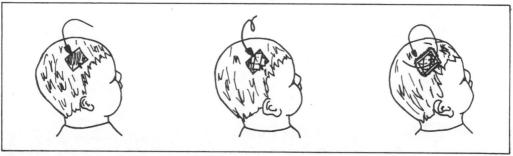

Fig. 30.1 – Fixação de *butterfly* com atadura gessada.

Referências Bibliográficas

1. GÄDEKE, R. – Diagnostische und therapeutsche techniken in der pädiatrie. 3. Auflage. New York, Spring Verlag Berlin, 1980.
2. HERTL, M. – *Das Kranke Kind*. 1. Auflage. New York, Georg Thiene Verlag Stuttgart, 1981.
3. LURDES, D. *Lehrbuck für Kinderkrankenschvestern*. 9. Auflage. Ferdinand, Enk Verlag Stuttgart, 1977.
4. R.W.T.H. – Rotinas da Clínica Pediátrica. Machen, Alemanha Ocidental, 1984.

31

Escabiose e Mitíase: Fundamentos para a Atuação da Enfermagem

Maria de Fátima Padilha

Escabiose

Conceito: É uma afecção cutânea parasitária e contagiosa, causada por um ácaro, o *Scarcoptes scabiei*.

Epidemiologia: Tem caráter endêmico, porém é comum ocorrer sob forma de surtos epidêmicos. A incidência é universal, independe do sexo, raça ou idade. O contágio efetua-se diretamente, do indivíduo infestado ao indivíduo sadio ou indiretamente, através de roupas contaminadas. Fatores como aglomeramentos humanos, má higiene, promiscuidade sexual são considerados concorrentes.

Fisiopatologia

A fêmea fecundada penetra e migra no estrato córneo da pele, formando sulcos onde deposita seus ovos e excrementos. As larvas se libertam em três dias, emergem na superfície cutânea e atingem a fase adulta em quatro a seis semanas, reiniciando o ciclo.

Características clínicas

As lesões características são as galerias ou sulcos, assemelhando-se a uma linha grossa, curta, ondulada ou linear, saliente sobre a pele, de cor avermelhada. Uma das extremidades é ligeiramente abaulada (vesícula minúscula), onde normalmente está instalada o ácaro fêmea e seus ovos.

Outras lesões acompanham o quadro como vesículas e pápulas eritematosas, escoriações, exsudatos e crostas. Apenas os túneis e as vesículas estão diretamente relacionados à escabiose; as pápulas, escoriações etc. são devidas a coçadura e sensibilização alérgica ou infecção secundária.

No diagnóstico quatro pontos são de grande valia:

a) presença do sulco ou galeria;

b) aumento do prurido com aumento do calor corporal;

c) localização das lesões; e

d) identificação de fontes de contágio (familiar, colega etc.).

Princípios do tratamento específico e ações de enfermagem

Os agentes escabicidas mais comuns são: benzoato de benzila a 20% (considerado eficaz, porém irritante, devendo ser evitado em crianças pequenas ou ser usado diluído); hexacloreto de benzeno (Escabin, Pruritrat); monossulfiram em solução alcoólica a 25% (Tetmosol); tiabendazol a 5%. Podem ser utilizados ainda enxofre precipitado a 10 ou 20% em pasta d'água e o bálsamo-do-peru a 10 ou 20%, que exige uso prolongado, sendo mais irritante.

Aplicação de banhos quentes com sabão e bucha, esfregando-se bem, visando eliminar grande quantidade de parasitas e abrir vesículas, tornando-as mais acessíveis à ação subseqüente do acaricida. O uso de sabonete não é indicado (Obadia e Souza).

Aplicação do acaricida em camada fina, com pincel ou gaze, em todo o corpo e não apenas nas lesões evidentes, exceto na face, duas vezes ao dia, durante três dias seguidos, na diluição prevista. Ex.: Tetmosol, 1 med/H_2O, três medidas.

O tratamento pode ser repetido com intervalo de uma semana por força do ciclo evolutivo do *Scarcoptes scabiei*.

Aplicar o acaricida apenas no tempo previsto, evitando o aparecimento de dermatite irritante, comum na aplicação prolongada e desnecessária.

A regressão dos sinais e sintomas pode levar semanas, mesmo após terapêutica eficaz, já que o estado de hipersensibilização não cessará de imediato com a destruição dos parasitas.

Ao final do tratamento todas as roupas pessoais e de cama devem ser lavadas e expostas ao sol, ou passadas com ferro quente. Os ácaros só vivem fora do corpo humano por um período de três dias, bastando portanto isolar as roupas neste período.

O tratamento deve estender-se aos portadores intra e extradomiciliares, quando apresentam as lesões ou prurido.

O principal sintoma é o prurido, de mecanismo alérgico, que surge mais ou menos um mês após o contágio ou em até 24h após o contágio, em caso de reinfecção. Se intensifica por aquecimento do corpo em banhos quentes e mornos, roupas quentes e calor da cama. Nos lactentes é comum o esfregar dos pés um contra o outro.

As áreas de maior prurido e infestação são as áreas onde a pele é mais fina, como regiões interdigitais, superfície flexora dos punhos e extensora dos cotovelos, pregas anteriores das axilas, dobras inguinais, nádegas, prepúcio, escroto e região periumbilical.

A escabiose, segundo Obadia e Souza, pode apresentar-se sob formas especiais:

– escabiose no limpo – Onde os túneis e vesículas são difíceis de encontrar e descaracterizados pelo atrito da água e ação do sabão de banho; e

– escabiose incógnita – Resultante principalmente de aplicações de corticosteróides sistêmicos ou tópicos, que melhoram os sintomas enquanto a infestação e a transmissibilidade se mantêm. As lesões podem ser extensas, localizadas atipicamente e simulando outras entidades.

A escabiose pode coexistir também com outras condições:

– escabiose nodular – Caracterizada por nódulos pruriginosos, castanho-avermelhados, medindo entre 0,5 a 1cm de diâmetro, encontradas nos genitais, punho e região axilar. Resultam do traumatismo por esmagamento mais que por atrição, determinando a ocorrência de infiltrado.

– que por atrição, determinando o ocorrência de infiltrado celular e outras alterações teciduais;

– escabiose atípica do lactente e crianças pequenas – Se apresenta com uma distribuição atípica, principalmente na cabeça, pescoço, palma das mãos e pés. As vesículas são freqüentes, os túneis estão ausentes. Igualmente freqüentes são alterações eczematosas secundárias possivelmente bastante alastradas; e

– escabiose crostosa (ou sarna norueguesa) – Encontrada principalmente em pacientes desnutridos ou acometidos por processos caquetizantes como: tuberculose, diabetes, leucemia, tratamento com drogas imunossupressoras etc. É uma variedade clínica da escabiose.

A ausência de tratamento predispõe o indivíduo a complicações como *piodermites* estafilocócicas e estreptocócicas, nefritogênicas inclusive (dentre as piodermites são comuns o impetigo, furúnculo ou fleimão); *lesões ulcerocrostosas*, a *formação de grandes placas exsudativas* e às vezes escamosas.

O uso de permanganato de potássio em solução de 1:5.000 ou 1:10.000 em banhos pode ser requerido quando há ocorrência de infecções epidérmicas bacterianas associadas.

Agentes antipruriginosos orais, anti-histamínicos, salicilatos e antibióticos podem ser necessários durante o tratamento.

Corticóides tópicos podem potencializar a infestação e não devem ser utilizados.

Se não forem seguidas as instruções do tratamento pode ocorrer o fracasso do mesmo.

Ao nível hospitalar a enfermagem deve aplicar medidas de precaução com a pele: uso de quarto privativo, se possível, uso de aventais por todas as pessoas que entrem em contato com a criança, lavagem das mãos antes e após qualquer procedimento com a mesma. O uso de luvas é desejável enquanto houver possibilidade de infestação de quem presta cuidados; as roupas pessoais e de cama devem ser acondicionadas como material contaminado.

A possibilidade de transmissão da escabiose é mínima após 24 horas do início de tratamento com agentes escabicidas eficazes.

O avental deve ser colocado de preferência fora do quarto ou unidade do paciente e mantido sempre do lado avesso quando não estiver em uso.

Agasalhar a criança de acordo com a temperatura, evitando os aquecimentos que estimulam a migração dos parasitas e liberação de escabina com aumento do prurido. Manter a criança em locais frescos.

Evitar banhos de sol enquanto houver sinais de escabiose ou hipersensibilização.

Banhos frescos, com água à temperatura ambiente, aliviam prurido, quando excessivo.

Manter as unhas das crianças curtas. Quando houver risco de coçadura excessiva com produção de escoriações, utilizar luvas restritivas.

Milíase cutânea e cavitária (infecção da pele ou mucosa de orifícios externos por larvas de moscas)

Miíase furunculóide (berne; miíase cutânea)

Apresenta-se como lesão nodular inflamatória e dolorosa semelhante a um furúnculo, porém menos inflamatória e com discreto orifício central. Através do orifício há drenagem de pequena quantidade de secreção serosa. Pode-se perceber a movimentação da larva no interior do nódulo quando emerge para respirar através do orifício. Com seu desenvolvimento, a larva pode romper o nódulo inicial e ser eliminada, embora a eliminação espontânea não seja freqüente.

É causada em nosso meio pela larva *Dermatobia hominis*, cujos ovos são introduzidos na pele do homem através de picadas de moscas e mosquitos contaminados.

Atinge mais freqüentemente indivíduos de baixo nível socioeconômico e condições precárias de higiene, sobretudo em meses quentes e úmidos.

Parasita especialmente as áreas expostas: couro cabeludo, face, pescoço e membros.

Pode sofrer infecção secundária. O tétano pode ser uma complicação.

Princípio do tratamento específico e ações de Enfermagem

– Obstruir o orifício externo da lesão, impedindo a respiração da larva com vaselina, pomada ou mesmo por meios caseiros como toucinho, azeite etc.
– Pinçar e retirar a larva quando a mesma se expor para respirar. Não triturar ou romper a larva.

– Realizar limpeza e antissepsia local até sua cicatrização.

Em determinadas situações, a retirada só ocorre de forma cirúrgica com anestesia local.

Miíase cavitária: (bicheira)

Os ovos são depositados em ulcerações cutâneas ou nas cavidades nasal, ocular, conduto auditivo externo. Após a eclosão se transformam em larvas, que se nutrem nos produtos de necrose tecidual que determinam. Podem originar destruição tecidual intensa, inclusive de ossos e cartilagens. Quando localizadas no couro cabeludo podem produzir graves complicações, como perfuração da calota óssea com lesão meníngea e encefálica. Podem, ainda, determinar quadros sépticos graves.

As larvas são fusiformes, de cor esbranquiçada e dotadas de grande motilidade.

Princípio do tratamento específico e ações de Enfermagem

– Usar previamente, se possível, substâncias asfixiantes nas larvas como o éter, cloroetila, que tampando os abrigos das lavras, obrigam-nas a procurar a superfície exterior. Estas substâncias desalojam larvas profundamente localizadas.
– Retirar as larvas com auxílio de pinças, conduta nem sempre fácil em criança por determinar medo, dor, irritabilidade e cansaço.
– Realizar ampla limpeza e antissepsia local.
– Manter a área limpa e sem secreções até sua cicatrização.

Miíase linear migratória: (larva migrans, helmintíase-migrante, dermatite serpiginosa, bicho-geográfico ou bicho-de-praia)

É um quadro cutâneo com erupção aguda e inflamatória, caracterizado por lesões eritematosas papulosas lineares, sinuosas, curtas ou alongadas, migratórias e muito pruriginosas.

"A principal fonte de contaminação é o solo quente e úmido, onde ovos de *Ancylostoma brasiliensis* e do *Ancylostoma canis*, parasitas habituais do cão e gato, se transformam em larvas infestantes. Estas larvas, em contato com a pele humana, penetram superficialmente em deslocamentos erráticos até a morte, uma vez que não conseguem completar o ciclo biológico no tubo digestivo do hospedeiro" (Filgueira, 1985).

Localiza-se principalmente nas nádegas e pés ou regiões que entrem em contato com o solo.

É mais freqüente no verão, por maior exposição da criança aos solos contaminados (praias, parques, jardins).

Em função do grande prurido e coçadura freqüente, ocorre impetiginação e eczematização, que podem mascarar os trajetos característicos.

As complicações do quadro são a linfangite, erisipela, e a infiltração eosinofílica do pulmão.

Princípios do tratamento específico e ações de Enfermagem

– Aplicar topicamente medicamento específico (tiabendazol), massageando a região afetada três a quatro vezes ao dia até a cura.
– Administrar medicamento específico quando a indicação for sistêmica (tiabendazol e mebendazol).
– Aplicar compressas frias para diminuir o prurido.
– Aplicar compressas de $KMNO_4$ a 1:10.000, quando verificadas impetiginação e eczematização.
– A profilaxia é efetuada, impedindo-se a presença de cães e gatos em áreas de lazer próprias para criança, praias e evitando-se a exposição de crianças aos terrenos contaminados.

Referências Bibliográficas

1. FIGUEIRA, A.L. e cols. – A criança a pele e o verão. *Clínica Pediátrica, 9* (7): 11 – 30, nov., 1985.

2. KEMPE, C.H. e cols. – Infestação por insetos. In *Pediatria: diagnóstico e tratamento*. 8. ed. Rio de Janeiro, Guanabara Koogan, 1986.

3. LOWY, G. – Tópicos de dermatologia pediátrica. In *Temas de Pediatria*. nº 22. Serviço de Informação Científica, Nestlé, 1981.

4. OBADIA, I. – Sarna. *M.M.*, março/abril, 1982.

5. SERRUYA, J. – Dermatozoonoses. *Clínica Pediátrica, 6* (3) 34 – 40, 1982.

32
Dietas Terapêuticas: Fundamentos para a Atuação da Enfermagem

Lélia M. Mesquita Santana
Edilza Maria R. Schmitz

Uma série de enfermidades requer dietas especiais tais como a nefrite, diabetes, enfermidades congênitas do metabolismo etc.

As dietas terapêuticas são dietas especiais, que excluem substâncias *prejudiciais* ao indivíduo (num determinado momento e/ou permanentemente) e/ou reforçam ingesta de alimentos substitutivos e complementares.

As dietas terapêuticas são prescritas pelo médico e organizadas e calculadas pela dietista ou nutricionista, conforme as necessidades da criança.

No atendimento à necessidade básica de alimentação a enfermagem partilha atividades de avaliação, planejamento, aconselhamento e acompanhamento nutricional com o médico, nutricionista e outras categorias (Du Gas, 1984).

A enfermagem pode:

1) ajudar a obter dados que auxiliem na definição do diagnóstico da criança;

2) avaliar o estado nutricional;

3) identificar padrões e hábitos alimentares e suas relações psicológicas, sociais e culturais;

4) identificar preferências;

5) auxiliar as famílias a aproveitar ao máximo seus recursos para a alimentação (Du Gas, 1984);

6) detectar problemas gerados pelas modificações dietéticas; apoiar e aconselhar;

7) auxiliar a criança e a família a compreender os objetivos e aceitar a necessidade da dieta;

8) auxiliar a criança e a família no domínio das práticas alimentares requeridas pelo processo terapêutico;

9) observar e relatar atitudes da criança e da família frente à dieta prescrita, subsidiando a atuação da equipe que a acompanha; e

10) incentivar e promover a criação de condições físico-ambientais que favoreçam a aceitação das dietas especiais (eliminação de odores desagradáveis, ruídos etc.).

Considerações sobre as implicações psicológico-sociais da dietoterapia na infância

O uso das dietas especiais na infância requer algumas reflexões, que devem nortear as ações dos enfermeiros e outros profissionais, quando da assistência à necessidade básica de alimentação e nutrição terapêuticas.

Além de preencher uma necessidade fisiológica básica, o alimento ou certos alimentos podem representar fonte de gratificação e segurança. Assim, se privada de determinados alimentos, a criança pode sentir-se ameaçada, aflita, insegura (Du Gas, 1984).

Os alimentos provedores de energia e bem-estar físico têm significados psicológicos e socioculturais. Assim é que decorrente da herança cultural, da formação moral e religiosa, da posição social e recursos financeiros, as regras alimentares específicas são praticadas nas famílias.

Antes de introduzir qualquer alteração deve-se estudar as crenças, valores e costumes do grupo. Às vezes a aceitação de certos alimentos é dificultada por crenças que têm pouca relação com as características reais dos alimentos (Beland, 1978).

Beland (1978) alerta para o fato de que hábitos alimentares, uma vez estabelecidos, são muito resistentes à mudança. Qualquer que seja a atitude dos adultos, as crianças desenvolvem, a partir daí, seus valores com relação à comida; aprendem a escolher e rejeitar comidas. Críticas diretas ou implícitas aos costumes alimentares devem ser evitadas, pois aumentam a resistência à mudança.

Dificuldades manifestadas pelas crianças na aceitação das dietas terapêuticas podem ser conseqüentes a atitudes implícitas ou explícitas dos pais em relação à dieta, à doença, à situação etc.

É necessário conhecer os motivos de rejeição à dieta.

A ansiedade dos pais contagia a criança. Solicitudes exageradas, oferecimento constante de alimentos, punições, brigas, transformam o ato de comer em tortura e favorecem o aparecimento dos problemas de conduta alimentar. A criança deve receber a dieta em clima de neutralidade emocional; não se deve insistir para que coma ou se negociar algo em troca disso. Dentro dos alimentos permitidos deixar que ela escolha o que deseja comer (Marcondes, 1978).

O estado emocional da pessoa afeta a sua ingestão alimentar. A criança, sentindo-se só, rejeitada, pode demonstrar apatia, ingerindo quantitativa e qualitativamente menos alimentos que os necessários para o preenchimento de suas necessidades nutritivas.

Sentimentos de solidão, rejeição, insegurança, são comuns nas crianças maiores e principalmente nos adolescentes submetidos por longo tempo a tratamentos dietético, já que têm dificuldades de compatibilizar seu comportamento com o do grupo.

Fundamentos sobre dietoterapia pediátrica

Há muitos tipos de dieta que se constituem em parte de um regime terapêutico, segundo Beland. Ou seja:

a) *A dieta livre ou total:* O indivíduo pode comer os alimentos que ingere quando sadio. Mas se restringem, em geral, alimentos muito temperados e frituras.

b) *A dieta branda:* Os alimentos neste tipo de dieta são preparados com simplicidade. São excluídos frituras, sobremesas cremosas, alimentos ricos em gorduras, e formadores de gases (milhos, nabos, rabanetes, cebolas, couve-flor, pepinos).

c) *A dieta pastosa:* Consiste em alimentos que requerem pouca mastigação, não contêm alimentos de fibras duras ou muito temperados. Normalmente é indicada para pessoas com desordens gastrintestinais, dificuldades em mastigar alimento ou em pós-cirurgia do aparelho gastrintestinal.

d) *A dieta líquida* pode ser:

1) *líquida total* – mas livre de condimentos irritativos e celulose (água, chá com limão, café, sucos de frutos, sopas claras, gelatinas, sopas, pudins, cereais cozidos e leite);

2) *líquida branda* – que inclui os alimentos acima referidos, exceto café, refrigerantes, sopas feitas com carne ou excessivamente condimentadas; e

3) *líquida clara* – que permite apenas água, chá com limão, sucos de frutas, sopas claras e gelatinas claras.

Dietas especiais *versus* doenças

Dietoterapia na diarréia (vide Capítulo 5)

Dietoterapia na doença celíaca

A doença celíaca é uma entidade clínica bem definida, na qual os fenômenos desabsortivos são decorrentes da lesão da mucosa intestinal induzida pela ação do glúten, componente protéico dos seguintes cereais: trigo, aveia, centeio e cevada.

O tratamento é essencialmente dietético, com restrição absoluta e definitiva destes cereais.

A dieta básica para paciente portador de doença celíaca inclui os alimentos citados por Woiski (1983), relacionados no quadro 32.1.

No tratamento do paciente celíaco, além da dieta isenta de glúten, é possível a eliminação da lactose da dieta por seis a oito semanas, com base na redução da atividade da dissacaridase e a suplementação vitamínica e mineral (ác. fólico, vitaminas A, B e D, ferro etc.)

Egashira e cols. (1986), estudando as atitudes dos familiares em relação à oferta de alimentos ao celíaco, verificaram que o uso predominante de frutas, mingaus e ovos cozidos pode levar à monotonia e anorexia. Dificuldades no seguimento dietético estão ligadas a:

– ausência de comercialização dos alimentos de maior consumo como pão, bolacha e macarrão, preparados com as farinhas permitidas;

Quadro 32.1

Alimentos	Permitidos	Não permitidos
I – Leite e derivados	Todos os leites e derivados	Leites c/sabor
II – Carnes	Todas frescas	Postas de carne. Carnes enlatadas ou preparadas
III – Ovos	Todos	– x –
IV – Gorduras	Manteiga, margarina, óleos vegetais	– x –
V – Hortaliças	Todas frescas	– x –
VI – Frutas	Todas frescas	– x –
VII – Farinhas-Cereais	Soja, arroz, milho, araruta, polvilho, mandioca, sagu, tapioca, soja, fécula de batata, sarraceno.	Trigo, aveia, centeio, ervas, germe de trigo, flocos de cereais, preparados comerciais.
VIII – Sobremesas, bolos e biscoitos	Sobremesas com as farinhas permitidas, gelatinas, sorvetes, bolos, pudins, frutas	Todas as preparações com a farinha não permitida
IX – Açúcar, geléias, adoçantes	Todos os tipos de açúcar, mel, melado, geléia de mocotó, pasta de amendoim caseira, doces caseiros.	Preparações comerciais, chocolates e doces artificiais
X – Sopas	Caldos puros ou sopas engrossadas com farinha ou cereais permitidos ou extrato de carne	Sopas pó plantas, contendo massas, sopas em pacotes ou enlatadas.
XI – Bebidas	Chá, café, refrigerantes, refrescos de frutas, leite	Ovomaltine e leites com sabor, bebidas achocolatadas.
XII – Condimentos	Sal, pimenta, mostarda, salsinha, especiarias, ervas, vinagres, temperos caseiros.	Temperos comerciais.

Fonte: Woiski, 1983.

– necessidade de preparo doméstico de alimentos só consumidos pela criança;
– as restrições a que estão submetidos os escolares celíacos em comparação à liberalidade dos lanches dos colegas;
– os problemas financeiros das famílias de baixa renda, quando os lanches são padronizados com alimentos como o pão, bolacha, bolo etc., determinando que a criança transgrida sua dieta ou deixe de se alimentar.

Egashira e cols. (1986), detectando os problemas de adaptação da criança celíaca frente à dieta convencional e tendo em vista que a propaganda estimula o consumo de produtos industrializados, propõem um quadro alternativo de alimentos permitidos e proibidos na doença celíaca (Quadro 32.2).

Intolerância secundária à lactose

A intolerância à lactose surge como decorrência da lesão da mucosa intestinal por agentes infecciosos, freqüentes nesta idade em função do elevado índice de doenças diarréicas na infância ou por tóxicos. De acordo com o grau de lesão, a atividade sacarósica pode também ser comprometida e em casos excepcionais a atividade maltásica também. Para um paciente com intolerância secundária à lactose a dieta deve ser isenta de lactose por período prolongado de seis a 24 meses. No início a dieta será isenta também de sacarose, de fibra vegetal e de outros alimentos de intenso efeito acelerador sobre o peristaltismo intestinal (Quadro 32.3).

Quadro 32.2
Alimentos industrializados permitidos e proibidos

Alimentos	Permitidos	Proibidos
Leite e derivados	1. Leite – leite em pó integral: Ninho tradicional (Nestlé) – leite em pó integral: Ninho instantâneo (Nestlé) – leite em pó desnatado: Molico (Nestlé) – leite evaporado: Ideal (Nestlé) – leite condensado: Moça tradicional (Nestlé) – leite condensado: Moça café (Nestlé) – creme de leite (Nestlé)	
	2. Queijo tipo *petit-suisse* – Danoninho Cirats (Danone) sabores: mel, flocos de milho com mel Chambinho (Nestlé) sabores: morango, salada de frutas, mel Danoninho (Danone) sabores: banana, maçã, mamão, morango e salada de frutas – Danoninho Leguts (Danone) sabores: beterraba, cenoura e mandioquinha	Danoninho Cirats (Danone) sabores: aveia, banana, cereais Chambinho (Nestlé) sabores: Neston, Neston c/banana e Neston com maçã
	3. Iogurtes iogurte natural (Nestlé) iogurte natural com mel (Nestlé) iogurte tradicional (Danone) iogurte desnatado (Danone) Fruggy (Danone) sabores: cereja, morango e papaia iogurte com polpa de fruta sabores: ameixa, morango, salada de frutas, pêssego/cereja (Danone) ameixa, morango, salada de frutas, maçã (Nestlé) –iogurte c/geléia de frutas, sabores: morango, coco/ameixa (Danfrut-Danone) morango (Chamy morango) (Nestlé)	Os demais tipos e sabores
Sobremesas	Danette (Danone) sabores: doce de leite, baunilha Danly's (Danone) sabores: baunilha c/calda de caramelo Flamby (Nestlé) cobertura: morango, caramelo Flan (Nestlé) sabores: baunilha com calda de caramelo, baunilha com calda de morango Flan Danly's (Danone) sabores: baunilha com calda de morango, baunilha c/calda de caramelo	Danette (Danone) sabor chocolate Danly's (Danone) sabor chocolate

Quadro 32.2
Alimentos industrializados permitidos e proibidos (cont.)

Alimentos	·Permitidos	Proibidos
	Creme Dessert (Nestlé) chancy doce de leite Gelatina (Nestlé) jem morango, jem framboesa, jem tutti-frutti Gelatina (Nanly's Danone): morango Curau (Nestlé); curau, curau c/canela, Chamour (Nestlé); chamour goiabada, chamour abóbora.	– Chancy chocolate (Nestlé) – Tops Danette (Danone) baunilha c/calda de chocolate, chocolate com calda de cocò
Sorvetes	– Yopa (Nestlé) copinho: sabores creme, morango, creme c/morango picolé: coco, limão, morango, maracujá tijolo: sabores creme, morango, creme/morango, meringa, creme/morango família: sabores creme, abacaxi cobertura: tipo chantily chanty Kibon: massa: coco, creme, abacaxi, morango, passas ao rum, doce de leite, salada de frutas; copinho: mesclabom nata/morango; picolé: coco, limão, uva, morango, manga, baunilha, abacaxi, maracujá com recheio coco/abacaxi	Os demais tipos e sabores
Confeitos e Balas	– Nestlé mentex, caramelo de leite, toffee: caju, com frutas cristalizadas, com passas, de leite	Os demais sabores
Macarrão	Bi-Fum	Os demais tipos
Cereais	1. Flocos Kellogg's – Sucar Pops 2. Farinha Kellogg's – Alimento de cereal-arroz Nestlé – Mucilon arroz, Mucilon milho	– Kellogg's c/Flakes krispis, Sucrilhos, Crokinhos, Granola, Musli, Sucrilhos-banana, Sukrispis Kellogg's – Alimento de cereal – cereais Alimentos de cereal aveia – Nestlé/Neston quatro cereais
Salgadinhos	Kellogg's: batata frita, torresminhos, pipocas, caramelo, chisitos c/queijo, salgadinhos de milho tipo polenta frita, cebola, amendoim frito e salgado Elma Chips: Amendoim c/cobertura (branca), amendoim frito ou salgado, amendoim s/pele, batata frita, Bocaditos bola, Cebolitos, Cheetos, Cheetos queijo e bacon, Fandangos, Fandangos presunto, pogos, Sabritas	Kellogg's Biskui, Tortel – Pretzelo, (palitinhos e rosquinhas) Elma Chips: Baconzitos, Baconzitos queijo e tomate, Pingo D'Ouro, Stiksy queijo, Stiksy sal, Zambinos

Quadro 32.3

Alimentos	Permitidos	Não permitidos
I – Leite e derivados	Substitutos: Sojinha, proteínas, mamadeira de carne	Leite e derivados, alimentos que contenham leite
II – Carnes	Carne em geral	Preparações comerciais, pastas de carnes enlatadas
III – Ovos	Ovos em geral	Manteiga, cremes.
IV – Gorduras	Manteiga vegetal, óleos, toucinho, gordura do bacon	Margarina com leite
V – Hortaliças	Cenoura, agrião, alface, couve-flor, pepinos, berinjela, abóbora, batata, chuchu, mandioquinha, milho, feijão, beterraba.	
VI – Frutas	Banana, maçã, goiaba, pêra, uva, figo, morango, groselha, limão, romã, pêssego, melancia, laranja	
VII – Farinha e Cereais	Trigo, trigo centeio, sagu, semolina, milho, arroz, tapioca.	Flocos comerciais
VIII – Sobremesas, bolos, pães, biscoitos	Merengue, gelatina, frutas em caldas, massas feitas com gordura e água.	Pudins, bolos e biscoitos com manteiga ao leite, massas prontas, produtos comerciais, sorvetes.
IX – Açúcar-adoçantes, geléias	Glicose, mel, xarope, açúcar, doces, geléia de mocotó, manteiga, amendoim.	Qualquer doce c/leite, enlatados e de pacote.
X – Sopas	Sopas de carne e hortaliças, extratos.	Todas as sopas c/leite, as enlatadas, de pacote.
XI – Bebidas	Chá, café, instantâneos ou não, bebidas adoçadas.	Leites c/sabor, chocolate e caramelizantes.
XII – Condimentos	Sal, mostarda, pimenta, Curry, ervas, especiarias, vinagres, molho de tomate, molho de soja, picles	Temperos prontos.

Fonte: Woiski, (1983).

Intolerância primária à sacarose-isomaltose

A intolerância primária à sacarose-isomaltose é uma entidade transmitida através de caráter autossômico recessivo, condicionando ausência ou redução dos níveis de atividade de sacarose e isomaltose.

O tratamento é baseado no uso de leite e glicose para a criança de poucos meses e a seguir carne, ovos, gorduras e alimentos vegetais com baixo teor de sacarose.

Na intolerância à sacarose-isomaltose devem ser evitados os alimentos ricos em amilopectina, em cuja composição há isomaltose.

Dietoterapia no diabetes melitus

Castro e Chacra (1982) alertam para que a dieta do paciente diabético "deva ser feita a partir da história alimentar do paciente, do seu padrão alimentar e das suas necessidades nutricionais para o crescimento e desenvolvimento, nunca subestimando as necessidades calóricas da criança".

O plano dietético deve distinguir o paciente insulino dependente do insulino independente (Quadro 32.4).

Esperidião e cols. (1980) recomendam uma dieta composta de 50% de carboidratos,

Quadro 32.4
Estratégia de dieta para pacientes com os dois tipos principais de diabetes

Estratégia	Diabéticos obesos que necessitam de insulina	Diabéticos não-obesos insulino dependentes
1 – Diminuição do número de calorias	sim	não
2 – Proteção ou melhora da função pancreática da célula B	sim	não Células B usualmente extintas
3 – Aumento da freqüência e número de refeições	não	sim
4 – Manutenção diária da ingestão de calorias	Ingestão de calorias pode permanecer abaixo da média	Necessário
5 – Manutenção de horário para as refeições	não	sim
6 – Ingestão de alimentação extra para exercícios não-usuais	não	sim
7 – Uso de alimento para prevenir ou tratar hipoglicemia	não	sim

Fonte: Castro & Chacra, 1982.

30% de gorduras e 20% de proteínas. O componente lipídico deve ser moderadamente limitado, com restrição de colesterol e ácidos graxos saturados. Quando o paciente apresentar deficit ou excessos de peso as calorias serão calculadas de acordo com a idade, acrescentando-se ou reduzindo-se 10 a 20%.

Woiski (1983) sugere a distribuição do valor calórico total (CTV) em seis refeições:

Desjejum	–	15% do VCT
Lanche	–	5% do VCT
Almoço	–	30% do VCT
Lanche	–	10% do VCT
Jantar	–	30% do VCT
Ceia	–	10% do VCT

A dieta para crianças diabéticas está, portanto, dividida em refeições e lanches: três refeições e três lanches para a criança pequena e para crianças maiores (escolares) três refeições e dois lanches.

A finalidade da divisão é distribuir o alimento ingerido pelo maior período de tempo possível, minimizando a flutuação da glicose e o risco de hipoglicemia. A ingestão do lanche permite que exista um substrato na hora do pico da ação de insulina; lanche no meio da manhã é necessário, se usada insulina de ação curta; lanche da tarde com insulina de ação intermediária e lanche ao deitar para fazer frente à ação residual da ação intermediária (Castro e Chacra, 1982).

As dietas ricas em fibras retardam a absorção de carboidratos, elevando menos a glicemia do diabético, mesmo com dietas ricas neste componente. Exemplos de alimentos ricos em fibras são o feijão-roxo, brócolis, cenoura, milho, ervilha, batata-doce, abóbora, maçã, pão de centeio, pão integral, arroz integral, germes ou farelos de trigo, milho e centeio. Os ácidos graxos saturados que elevam o nível de lipídios sangüíneos podem ser substituídos pelos insaturados, derivados de fontes vegetais (soja, milho, girassol, algodão). As necessidades calóricas, segundo os autores citados, devem atender às exigências da idade, condições clínicas, atividades etc. Veja no Quadro 32.5 as necessidades calóricas protéicas da criança diabética por dia, segundo Woiski (1983).

Uma série de situações não usuais podem implicar num reajuste dietético:

– Quando houver aumento da atividade física o paciente necessitará de mais CHO (carboidratos).

Quadro 32.5

	Idade	Calorias	Proteínas (gramas)
1ª infância	0 – 1	kg x 115	kg x 2,5
	0 – 3	1.300	32
	3 – 6	1.600	40
	6 – 9	2.100	52
Meninos	09 – 12	2.400	75
	12 – 15	3.000	80
	15 – 18	3.400	
Meninas	09 – 12	2.200	55
	12 – 15	2.500	62
	15 – 18	2.300	58

– Quando houver aumento da digestão calórica total (festas) o paciente deverá aumentar a atividade física ou suplementar a dose de insulina.

– Quando o pciente estiver com anorexia (ex.: doença) deve-se assegurar o consumo de CHO, na forma mais desejada pela criança, para evitar a hipoglicemia.

– Quando o paciente apresentar diarréia e vômitos que impeçam a absorção de CHO, necessita de acompanhamento médico.

Dietoterapia nas afecções renais

Glomerulonefrite difusa aguda

Wainstok (1982) ressalta que "as dietas prolongadas e restritivas, como se recomendava outrora, não têm mais razão de ser e são até prejudiciais, pois favorecem a desnutrição e a depressão da imunidade". Os excessos alimentares também são prejudiciais.

Os fatores determinantes dos ajustamentos dietéticos são a intensidade do edema, da elevação da PA e da presença de sinais de insuficiência renal (oligúria e nitrogênio uréico elevado).

Em casos leves e de média intensidade, caracterizados por edema discreto, débito urinário adequado (maior que 240ml/m^2/dia), hipertensão arterial leve (pressão diastólica inferior a 100mmHg) não se indica a restrição protéica. O cloreto de Na deve ser restrito ao máximo de 2g/m^2/dia. A ingestão de líquido deve cobrir as perdas insensíveis ou 400 ml/m^2/dia (Marcondes, 1978).

Em casos severos, caracterizados por edema mais pronunciado, associados à congestão circulatória, pulmonar, oligúria (débito urinário inferior a 240ml/m^2/dia), hipertensão arterial mais severa (pressão diastólica superior a 100mmHg e o nitrogênio uréico sangüíneo superior a 75mg/100 ml) a quantidade de proteína da dieta será restrita para 0,5 a 1,0g/kg/dia. A quantidade de sal deve ser restrita a valores iguais ou inferiores a 0,5 g/dia. A restrição hídrica deve ser conduzida para cobrir apenas as perdas insensíveis, 20 a 15ml/kg/24h em dependência da idade (Penna, 1981).

Normalmente, enquanto o quadro clínico exige restrição dietética se dá preferência às frutas ou glicose ou sacarose e arroz. As frutas ricas em potássio só serão restritas mediante intensa oligúria com retenção potássica (Wainstok, 1982).

Penna sugere como cardápio para a primeira situação (casos leves ou de média intensidade): leite com açúcar, pão sem sal com manteiga sem sal e marmelada no desjejum; arroz, acelga refogada com carne de galinha, salada de tomate, sem sal adicionado, limonada e maçã, no almoço e jantar; leite batido com mamão, maçã, e Karo no lanche da tarde. Para os casos graves o autor sugere como cardápio: mingau de maisena, com leite, água e açúcar e pêra no desjejum; sopa de arroz e cenoura, tomate, cebola, cheiro-verde, alho óleo e gema de ovo sem sal e maçã, no almoço e jantar; sagu com groselha, no lanche da tarde.

Dieta na síndrome nefrótica

A dieta terapêutica deve diminuir o balanço negativo de nitrogênio, sendo rica em proteína de alto valor biológico, enquanto perdurarem as perdas pela urina (ovos, leite, carnes). A dieta sem adição de sal está indicada apenas para a fase edematosa, devendo ser retirados alimentos enlatados, queijos e massas. Nos casos leves, a dieta pode ser com pouco sal. Os líquidos serão reduzidos quando o edema for acentuado. Mesmo em presença da diminuição da diurese não devem ser restringidos alimentos que contenham K (suco de laranja, leite etc.).

Dieta na infecção urinária

Em casos de infecção de vias urinárias as restrições dietéticas são feitas a alimentos potencialmente congestionantes da mucosa vesical e uretral, como os alimentos condimentados, de elevada acidez e o álcool.

De fundamental importância é o aumento do aporte hídrico, superior ao habitual, que favorece a remoção de agentes infecciosos das vias urinárias.

Dieta na insuficiência renal

Insuficiência renal aguda

Segundo Penna, a quantidade de líquidos a ser oferecida na insuficiência renal aguda será baseada na fórmula $400/ml/m^2$ + diurese + perdas anormais por 24h (1981).

O aporte calórico deverá ser de 400 $cal/m^2/dia$, sob a forma de lípides e carboidratos (óleos, manteiga, creme fresco, açúcares, doces). As proteínas devem ser restritas nas primeiras 72 horas de oligúria e a partir do quarto dia serão acrescentadas na quantidade de 0,5g/kg de peso/dia.

A restrição de Na e K deverá ser máxima.

O autor sugere como cardápio para lactentes: leite humano ou maternizado a 6%, enriquecido com dextrinomaltose para pré-escolar: chá com açúcar e marmelada, no desjejum; arroz, chuchu, pêra sem sal adicionado, limonada, no almoço e jantar; chá com açúcar e mel, no lanche da tarde.

Insuficiência renal crônica

As considerações efetuadas a seguir estão baseadas no trabalho de Rothschild (1983) sobre dietética na insuficiência renal crônica. Esta se caracteriza por queda progressiva da função renal, a qual independe da nefropatia que desencadeou o processo, levando, ao longo do tempo, à alteração anatômica irreversível.

Determinadas ocorrências se evidenciam na evolução do quadro:

– Aumento das substâncias azotadas como a uréia e a creatinina à medida que progride a IRC.

Numerosos compostos azotados se acumulam quando da uremia (fenóis, ác. úrico, creatinina, metilguanidina etc.) e são responsáveis pelas manifestações tóxicas. A uréia, porém, serve de índice da retenção azotada, pois existe correlação positiva entre sua taxa plasmática e sintomas e complicações do estado urêmico.

A uréia provém do catabolismo protídico mas a ingestão de proteínas de alto valor biológico leva à produção de baixa quantidade de uréia.

– Substâncias plasmáticas como o NA^+ e o K^+ que conservam sua concentração plasmática estável por um longo tempo no curso da IRC.

– Outras substâncias que têm comportamento intermediário, como no caso da fosforemia, que se eleva quando a filtração tubular cai a cerca de 30% de seu valor normal. Ao aumento da fosforemia, corresponde uma diminuição do cálcio.

Normalmente os urêmicos estão desnutridos por duas ordens de fatores:

1) Insuficiência de aporte alimentar em proteínas de alto valor biológico, secundária aos distúrbios digestivos gerados pela uremia, que pode ser agravada por infecções,. desidratação e tratamento com corticóides (hipercatabolismo)

2) Diminuição da eficácia, da utilização das proteínas, com um aumento das sínteses protéicas no fígado e uma diminuição destas nos músculos; aumento da neoglicogênese hepática e aumento do catabolismo azotado, quando do jejum.

O balanço sódico permanece equilibrado até uma fase adiantada da IRC, por queda da absorção de Na no tubo contornado distal e talvez no coletor dos néfrons funcionantes.

Os mecanismos de concentração de urina são precocemente atingidos quando a filtração for inferior a 60ml/min. O defeito de concentração de urina explica fenômenos como nictúria, poliúria moderada e polidipsia ou complicações como desidratação nas IRC.

A calemia, a exemplo da natremia, permanece nos limites de normalidade pela elevação da excreção urinária de K^+, provavelmente ao nível dos tubos coletores.

A hipercalemia, com seus riscos de transtornos cardíacos, pode ser precipitada por oligúria, acidose, hipercatabolismo, hemólise, hemorragia ou por erro dietético e/ou terapêutico, aporte alimentar excessivo de K, prescrição de diuréticos, tais como a furosemida e espirolactona (lasix, aldoctone).

A IRC se acompanha de uma acidose metabólica ou retenção de íons hidrogênio por diminuição significativa do débito urinário (25 ml/min) e por diminuição da formação de NH_3 para neutralizar o H^+ que chega ao rim. Em conseqüência, parte dos H^+ não excretados são neutralizados por tampões celulares como o $CaCO_3$, explicando o empobrecimento do esqueleto em cálcio.

Em função das variadas ocorrências, a dieta do paciente pediátrico com insuficiência renal crônica segue determinados princípios.

O consumo protéico deve ser elevado, para evitar negativação do balanço azotado e desnutrição protéica consecutiva porém deve ser suficientemente baixo para reduzir ao mínimo a produção de uréia (concentração sangüínea $\pm$ -2 - 2,5 g/l). O aporte protídico deve ser adaptado à função renal, definido através do *clearance* da creatinina compreendido entre 50 e 20ml/min e idade. A produção da creatinina depende da massa muscular e sua concentração plasmática é útil para avaliar o equilíbrio nutricional. Os números devem ser reduzidos a 85% de seus valores, quando o *clearance* da creatinina está em torno de 20 a 11ml/min; a 65%, com o *clearance* da creatinina em torno de 10 a 6ml/min, a 50%, para um *clearance* da creatinina inferior ou igual a 5 ml/min.

O leite materno, os leites maternizados ou de vaca diluídos e acrescentados em glicose podem oferecer a ração calórica desejada já que o leite de vaca normal fornece importante aporte protéico hídrico, sódico e fosfatado.

Os aportes lipídicos também não estão limitados na IRC, porém neste quadro há risco de hipertrigliceridemia. Assim, as gorduras saturadas (manteiga, creme fresco, óleo de amendoim) devem ser substituídas por lípides ricos em ácidos graxos insaturados (óleo de milho ou girassol, margarina etc.)

O regime assódico será adaptado às capacidades de excreção renal e a restrição severa será indicada quando a filtração glomerular (FG) for 10 ml/min e/ou na vigência de hipertensão arterial, insuficiência cardíaca e edema.

Um regime assódico comporta notadamente a supressão de sal na cocção dos alimentos ou seus temperos, manteiga ou margarina com sal, condimentos salgados, pão, biscoitos, bolos, massas de padaria ou industrializados; conservas, chucrutes, molhos, sopas em envelopes ou lata; presunto, salsichas e frios; carnes e peixes secos ou defumados; frutos do mar, dos queijos, exceto ricota, dos sucos comerciais de frutas ou legumes, águas minerais gasosas, sodas e limonadas.

O aumento de peso e da pressão arterial tem relação direta com o excesso de sal da dieta.

A poliúria moderada da IRC deve ser compensada e a hiperidratação ou aporte hídrico insuficiente evitados em função da perda de capacidade de diluição e concentração da urina. Na progressão da IRC a capacidade de excreção da água se limita mais, necessitando-se reduzir o aporte hídrico; a ração hídrica diária deve ser igual a diurese residual da véspera mais o volume de perdas insensíveis características para a idade. Ou ainda, 15 a 20 ml/kg/24 h, levando-se em conta as perdas insensíveis, a água alimentar sendo praticamente fixa e igual a cerca de 900 ml/dia; as perdas anormais devem ser acrescidas (diarréia, vômitos).

Na fase avançada de uremia (FG 10 ml/min) a hipercalemia deve ser prevenida através da proibição dos sais de substituição ou dos produtos dietéticos "sem sal" normalmente enriquecidos de K^+ ou da dispensa de medicamentos conservadores de K^+ (furosemida). O regime de K pode ser calculado por meio de equivalências, onde uma parte do alimento corresponde a 1mEq de K^+.

As necessidades de vitaminas serão acrescentadas à medida que a ração protídica diária for inferior a 40g, exceto de vitamina A, elevada no urêmico.

Dietética da insuficiência renal crônica segundo Rothschield

Alimentos permitidos à vontade

Poderão ser consumidos à vontade os alimentos seguintes (sua quantidade deverá ser suficiente para evitar toda subalimentação).
Legumes frescos e também crus em saladas

Alcachofra, aspargo, berinjela, acelga, beterraba, cenoura, aipo, rabanete, chicória, couve, couve-flor, repolho roxo, pepino, abobrinha, agrião, endívia, espinafre, alface, valeriana, nabo, feijões e vagens verdes, azeda, alho, abóbora, ruibarbo, alface romana, escarola, tomate.

Frutas frescas e em xarope

Damasco, abacaxi, cereja, morango, framboesa, groselha, melão, tangerina, laranja, pêssego, pêra, maçã, ameixa, uva.

Doces e confeitos

Doces, mel, geléia, tortas de frutas, bombons.

Matérias gordurosas

Manteiga, creme fresco, óleo de oliva, óleo de amendoim

Diversos

Fécula, maisena, tapioca, mostarda sem sal, condimentos sem sal, vinagre, ervas aromáticas, alho, cebolas, cebolinha.

Alimentos ricos em fósforo

– Conservas de carne e de peixe
Certos peixes: Salmão, dourado, arenque defumado, cavala, sardinhas, bacalhau seco;
– Crustáceos e mariscos
– Tripas e frios (em particular o **salame**)
– Gema de ovo
– Pão integral, pão de centeio, de trigo mourisco, de soja
– Leite concentrado e leite em pó
– Todos os queijos
– Certos legumes verdes: Alcachofra, cogumelos, couves, ervilhas, agrião, legumes verdes desidratados
– Fruta secas e oleaginosas
– Cacau e chocolate/mostarda verde
– Levedura seca

Alimentos proibidos

– Sal
– Bicarbonato de sódio
– Carnes em conserva, salgados, defumados
– Legumes em conserva, chucrute
– Legumes secos
– Molhos e temperos comerciais, Knorr, Maggi, sopas de envelope
– Condimentos salgados, mostarda, alcaparras, pepinos em conserva, azeitonas
– Bebidas alcoólicas
– Pastilhas digestivas
– Pastilhas contra tosse
– Chocolate

Alimentos ricos em potássio

Frutas cruas:
– Sucos de frutas frescas em latas ou em garrafas.
– Banana, coco, damasco
As outras frutas cruas devem ser limitadas a uma só fruta por dia.

Frutas secas:
– Ameixas, damascos, uvas, bananas, tâmaras, figos.

Frutas oleaginosas:
– Noz, castanha de caju, avelãs, amêndoas, pistaches etc.

Outras frutas:
– Castanha
– Cacau e chocolate

Legumes secos:
– Ervilhas secas, grão-de-bico, lentilhas, feijões secos, favas, soja
– Sopas, caldos de legumes

Batatas:
– Se deixadas por muito tempo na água, e cozidas em abundante quantidade de água, perdem cerca de 40% de seu teor de K^+.

Legumes verdes frescos:
– Os legumes verdes frescos podem ser autorizados uma vez por dia, crus (50g), e uma vez por dia cozidos (200g), desde que em cocção prolongada e com trocas repetidas de água de cocção.

Dietoterapia em enfermidades hepáticas

As doenças hepáticas podem manifestar-se com insuficiência hepatocelular predominante ou colestase predominante e estas em intensidade leve, moderada ou intensa. Assim a dieta estará determinada pelas alterações específicas diagnosticadas na função metabólica do órgão.

Moreno e Vannuchi (1985) resumem o papel do fígado na metabolização dos nutrientes logo após a digestão e absorção:

a) Os hidratos de carbono provindos do intestino são utilizados para a síntese do glicogênio e transformados em lípides que passam aos depósitos de gordura.

b) Os lípides absorvidos sofrem várias modificações e combinações no fígado (emulsificação, combinação com proteínas) além de se constituírem em elementos importantes na absorção de vitaminas lipossolúveis e colesterol.

c) O fígado é local de recombinação, síntese de novos aminoácidos, de proteínas, de supressão de grupos amínicos que são convertidos em uréia.

d) O fígado tem um importante papel no armazenamento e transformação da vitamina em suas formas biologicamente ativas e de minerais como o Fe, zinco e magnésio.

e) Ele inativa grande número de substâncias endógenas e exógenas (hormônios, toxinas bacterianas e agentes nocivos absorvidos pelo tubo digestivo).

A dietoterapia procura favorecer a recuperação da função normal das células hepáticas alteradas, prevenir desnutrição e carência vitamínicas minerais.

O paciente com *hepatite* aguda e poucos sintomas não necessita de restrição dietética e deve ser estimulado a alimentar-se.

A gordura não deverá ser restringida da dieta, já que pesquisas têm demonstrado que a quantidade de gordura depositada no fígado diminui quando a dieta contém gordura, há recuperação do peso e diminuição do tempo de restabelecimento quando a dieta tem grande quantidade de gordura e as dietas com teor significativo de gordura são bem absorvidas, salvo em casos de icterícia obstrutiva.

Assim, a presença de quantidades normais de gordura está indicada pois contribui para a ingestão de uma dieta hipercalórica, garante a ingestão de ácidos graxos essenciais e de vitaminas hipossolúveis e torna a dieta mais agradável, principalmente em tratamentos prolongados (Moreno e Vannuchi, 1985).

Pesquisas experimentais em animais têm evidenciado que a grande ingestão de hidratos de carbono aumenta a resistência do hepatócito às agressões virais, por aumento da insulina, que estimularia a regeneração dos mesmos.

A dieta equilibrada para o paciente com hepatite contém 10% de proteína, 30% de lipídios e 50% de carboidratos, com um valor calórico total (VCT) ao redor de 2.000 a 2.500 calorias (Moreno e Vannuchi). Ou hiperprotéica, discretamente hiperidrocarbonada, moderadamente hipogordurosa e com aporte vitamínico suficiente.

Em caso de hepatite com severa insuficiência hepatocelular, devido ao risco de coma, a dieta deverá ser hipoprotéica (no máximo 1g/kg/dia), hipercalórica, normo ou hipogordurosa, conforme a tolerância, e hipervitamínica.

Em caso de pré-coma e coma hepático as proteínas serão abolidas; as calorias são oferecidas normalmente através de glicose endovenosa.

Os princípios da dietoterapia dos pacientes da hepatite aguda são, segundo os autores citados, aplicáveis a pacientes com cirrose hepática em fase compensada. "Do ponto de vista protéico, uma dieta equilibrada fornece quantidades adequadas deste macronutriente, que possibilita o aporte de fatores lipotrópicos (metionina, colina) que promovem a formação de lipoproteínas, impedindo acúmulo de gordura no fígado. Além disso, garante a produção adequada de fatores de coagulação e diminui o processo catabólico e o balanço nitrogenado negativo, que tenderiam a perpetuar o processo degenerativo."

Para prevenir ou minimizar a ascite e o edema periférico é indicada a restrição de sódio e água, normalmente excluindo-se o sal adicionado a alimentos ricos neste mineral devido ao processamento industrial (enlatados, massas, salgados, queijos) e restringindo-se aqueles cuja composição é rica em Na, como leite, carne, feijão.

Uma restrição severa de Na da dieta está em torno de 1 a 2g de Na.

Nas hepatites com intensa colestase a dieta deverá ser hiperprotéica, hipercalórica, hipogordurosa e adicionada de triglicerídios de cadeia média facilmente assimiláveis, com auxílio da lipase pancreática e sem necessidade dos sais biliares para sua absorção (Progestinil – produto comercial de triglicerídeos de cadeia média; gordura de coco).

Referências Bibliográficas

1. BELAND, I.L. & PASSOS, J. Y. – A enfermagem do paciente com problemas de nutrição. In *Enfermagem clínica*. São Paulo, EPU. Ed. da Universidade de São Paulo, v.2, 1978.
2. BORGES, Mº A. G. – Alimentação em hepatopatias. *Clínica Pediátrica*, 5 (3): 37-38, jan/fev/março, 1981.
3. CASTRO, A.M.S. & CHACRA, A.R. – Dieta e Educação da Criança Diabética. *Clínica Pediátrica* 6 (2): 8-12, mar/abril 1982.

4. DU GAS. B.W. – Necessidades Nutricionais. In *Enfermagem Pediátrica* 4. ed. Interamericana, Rio de Janeiro, 1984.

5. EGASHIRA, E.M. e cols. – O Celíaco e a Dieta Problemas de Adaptação e Alimentos Alternativos. *Pediat.*, 8:41-44, São Paulo, 1986.

6. ESPERIDIÃO, S. e cols. – Dietas especiais. *Clínica Pediátrica, 3* (6): 38-46, 1980.

7. MARCONDES, E. – Higiene Alimentar. In *Pediatria Básica*. 6. ed. São Paulo. Sarvier, v.1, 1978.

8. MARCONDES. E. e cols. – *Dietas em Pediatria Clínica*. São Paulo, Sarvier, 1980.

9. MORENO, F.S. & VANNUCHI, H. – Dietoterapia em enfermidades hepáticas. *F. Médica* (BR), *91* (3): 211-217, 1985.

10. PENNA, H.A. de O. – Alimentação da criança com problemas renais e de vias urinárias. *Clínica Pediátrica, 5* (3): 39-31, 1981.

11. ROTHSCHILD, E. – *Dietética da insuficiência renal crônica*. São Paulo, Organização Andrei, 53 p. 1983.

12. WAINSTOK, D. – Glomerulonefrite difusa aguda pós-estreptocócica. *Clínica Pediátrica, 6* (5): 45-52, set/out, 1982.

13. WOISKI, J.R. – Dietética Pediátrica, Rio de Janeiro – São Paulo, Atheneu, 1983.

33

Alimentação Transpilórica, Naso ou Orojejunal (Enteral)

Rosemery Andrade Lentz
Terezinha Vieira Junckes

Conceito

É uma forma de alimentação terapêutica que procura atender às necessidades metabólicas dos vários órgãos e sistemas, processadas por via entérica, através de um cateter que passa pelas fossass nasais ou boca, faringe, esôfago, estômago, ultrapassando o piloro e chegando até a primeira porção do jejuno.

Considerações gerais

Problemas nutricionais vêm sendo indicados como fatores determinantes da ineficácia de terapêutica específica em muitas patologias. Um adequado aporte calórico nutricional pode representar a diferença entre um restabelecimento adequado, rápido e seguro, do estado de saúde, e uma prolongada convalescência ou mesmo óbito. Quando a criança não consegue receber os nutrientes necessários ao seu organismo pela via natural (via oral), tem-se que utilizar uma via alternativa.

A alimentação enteral torna-se, entre outras, a mais atrativa, por se tratar de um sistema simples e eficiente, sempre que administrado corretamente.

A via enteral é fisiológica, psicologicamente mais apropriada à criança que a nutrição parenteral, sendo por isso bem mais tolerada e aceita. A praticabilidade do método a torna bastante econômica, já que não requer cuidados com esterilização dos nutrientes, nem métodos complexos para manuseio e armazenagem das soluções, bem como fácil treinamento do pessoal técnico. O sistema diminui a possibilidade de regurgitação, aspiração brôn-

quica e apresenta riscos bem menores que os demais.

Objetivos

Favorecer a recuperação da criança pela administração completa de nutrientes e líquidos, quando a via oral ou gástrica são contra-indicadas.

Depositar alimentos ou fluidos além do **piloro**, onde a resistência do esfíncter previne a regurgitação e onde a área relativamente maior permite a absorção de soluções hipo ou isosmolares.

Proporcionar um método de alimentação que exija um mínimo de esforço do lactente, quando este não consegue tolerar a alimentação oral e/ou está gravemente enfermo.

Possibilitar a administração contínua de pequena quantidade de alimentos, com maior freqüência.

Corrigir anorexia ligada à patologia de base (neoplasia, infecções) ou alterações neurológicas (estupor, coma).

Indicações

Distúrbios orofaríngeos/esofagianos
- Insuficiência do reflexo de mamar
- Paralisia motora do palato
- Incoordenação da deglutição ou deglutição inadequada
- Esvaziamento gástrico lento
- Inflamações
- Refluxo gastresofágico – A administração de alimentos diretamente nas primeiras porções do jejuno diminui significativamente o índice de refluxos.

363

Distúrbios neurológicos

- Comas de diferentes etiologias
- Neoplasias
- Traumas

Distúbios cardiorrespiratórios

- Cardiopatias
- Síndromes com dificuldade respiratória
- Pacientes em respirador
- Broncoespasmos

Pacientes portadores de cardiopatas graves têm na nutrição enteral uma alternativa segura, já que suportam mal os esforços das mamadas e a clássica alimentação intragástrica pode provocar reflexos vagais bradicardiantes nocivos, além do risco de vômito e aspiração.

Distúrbios gastrintestinais

- Diarréia crônica
- Pancreatites
- Síndrome do intestino curto

Na diarréia crônica e administração contínua de pequena quantidade de alimentos tem sido bem tolerada pelo paciente, quer como terapêutica isolada, quer durante a retirada de alimentação parenteral.

Outras

- Infecções, em especial o tétano e a septicemia
- Neoplasias
- Pacientes com rota oral deficiente
- Intolerância alimentar que leva a vômitos freqüentes
- Queimados
- Recém-nascido prematuros ou gravemente enfermos
- Desnutridos
- Preparo de pacientes para cirurgia

A única contra-indicação formal à nutrição enteral é a falência do trato gastrintestinal

Complicações

As complicações decorrentes da nutrição enteral, citadas na literatura médica, são:
- Enterocolite necrotizante
- Perfuração duodenal
- Síndrome de Dumping (aceleração do trânsito intestinal)

- Proliferação de bactérias Gram (-) no delgado alto
- Invaginação intestinal

Em nossa experiência (HIJG) a maioria das complicações encontradas é de ordem técnica. Apenas um caso registrado de enterocolite necrotizante, em um prematuro portador de infecção entérica prévia em quatro anos de uso da ANJ.

Observa-se que a enterocolite, a invaginação intestinal e a perfuração duodenal são preveníveis através do uso de sonda de Silastic e não de PVC, pois o Silastic permanece com sua estrutura inicial, não sofrendo ação do meio, como as de polietileno que se tornam duras e não-flexíveis.

A síndrome de Dumping e a diarréia osmótica são controladas através da determinação da osmolaridade, volume e concentração do leite.

A proliferação das bactérias Gram (-) é controlada pela administração de rotina de antibióticos pela sonda enteral, em pacientes desnutridos ou com resistência diminuída.

As complicações de ordem técnica encontradas são:

- Retirada de sonda por criança mal restringida
- Administração rápida ou demasiadamente lenta da solução nutritiva
- Distensão abdominal na fase inicial. Iniciando com 10 a 20% do volume da solução integral e aumentando gradativamente conforme tolerância do paciente, a incidência do problema diminui bastante.
- Vômitos que estão geralmente relacionados ao aumento do volume, da rapidez na administração da solução ou rejeição da sonda pelo paciente e são facilmente controlados com medicações antieméticas.

Procedimentos de enfermagem frente à NE: Introdução da sonda, manutenção e controle Material:

- Sonda enteral estéril com oliva de aço inox fixa na extremidade distal, nº 1, para criança com peso inferior a 10kg e nº 2 ou nº 3 para crianças maiores.
- As sondas disponíveis no mercado são de silicone ou poliuretano (Silastic), flexíveis e de calibre fino. Existem dois tipos fundamentais: *Dobbhoff* com peso de mercúrio

saliente e *Keeofeed* com peso de mercúrio incorporado no próprio diâmetro. Ou ainda, a sonda SNE-10, de silicone, com uma pequena coluna de mercúrio radiopaco em sua extremidade, para acompanhamento radiológico.
- Fio guia – fio de náilon transparente (confere rigidez suficiente para introdução da sonda enteral, que é extremamente flexível)
- Vaselina líquida para lubrificar a sonda enteral para passagem do fio guia
- Valecaína geléia para lubrificar a sonda enteral
- Sonda de nelaton nº 6 ou nº 8 para guia (sonda guia)
- Benjoim para maior aderência na fixação da sonda enteral
- Micropore para fixar
- Sonda odontológica para puxar a sonda guia na orofaringe
- Reservatório para infusão
- Seringa para retirada de secreção jejunal na testagem da localização da sonda nasoenteral
- Papel teste para verificação do pH e localização
- Equipo de soro + SG 5% para infusão na sonda
- *Scalp* para adaptar a sonda enteral ao equipo de alimentação
- Chupeta para fixar a sonda orojejunal
- Fio de algodão para fixar a chupeta (ver Fig. 33.1)

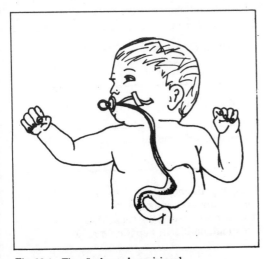

Fig. 33.1 – Fixação de sonda orojejunal.

Introdução da sonda

Orientar a família e paciente (quando possível) sobre o procedimento e sua finalidade.

Escolher o cateter adequado segundo o peso da criança. Proceder assepsia das mãos.

Medir a distância do lobo da orelha ao nariz e do nariz ao apêndice xifóide. Fazer nesta altura a primeira marca. Medir, a seguir, a distância do apêndice xifóide à região pubiana, fazendo então a segunda marca do cateter.

Lubrificar a parte interna do cateter com vaselina; introduzir o fio guia até a extremidade distal do cateter, deixando na extremidade proximal uma ponta de mais ou menos 4cm.

Colocar o paciente em decúbito dorsal, semi-sentado, para facilitar o trânsito do cateter.

Introduzir a sonda guia, por uma das narinas do paciente (de preferência a esquerda), puxá-la na orofaringe com sonda odontológica até que saia pela boca.

Colocar a extremidade da sonda enteral no interior da extremidade distal da sonda guia. Puxar a sonda guia retirando-a pela narina e grande parte da sonda enteral. A outra parte da sonda enteral é deixada na faringe, iniciando seu trajeto.

Introduzir a sonda enteral até a primeira marca.

Colocar o paciente em decúbito lateral direito e introduzir lentamente o cateter SNJ até a segunda marca.

Retirar o fio guia e fixar o cateter na face (firmar o Silastic pressionando-se e puxar o fio guia).

Comprovar localização da sonda, através de testes de pH da secreção do jejuno.

Instalar soro glicosado a 5% durante mais ou menos seis horas. Se a sonda estiver no estômago pode migrar espontaneamente para o duodeno (primeira ou segunda porção) ou jejuno (alto), num intervalo de quatro a 12 horas devido a ação do peristaltismo sobre o balonete e conteúdo gástrico (soro). Deste período o paciente deve ser mantido em decúbito lateral direito.

Comprovar radiologicamente a presença da sonda no intestino. Nos casos em que o cateter não chega ao duodeno mantém-se o paciente em decúbito lateral direito, fazendo controle do PH a cada 30 minutos.

OBS. Os testes para a certeza da localização da ponta do cateter são a determinação do PH e raios X de abdome.

– Na sondagem orojejunal a introdução pela narina é substituída pela introdução da sonda pela boca.

Quando o PH torna-se básico ou levemente ácido 5-7, faz-se o controle radiológico e inicia-se a alimentação se o cateter estiver posicionado.

Os tipos de dieta variam em osmolaridade, digestibilidade, conteúdo de lactose, viscosidade, densidade calórica e composição lipídica. A dieta deve apresentar-se como líquido estável, homogêneo e de viscosidade adequada, imprescindíveis para permitir fluxo livre e contínuo.

As soluções nutritivas mais usadas são as fórmulas lácteas habituais, baseadas em leite de vaca, modificado ou não, ou então o leite de soja. Quando há intolerância às primeiras, eventualmente, coloca-se como suplemento energético o óleo de coco, na proporção de 2 g, para cada 100ml da solução.

Quanto ao volume, procura-se fornecer um adequado aporte calórico necessário para manutenção e ganho de peso normal em crianças eutróficas e hipercalórica em crianças desnutridas. As dietas são normalmente prescritas por médicos e nutricionistas.

O conhecimento da osmolaridade da solução é indispensável, uma vez que a maioria das complicações desta técnica de alimentação tem relação com o uso da solução hiperosmolar. A osmolaridade recomenda pela OMS é a de 30% MSM/1.

A capacidade digestiva diminui progressivamente quando a sonda enteral está localizada mais distalmente, pela falta de hidrólise ácida, emulsificação pela bile, e hidrólise alcalina dos alimentos que se processam respectivamente no estômago e duodeno (Miyadahia, 1984).

Manutenção e controle	Justificativa
Manejar todo equipo de alimentação empregando princípios de assepsia médico-cirúrgica. Manter as mãos lavadas durante o cuidado do paciente.	– Proteger o paciente de infecções, já que parte de sua defesa bacteriológica, ou seja, a ácidez gástrica foi ultrapassada.
Sempre que possível utilizar dietas submetidas à esterilização terminal.	– Ao alterar a via normal de alimentação pode ocorrer: contaminação, alteração no metabolismo na absorção e na eliminação.
As dietas preparadas há mais de 24 horas não deverão ser utilizadas. A dieta não deve permanecer em infusão por mais de quatro horas. Fracionar a alimentação se necessário.	– Consideradas contaminadas.
Trocar o intermédio e o frasco que adiciona a alimentação pelo menos três vezes ao dia.	– Proteger o paciente de infecções.
Manter conexões protegidas com gaze seca.	– Proteger o paciente de infecções.
Trocar diariamente a fixação micropore da sonda, alternando o lado onde é fixado.	– Prevenir irritação da pele; garantir a fixação.
Controlar o gotejamento conforme prescrito. O fluxo deve ser contínuo e regular. Não compensar atrasos aumentando o fluxo e sim calcular o novo tempo para aquela dieta. Lavar a sonda com SF, 5ml a cada alimentação.	– A hiperalimentação produz complicações como diarréias, aumento de glicemia, edema, ICC por superação da capacidade de trabalho intestinal, cardiáco, hepático e renal.

Manutenção e controle	Justificativa
Observar se ocorre distensão abdominal; caso ocorra fechar a sonda, lavar com SF, e deixar fechada. Discutir a conduta a seguir com o médico.	– Determinadas fórmulas não estão adaptadas à capacidade absortiva da criança e determinam processos fermentativos com distensão abdominal. Detectar processos infecciosos.
Medir o perímetro abdominal na altura da cicatriz umbilical; três vezes ao dia.	– Idem.
Anotar rigorosamente a quantidade, freqüência e características das eliminações intestinais. Valorizar sinais e sintomas de elevação de temperatura, náuseas, vômitos, cólicas abdominais e diarréias.	– O aparelho destes sinais e sintomas pode estar relacionado com a velocidade de infusão, osmolaridade e possível contaminação da dieta.
Pesar diariamente, no mesmo horário, sem roupa ou usando a mesma quantidade de roupa. Fazer correlação com intercorrências na alimentação (ex.: diarréia). Verificar periodiamente a estatura e outros dados antropométricos.	– Fórmulas dietéticas com alto índice de hidratos de carbono ou administradas muito rapidamente podem provocar hiperglicemia e glicosúria.
Verificar S.V. periodicamente.	
Segurar, acariciar e estimular positivamente a criança; orientar e preparar a criança e a família para o tratamento.	– Alterar a via normal de alimentação pode ser assustador e fonte de ansiedade.
Supervisionar o sistema freqüentemente. A oliva poderá desaptar-se à sonda e ser eliminada pelas fezes; a sonda deve ser substituída.	– Podem ocorrer problemas mecânicos como obstrução, acotovelamento da sonda, desadaptação.
Efetuar restrição física nas crianças que tenham possibilidade de retirar a sonda.	– Evitar repetição desnecessária da passagem da sonda.
Estimular a alimentação por via oral, gradativamente, quando houver possibilidade e patologia não contra-indicar	– Refazer a via natural de alimentação e fortalecer sucção, deglutição e produção de sucos digestivos.
Orientar e treinar a família dos pacientes autorizados a fazer o tratamento em casa em relação a higiene, preparo e administração da dieta, sinais e sintomas de complicações.	– Para que efetuem os cuidados de forma adequada e segura.
Estimular e treinar os pais para que, durante a hospitalização, assumam progressivamente os cuidados com a alimentação enteral.	– Manter os vínculos significativos de pais e filhos; fortalecer a confiança dos pais para o atendimento dos filhos.
Retirar a sonda quando prescrito, após a capacitação da criança para a alimentação oral.	– A via natural de alimentação é a mais segura.
Fazer registros detalhados; analisar as ocorrências e respostas da criança durante todo o tratamento.	– Adequar a terapia e corrigir os efeitos adversos prontamente.

Referências Bibliográficas

1. BOROS S.J. & REYNOLDS, J.W. – Duodenal perfuration: a complication of neonatal naso jejunal fedding. *The Journal of Pediatrics*, *85* (1) 107 - 108, July, 1984.
2. BRUNNER, L.S. & SUDDARTH, D.S. – *Prática de Enfermagem*. 2. ed. Rio de Janeiro, Interamericana, p. 1377-1379, 1980.
3. CARVALHO, M. de – Alimentação transpiória em recém-nascidos de alto risco. Jornal de Pediatria, 53 (4): 285-1982.
4. CHEEK, J.A. & STAUB, G.E. – Naso jejunal alimentation for premature anal full-term new-born infants. *The Journal of pediatrics, 82* (6): 9455-962, June, 1973
5. HUBERMAN, J.I. – Alimentação nasojejunal *Ped. Moderna*, São Paulo, 17 (3): 131-2, jun, 1982.

6. MIYADAHIRA, A.M.K. – Princípios da assistência de enfermagem na nutrição enteral. *Rev. Paul. Enf.:* 4 (2): 62-68, abr - jun, 1984.
7. RHEA, J.W. & KILBY, J.O. – A naso-jejunal tube for intant feeding. *Pediatric, 46* (1): 36-40, 1970.
8. RHEA, J.W. e cols. – Nasojejunal (transpyloric) fedding: comentary. *The Journal of Pediatrics, 86* (3): 451-452, 1975.
9. RHEA, J.W. e cols. – Nasojejunal fedding an improved device and intubation tecnique. *The Journal of Pediatrics, 82* (6): 951:954, 1976.
10. WOEFSDORF, J. e cols. – Transpyloric fedding in samll preterm infants. *Archives of Discose in childhood,* 50: 723, 1975.

34

Nutrição Parenteral (NP) — Aspectos Gerais e Aplicados à Enfermagem Pediátrica

Ligia Maria L. Pinheiro Martins
Lourdes da Costa Remor

Conceito

A Nutrição Parenteral (NP) é um método terapêutico essencial ou coadjuvante, que permite ao paciente que não pode usar a via digestiva adequadamente um anabolismo muito próximo do normal, mesmo por períodos prolongados.

Na criança, é maior a taxa metabólica, e isto determina um fornecimento calórico e protéico mais generoso, necessário ao crescimento, o que obriga a uma adequação do método ao doente pediátrico.

Considerações gerais

A ingestão calórica insuficiente, durante um período prolongado, contribui significativamente para a mortalidade nos lactentes e crianças com lesões do trato gastrintestinal. Não raramente, pacientes com obstrução intestinal persistente, fístulas intestinais ou síndrome do intestino curto morrem apenas de inanição e de suas complicações antes que se possam efetuar o tratamento curativo ou procedimentos cirúrgicos apropriados.

Dudrick e cols. demonstraram pela primeira vez, em 1968, que a infusão intravenosa de uma solução de glicose contendo aminoácidos e isenta de gorduras podia sustentar o crescimento e desenvolvimento normais. Filler e cols. descreveram o uso bem-sucedido, a longo prazo, desta solução, em 14 lactentes criticamente doentes, com uma variedade de distúrbios gastrintestinais. Nossa experiência e os relatos de outras instituições indicam o potencial salvador da Nutrição Parenteral Total (NPT) em lactentes e crianças com função inadequada do trato gastrintestinal.

O sucesso deste modo de tratamento foi propiciado pela elaboração de técnicas especiais de administração intravenosa de quantidades adequadas de calorias e nitrogênio. O emprego deste sistema de vida exige cuidadosa seleção dos pacientes para terapêutica, constante vigilância das complicações e atenção para pormenores dos procedimentos.

Indicações

A pediatria e a cirurgia pediátrica são as áreas médicas que mais se beneficiaram com o advento da NP. Devido ao alto custo e ainda, a elevada morbidade, o uso da NP na criança deve ser muito criterioso. Está indicada unicamente na impossibilidade de uma alimentação digestiva eficiente (oral ou por sondas), ou quando a via digestiva representa um grande risco.

As principais indicações da NP na criança podem ser divididas em clínicas e cirúrgicas.

Cirúrgicas

- Onfalocele e gastroschisis
- Atresia intestinal e esofágica
- Fístulas digestivas
- Grandes resseções intestinais
- Complicações de cirurgias do esôfago
- Preparo pré-operatório em prematuros e desnutridos
- Inadaptação pré-operatória de estomias
- Enterite necrotizante
- Suboelsão intestinal crônica
- Grandes queimaduras
- Politraumatizados graves

- Obstrução intestinal por aderência, recidivante
- Pancreatite aguda.

Clínicas

- Diarréia crônica prolongada
- Colite ulcerativa e moléstias inflamatórias do delgado
- Desnutrição grave
- Insuficiência hepática e renal
- Distúrbios metabólicos congênitos (glicogenoses)
- Síndrome de má absorção
- Coadjuvante no tratamento quimioterápico e radioterápico das neoplasias malignas.
- Íleo paralítico

- Tétano
- Coma prolongado
- Pneumonia
- Intoxicações
- Prematuridade
- Caquexia da puberdade
- Profilática, em situações clínicas em que se preveja inanições prolongadas.

Características da solução básica

Nossa solução básica fornece aminoácidos para síntese protéica, glicose para o fornecimento de calorias, eletrólitos, vitaminas e oligoelementos.

Quadro 34.1
Composição da solução básica

	NPP 5%	NPP 10%	NPP 20%
1 – Glicose 50%	30 ml	140ml	350ml
2 – Acetato de sódio 10% *	13	13	13
Cloreto de sódio 20% *	4	4	4
3 – Sulfato de magnésio 20% *	5	5	5
4 – Gluconato de cálcio 10%	15	15	15
5 – Fosfato de potássio (2mEq/1)	10	10	10
6 – Vitamina K (Kanakion)	0,05	0,05	0,05
7 – Solução de aminoácidos a 10%	150	175	200
8 – Ácido fólico a 0,01%	5	5	5
9 – Vitamina C	5	5	5
10 – Complexo B	2	2	2
11 – Soro glicosado 5%	1.000	1.000	1.000

– Cloreto de potássio a 19,1 – 3ml por litro de solução (40 a 50 mEq).

– Heparina – 0,5U por ml da solução.

* Ajustados de acordo com as determinações de sódio.

Observação

A quantidade de solução de ml descrita acima é para um volume de 1000ml

A glicose na concentração de 5 a 10% pode ser infundida em veia periférica o que não acontece com concentrações maiores (20%).

370

O Intralipid é um produto comercial de óleo de soja emulsificado com fosfato de gema de ovo, com 10% de gordura e 54% de ácido linoléico, 25% de ácido oléico e 20% de ácido paltuítico.

Tipos, métodos e características

Tipos

Periférica: a) sem lipídios b)com lipídios

Central

NP Periférica
- Aplicada em vias venosas periféricas, através de *scalps* ou através de cateter, com ou sem dissecção.
- A glicose é introduzida a 5 ou 10%.
- Oferece menor quantidade de calorias.
- Exige administração de maior volume.

a) *Periférica sem lipídios*
  1. Administram-se maiores volumes para compensar o menor aporte calórico.
  2. O ganho de peso é menor
  3. Necessita-se complementação calórica.

b) *Periférica com lipídios*
  1. Aplicada na dose de 2 a 5g/kg/dia.
  2. Pode ser intercalada com a solução de NP ou não.
  3. Pode ser misturada com a solução de NP (no mesmo frasco).

O uso de lipídios está contra-indicado em algumas situações:
- Icterícia
- Insuficiência hepática (cirrose)

- Diabetes
- Choque
- Obstáculos biliares
- Membrana hialina
- Hipertensão pulmonar
- Alterações de coagulação

Observação

Nossa experiência no Hospital Infantil Joana de Gusmão mostra que a adição de emulsão lipídica ao frasco contendo glicose, aminoácidos, eletrólitos e vitaminas, nas proporções utilizadas na nutrição endovenosa periférica, não altera a estabilidade da emulsão e não ocorre agregação das partículas de gordura, mesmo quando a mistura é mantida por mais de 24 horas em temperatura ambiente.

Este método de administração da NP se mostrou adequado, mais simples e sem complicações.

NP Central

Aplicada através de cateter venoso central, exigindo:
- Dissecção no centro cirúrgico, preferencialmente de veias jugulares
- Anestesia local ou geral
- Cateter de Silastic posicionado em VCS ou VCI
- Controle de posição do cateter por radiografia ou radioscopia
- Exteriorização por contra-abertura
- A glicose é introduzida a 20% exigindo "controle rígido da infecção".
- Lipídios administrados 1 vez por semana
- Reservada para as crianças cujas vidas estão ameaçadas porque "a alimentação por meio do trato intestinal e impossível". Ambos os métodos apresentam vantagens e desvantagens:

Vantagens	Desvantagens
Central	*Central*
maior aporte calórico	— maior risco de infecção
ganho ponderal mais afetivo	— cateterização venosa prolongada
via venosa de maior durabilidade	— controle rígido pela enfermagem
menor volume administrado	— necessita infra-estrutura hospitalar
não necessita lipídios diariamente.	— diurese osmótica
	— acidose metabólica mais freqüente
	— risco de hipoglicemia
Periférica	*Periférica*
menor risco de infecção	— trocas freqüentes de veia
evita a cateterização prolongada	— teores calóricos mais baixos
maior vigilância	— volume administrado é maior
requer pouca infra-estrutura hospitalar.)italar.	— necessita lipídios, aumentando o custo.

Em muitas situações clínicas a escolha de uma técnica em relação às outras depende da consideração individual do paciente.

Complicações da nutrição parenteral

Relacionadas ao cateter

Setenta e cinco por cento das complicações da terapia são deste tipo. A infecção é responsável por 90% destes problemas:
1. infecção (septicemia-fungos)
2. obstrução do cateter
3. extravasamento da solução
4. glicosúria persistente
5. retirada acidental do cateter
6. deslocamento da posição correta do cateter
7. trombose venosa
8. colocação imprópria do cateter
9. acidentes de punção (pneumotórax e hemotórax)
10. infecção da pele
11. perfuração da veia
12. arritmias na introdução do cateter central.

Relacionadas ao metabolismo

a) *Glicose*: A administração de glicose hipertônica, adicionada aos aminoácidos, produz hiperglicemia, normalmente compensada com aumento da produção da insulina. Porém pode haver aumento ou resistência à glicose, com conseqüente aumento da glicemia e glicosúria, devida a disfunção endógena de produção da insulina. Pode ainda ocorrer hipoglicemia intensa, se houver suspensão brusca da solução de NP, sendo este risco evitado pela sua suspensão gradativa.

b) *Nitrogênio*: Se a carga de aminoácidos recebida for excessiva pode ocorrer azotemia.

c) *Anemia*: A infusão constante de uma solução hipertônica pode causar hemólise, com leve anemia hemolítica. Por vezes o paciente poderá necessitar de papa de hemácias.

d) *Complicações hepáticas*: Podem ocorrer colestase progressiva com fibrose e infiltração do sistema porta e ocasionalmente insuficiência hepática. A infusão dos hidrolisados de proteína pode determinar hiperamonemia, quando rim e fígado estão com funções inadequadas para o metabolismo da amonia preexistente nos hidrolisados. Podem surgir letargia, dispnéia, convulsões.

Outras complicações

Acidose metabólica – Os hidrolisados de proteínas levam à acidose metabólica, pois contêm ácido clorídrico e aminoácidos acidogênicos. A limitação do ingresso dos aminoácidos e a adição de acetatos e lactatos auxiliam a diminuir a freqüência da acidose.

Distúrbios hidreletrolíticos – Ocorrem em situações de inadequação da solução. A hiponatremia pode ser secundária à diluição excessiva do sangue. A hipernatremia também está relacionada a elevação da glicemia e glicosúria, em função da diurese osmótica e desidratação.

Deficiência de cobre, zinco, de biotina e outros ácidos graxos não essenciais pode surgir se não forem repostos, ou em função de desequilíbrio, tipos de aminoácidos.

A hipofosfatemia é tipicamente resultado da omissão de fosfato da mistura, sendo prevenida pela sua adição à solução. O Ca deve acompanhar a administração de fosfato.

Implicações da Nutrição Parenteral para a Enfermagem

Unidade de preparo

Desde que a NP foi iniciada, a técnica das soluções foi revestida de recomendações quanto à utilização de técnica asséptica, em local isento de fatores de risco. A mistura dos componentes da nutrição parenteral tem sido feita em ambiente adaptado, geralmente salas com este objetivo único, utilizando-se paramentação pessoal e técnica (Osawa e cols. 1984).

Tanto quanto possível, as instituições que empregam a NP devem dispor de uma unidade de preparo de nutrição parenteral ou farmácia de manipulação.

A equipe responsável pela sala de preparo de NP deve incluir médico, enfermeiros, nutricionistas, escriturário e servente, cujas atribuições estarão ligadas ao preparo, distribuição, orientação, avaliação e adequação do suporte nutricional oferecidos ao paciente.

As unidades de nutrição parenteral devem dispor de:
- Pia para lavagem e escovação das mãos de quem vai preparar a mistura.
- Armários para guarda de material de consumo e frascos.
- Armário para guarda de roupas.
- Mesas para preparo de soluções.
- Geladeira para armazenamento de soluções preparadas.

Capela de fluxo laminar, se possível, para o preparo das soluções.

A sala de preparo deve ser revestida de azulejo e o chão deve ter piso apropriado (PVC).

Como material de consumo necessário à unidade de preparo podem ser citados:

- Frascos a vácuo esterilizados de 300 a 600ml
- Bandeja esterilizada, contendo pinças, seringas e agulhas
- Pacote de roupa esterilizada, contendo aventais, campos grandes, campos pequenos
- Luvas
- Gazes
- Gorros, propés, máscaras e aventais
- Equipos apropriados (simples e uma bureta graduada)
- Mesa com rodízios
- Álcool
- Suporte de soro.

Para instalação da solução no paciente necessita-se de:

- Frasco com a solução preparada, devidamente rotulada
- Equipos (gotas, microgotas ou bureta graduada, conforme esquema)
- Impresso próprio para o esquema de administração da solução (ex.: anexo I)
- Escalas graduadas para o controle de infusão do volume/horário (ex.: anexo 2)
- Proteções de gazes com solução iodada para as conexões do sistema de infusão
- Bandeja contendo material para punção venosa
- Bomba de infusão (se possível) para solução central.

As atividades da enfermeira em NP podem, segundo Osawa e cols. (1984) estar relacionadas a:

- Preparo das soluções
- Orientação, supervisão, execução e avaliação dos procedimentos de enfermagem relacionados à NP
- Manutenção de pessoal treinado e atualizado sobre rotinas e procedimentos
- Orientação, supervisão da limpeza e desinfecção da sala de preparo da NP. A limpeza terminal deve ser feita uma vez por semana

e a concorrente diariamente, com um produto à base de diquaternário.

- Participação no programa de controle com a coleta de material para cultura
- Orientação de pacientes com alta hospitalar acerca do preparo e cuidados gerais com dietas especiais.

Preparação da solução

- Certificar-se de que a sala está desinfetada e com todo o material necessário para o uso.
- Colocar gorro, máscara e propé
- Lavar as mãos
- Mergulhar todas as ampolas que serão utilizadas dentro de um recipiente com álcool
- Abrir todos os pacotes esterilizados, os frascos e equipos necessários.
- Vestir-se conforme técnica cirúrgica.
- Estender o campo esterilizado sobre a mesa e dispor as seringas com tamanhos de acordo com o volume dos componentes a serem utilizados.
- Dispor de um auxiliar que executará funções como: estender o campo esterilizado sobre uma segunda mesa, onde serão colocados os medicamentos mergulhados no álcool, na mesma posição da seringas; trocar frascos de soro.
- Colocar um campo esterilizado em volta do suporte de soro, evitando o contato direto dos equipos, evitando o contato direto dos equipos dos frascos pendurados com o mesmo.
- Misturar os componentes conforme prescrição médica e tipo de solução (5%, 10%, 20%), tendo-se o cuidado de usar sempre a mesma seringa para o mesmo componente, para evitar precipitações.
- Após o término da preparação, empacotar os frascos com campo esterilizado, rotular e guardar em geladeira.

Na solução para NP não só as características de pureza da solução e sua esterilização são importantes, como também a estabilidade da solução, que deve conservar as características de sua fabricação.

Normalmente, as soluções são guardadas em vidro, pois as soluções com aminoácidos guardadas em plástico envelhecem, por retenção dos raios ultravioletas da luz solar; os recipientes plásticos não permitem vácuo no seu interior e este evita os processos de oxidação da presença do ar.

É essencial evitar a contaminação microbiana da solução, a fim de proteger a criança contra septicemia. Isto é conseguido, seguindo rigorosamente a técnica cirúrgica na preparação e ambiente com o máximo de assepsia.

Preparo do paciente e da família

Orientar o paciente e a família sobre as razões do tratamento, o que vai ser feito e como pode participar. Dar apoio e auxiliar a criança a ultrapassar as diversas fases do tratamento através do carinho, conforto físico e da recreação e estimulação.

Instalação do sistema

- Examinar o paciente e checar a adequação da punção venosa periférica ou dissecção.
- Pendurar o frasco da solução, abrir a pinça e preencher o equipo específico um microfix, conforme o volume desejado para cada volume e horário prescrito.
- Retirar o ar do sistema.
- Proteger as conexeõs com gaze embebida em solução de iodo povidine.
- Controlar o gotejamento conforme esquema prescrito. Na cabeceira do leito do paciente deverá ser fixado um quadro para registro periódico do andamento da infusão.

Fase de acompanhamento

Cuidados com a aparelhagem de infusão

Manter a via exclusiva para a nutrição parenteral; para administração de medicamentos, coleta de sangue e mensuração da PVC utilizar outra via. Os procedimentos citados podem produzir desestabilização da solução e aumentam o risco de infecção e deslocamento do cateter.

Observações

Caso seja impossível outra via para coleta de sangue, o uso do cateter somente se efetivará com permissão do médico responsável e manuseado por um dos componentes da equipe de NP. Se houver uma bomba automática de infusão poderá ser instalada para controle do volume do horário. No entanto, não se deve esquecer que esta bomba está sujeita a falhas e que, por isso, a observção constante é necessária.

- Trocar o frasco de nutrição, o conjunto de infusão, os intermediários, incluindo a bomba de infusão, se utilizada, no mínimo uma vez a cada 24h. Na retirada do equipamento e nova montagem, devem ser usados os princípios de assepsia cirúrgica, para evitar os riscos de contaminação. O novo material deve ser colocado junto ao paciente sobre campos estéreis; o uso de máscara facial e luvas está indicado para o operador enquanto executa a troca.
- Trocar o curativo em torno do cateter, obedecendo as rigorosas técnicas de assepsia, pelo menos a cada dois dias:
  - retirar o curativo com extremo cuidado para não deslocar o cateter;
  - remover a gordura e traços remanescentes de esparadrapo aderidos à pele, de toda a área de introdução do cateter com gaze embebida em éter, pois as sujidades abrigam microrganismos;
  - aplicar solução iodada sobre a pele, principalmente em torno do cateter; e
  - colocar as gazes e o esparadrapo sobre a área, inclusive de junção do cateter com o equipo, de forma oclusiva, para que nem o cateter e sua conexão fiquem expostos ao ar. Se o curativo ficar exposto à umidade como em caso de secreções traqueais ou oxigênio úmido, ou próximo a curativos de feridas infectadas, protegê-los com adesivo plástico. Para que o esparadrapo possa aderir melhor aplicar benjoim na área de fixação; com o uso prolongado até mesmo o esparadrapo não irritante pode produzir danos à pele.
- Registrar a troca do curativo, considerar o estado da pele, a drenagem, a localização do cateter e do protétor da agulha e a presença de sutura.
- Trocar a proteção de gaze com solução de iodo povidine de seis em seis horas.
- Verificar freqüentemente o local de infusão da solução, para certificar-se se não está infiltrando, com flebite ou fora a veia. O *scalp* deve ser trocado de dois em dois dias, ou sempre que for necessário.

Os cuidados com a aparelhagem visam impedir a contaminação, protegendo o paciente de infecções.

- Colher uma amostra de sangue para cultura antes de ser removido o cateter, quando houver suspeita de infecção: também a extremidade do cateter deve ser cortada com tesoura estéril e enviada à análise laboratorial, num frasco de cultura.

- Fazer curativo da pele aplicando solução de iodo povidine, após a remoção do cateter até sua cicatrização.

Monitorização do paciente no curso da NP

- Controle da velocidade de infusão a cada meia hora, comparando-se com a escala graduada de volume e horário, e certificando-se de que a solução está sendo injetada num ritmo regular e contínuo.
- Evitar complicações metabólicas como diurese osmótica, hipoglicemia, hiperglicemia e edema pulmonar.
- Controle da glicosúria e cetonúria, quando indicada, de seis em seis horas, para detectar qualquer alteração relativa à hiperglicemia provocada pela solução. Algumas crianças necessitam de insulina adicional por via parenteral, para utilizar a quantidade de glicose desejada.
- Glicosúrias constantemente acima de 3+ podem causar uma diurese osmótica e freqüentemente sinalizam a probabilidade de infecção na corrente sangüínea. Uma redução temporária na velocidade de infusão por hora ou o uso de uma solução mais diluída usualmente corrigem o problema se não for devido a infecção.
- Colher as amostras de sangue para controle da glicemia. As concentrações de glicose no sangue podem ser medidas diariamente nos quatro primeiros dias e 12 horas após qualquer alteração da taxa de fluxo ou da concentração de glicose no sangue. As amostras de sangue também são colhidas para determinação de uréia, pH sérico, determinações séricas ou plasmáticas de Ca, fósforo, proteínas totais, hemocultura etc.
- Controle dos SV de duas em duas horas; estar atento para alterações que indiquem infecção, sobrecarga cardíaca, desidratação etc.; comunicar qualquer alteração de imediato aos elementos responsáveis.
- Controle diário do peso; pesar sempre na mesma hora, com idêntica quantidade de roupa e nas mesmas escalas. Descartada a possibilidade de uma retenção de líquidos, o peso é uma das indicações mais seguras de reação positiva à terapêutica.
- Acompanhar outras variáveis de crescimento: o perímetro cefálico a cada sete dias e a altura a cada 15 dias.
- Efetuar um registro completo de toda a ingestão e eliminação da criança, inclusive evacuações, vômitos e drenagem gástrica, ingestão por via oral, para acompanhamento do equilíbrio hidreletrolítico e ingesta calórica.
- Observar atentamente o estado geral do paciente, já que muitas das complicações são observáveis através dos sinais e sintomas apresentados, como, por exemplo, na intoxicação por amônia, onde a criança se apresenta letárgica, pálida, com instabilidade nos SV etc.
- Fazer anotações completas sobre o estado do paciente e lançar em gráfico informações como peso, ingesta e eliminações, SV, volume infundido, para permitir uma análise global da situação.
- Estimular ou orientar a movimentação ativa e/ou passiva, principalmente de membros e a mudança de decúbito constante, em caso do paciente estar acamado; se possível estimular a deambulação. Estas condutas evitam os efeitos descondicionantes da permanência no leito.
- Efetuar higiene oral com solução própria enquanto a criança não estiver se alimentando. Oferecer bicos aos pequenos.
  - Estimular a alimentação oral na fase de transição já que a interrupção da NP deve ser feita gradativamente. Observar atentamente sinais de hipoglicemia de rebote após a interrupção da NP.
- Orientar e supervisionar pessoal auxiliar e familiares sobre o procedimento e cuidados, já que o manejo incorreto do aparelho de NP, ou abertura da pinça reguladora do fluxo podem ter conseqüências severas como infecção, acidose etc.

Conclusão

Para que se consiga bom resultado com o tratamento, é necessária a atenção permanente de toda equipe de enfermagem e que a mesma tenha profundo conhecimento do que está sendo realizado, pois este é um método terapêutico de grande utilidade, com resultados bastante positivos e significativos, mas com grandes riscos para o paciente. Complicações poderão surgir e terão menores conseqüências, quando identificadas precocemente.

No Hospital Infantil Joana de Gusmão/SC, a equipe de enfermagem é responsável por todo o serviço de NPP, desde a preparação da solução até a fase de instalação, montagem de esquemas e escalas de infusão, trocas de curativos de dissecção venosa e controle do paciente na ficha específica da NP.

Esquema de NPP
Hospital Infantil Joana Gusmão – Serviço de Enfermagem (Anexo 1)

Nome: _____

Horário	Volume	Solução	Gotejamento	Assinatura	Assinatura	Assinatura	Assinatura

Observações: _____

_____

_____

Anexo 2

1.000ml/24h

20 – 8

22 – 10

24 – 12

02 – 14

04 – 16

06 – 18

08 – 20

Escala para frasco
de 600ml

Anexo – 2

300ml/24h

24 – 16 – 8

01 – 17 – 9

02 – 18 – 10

03 – 19 – 11

04 – 20 – 12

05 – 21 – 13

06 – 22 – 14

07 – 23 – 16

08 – 24 – 16

Escala para bureta
graduada

Anexo 3

NOME: _____

UNIDADE: _____ FRASCO: _____

FÓRMULA: _____ DATA/PREPARAÇÃO: _____

N.P. _____ DIA/HORA: _____ INÍCIO NP: _____

na _____ /___ /_____ às _____

KCL_____ DURAÇÃO PREVISTA: _____

S. LÍQ. _____ TÉRMINO ___ /___ /___ às _____

_____

RESPONSÁVEL PELA PREPARAÇÃO: _____

Referências Bibliográficas

1. ADKINS, J.C. e cols. Nutrição Parenteral em lactentes e crianças. In *Clínicas Cirúrgicas da América do Norte*. Rio de Janeiro, 1984.
2. BRUNNER, L.S. & SUDDARTH, D.S. – Nutrição Parenteral total. In *Prática de Enfermagem*. 2. ed. Rio de Janeiro, Interamericana, p., 1396-1401, 1980.
3. ESPERIDIÃO, S. e cols. – Dietas especiais. *Clínica Pediátrica, 3* (6): 38-6, 1980
4. FLÁVIO, J.A. – Nutrição Parenteral prolongada. In *Manual Básico de Enfermagem em Unidade de Terapia Intensiva*. 2. ed. Curitiba, Florence, 1984.
5. FERNANDEZ, P.M. – Nutrição Parenteral Prolongada na criança. *Rev. Pediátrica Moderna, 23* (3): 126-130, junho/82.
6. OSAWA, C. e cols. – Organização de uma unidade de preparo de nutrição parenteral. *Rev. Paul. Enf.,* (2): 78-79, abr/jun. 198.
7. PIERIN, A.M.G. e cols. – Relato de experiência: Assistência de enfermagem às crianças submetidas à nutrição parenteral prolongada. *Rev. Bras. Enf., 32*: 36-352, 1979.
8. SOCIEDADE BRASILEIRA DE NUTRIÇÃO PARENTERAL, São Paulo, 2 (5), jan, 1981.
9. KEMPE, C.H. e cols. – Nutrição Parenteral. In *pediatria diagnóstico e tratamento*. 8. ed. Rio de Janeiro, Guanabara Koogan, 1986.
10. SALASSOL, C. & JOYEUX, H. – A nutrição parenteral simplificada. In *Alimentação Parenteral prolongada*. São Paulo, Manole, p. 133-1, 1976.

35
Acidentes na Infância

Haydée E. H. Back
Rosemery Andrade Lentz
Edilza Maria R. Schmitz

Segundo a Organização Mundial da Saúde (OMS) "acidente é um acontecimento independente da vontade humana, desencadeado pela ação repentina e rápida de uma causa externa, produtora ou não de lesão corporal e/ou mental".

O acidente vem assumindo importância cada vez maior em função da alta morbidade e mortalidade produzidas. Nos chamados países desenvolvidos é uma das principais causas da mortalidade na infância, ao lado das malformações congênitas, câncer e pneumonia.

Nos países em desenvolvimento a participação dos acidentes como causa de mortalidade infantil vem crescendo acentuadamente embora a dimensão total do problema não esteja completamente definida, em função do sub-registro.

O acidente é resultado da interligação de vários fatores ligados ao hóspede, ao agente lesivo e ao meio.

Os acidentes têm relações com fatores comuns:

a) *Sociais*: habitação inadequada (má higiene, de tamanho inadequado para o número de moradores, sem segurança etc.); condições salariais baixas, gerando saída de ambos os pais sem o acompanhamento adequado das crianças que ficam no domicílio; ausência de escolaridade e desconhecimento de comportamentos adequados em saúde.

b) *Relacionados à civilização*: trânsito, aparelhos domésticos, máquinas e defensivos agrícolas; brinquedos perigosos; aglomeração, poluição.

c) *Ecológicos e culturais*: fixação em locais acidentados, excessivamente frios ou quentes; zonas urbanas ou rurais; os fatores culturais gerando hábitos potencialmente causadores de acidentes, como uso de querosene, chimarrão, fogões de lenha etc.

Não existem locais sem risco. O que existe é um maior perigo em determinados locais.

d) *Relacionados à condição física*: indivíduos doentes, sob efeito de medicamentos, portadores de deficiências auditivas, visuais, olfativas etc.; indivíduos fatigados, famintos etc.

e) *Relacionado à condição psicológica e características individuais*: ansiedade, insegurança, baixa auto-estima, depressão, impulsividade, agressividade, competitividade.

f) *Crescimento e desenvolvimento*: o grau de maturação motora, cognitiva e psicossocial, embora progressivo na infância normal, expõe a criança aos acidentes, em função dos limites a que está condicionada nas relações de adaptação ao meio. A incidência e a distribuição dos acidentes estarão ligadas, pois, a etapa evolutiva, influências socioculturais, geográficas, constituição física e somática das crianças.

Brunner & Suddarth (1980) apontam, no contexto dos acidentes na infância, como papel da(o) enfermeira(o):

1) Identificar os perigos ambientais e atuar de forma a reduzi-los ou eliminá-los.

2) Identificar as características comportamentais da criança, as quais possam se relacionar com a probabilidade de acidente e acautelar os pais. Ter atenção especial com crianças que demonstrem características que aumentam a exposição aos perigos como curiosidade excessiva, incapacidade de conter alegria, hiperatividade ou ousadia. Ou ainda

ter atenção especial com as que apresentam características que reduzem a capacidade de lidar com os perigos como a agressividade, teimosia, má concentração, baixo limiar de frustração, ausência de autocontrole.

3) Fornecer orientação antecipada sobre o desenvolvimento da criança aos adultos responsáveis e à própria criança, à medida que se relaciona com os acidentes.

4) Participar de equipes de prevenção de acidentes em instituições e comunidades.

Entendendo que a abordagem e a atuação em níveis de promoção, proteção e recuperação, no que diz respeito aos acidentes na infância, sejam um exercício multidisciplinar, procuraremos abordar aspectos da atuação da enfermagem neste contexto.

Incidência, distribuição e características dos acidentes na infância: subsídios para o planejamento da atuação de Enfermagem

As conclusões de dois estudos retrospectivos sobre acidentes na infância estão sendo apresentadas a seguir como forma de subsidiar o planejamento da assistência de enfermagem no contexto dos acidentes da infância, em nossa realidade.

Oliveira Santos e cols., 1985, relataram conclusões do estudo de 518 casos de acidentes em crianças internadas de janeiro de 1977 a agosto de 1983, em hospitais de Campinas, SP. Definiram por faixa etária, sexo, fator ecológico e antecedentes mórbidos, familiares e pessoais as características, incidência e distribuição destes acidentes. Suas conclusões foram:

A incidência de atropelamentos, quedas de escadas, afogamentos em piscina foi maior na zona urbana, enquanto que na zona rural predominaram as picadas por animais peçonhentos, coice de animais, ferimentos corto-contusos ou perfuramentos e intoxicações por defensivos agrícolas.

A distribuição etária dos pacientes que sofreram algum tipo de acidente foi de 151 lactentes, 217 pré-escolares, 150 escolares, sendo a faixa entre dois a seis anos de idade a mais acometida.

A distribuição segundo sexo guardou relação masc./fem. de 3:1.

Do total de casos analisados, 223 foram traumatismos craniencefálicos, 108 intoxicações exógenas, 83 politraumatismos, 52 queimaduras, corpo estranho 32, síndrome de maus-tratos 7 e outros 13.

Dentre as quedas, foram significativas as ocorridas de muro, cama e escadas. Dentre as intoxicações, foram mais significativas as ocorridas por medicamentos (57) e inseticidas e tóxicos domésticos (24).

Dos 52 casos de queimaduras, 15 foram de lactentes, 28 de pré-escolares e nove em escolares. Dentre as causas de queimaduras, a maioria ocorreu na cozinha, sendo 24 com água quente, seguidos de queimaduras por gordura, leite, óleo, chá e café.

Dos 32 casos de ingestão e aspiração de corpos estranhos (principalmente moeda, caroço de laranja, amendoim, feijão), 10 foram em lactentes, 12 em pré-escolares e sete em escolares.

Neste trabalho, em 43,3% de todos os acidentes houve traumatismo craniencefálico; 20,8%, intoxicações exógenas; politraumatismos, 16%, queimaduras, 10%; corpo estranho, 6%; síndrome de maus-tratos, 1,3% e outros, 2,5%.

Os acidentes domésticos acometeram mais freqüentemente os lactentes e pré-escolares abaixo de cinco anos, sendo o local de maior risco a cozinha, seguindo-se o banheiro, quarto e garagem.

Em crianças de um a cinco anos de idade com pico máximo de risco de um a três anos, as intoxicações foram as causas mais freqüentes de acidentes, principalmente por medicamentos.

Dentre os escolares e adolescentes predominaram os acidentes automobilísticos, de bicicleta e ciclomotores.

Um estudo realizado no HIJG, Florianópolis, em 1984-1985, mostrou um total de 22 acidentes ocorridos em um ano e cujas vítimas foram internadas, destacando-se em primeiro lugar os acidentes de trânsito com 63 casos, em segundo, as quedas com 60, em terceiro, as queimaduras, com 42 ocorrências e em quarto as intoxicações, com 21 casos.

Constatou-se que o índice mais alto de óbitos foi diretamente proporcional ao acidente de trânsito, com 35,7%, seguido da queimadura com 28,5%, e bronco-aspiração e quedas com 14,4%.

Observou-se como causa freqüente de óbito na faixa até dois anos a intoxicação, principalmente pela automedicação (mãe medica o filho sem conhecer a medicação).

TIPOS, CAUSAS E PREVENÇÃO DOS ACIDENTES NA INFÂNCIA

Acidentes típicos em menores de dois anos (lactentes) e sua prevenção

Quedas, contusões e cortes

– Uso de berços com grades de altura adequada; as grades devem ser mantidas suspensas durante a permanência da criança no berço. As grades do berço devem ser espaçadas de modo a não permitir a passagem da cabeça e/ou membros da criança.
– Não deixar a criança sozinha em locais que possa cair, como camas, mesa de troca de roupa, banheira, cadeira etc.
– Trancar ou bloquear portas, caminhos para escadas, ou para áreas acidentadas.
–· Permitir que a criança execute atividades estimuladoras do desenvolvimento, mas potencialmente perigosas, somente com estrita supervisão, em áreas seguras. Ex.: arrastar cadeiras, subir poucos degraus etc.
– Manter as escadas iluminadas, sem obstruções; usar corrimões resistentes. Embora estes cuidados possam evitar alguns acidentes, a criança desta idade não deve ter acesso às mesmas sozinha.
– Manter o chão das áreas em que criança circula sem molhadura, sem objetos, dejetos ou produtos que favoreçam o escorregamento (ceras, plásticos, casca de banana), sem tapetes mal instalados.
– Evitar ambientes com excesso de objetos; remover móveis com bordos cortantes, impedir o manuseio pela criança de ventiladores e aquecedores.
– Manter chaveadas gavetas removíveis.
– Fechar as janelas para as quais a criança tenha acesso, inclusive com cadeiras, e se necessário gradéa-las (janelas de vidro), principalmente nas casas e apartamentos.
– Desestimular a permanência da criança nas áreas que oferecem mais riscos, como banheiro e cozinha.
– Não permitir que crianças pequenas carreguem bebês no colo.
– Não deixar a criança em bebês conforto em cima de móveis. Verificar a idade limite para o uso desse material já que as crianças ativas e de certo peso caem facilmente do mesmo.

Ingestão de corpos estranhos e acidentes por sufocamento

– Oferecer à criança apenas brinquedos grandes e resistentes que não possam ser engolidos em parte ou no todo. Estes brinquedos não devem ser pontiagudos ou cortantes e devem ser freqüentemente supervisionados quanto a sua integridade.
– Manter fora do seu alcance objetos, alimentos e dejetos passíveis de serem ingeridos ou colocados em orifícios naturais como moedas, chaves, contas, amendoins, feijões etc.
– Sacos plásticos, fios de telefone, laços de fita e travesseiros fofos devem estar longe do alcance da criança pelo perigo de sufocação.
– Quando a criança usa mamadeira, não utilizar bicos como furos grandes que favoreçam a aspiração. Supervisionar as crianças que se alimentam sozinhas. Aumentar a vigilância nas situações em que ela tenha obstáculos à deglutição normal, como em situações de doenças respiratórias, gastrintestinais e neurológicas.
– A criança não deve ser exposta a ambientes empoeirados, enfumaçados ou que liberam gases.
– Utilizar panos úmidos na limpeza doméstica.
– Não fornecer chicletes, balas, pipocas ou similares aos lactentes.

Intoxicações

Ver capítulo sobre intoxicações

Queimaduras

– Manter banheiras ou recipientes com água quente longe do acesso da criança.
– Verificar, antes de introduzi-la na banheira, a temperatura da água.
– Testar a temperatura de líquidos e alimentos oferecidos à criança.
– Impedir o seu acesso a fogões, ferros, lampiões e velas.
– Manter longe do alcance da criança torradeiras, garrafas térmicas, panelas com líquidos e alimentos quentes. Não deixar os cabos de panelas ao alcance das mãos.

Choque elétrico

– Inserir protetores plásticos nas tomadas elétricas.
– Fios e aparelhos elétricos devem ser mantidos em perfeitas condições e fora do alcance da criança.

Acidentes de automóvel

– Transportar o lactente na parte traseira do veículo, utilizando dispositivos especiais

de proteção, já que o uso de cinto de segurança padrão não é seguro para crianças de menos de 20kg.
– Manter as portas travadas.

Afogamento

– O lactente jamais deve ser deixado só na banheira, por qualquer motivo.

Acidentes típicos em crianças entre dois e seis e sua prevenção.

Nesta faixa de idade os acidentes decorrem em grande parte da curiosidade, impulsividade e atividade próprias da idade. Os pré-escolares têm uma compreensão limitada do perigo.

Quedas, contusões e cortes

– Manter áreas de acesso da criança sem molhadura, sem objetos, dejetos ou produtos que favoreçam o escorregamento.
– Manter as áras de uso da criança bem iluminadas; as escadas devem ter grandes resistentes e livres de objetos ou tapetes mal colocados.
– Não permitir que ela corra em áreas acidentadas e/ou com alimentos na boca.
– Impedir que a criança suba em janelas, muros e árvores altas.
– Examinar as áreas de brincadeira das crianças: certos perigos devem ser afastados ou a criança impedida de usar estas áreas. Os riscos estão ligados a cacos de vidro quebrado, galhos partidos, buracos profundos, presença de ratos na área. Áreas em construção, de recolhimento de sucata, escavações, alagados podem ser extremamente perigosas.
– Áreas de lazer devem ser adequadas e os brinquedos mantidos íntegros e em funcionamento perfeito, como os balanços, escorregadores, carrinhos de corrida etc.
– Manter em locais seguros facas cortantes, garfos, tesouras e armas de fogo.
– Não permitir que a criança manuseie ferramentas e brinque com lâminas, arame farpado etc.
– Mantê-las sob supervisão de adultos nas áreas e atividades de esportes e lazer; usar equipamento protetor, se indicado.
– Desaconselhar brincadeiras de esconde-esconde quando as crianças só dispõem de proteção em locais inapropriados como latas, porões, armários etc.

– Oferecer utensílios seguros para suas brincadeiras e atividades: tesouras com ponta apropriada e material de jardinagem e carpintaria apropriados etc.

Queimaduras

– Colocar fora do alcance dela isqueiros, foros, álcool, material inflamável ou que favoreça a combustão.
– Evitar o acesso da criança aos cigarros.
– Não permitir que manuseie fogões e objetos quentes, equipemantos elétricos, a gás, ou torneiras quentes, aparelhos elétricos.
– Manter as panelas na parte de trás do fogão.
– Impedir o uso de fogos de artifício.
– Não preparar em casa ceras de assoalhos.
– Não colocar substâncias inflamáveis em vidros.
– Não deixar as crianças sós em casa.

Ingestão de corpos estranhos

– Instruir a criança sobre riscos de ingestão de corpos estranhos.
– Evitar o manuseio, pela criança de moedas e objetos pequenos, pacotes de cereais etc.
– Supervisionar no sentido de detectar atitudes que favoreçam a ingestão de corpos estranhos. Ex.: brincar com moedas na boca.
– O uso de chiclete, balas, pipocas deve ser permitido, quando houver supervisão constante.

Intoxicações

Ver capítulo específico.

Acidentes de automóvel

– Manter as crianças sentadas nos bancos traseiros e com dispositivos de segurança infantil. As crianças com mais de 20kg podem utilizar o cinto de segurança convencional.

Atropelamento

– Permitir que a criança brinque em áreas fechadas ou supervisionar brinquedos nas proximidades de ruas.

– Triciclos, bicicletas, velocípedes e brinquedos de corrida devem ser usados somente em áreas apropriadas e sob supervisão.

– O adulto deve segurar firmemente a mão da criança quando da travessia de ruas.

Afogamento

Jamais deixar a criança só em banheiras, piscinas infantis, rios e praia. O uso de salva-vidas (bóia) aumenta a segurança quando a criança estiver na água ou passeios de barco, bote, lanchas etc.

Não tomar banho antes de decorridas duas horas das refeições, pela diminuição da irrigação cerebral, com possibilidade de ocorrência de síncopes.

– Não permitir o banho com temporal, longe da margem ou com águas agitadas
– Enquanto a criança toma abanho deve-se manter vigilância constante.

As crianças pré-escolares podem aprender rotinas e procedimentos simples de segurança e devem ser orientadas quanto à segurança no trânsito, nos esportes e no lar. Podem ser ensinadas a evitar objetos perigosos, venenos, fogo e água, e ser iniciadas em aulas de natação.

As medidas de segurança pessoal devem também ser ensinadas às crianças nesta faixa etária, tais como a habilidade em se identificar, a família e o local onde mora; não aceitar presentes e carona de estranhos; não aceitar substâncias desconhecidas etc.

Acidentes típicos em crianças na idade escolar e adolescentes – prevenção

Na idade escolar e adolescência, a criança se torna bastante independente, porém nem sempre está preparada para responder com responsabilidade por sua própria segurança. Os adultos devem fixar os limites, após um acordo conjunto com as crianças.

Nesta faixa de idade os acidentes típicos são as quedas, principalmente de escadas, janelas, árvores; os acidentes com bicicletas e nos esportes, os atropelamentos, os acidentes pelo uso inadequado de serras, pregos, máquina de costura, equipamentos elétricos e gás etc
– O escolar e adolescente devem ser orientados e treinados na obediência às regras de trânsito, sendo fundamental o exemplo dos adultos.

– O uso do equipamento de segurança deve ser ensinado e supervisionado, tanto em atividades de trabalho como de lazer: capacete, sapatos próprios para a atividade, equipamentos de luzes, espelho e freios nas bicicletas e motos etc.

– O uso de arma de fogo não deve ser permitido. As armas não devem ser guardadas carregadas e a munição deve ser guardada separadamente.

– Devem ser ensinados o uso seguro do fogo, eletrodomésticos, produtos químicos etc.

– As orientações e treinamento de natação devem ser mantidos nestas idades e a criança desaconselhada de nadar em locais sem supervisão.

– Área de uso das crianças, equipamentos adequados e sua conservação são de responsabilidade dos adultos.

Considerações sobre os diversos tipos de acidentes e possibilidades de intervenção na Enfermagem pediátrica

Acidentes de trânsito

Os acidentes de trânsito devem ser estudados sob dois aspectos: o do atropelamento e o acidente do ocupante do veículo.

O atropelamento aumenta após os dois anos de idade, quando a criança já anda com facilidade e é bastante ágil. Os acidentes com os ocupantes de veículos são determinados muitas vezes pela imprudência dos motoristas, em excesso de velocidade, ultrapassagens indevidas, estradas e veículos malconservados.

Diante destes dois aspectos, concluímos que existem causas direta ou indiretamente propiciadoras de acidentes, tais como:

a) *Características da fase evolutiva e social*

A criança não é preparada para trafegar nas ruas, seja a pé, de automóvel ou mesmo de bicicleta.

A criança de dois a 10 anos depende de orientação e observação constantes dos pais, mas a criança maior, de 10 a 18 anos, de acordo com a sua formação e personalidade própria desta fase, como a impulsividade, a imitação e a magia ou ficção, dificilmente obedece rotinas e regulamentos.

b) *Displicência e imprudência*

O adulto não prevê o perigo na falta do cinto de segurança, no mau posicionamento dentro do carro, uso do carro em más condições etc.

Vários itens podem ser apontados como medidas de prevenção dos acidentes de trânsito.

Conhecer a criança (psiquismo); espaços e ruas dedicadas ao lazer; orientação à criança quanto a regulamentos e cuidados no trânsito; limite da velocidade nas estradas e áreas urbanas, segurança na saída de escolas e creches; desvio de veículos motorizados de áreas residenciais; uso obrigatório do cinto de segurança; não deixar crianças sozinhas em carros parados e fechados; não permitir o tráfego de crianças no banco dianteiro do carro; não permitir que ela coloque membros ou parte do corpo para fora das janelas; travar todas as portas; só permitir que desça do carro pelo lado da calçada; nunca jogar corrida, não colocar crianças em excessos dentro do carro; nunca permitir que fique em pé enquanto o carro se movimenta.

Como resultado dos acidentes de trânsito por atropelamento ou do ocupante do veículo, teremos a criança traumatizada ou politraumatizada.

O politraumatizado é classificado de várias formas: policontundido, polifraturado, poliferido, politraumatizado com esmagamento de crânio ou afundamento, com roturas pneumáticas de vísceras, poliqueimado e polirradiado.

Em relação ao estado anterior, a criança pode ser hígida, portadora de doença associada ou sob efeito de drogas.

No atendimento ao paciente politraumatizado é necessário reconhecer a ação do trauma e a resposta do organismo.

Múltiplos traumas sempre provocam grande alteração da homeostase.

Linhas gerais da assistência de Enfermagem à criança traumatizada por acidentes variados (quedas, trânsitos etc.)

Avaliação da repercussão do acidente sobre a criança

É função de toda equipe que presta assistência à criança uma avaliação contínua da situação da mesma e da repercussão do acidente sobre a ventilação, pressão arterial, função cardíaca, diurese etc. As lesões devem ser conhecidas e avaliadas, principalmente as da coluna cervical, o que determinará o tipo de transporte e manejo. Detectar também sinais e sintomas de hemorragias internas e externas.

Em função dos resultados da avaliação constante, poderão ser definidas as condutas a seguir:

– desobstrução das vias aéreas.
– ressucitação cardiorrespiratória, se necessário, oxigenoterapia se indicado.
– estancamento de hemorragia.
– entrevista com os familiares.

O diálogo com a família é essencial, tanto para dar-lhe o apoio e esclarecimentos necessários, como para investigar a natureza da lesão, indicadores da gravidade do acidente, tempo decorrido do mesmo, situação da criança desde o momento do acidente, problemas médicos anteriores, alergia, peso etc.

– Proteger e efetuar curativos em áreas expostas
– Instalar cateter venoso para infusão e anestesia
– Coletar material sangüíneo
– Controlar rigorosamente os sinais vitais; a desestabilização normalmente é de mau prognóstico por indicar complicações
– Passar sonda vesical para controle de diurese, densidade e osmolaridade, se indicado
– Fazer glicosúria e acetonúria
– Instalação de SNG para aspiração, alimentação, nutrição e hidratação, quando indicado
– Preparar para suturas imediatas
– Observar coloração da pele e mucosas
– Observar estado de hidratação
– Controle da função cardiorrespiratória, observando volume, freqüência, presença de dor e suas características, presença de dispnéia ou depressão respiratória. Observar estabilidade do gradil costal, ruídos respiratórios, cianose etc.
– Avaliação neurológica periódica: verificar nível de consciência, movimentos do cropo (simetria, posição, postura), características das pupilas (fixidez, dilatação, dilatação ipsilateral), reflexos e presença de otorragia.
– Aplicar princípios e cuidados no transporte das crianças feridas para as unidades especializadas e no encaminhamento aos procedimentos diagnósticos.
– Examinar a boca para detectar lesões orais e faciais: verificar ocorrência de lacerações, má oclusão, dentes frouxos, que podem ser conseqüentes à presença de balas, pirulitos etc. no momento do tramatismo.

– Controlar a função renal; além das características da diurese, verificar sinais de sangramento, dor localizada no aparelho urinário, dificuldade de urinar etc.

– Observar lesões perineais, pois parte das crianças terão receio de mencioná-las. Grande parte dos traumatismos perineais resultam de quedas de bicicleta, de banheiro e outras de violência sexual. Determinados ferimentos pequenos podem esconder lesões extensas.

– Verificar presença de dor, deformidades, lacerações, contraturas musculares etc., para cada segmento corporal.

– Verificar a ocorrência de vômitos, cefaléia, convulsões, perda dos sentidos, epistaxe. Notificar estas ocorrências e prestar os cuidados pertinentes.

Afogamento

Graef & Cone (1986) dividem os afogamentos em categorias:

a) *Afogamento em água fria versus água morna*: O primeiro é acompanhado de hipotermia, que protege o SNC de lesão hipóxica, reduzindo seu consumo de oxigênio.

No afogamento por água morna, não haveria qualquer mecanismo protetor.

b) *Afogamento por água doce:* Pode provocar uma lavagem do surfactante, resultando em atelectasia, *shunt* intrapulmonar da direita para a esquerda e hipóxia; pode provocar ainda hipervolemia e intoxicação hídrica.

c) *Afogamento por água salgada:* Provoca edema pulmonar maciço, com *shunt* da direita para esquerda e hipóxia. Se for aspirada grande quantidade de água salgada pode ocorrer hipovolemia, hemoconcentração e hipernatremia.

Linhas gerais da assistência de Enfermagem à criança vítima de afogamento

– Reanimação cardiorrespiratória se necessário (de preferência em equipe)

– Auxiliar na obtenção dos dados sobre a ocorrência, incluindo no levantamento o tipo de água (quente/fria, doce/salgada), estimativa do tempo de submersão, situação clínica após o recolhimento da água (se houve respiração e batimentos cardíacos espontâneos, cor da pele, tônus muscular, nível de consciência etc.) se efetuada ressuscitação a estimativa do tempo de recuperação etc.

– Reaquecimento externo (cobertores, aquecedores, bolsas de água quente).

– Verificação e acompanhamento rigoroso do SV e suas características.

– Colheita de amostras de sangue venoso e arterial para dosagem de eletrólitos, glicemia, cálcio, tempo de protrombina, provas da função hepática etc.

– Efetuar exame físico para identificação de alterações associadas: lesões, comprometimento da perfusão e circulação (choque, hipervolemia, hemorragia), endema agudo do pulmão etc. Notificar se detectadas e assistir o paciente conforme necessidade e/ou indicação médica.

– Instalação de cateter venoso para terapêutica de correção hidreletrolítica

– Auxiliar na intubação endotraqueal se instalada e no controle do sistema de fornecimento de oxigênio

– Reconhecer sinais de hipertensão intracraniana (vide Capítulo 44), hipocalcemia, hiponatremia, choque, intoxicação hídrica.

– Instalar uma sonda nasogástrica para drenagem, se indicado.

Acidentes com corpos estranhos

Corpos estranhos podem localizar-se na pele, nos ouvidos, nos olhos, nas narinas, nas vias respiratórias e no tubo digestivo.

Os tipos mais comuns de corpos estranhos na pele são os anzóis, espinhos, agulhas, insetos, microrganismos etc.

A presença de qualquer um deles na pele provoca dor e rubor locais. Antes de removê-los efetuar a limpeza na área com antisséptico, retirando-os com uma agulha estéril ou flambada.

Após a retirada, desinfetar a área com antisséptico.

Em caso de anzol há necessidade de mantê-lo no local e procurar um pronto-socorro.

A presença de corpos estranhos nos olhos provoca vermelhidão, irritação e prurido visual. Pode ser retirado, lavando-se os olhos com bastante água, mantendo-os abertos durante a lavada.

Insetos quando penetram no ouvido geralmente incomodam; um tratamento simples é colocar óleo de cozinha com um pouco de algodão no ouvido. Assim o inseto morre por asfixia, podendo ser retirado através de drenagem, lavagem ou simples limpeza do ouvido externo. Se não for possível retirar o inseto, encaminhar ao otorrinolaringologista. Em caso de introdução de sementes de cereais no ouvido, analisar a possibilidade da semente inchar com água; se isto for possível ele não deve ser lavado e a remoção deve ser feita pelo otorrinolaringologista. O mesmo ocorre com as narinas; se o corpo estranho foi introduzido há pouco tempo, fazer com que a criança espirre ou expire fortemente; caso isto não ajude, encaminhar ao otorrinolaringologista.

No tubo digestivo, os sintomas de corpo estranho são dor retroesternal e sensação de pressão no esôfago. O importante nestes casos é identificar o corpo estranho, através de raios X e saber a sua localização. Portanto, se a mãe ou quem quer que seja não identificar o objeto com o qual a criança brincava, a melhor atitude é levá-la ao pronto-socorro ou emergência.

"Corpos estranhos que não ultrapassam a garganta ou esôfago podem obstruir a laringe ou penetrar nos brônquios. Estas duas localizações podem levar o paciente à morte.

Manobras digitais incorretas, tentando retirar um corpo estranho da boca ou faringe, podem produzir seu deslocamento para a laringe" (Pitrez e cols., 1975).

Linhas gerais da assistência de Enfermagem à criança que aspirou corpo estranho

Os principais sintomas de corpo estranho na laringe são tosse rouca, disfonia, dispnéia e asfixia fulminante.

– Caso a criança esteja em asfixia realizar a manobra de Heimlich, como cuidado de primeiro socorro, para desobstrução das vias áeras: pôr-se de pé, manter a criança de pé, com as costas apoiadas na barriga do operador; comprimir e descomprimir com ambas as mãos, rapidamente, a região epigástrica. Repetir a operação, se necessário.

Não efetuar ou impedir, em síndromes de obstrução parcial, atitudes como bater nas costas, inserir os dedos na garganta ou pendurar a criança pelos pés. A batida nas costas ou manobras digitais favorece a obstrução total. No caso de inversão do corpo, a respiração é dificultada pela compressão das vísceras sobre o diafragma e ainda a manobra favorece o deslocamento do corpo estranho, possibilitando a obstrução completa.

Quando o corpo estranho for visível retirá-lo com pinças finas.

– Efetuar punção venosa para hidratação e correção da acidose se necessário.

– Fazer ressuscitação cardiorrespiratória, se indicada.

– Aplicar oxigenoterapia se for necessário.

– Supervisionar e avaliar os sinais vitais em intervalos curtos.

– Preparar para a broncoscopia

– Quando o risco de vida não é iminente existe a possibilidade de retirar o corpo estranho através da inalação com broncodilatador, drenagem postural de acordo com a loalização do corpo estranho e uma percussão manual de 5-10min. A manobra pode ser repetida em intervalos de hora em hora ou de seis em seis horas. O tratamento de inalação e drenagem só pode ser feito em local com todo o material de emergência à mão.

– Auxiliar no levantamento da ocorrência: indagar sobre tipo de corpo estranho deglutido, tempo da ocorrência, presença de coriza unilateral, de secreção mucopurulenta, de dispnéia, vômitos etc.

Os corpos estranhos, em geral, são removidos da laringe pelos médicos com uso de laringoscópio, pinças, aspiradores e tubos endotraqueais. A traqueostomia de urgência pode ser necessária. Corpos estranhos que atravessam a glote não ocluem a traquéia se se instalam na entrada dos brônquios podem apresentar ao exame físico cornagem, tiragens e respiração ruidosa. O prognóstico do paciente dependerá da importância e extensão da área desativada. O paciente submetido a uma broncoscopia receberá anestesia geral. O tratamento clínico é feito com antibióticos, corticóides e broncodilatadores.

Queimaduras

Várias são as causas de queimaduras, tais como a irradiação (raios solares, ultravioletas, bomba atômica), líquidos quentes (água, óleos, mamadeiras), sólidos quentes (ferro, fogão, estufa e brasa) chamas, gases quentes e substâncias cáusticas.

Segundo Kempe e cols. (1986), a avaliação e o tratamento inicial do paciente com queimadura são os princípios determinantes da morbidade e sobrevida global. A avaliação inicial deve incluir informações sobre idade, peso, evidências de inalação significativa de fumaça associada com tosse, chamuscamento de pêlos nasais, queimaduras orais, escarro carbôneo, sibilos, roncos, cianose, além da definição da profundidade e extensão da queimadura.

Classificação da queimadura segundo sua profundidade

a) *Primeiro grau:* envolve só o epitélio, há vasodilatação e pouco edema.

b) *Segundo grau:* há destruição do epitélio e parte do cório, poupando os apêndices dérmicos. A pele apresenta-se eritematosa, com bolhas e exsudato úmido; o paciente sente dor ao toque.

c) *Terceiro grau:* envolve toda a derme e algumas vezes a gordura subcutânea, músculos e ossos. A pele pode apresentar-se branca, seca ou carbonizada, sem sensibilidade dolorosa.

Classificação das queimaduras segundo sua extensão

Para avaliar-se a extensão da área queimada na criança menor de 12 anos utilizam-se gráficos de queimadura. Para crianças de mais de 12 anos utiliza-se a regra dos nove: cabeça e pescoço 9%, 1/2 região anterior do tronco 18%, 1/2 região posterior ao tronco 18%, cada perna 18%, cada braço 9% e região anorretal 1%. Para as idades menores utilizar os cálculos demonstrados na ilustração.

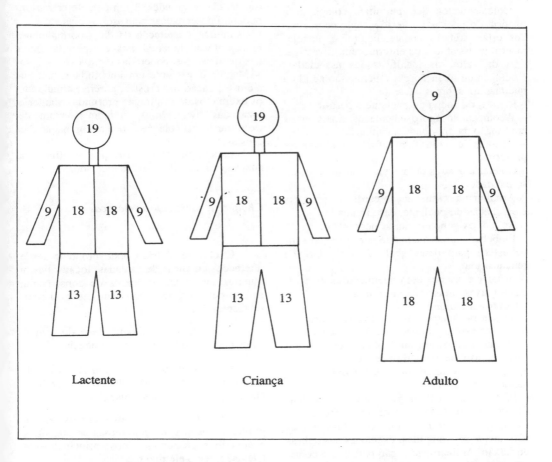

Lactente   Criança   Adulto

"Assim, são ditos *grandes queimados* crianças com queimadura de espessura parcial, com 20% ou mais de comprometimento de superfície; queimaduras de espessura total com comprometimento superior a 10% da superfície corporal; queimaduras que atingem as mãos, olhos, face, orelhas, pés e períneo; lesões inalatórias, queimaduras elétricas ou complicadas por fraturas ou traumatismo intenso; queimaduras em pacientes de alto risco.

As *queimaduras moderadas* comprometem a espessura parcial e de 10 a 25% da superfície corporal nas crianças, ou queimadura de superfície total e menos de 10% da superfície corporal.

As *pequenas queimaduras* incluem queimaduras de espessura parcial e menos de 1% da superfície corporal ou queimadura da espessura total e menos de 2% da superfície corporal" (Kempe e cols. 1986).

A fisiologia das queimaduras está representada no quadro 35.1:

Linhas gerais da assistência de Enfermagem a crianças vítimas de queimaduras

– Coletar dados que permitam completar a história do paciente e verificar que necessidades estão afetadas, possibilitando o planejamento da assistncia de enfermagem. Investigar tipo de calor, as manifestações associadas, evidência de inalação e a repercussão geral da queimadura sobre o paciente.

– Remover a roupa do paciente e pesá-lo.

– Acompanhar rigorosamente os sinais vitais em função da gravidade da situação

– Instalar e controlar infusão endovenosa prescrita.

– Coletar amostras de sangue arterial, venoso, se indicado.

– Auxiliar na ressuscitação cardiorrespiratória e entubação do paciente, caso indicado.

– Aplicar oxigenoterapia, se necessário.

– Embeber a área queimada com solução salina estéril para deter qualquer lesão térmica remanescente.

– Instalar a criança com queimaduras moderadas e graves em isolamento protetor.

– Controlar a diurese.

– Aplicar medicação para controle da dor.

– Aplicar toxóide tetânico, se for indicado.

– Iniciar a cobertura antibiótica prescrita; em caso de uso de penicilina efetuar a diluição apropriada, evitando aumentar a dor e sofrimento do paciente.

– Efetuar tratamento tópico conforme indicado, utilizando técnica estéril. Onde for necessário, fazer debridamento. As bolhas intatas não devem ser rompidas, exceto as das dobras de felxão. Aplicar medicação prescrita e cobrir as queimaduras moderadas e grandes com curativo volumoso para abosrção da exsudação. A face e o períneo devem ser mantidos expostos.

– Vigiar a condição respiratória, já que as complicações podem surgir até 24 horas após o evento.

– Observar atentamente a região, observando a ocorrência de cicatrização favorável ou sinais de infecção, tais como: exsudação purulenta e fétida, local edemaciado, doloroso e quente, temperatura corporal elevada.

– Introduzir sonda nasogástrica para a alimentação caso o paciente não possa se alimentar por via oral. Porém, pode ser indicada a nutrição parenteral (vide Capítulo 26).

– Se possível, permitir que a criança fique acompanhada de seus pais, e, por ocasião da formação das crostas, ela deve ser transferida para enfermarias onde possa estar com outras crianças; o apoio emocional é fundamental para reequilibrar psicologicamente a criança e o grupo familiar, pois o evento de queimaduras (moderadas e grandes) é um potente estressor, podendo desencadear neuroses, fobias etc.

– Estimular a aceitação da dieta normalmente hiperprotéica, hipercalórica e hipervitamínica nas queimaduras moderadas e graves.

– Manter o paciente em imobilidade relativa até a formação das crostas, porém estimulando os exercícios de respiração profunda. Manter o local das queimaduras ou repouso. Somente exercitar as articulações após a eliminação das crostas.

– Preparar e orientar a criança e família para enxertia e a reabilitação, se indicado.

Choques e queimaduras elétricas

O choque elétrico pode produzir desde alterações cutâneas demarcadas, localizadas, a queimaduras extensas, perda de consciência, asfixia devida a fibrilação ventricular ou parada respiratória.

O resultado do choque depende principalmente de sua voltagem e freqüência.

As freqüências de 25 a 300 ciclos e voltagens inferiores a 230 volts podem produzir choque elétrico e sérias conseqüências.

Nos lares, os choques elétricos podem provir de instalações defeituosas de utensílios e aparelhos eletrodomésticos, principalmente televisão, ferro elétrico etc.

No caso de choque elétrico, a corrente deve ser interrompida ou afastada com material não condutor (ex.: pedaço de madeira seca) e iniciada ressuscitação cardiorrespiratória.

Quadro 35.1
Anatomofisiopatologia das queimaduras

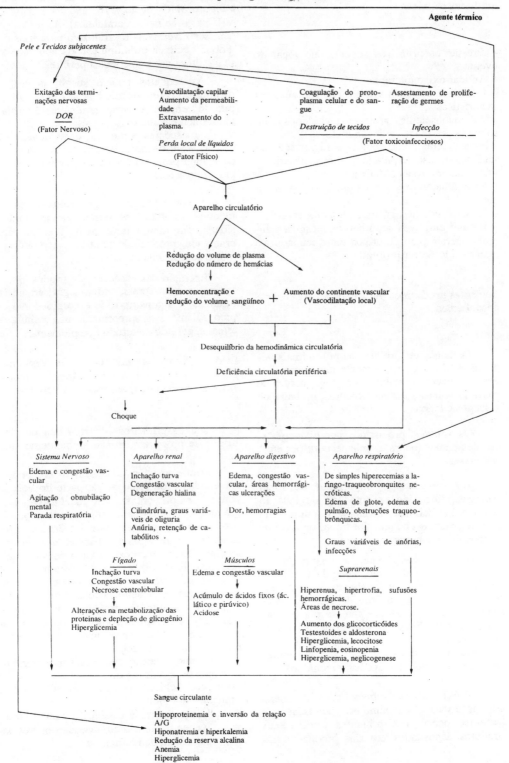

Linhas gerais de assistência de Enfermagem a crianças vítimas de choque e queimaduras elétricas

– Prestar os primeiros socorros no local do evento
– Aplicar oxigenoterapia
– Controlar os sinais vitais e analisar suas características
– Se inconsciente, prestar os cuidados conforme necessidade (vide Capítulo 44).
– Instalar terapia endovenosa para correção da acidose em caso de parada cardiorrespiratória
– Efetuar controle de diurese
– Se entubada, executar os cuidados pertinentes
– Passar sonda nasogástrica para alimentação
– Efetuar curativos seguindo os mesmos princípios gerais para curativos em queimaduras, quando a lesão for profunda.

Acidentes produzidos por animais venenosos e peçonhentos

Os acidentes produzidos por animais venenosos não ocorrem somente nas matas. Podem acontecer em trabalhos na roça, dentro de casas próximas a terrenos baldios, na beira de córregos e lagoas.

Os venenos produzidos por diversos tipos de animais (cobra, aranha, escorpiões etc.) podem ser:

a) *Proteolíticos e coagulantes*: destroem proteínas, liberando produtos de degradação como a bradicinina, histamina e outros que podem produzir choque. Destroem também os tecidos onde penetram.

A fração coagulante, se absorvida em quantidade e rapidamente, coagula o sangue de maneira maciça. Se for absorvida lentamente, consome o fibrinogênio do sangue, ocorrendo incoagulabilidade, expressa por hemorragias do tubo digestivo, vias urinárias, viscerais ou da pele.
Exemplo destas espécies são as jararacas, surucucu (cobras), Iycosa (aracnídeo).

b) *Neurotóxicos e hemolíticos*: o veneno tem propriedade de hemolisar hemácias e a hemólise ocorre nas primeiras horas. Seus produtos depositados nos rins produzem sín-

drome tubular com anúria e intoxicação endógena. A fração neurotóxica, de ação rápida, atinge o SNC (núcleos III, IV, VI e parte do VIII pares de nervos cranianos). As lesões podem ser reversíveis e produzem paralisias dos globos oculares e diminuição da acuidade visual e ptose das pálpebras superiores.

As seqüelas podem surgir, devido ao meningismo conseqüente à ação direta ou indireta do veneno. A morte geralmente é tardia e conseqüente à síndrome renal.

As espécies portadoras deste veneno são a cascavel e outras subespécies. Alguns tipos de aranha produzem venenos hemolíticos, como a loxesceles.

c) *Neurotóxicos:* as neurotoxidades são idênticas às anteriores, porém com mais intensidade, por atingir também o III e IX pares cranianos, produzindo paralisia respiratória e morte subseqüente.

Exemplo das espécies que produzem este veneno são as corais, viúva-negra, armadeira (aranhas) e alguns tipos de escorpiões. No tópico adiante está apresentada uma súmula do tema, sugerindo-se estudo complementar.

Linhas gerais de assistência de Enfermagem a crianças vítimas de acidentes produzidos por animais que inoculam venenos

– Prestar os primeiros socorros quando a situação se processar em seu ambiente de atuação.
Dentre as ações aí desenvolvidas podem ser citadas a da remoção de parte do veneno com a boca ou ventosa, se o local estiver sangrando. Caso não haja sangramento espontâneo, fazer várias incisões de 1 a 2mm de profundidade com agulha, alfinete, espinho ou similar. Fazer sangrar o máximo possível; utilizar manobras, tais como o garroteamento, para aumentar o volume eliminado. Depois de 30 minutos após a picada a sucção já não extrai o veneno e portanto não está indicada. O garroteamento só se aplica como manobra auxiliar para remoção de maior volume de sangue e serosidade durante a sucção.
O único veneno que se absorve pela boca e mucosa é o do sapo.
– Oferecer bebidas quentes e estimulantes para combater lipotimias.
– Aplicar soroterapia específica para neutralizar o veneno, impedindo sua ação neurotóxica, proteolítica, hemolítica etc.

390

Quanto maior rapidez na administração, maior a chance de inibir a ação destrutiva do veneno. Se o caso for benigno, a via subcutânea deve ser usada; se for grave ou de sério risco, usar a via endovenosa. Toda a dose deve ser administrada de uma só vez.

Segundo Marcondes (1985), os soros antivenenos, mesmo depois de vencido o prazo de validade indicado no rótulo, ainda são ativos por vários anos, porém possuem menor potência neutralizante.

– Verificar a suscetibilidade alérgica do paciente ao soro através da análise da hiperemia conjuntival, formação da pápula na derme após aplicação de pequenas quantidades de soro (0,1ml). Confirmada a sensibilidade a dose deve ser fracionada e as partes administradas com intervalos de 15 segundos entre si.

Choque anafilático manifesta-se por mal-estar geral, rubor brusco e progressivo do rosto e pescoço, seguido de dificuldade respiratória.

– Manter o paciente em repouso no leito e com o membro edemaciado mais elevado em relação ao restante do corpo, se a picada for de extremidade.

– Aplicar medicamentos prescritos: anti-histamínicos, antibióticos, analgésicos.

– Efetuar a remoção dos tecidos necrosados e aplicar os antibióticos tópicos, se indicado.

– Controlar diurese.

– Controlar SV.

– Observar sinais de sangramento em cavidades, bexiga, reto etc.

– Verificar presença de fácies neurotóxica, parestesias, dificuldade de deglutição, de respiração, prostração, inconsciência; observar presença de dores generalizadas, hipotermia, sudorese, agitação.

– Atentar para a ocorrência de icterícia, flictemas hemorrágicos, edema e equimose.

Conclusões

A criança tem, dentre os seus direitos fundamentais, o direito à vida, à segurança e proteção. Estes direitos são constantemente ameaçados pelos aciʤentes. Compete aos adultos, no lar e nos diversos ambientes, criarem as condições que impeçam e diminuam tais riscos.

De outro lado, é imprescindível e urgente dispor-se de pessoas capacitadas para a orientação e prestação do atendimento requerido, bem como de serviços equipados satisfatoriamente. Sem isto, continuar-se-á sem a garantia de que o indivíduo assistido sairá dos serviços de saúde sem as seqüelas de um atendimento inadequado.

Referências Bibliográficas

1. BRUNNER, L.S. & SUDDARTH, D.S. – Conceitos pediátricos: Segurança. In Prática de Enfermagem. 2. ed. Rio de Janeiro, 1980.
2. DU GAS, B.W. – Necessidade de proteção e segurança. In Enfermagem Prática. Rio de Janeiro, Interamericana, 1984.
3. FIORI, R.M. e cols. – Corpos estranhos nas vias aéreas e nas vias digestivas superiores. In Prática Pediátrica de Urgência. São Paulo, Artes Médicas, 1975.
4. GRAEF. J.E. & CONE J.T. E. – Tratamento agudo. In Manual de terapêutica pediátrica. 3. ed. Rio de Janeiro, Medsi, 1986.
5. KEMPE, C.M. e cols. – Emergência e Acidentes.

In Pediatria: diagnóstico e tratamento. 8. ed. Rio de Janeiro, Guanabara Koogan, 1986.
6. MARCONDES, E. – Acidentes. In Pediatria Básica. 7. ed. São Paulo, Sarvier, 1985.
7. OLIVEIRA SANTOS, H. de e cols. – Acidentes na infância. Jornal de Pediatria, 58 (1/2), 1985.
8. ROCHE. – Urgências, 9 (1): 6-44, 1981.
9. RUSSO, A. do C. – Tratamento das queimaduras. 2. ed. São Paulo, Sarvier, p. 19-71, 1976.
10. SECKERT, G.E.; PITREZ J.L.B. & ESCHKETTI, H.F. – Intoxicações agudas na infância. Jornal de Pediatria, 2 (43): 133, 1977.

36

Intoxicações Acidentais Agudas na Infância

Terezinha de A. Vieira Junkes
Edilza Maria R. Schmitz

As intoxicações ou envenenamentos ocorrem quando qualquer substância ingerida, inalada, absorvida e/ou aplicada na pele provoca lesão no organismo devido a sua ação química.

No conjunto geral dos acidentes na infância, as intoxicações agudas têm participação importante, atingindo principalmente os menores de cinco anos.

Uma análise de 1.600 casos de intoxicações acidentais agudas apresentada por Schvartsman (1985) demonstra a seguinte distribuição por faixa etária.

Quadro 36.1

Idade	Percentual
0 – um ano	4,97
um – dois anos	24,15
dois – três anos	21,79
três – quatro anos	17,06
quatro – cinco anos	10,02
cinco – seis anos	7,39
seis – sete anos	4,97
sete – oito anos	3,57
oito – nove anos	2,22
nove – dez anos	1,89
dez – onze anos	0,32
onze – doze anos	0,19

Aliado aos fatores de crescimento e desenvolvimento, estão a conjuntura econômico-social e política a influir decisivamente na morbidade e mortalidade devidas as intoxicações.

A inter-relação crescimento e desenvolvimento com as intoxicações decorre principalmente:

a) Do exercício pela criança de suas atividades de exploração (como a executada pela boca na fase oral), curiosidade e experimentação.

b) De sua natural falta de conhecimento e discernimento, quando da manipulação de substâncias nocivas.

Fatores como cansaço, tensão emocional, fome influem decisivamente na ocorrência das intoxicações nas diversas etapas etárias, já que o manuseio ou ingestão das substâncias tóxicas passa a ser o meio de compensação disponível (ex.: ingestão de raticidas por crianças com fome).

A inter-relação das intoxicações com a conjuntura econômica, social e política ocorre por:

a) Ausência dos pais no lar por motivos de trabalho, compromisso social etc.

b) Desconhecimento e displicência dos adultos responsáveis pela criança quanto às propriedades tóxicas de tais substâncias, permitindo seu acesso às mesmas.

c) Condições inadequadas de moradia, favorecendo aglomeração, desorganização e guarda inadequada das substâncias potencialmente tóxicas.

d) A estimulação à automedicação.

e) Proliferação vertiginosa de substâncias tóxicas (inseticidas, medicamentos, produtos de uso doméstico etc.) que em função da tentativa de ganhar espaço no mercado são acondicionadas em embalagens atrativas, porém inseguras, adquiridas facilmente.

f) Ausência, desconhecimento ou desrespeito às leis reguladoras do uso de certas substâncias etc.

Na criança, a quase totalidade dos casos de intoxicação é conseqüente à ingestão acidental voluntária, sendo restrito o número de intoxicações passivas, como, por exemplo, as intoxicações alimentares ou medicamentosas.

As intoxicações por plantas externas ao domicílio são mais freqüentes em crianças maiores, mais altas e desenvoltas. A intoxicação por plantas, criadas dentro de casa e no quintal, pode ocorrer dada a facilidade de acesso.

Dentre as causas principais de intoxicação em nosso meio estão em primeiro lugar os medicamentos (anticonvulsivantes, derivados de codeínicos, AAS, sulfonas, anti-histamínicos etc.) e a seguir os produtos de uso domiciliar (inseticidas, alimentos e plantas) (Schvartsman, 1985; Oliveira Santos, 1985).

Prevenção das intoxicações acidentais na infância

Segundo Schvartsman, 1985, a profilaxia das intoxicações pediátricas baseia-se em dois pontos fundamentais: educação e proteção. A educação, referindo-se a criança, família, sociedade, órgãos governamentais e a grupos da coletividade.

Ao Estado, segundo o autor, cabe legislar e fazer cumprir as leis sobre fabricação, distribuição e consumo de produtos tóxicos. A indústria e o comércio têm grande parcela de responsabilidade na incidência e na prevenção das intoxicações. Aos pais cabe orientar os filhos e protegê-los principalmente o grupo mais sujeito, que é o das crianças entre dois e três anos.

Como medidas de prevenção das intoxicações podem ser citadas:

– *Armazenar adequadamente os remédios e outras substâncias tóxicas*. Tanto quanto possível armazená-los em locais chaveados. Estes produtos devem ficar fora da visão e alcance da criança. Nunca guardar ao mesmo local comidas e substâncias tóxicas (remédios, produtos de limpza, inseticidas etc.)

– *Manter os produtos em seus recipientes originais*. Nunca colocar produtos não comestíveis em embalagens de alimentos ou bebidas.

– *Manter os recipientes dos produtos identificados*. Sempre ler cuidadosamente os rótulos antes do uso.

– *Tomar precauções especiais quando do uso de medicamentos*. Atitudes e comportamentos dos pais são o modelo dos filhos:

– Usar medicamentos apenas quando prescritos.

– Toda medicação em uso no domicílio deve ser controlada pelos pais.

– A medicação deve ser dada de preferência pelos pais; se esta função for exercida por outros (ex.: babá), orientar quanto à dose, horários e todas as precauções relacionadas.

– Nunca deixar frascos com restos de medicamentos ao alcance da criança nem oferecê-los para que brinque com os mesmos. Se a administração da medicação for interrompida, carregá-la consigo, evitando que a criança se aposse do mesmo.

– Não colocar ênfase no gosto agradável de determinados medicamentos; ensinar que o medicamento tem indicações específicas e não serve para qualquer tipo de experiência.

– Evitar o uso freqüente de vitaminas, tranqüilizantes, analgésicos.

– Respeitar os horários e dosagens recomendadas.

– Estimular as crianças a resistir a estados de desconforto sem ter de recorrer ao uso de drogas.

– Evitar tomar medicamentos perto das crianças.

– *Prever os riscos a que a criança está sujeita em função da idade e maturidade*: trepar em cadeiras, abrir gavetas, colocar tudo na boca, brincar de médico etc.

– *Explicar à criança medidas de proteção* como a de não comer ou beber qualquer substância desconhecida e/ou oferecida por pessoas desconhecidas.

– *Revisar periodicamente os locais de armazenamento das substâncias tóxicas:* colocar no lixo, devidamente embalados, remédios velhos e restos, substâncias mal-embaladas etc. Substâncias líquidas a serem desprezadas podem ser descartadas no vaso sanitário.

– *Colocar em local visível* o telefone do hospital infantil mais próximo, do centro de toxicologia, da delegacia de polícia etc. Em caso de acidente levar ao médico a amostra ou recipiente da substância suspeita.

– *Evitar que as crianças pequenas fiquem sem supervisão* em horas que antecedem as refeições.

– *A criança não deve ter acesso a bebidas alcoólicas*. O seu uso deve ser evitado ou bastante restrito pelos familiares adultos, já que são os modelos do filho.

Repercussões das intoxicações sobre aparelhos e sistemas

As substâncias químicas podem causar no organismo uma série de danos em órgãos e sistemas, dependendo de fatores como a quantidade do tóxico, via de absorção, sensibilidade do organismo, início do tratamento etc.

Aparelho gastrintestinal

Freqüentemente o aparelho gastrintestinal é direta ou indiretamente agredido pelas substâncias tóxicas, já que na maioria das vezes os mesmos são ingeridos.

"A substância pode ser neutralizada ou modificada no conteúdo gastrintestinal, pode ser diluída pela grande quantidade de água normalmente secretada no lúmen do tubo digestivo ou pode ser alterada pelos ácidos graxos ou enzimas digestivas"[1] (Schvartsman, 1985).

Desta forma é comum a ocorrência dos sintomas gastrintestinais nas intoxicações infantis, tais como náuseas, dores abdominais, anorexia, vômitos, cólicas intestinais e diarréia.

O fígado, por sua função metabólica expressiva, pode atuar no sentido de neutralizar os tóxicos. Porém, pode sofrer lesões de intensidade e gravidade variáveis, como necrose com infiltração gordurosa, estase biliar, trombos biliares etc.

Aparelho cardiovascular

A ação dos tóxicos sobre o sistema vascular pode ocorrer diretamente sobre suas estruturas ou mecanismos reguladores ou indiretamente, determinando complicações temíveis como arritmias, bradicardia, taquicardia, hipotensão, choque e parada cardíaca.

Aparelho respiratório

O aparelho respiratório pode ser prejudicado em suas funções normais e naquelas onde participa como via de absorção e excreção de tóxicos.

Várias substâncias como os pesticidas e os álcoois podem ser absorvidos por via respiratória e determinar distúrbios na sua homeostase (hipoxemia, hipercapnia) traduzidos por alternância do ritmo, dispnéia, depressão e parada respiratória. Podem ainda ser observados a hipersecreção brônquica, sudorese intensa, convulsões e coma.

Os gases e vapores podem atuar como asfixiantes simples, asfixiantes químicos e irritantes. Os asfixiantes simples, em concentração significativa, são inspirados em detrimento do oxigênio (ex.: dióxido de carbono). Os asfixiantes químicos agem impedindo a utilização do oxigênio pelo organismo, atuando freqüentemente no seu transporte ou fixação na hemoglobina (ex.: monóxido de carbono). Os gases e vapores irritantes produzem inflamação e/ou corrosão nos tecidos com os quais contatam. Nesta última situação podem ser encontradas rinite, faringite, laringite, bronquite, broncopneumonia e edema pulmonar.

A ingestão de pós pode determinar lesões pulmonares de vários tipos, englobadas sob a denominação de pneumoconioses.

Determinadas intoxicações por vias digestivas produzem lesões alveolares tardias, como as provocadas pelo herbicida bipiridílico (Paraquat). A infiltração, a diminuição dos surfactantes, a esclerose e a fibrose determinam o óbito por insuficiência respiratória (Schvartsman, 1985).

Sistema nervoso

A agressão ao sistema nervoso pelas substâncias tóxicas pode ocorrer por modificação estrutural e funcional da célula nervosa, por alterações no sistema de regulação e equilíbrio (ex.: equilíbrio hídrico).

As manifestações clínicas podem ser, pois, conseqüentes aos desequilíbrios metabólicos e que o SN esta sujeito (hipoxemia, hipoglicemia, anoxia) e aos distúrbios da forma e função da célula nervosa (desmielinização, transmineralização com distúrbios de condução etc.)

Os sintomas de comprometimento do SN podem ser pupilares, discinesias (torcicolos, espasmos, distorções faciais, protrusão da língua, tremores musculares, opistótono 'etc.), acatisia (movimentação excessiva), acinesià (diminuição da atividade geral, cansaço). Outros sintomas incluem as cãibras, paralisias, ataxia, distúrbios visuais, cefaléia, hipertensão endocraniana e distúrbios psíquicos. São comuns convulsões e coma.

Sangue

As alterações hematológicas decorrentes das intoxicações mais comuns são as metamoglobina, anemias hemolíticas e citopenias, bem como as hipoplasias e aplasias medulares.

Sistema urinário

O sistema urinário sofre ações agressivas e lesivas dos tóxicos em função de seu papel na manutenção da homeostase e excreção.

São freqüentes as lesões tubulares do néfron, dos ductos coletores, processando-se edema intersticial, fibrose, necrose etc. Estes eventos produzem comprometimento da função renal (insuiciência aguda ou crônica, síndrome nefrótica) traduzido por hemólise, desidratação, retenção urinária, hematúria, acidose, alcalose, etc.

Pele

A sintomatologia que expressa a agressão direta ou indireta da pele aos tóxicos pode ser reconhecida através dos exantemas, queimaduras, inflamação, manchas, cianoses, etc.

Linhas de atuação de Enfermagem frente a crianças com intoxicações acidentais agudas

Como parte da equipe que presta os primeiros socorros e a assistência a seguir, a enfermagem pode e deve exercer atividades complementares, auxiliares e específicas, visando a preservação da vida da criança, a minimização dos riscos (físicos, psicológicos e sociais) e das incapacidades.

Dentre estas atividades citamos:

Prestação de primeiros socorros: em caso de inalação de gases, emanações tóxicas ou fumaça, a criança deve ser retirada do local e colocada em outro com areação e ventilação adequadas; fazer ou auxiliar na ressuscitação cardiorrespiratória, providenciar transporte, se necessário; prestar informações para contatos com centro toxicológico, hospitais etc. Prestar cuidados conforme os problemas encontrados.

– Em caso de envenenamento da pele e olhos, remover as vestes contaminadas e lavar generosamente a(s) área(s) por 15 minutos. A distância do recipiente com água ao olho deve ser de 8 a 12cm. Prestar outros cuidados conforme a necessidade e fazer os encaminhamentos.

– *Em caso de deglutição de substâncias,* investigar o tipo, quantidade deglutida, o tempo já decorrido desde a deglutição, sintomas, manifestados, a idade e peso da criança. Providenciar contato com hospitais e centro de toxicologia, visando orientação específica.

– Fazer esvaziamento gástrico por êmese ou lavagem gástrica. Estas manobras são contra-indicadas quando da ingestão de derivados de petróleo (gasolina, querosene, fluido de isqueiro, removedor de tinta), de cáusticos ou corrosivos, nos pacientes deprimidos, em convulsão e em coma, por favorecerem a aspiração ou aumento da lesão inicial.

Para facilitar o vômito, são oferecidos leite, água pura ou com sal. O cabo de uma colher ou espátula, introuzida na faringe e úvula, estimulará o reflexo de vômito.

As manobras para facilitar os vômitos são inúteis se o tóxico foi ingerido há mais de quatro horas, com exceção dos barbitúricos, que diminuem a motilidade gástrica, podendo ser retirados até 8 horas após sua ingestão.

Recolher uma amostra do vômito para análise.

– O leite não é em geral um bom agente antitóxico. Pode ser usado em intoxicações como as produzidas por inseticidas. Por retardar a progressão do conteúdo gástrico pode ser oferecido à criança que vai ser submetida à lavagem gástrica.

Prestação de cuidados nos períodos críticos e a seguir

– Instruir pessoas, em caso de consulta por telefone sobre as providências de emergência mais apropriadas; efetuar os encaminhamentos; acionar o sistema de ambulância; registrar informações sobre nome, endereço e número de telefone para posterior acompanhamento.

– Colher informações junto aos acompanhantes da criança assistida, que possibilitem ajudar na identificação do veneno e do grau de intoxicação.

– Assegurar-se que o paciente está respirando adequadamente. Auxiliar na ressuscitação cardiorrespiratória e aplicar oxigenoterapia, se indicado.

– Instalar infusões endovenosas, para tratamento do choque ou outros problemas.

– Fazer enema, se indicado, para diminuir a quantidade do veneno a ser absorvido.

– Colher amostras de sangue para os exames laboratoriais.

– Controlar e analisar as variações dos SV; prestar assistência conforme necessidade.

– Fazer lavagem gástrica quando indicado (crianças que não ingeriram derivados do petróleo, substâncias cáusticas ou corrosivos, sem torpor, coma ou convulsão). A lavagem gástrica deve ser efetuada através de sonda de grosso calibre (10-16F) mais ou menos 5 a 6ml/kg até o máximo de 250ml por vez. A posição do paciente para a sondagem é a de decúbito lateral esquerdo e cabeça, pescoço e tórax mais baixos que o restante do corpo. Inicialmente aspirar o conteúdo do estômago. O líquido é aspirado mas a operação deve ser repetida quantas vezes for necessária, até obtenção de um líquido claro e transparente.

– Aplicar antídotos ou adsorventes que vão agir inativando, precipitando ou absorvendo o tóxico, conforme indicado. Não há disponibilidade no mercado de muitos antídotos específicos para o imenso número de substâncias tóxicas existentes. A informação sobre os mesmos pode ser obtida em centros de toxicologia. A fixação de listas com os antídotos para os venenos mais comuns, nas unidades de emergência pediátrica, é extremamente útil.

O único antídoto universal empregado em maior escala e com bons efeitos é o carvão ativado, que pode ser administrado após o vômito, por via oral, ou sonda nasogástrica, na dose de 5 a 10 g para cada grama de veneno ingerido, em 180 a 240 ml de água. O carvão ativado é ineficaz nas ingestões de ácido bórico, álcool etílico e metílico, cianeto, corrosivos e sulfato ferroso.

– Fornecer, se possível, água em grande quantidade para forçar a diurese como forma de acelelar a excreção do tóxico. A hiperidratação pode ser prescrita por via parenteral.

– Aplicar medicamentos prescritos; diuréticos, cardiotônicos, expansores plasmáticos etc.

– Fazer balanço hídrico, controlando ingesta e excreta.

– Executar os cuidados relativos à diálise peritoneal, caso indicado.

– Observar ocorrência e prestar assistência específica em caso de sinais de comprometimento do SNC: cefaléia, distúrbios visuais, parestesias, ataxia, distúrbios psíquicos, convulsões e coma (vice Capítulos 37 e 44).

– Em caso de prescrição de sedativos, administrá-los com cautela e supervisionar rigorosamente o paciente, a fim de evitar a depressão e detectar mascaramento de sintomas.

– Observar a função respiratória e sinais de comprometimento (taquipnéia, obstrução, pneumonia, edema pulmonar, depressão respiratória). Prestar assistência conforme necessidade.

– Manter em condições de uso imediato os sistemas de administração de oxigênio e material auxiliar da ressuscitação cardiorrespiratória. Executar os procedimentos necessários (vide Capítulo 27).

– Atentar para sinais de choque, alterações da freqüência e do ritmo cardíaco, insuficiência cardíaca.

– Estar atento para sinais de hemorragia interna e externa: PA, pulso filiforme, palidez e/ou cianose etc.

– Controlar infusões de soro fisiológico, glicosado, plasma e sangue etc.

– Observar as eliminações intestinais e a ocorrência de náuseas, vômitos, distensão abdominal e diarréia. Prestar assistência pertinente.

– Verificar sinais de comprometimento renal: sangramento, redução de débito, edema, poliúria. Efetuar a assistência necessária.

– Manter o paciente em NPVO, quando indicado. Liberada a dieta, oferecer alimentos progressivamente, em quantidade e consistência: líquidos leves, espessos, alimentos pastosos e por fim restaurar a dieta em uso pela criança.

– Observar sinais de disfagia, salivação abundante, regurgitação e febre, nos pacientes que ingeriram substâncias cáusticas.

– Fazer higiene oral e aplicar anestésicos orais em caso de estomatite e os antiácidos em caso de esofagite, quando o paciente ingeriu cáusticos.

– Evitar a hipo ou hipertermia. Aplicar as medidas específicas para normalização da temperatura (vide Capítulo 21).

– Estar atento para sinais de infecção, principalmente em caso de ingestão de querosene e outros hidrocarbonetos que causam pneumonite química.

– Incentivar e favorecer a permanência dos pais com a criança.

– Dar apoio e suporte emocional durante a situação de crise e a seguir. O tratamento pode ser longo e extenuante e não raro as seqüelas ou o óbito ocorrem. O sentimento de culpa é comum nos pais. As crianças e pais podem necessitar de tratamento psicológico ou psiquiátrico após o evento.

– Desenvolver atividades recreativas e oferecer suporte afetivo à criança nas fases de convalescência, que podem ser longas. Evitar com isto o aumento do comprometimento do estado psicológico que pode ter ocorrido, bem como a perda de potencial intelectual.

– Orientar os pais ou responsáveis pela criança no sentido de evitar a repetição do caso de envenenamento, já que tal evento não é uma situação incomum.

Características e condutas adotadas em algumas das intoxicações acidentais mais comuns em pediatria

Cáusticos

Os ácidos típicos ingeridos são os desinfetantes de banheiro, fluidos de limpeza de metais e produtos industriais de branqueamento. Os álcalis típicos ingeridos são os poderosos detergentes, clareadores, enxaguadores (soda cáustica, amoníaco, água sanitária), comprimidos de Clinitest.

Sintomas e complicações

– Dor na boca e região retroenternal; incapacidade para deglutir.
– Náuseas, vômitos, dores abdominais e diarréia sanguinolenta.
– Ulcerações e queimaduras do trato digestivo.

Como complicações podem surgir

– Perfuração esofagiana e gástrica; aspiração; superinfecção; estenose esofagiana.

Tratamento

– Esofagoscopia para determinar a presença e extensão da lesão esofagiana.
– Corticoidoterapia, se existirem queimaduras no esôfago.
– Oxigenoterapia; fluidificação da secreção brônquica.
– Medicação para alívio da dor.
– Tratamento para choque.

Cuidados especiais

– Êmese e lavagem são contra-indicadas. A criança pode receber água ou leite para diluir a substância.

Hidrocarbonetos

Afetam principalmente o SNC e o tecido pulmonar mas também envolvem o fígado, rim, miocárdio e medula óssea.

São exemplos de hidrocarbonetos o benzeno, tolueno, empregados nos solventes industriais, gasolina, nafta, querosene e fluidos de isqueiro.

Sintomas e complicações.

– Náuseas, vômitos, diarréia
– Irritação das mucosas
– Tosse, dispnéia, cianose, estertores
– Febre, leucocitose
– Agitação, confusão, sonolência.

Complicações

– Pneumatocele, pneumotórax, pneumonia
– Coma

Tratamento

– Oxigenoterapia, umidade, broncodilatadores, e conforme a sintomatologia.

Cuidados especiais

A remoção é extremamente arriscada pelo risco de aspiração. Na ingestão de grandes quantidades de substâncias pode ser feita lavagem com extrema cautela.

Ferro

Contido nos comprimidos e soluções para uso terapêutico, é freqüente sua ingestão em doses tóxicas pelas crianças. Os sintomas surgem 30 minutos a duas horas após a ingestão.

Sintomas e complicações.

– Vômitos, diarréia sanguinolenta, cólicas abdominais e sonolência.
– Seis a 24 horas pós-ingesta podem sugir: febre, acidose metabólica, perturbação hepática, prostração, choque e coma.

Como complicações pode surgir a estenose do trato gastrintestina.

Tratamento

– Êmese ou lavagem
– Correção da acidose e perda de líquidos
– Administração de antídotos como o deferoxamina.

Cuidados especiais

O carvão ativado não está indicado.

Salicilatos

Componente de drogas analgésicas e antipiréticas, constituem-se numa das substâncias mais ingeridas por menores de cinco anos

Sintomas e complicações.

– Acidose respiratória conseqüente à hiperventilação. A esta superpõe-se a acidose metabólica. Como conseqüência da perda renal de solutos, aumento da taxa metabólica, hiperventilação e vômitos são encontradas desidratação, agravamento da acidose metabólica e alcalose respiratória.
– A respiração rápida e profunda seguem-se sede, vômitos e sudorese profusa.
– Nas intoxicações graves segue-se confusão, delírio, coma, convulsões, colapso circulatório e oligúria.
– A aceleração do metabolismo, prolongamento do tempo de protrombina e a disfunção plaquetar podem levar a hipo ou hiperglicemia e disturbios hemorrágicos.

Tratamento

– Apoio à função respiratória.
– Indução do vômito ou lavagem gástrica.
– Fluidos IV para reposição hidreletrolítica e correção da glicemia.
– Vitamina K para prevenção de hemorragia conseqüente a trombopenia.
– Alcalinização da urina com NAHCO3 para favorecer a excreção dos salicilatos.
– Reposição de K.

– Diálise na existência de coma ou convulsões.

Cuidados especiais

– Utilizar métodos mecânicos para a redução da temperatura (vide Capítulo 21)
– Pode ser dado leite, carvão ativado ou água após a remoção da droga, para retardar sua absorção.

Teofilina

É um broncodilatador largamente utilizado no tratamento das doenças pulmonares obstrutivas.

Sintomas e complicações

– Náuseas, vômitos, hematêmese.
– Agitação, prostração, obnubilação e como nas intoxicações graves.
– Taquicardia supraventricular.

Tratamento

– Remoção por êmese ou lavagem gástrica.
– Carvão ativado e purgativos salinos para neutralização.
– Drogas como diazepam e fenobarbital podem ser indicadas para o controle das convulsões.
– Hemodiálise ou hemoperfusão para casos graves.
– Oxigenoterapia, manutenção do equilíbrio hidreletrolítico.

Cuidados especiais

– Não induzir a diurese por aumento da ingesta hídrica.

Depressores do SNC

Incluem os narcóticos, hipnótico-sedativos (barbitúricos e não-barbitúricos), as benzodiazepinas (ex.: diazepam) e os álcoois.

Sintomas e complicações

– Alteração no diâmetro pupilar.

– Diminuição dos reflexos e convulsões.
– Hipoglicemia (ocorre em crianças intoxicadas pelo álcool).

Por produzir dependência a suspensão das drogas pode determinar sintomas severos, mais como convusões, delírio, colapso vascular e morte.

Tratamento

– Naloxona para pacientes comatosos.
– Cuidados de sustentação respiratória, circulatória, correção hidreletrolítica e hipoglicemia.
– Hemodiálise e diálise peritoneal nas intoxicações etílicas importantes.
– Casos graves de edema cerebral são tratados com dexametasona.

Chumbo

Ocorre em função da ingestão (geralmente crônica) de tintas à base de chumbo dos brinquedos, mobílias, peitoris, peças domésticas e plásticos, tintas a óleo, tintas de jornal, frutas cobertas com inseticidas, inalação de fumaça de motor, queima de baterias etc.

Sintomas e complicações

– Anorexia, vômitos intermitentes, cólicas abdominais, constipação, gosto metálico na boca, sialorréia.
– Irritabilidade, sonolência, vômitos persistentes, incoordenação muscular, paralisias, coma, atrofia ótica etc.
– Anemia, palidez.
– Hipertensão, bradicardia.

Tratamento

– EDTA cálcio via IM e EV.
– EDTA mais BAL após hidratação adequada e diurese.
– Tratamento sintomático e de manutenção.

Cuidados especiais

– Não administrar os agentes quelantes a pacientes desidratados.
– Estimular a ingesta hídrica para aumentar a excreção adequada de chumbo através da urina.

– As injeções de EDTA são extremamente dolorosas e podem ser administadas com procaína, 1ml de procaína a 1% para cada 1ml de EDTA. A injeção deve ser profunda e a utilização de compressas alivia a dor muscular.
– Verificar os SV durante 15min após a aplicação do BAL, pois produz taquicardia e aumento de PA.
– Os agentes quelantes não devem ser administrados no mesmo local, concomitantemente.
– As crianças que recebem BAL não podem receber medicamentos à base de ferro pois forma-se um complexo tóxico.

Cianetos

Empregados freqüentemente em raticidas, polidores de metais, especificamente a prata, e em soluções fotográficas. As soluções são facilmente absorvidas pela pele, mucosas e pulmões. Os sais alcalinos são absorvidos. As doses letais variam de indivíduo para indivíduo mas as inalações geralmente levam a óbito.

Sintomas e complicações

– Gosto amargo na boca; odor de amêndoas amargas na respiração, salivação, náuseas (geralmente sem vômito), ansiedade, lipotimia, convulsão, paralisia, opistótono, dilatação pupilar, irregularidade cardiorrespiratória e insuficiência respiratória.

Tratamento

– Reanimação cardiorrespiratória se o paciente está com respiração estertorosa ou em apnéia.
– Administração de antígenos: nitrito de sódio e tiossulfato de sódio.
– Oxigenoterapia associada ao uso dos antígenos.
– Exangüinitransfusão ou infusão de sangue total.

Cuidados especiais

– A supervisão do paciente recuperado deve ser estrita nas 24 a 48h seguintes pela possibilidade de recidiva dos sintomas.
– A associação dos medicamentos é necessária para eficácia porém o nitrito de sódio deve ser administrato primeiramente.

Digital e outros aminoglicosídeos cardíacos

Sintomas e complicações

— Náuseas, vômitos, diarréia, cefaléia, delírio, confusão e às vezes coma.
— Irregularidades cardíacas como fibrilação auricular, taquicardia atrial paroxística e *flutter* auricular.

Tratamento

— Indução de vômitos ou lavagem seguidos de catárticos à base de carvão vegetal.
— Monitorização.
— Correção da acidose.
— Correção da arritmia.

Inseticidas

Hidrocarbonetos clorados (Aldrin, Carbinol, Clordane, DDT, Deildrin, Endrin, Lindane etc.) são absorvidos pela pele, trato respiratório e gastrintestinal.

Sintomas

— Salivação, irritabilidade gastrintestinal, dor abdominal, náusea, vômito, diarréia, depressão do sistema nervoso central.

Tratamento

— Descontaminação da pele e lavagem gástrica. Remoção de roupas contaminadas. Diazepam para as convulsões.

Cuidados especiais

A ingestão de óleo de rícino, leite e substâncias que contêm gordura aumentam a absorção dos organoclorados.

Sintomas

A exposição dos olhos causa irritação dos olhos, nariz e garganta; visão embaçada, tosse e endema pulmonal.

Cuidados especiais

O uso de adrenalina produz arritimias cardíacas.

Inseticidas à base de fosfatos orgânicos (inibidores da colinesterase). A exposição repetida pode resultar em reações súbitas e agudas (Clortion, coral, Diazinon, Malation, Paraoxon, Paration, Tio-TEPP etc.).

Sintomas

— Tontura, cefaléia, visão embaçada, miose, lacrimejamento, salivação, náusea, vômitos, diarréia, hipoglicemia, cianose, dispnéia, sudorese, convulsões, abolição dos reflexos e do controle esfincteriano e coma.

Tratamento

— Restabelecer a via aérea.
— Administração do antídoto: atropina mais pralidoxima (Protopam) em doses repetidas, via endovenosa. A atropina antagoniza os efeitos parassimpáticos e a pralidoxima para tratamento da fraqueza muscular.

Cuidados especiais

— Controle da hiperglicemia, que é freqüente.
— Descontaminação da pele (inclusive unhas e cabelos) e roupas com água e sabão para diminuir a absorção dos organoclorados. Não escoriar a pele, pois aumentaria a absorção.

Carbamatos (carbaril, metomil etc.)

São inibidores da colinestarese, porém seus efeitos são reversíveis.

Sintomas

Os sintomas são semelhantes aos observados nas intoxicações por organoclorados, porém de menor intensidade.

Tratamento

Assitência de suporte e antídoto (a atropina sem pralidoxima).

Referências Bibliográficas

1. BRUNNER, L.S. & SUDDARTH, D.S. – Envenenamentos. In *Prática de Enfermagem*: 2. ed. Rio de Janeiro, Interamericana, v.2, 1980.
2. CAPELLA, M.R. e cols – Ingestão de cáustico: rotina de atendimento à criança. *Arq. Cat. Med., 13* (2): 149-151; 1984.
3. FUNDAÇÃO HOSPITALAR DE SANTA CATARINA. Intoxicações agudas. Florianópolis, Hosp. Infantil Joana de Gusmão, 1985. Simpósio, mimeo.
4. HARMMERLEY, M.A. – *Técnica moderna de primeiros socorros*. 3. ed. São Paulo, Casa Publicadora, 1970.
5. KEMPE, C.H. e cols. – Envenenamentos. In *Pediatria: diagnóstico e tratamento*. 8. ed. Rio de Janeiro, Guanabara Koogan, 1986.

Guanabara Koogan, 1986.
6. MACHADO, C. Mº P. – Intoxicações exógenas. *Clínica Pediátrica, 9* (2): 61-64, abril/1985.
7. MURAD, J.E. – *O uso e o abuso de drogas*. Centro de Interação e integração humana e de SC. Boletim Educativo.
8. OLIVEIRA SANTOS e Cols. – Acidentes na infância – Estudos retrospectivos. *Jornal de Pediatria, 58* (1/2): 20-2, 1985.
9. SOCIEDADE BRASILEIRA DE PEDIATRIA. *Proteja o seu filho*. Boletim educativo.
10. SCHVARTSMAN, S. – *Intoxicações agudas*. 3. ed. São Paulo, Sarvier, 1985.
11. WONG, A. e cols. – Atualização das normas e conduta nas intoxicações exógenas. *J. Ped. 52* (3), 1982.

37

Distúrbios Convulsivos: Epilepsia na Infância — Aspectos Gerais e Assistência da Enfermagem

Rosemery Andrade Lentz

Conceito

Epilepsia é um distúrbio episódico da função cerebral, caracterizado por descargas elétricas anormais de uma determinada população de neurônios, devido a disfunção do SNC. É uma emergência neurológica, que ocorre principalmente na faixa de seis meses a quatro anos, com altas taxas de morbidade e mortalidade. A taxa de casos novos para 100.000 habitantes é de 5 - 6% em recém-nascidos, 1% por volta de um ano de idade, 0,5% em torno dos 10 anos e de 0,2% aos 15 anos. A freqüência geral na população é de 1% (Kempe, 1986).

Etiologia

1. Idiopática
2. Fatores pré-natais
   a. Predisposição genética
   b. Anomalias congênitas
   c. Infecções fetais
   d. Doenças maternas.
3. Fatores perinatais
   a. TCE
   b. Hipóxia
   c. Icterícia
   d. Infecção
   e. Prematuridade.
4. Fatores pós-natais
   a. Infecções primárias do SNC
   b. Encefalopatias
   c. TCE
   d. Doenças degenerativas
   e. Neoplasias cerebrais
   f. Doença renal
   g. Intoxicações

h. Distúrbios metabólicos: hipo e hipermagnesia, hipoglicemia, hipocalcemia etc.

Fisiopatologia

Os neurônios caracterizam-se em repouso pelo estado de polarização, ou seja, as cargas elétricas estão distribuídas de forma equilibrada em ambos os lados da membrana celular, com estabilidade relativa do seu potencial de ação.

Periodicamente o neurônio entra em atividade, ocorrendo o fenômeno da despolarização, colocando-o mais uma vez em condições de ser ativado.

O neurônio epiléptico caracteriza-se pela instabilidade do seu potencial de membrana, cujas oscilações rítmicas induziriam a descargas espontâneas. A repolarização seria defeituosa, havendo dificuldade na manutenção de um adequado gradiente de concentração iônica em cada lado da membrana.

A epilepsia expressa-se na maioria das vezes por crises, com características peculiares que permitem a identificação das formas clínicas definitivas.

Os elementos caracterizadores, segundo Aypel, 1980, são:

1. Nível de consciência conservado e perda parcial ou completa desta.
2. Dinamismos ausentes ou presentes, sendo que nesse último caso definindo sua localização (focal ou generalizada) e caráter (tônico, clônico ou tonicoclônico).
3. Duração da crise.
4. Freqüência: diárias, semanais etc.
5. Fenômenos que antecedem à crise: sensitivos, sensoriais e outros.

Quadro 37.1
Características e tratamento de crises convulsivas mais frequentes em pediatria

	Crises generalizadas		
Tipos de crises e características	Início	Causas	Tratamento
Grande mal (crises tonico-clônicas) – É a forma mais comum em crianças (80%); início focal e brusco; são generalizadas, bilaterais, simétricas; movimentos tonicoclônicos e manifestações vegetativas.	Qualquer idade	Frequentemente ignoradas. Têm componentes genéticos e estão relacionadas a distúrbios metabólicos, infecções, intoxicações etc.	Fenobarbital, inicialmente fenitoína e primidona; podem ser usados medicamentos associados.
Fase tônica (contração muscular mantida) – Súbita perda de consciência – Contração tônica generalizada – Cianose devido a apnéia transitória – Pode haver mordedura de língua e da bochecha			
Fase clônica – Contrações musculares ritmicamente interrompidas. Ocorre melhora das condições respiratórias devido ao relaxamento muscular.			

Tipos de crise e Características	Crises generalizadas		
	Início	*Causas*	*Tratamento*
Fenômenos vegetativos — Incontinência urinária e/ou fecal — Taquicardia, hipertensão arterial — Respiração estertosa devido ao acúmulo de secreções pela não deglutição da saliva; cianose — Midríase, sudorese — Salivação espumosa e/ou sanguinolenta (sialorréia) *Média de duração* 15 segundos a fase tônica e 30 a clônica. Normalmente, os episódios se repetem com duração de três a cinco minutos. No estado pós-convulsivo podem ocorrer sonoiência exaustão e cefaléia.			

Quadro 37.1 (continuação)

Tipos de crise e Características	Crises generalizadas		
	Início	Causas	Tratamento
Pequeno mal (ausência; lapsos de consciência). Os olhos constumam ficar parados, fixos ou então girarem para cima ou mesmo as pálpebras podem bater levemente. Duração inferior a 30 segundos e que pode se repetir várias vezes ao dia. A criança pode parecer sonhar acordada, caso em atividade, esta é interrompida, e reiniciada ao término do episódio.	três a 15 anos	Desconhecida. Componente genético (gene autossômico dominante)	Ác. valpróico ou etossuximida. Acetozalami-da. Associações em casos resistentes.
Mioclonias infantis: Contrações mioclônicas súbitas e forçadas que atingem a musculatura do tronco, do pescoço e das extremidades.	Qualquer período. Normalmente entre dois e sete anos.	Múltiplas; lesões cerebrais pré e perinatais; meningencefatiles viróticas; panencefalite; distúrbios degenerativos do SNC; anormalidades cerebrais estruturais	Difíceis de tratar. Faz-se associações freqüentes de carbazepina, ácido valpróico, clonazepam ou metassuximida e acetazolamida. Diazepam.
a) *Tipo flexor:* A criança realiza a adução e flexiona seus membros, deixar cair sua cabeça e se dobra sobre si mesma.			

Crises generalizadas

Tipos de crise e Características	Início	Causas	Tratamento
b) *Tipo extensor:* A criança estende o pescoço, abre os braços e inclina o corpo para trás, como "águia empinada". Um grito ou grunhido pode acompanhar os episódios. Em geral não ocorre perda de consciência ou ocorre brevemente. *Duração*: Em geral de um minuto. *Freqüência:* varia de alguns a centenas de ataques por dia. Não há perda de consciência mas em geral há deterioração da mesma (confusão).			
Síndrome de West (espasmos infantis). Súbita adução e flexão dos membros com flexão da cabeça e tronco concomitante ou movimentos de abdução e extensão semelhantes ao reflexo de Moro. Em 90% dos casos ocorre deficiência mental de grau variável. Estímulos táteis podem precipitar os episódios convulsivos.	três a 18 meses, porém pode iniciar até os quatro anos.	Malformações ou lesões pré e perinatais em cerca de 1/3 dos casos; os outros 2/3 se devem a causas desconhecidas ou bioquímicas; infecciosas, degenerativas; toxoplasmose.	Corticoidoterapia, diazepam, clonazepam, ácido valpróico.

Quadro 37.1 (continuação)

Crises generalizadas

Tipos de crise e Características	Início	Causas	Tratamento
Convulsões febris: O início pode ser focal e posteriormente se generalizam. Podem levar ao *status epilepticus* (Kempe, 1986). O episódio normalmente se manifesta no início da elevação da temperatura ou no descenso e não depois de uma febre prolongada. A probabilidade de recidiva é de 40 a 50% para uma terceira. O DNPM é normal e igualmente o eletroencefalograma.	três a cinco anos. Predominantemente em torno de 1 1/2 anos.	Doença febril, com temperaturas normalmente elevadas, (40ºC), de origem extraneurológica. Normalmente na família há história positiva de convulsões febris. (afecções do ap. respiratório, gastrintestinais, otites etc).	Tratamento da causa. Profilaxia com fenobarbital ou ácido valpróico.
Estado de mal epiléptico: é uma crise convulsiva prolongada ou recorrente, com duração superior a 30 minutos, sem que o paciente chegue a recuepar a consciência durante ou entre os ataques. Há risco das funções vitais do roganismo com letalidade de aproximadamente 15%. O estado pode perpetuar-se por horas ou dias. Pode ocorrer dano cerebral irreversível, secundário a hipoxia celular prolongada.			Emprego de dexametasona ou manitol, para redução do edema cerebral. Os anticonvulsivantes mais usados são o diazepam e o clonazepan e nas crises repetidas e a difenilidantoína; correção dos distúrbios metabólicos como hipoglicemia e acidose; baixo aporte hídrico e assistência ventilatória.

Quadro 37.1 (continuação)

Crises generalizadas

Tipos de crise e Características	Início	Causas	Tratamento
Crises parciais ou focais simples. Pode envolver qualquer parte do corpo e a seguir estender-se, segundo um padrão repetido e tornar-se generalizada.	Qualquer idade	Associada a processos traumáticos, infecciosos e degenerativos do SNC.	Carbamazepina, fenitofna, fenobarbital ou primidona.
Crises complexas parciais (psicomotoras). Pode ser precedida por uma cura que inclui medo, irritabilidade, distúrbios gástricos, odor ou gosto estranho, alucinações auditivas e visuais. Pode ocorrer durante o sono. Na crise ocorrem comportamento bizarros e alterações motoras como movimentos faciais, de língua, automatismos etc. *Duração.* Um minuto ou mais, são seguidas de confusão mental ou amnésia total ou parcial.	Qualquer idade, porém mais comum na segunda infância.	Traumatismos de parto, seqüelas de convulsões febris, infecções viróticas, tumores, malformações vasculares.	Carbamazepina, fenitofna, fenobarbital ou primidona. Normalmente é feito tratamento com associação de medicamentos.

Quadro 37.1 (continuação)

Tipos de crise e Características	Crises generalizadas		
	Início	Causas	Tratamento
Epilepsia psicogênica. Posição em opistótono, movimentos de batidas dos braços, pálpebras firmemente fechadas, choro com hiperventilação. Não ocorre incontinência nem mordedura da língua.	Observadas em crianças e adolescentes com epilepsia genuína e previamente normais.	Causas psicossociais.	Psicológico e psiquiátrico.
Raramente ocorrem quando o paciente está só, quando o paciente está só, e faltam os movimentos rítmicos tonicoclônicos da convulsão tipo grande mal.			

Crises convulsivas (epilépticas na infância: implicações para a enfermagem

A enfermagem poderá dar importante contribuição no tratamento e assistência da criança e da família frente à situação de distúrbios convulsivos. Estas contribuições podem estar relacionadas a:

1) Orientação e treinamento dos pais para que adotem as condutas desejáveis (uso correto e constante dos medicamentos, atendimento no horário das crises, etc.).

2) Acompanhamentos dos sinais e sintomas que auxiliem na classificação do tipo de crise, permitindo instituição do tratamento adequado.

3) Adoção das precauções especiais e controle dos efeitos colaterais das drogas anticonvulsivantes.

4) Assistência das necessidades básicas da criança durante os episódios convulsivos (oxigenação, segurança, terapêutica etc.).

Os itens desenvolvidos a seguir têm o propósito de subsidiar as ações dos enfermeiros pediátricos para efetuar as contribuições acima referidas.

Abordagem da família e da criança

– Apoiar os pais frente à situação.
– Orientá-los sobre a doença salientando que:
– Epilepsia geralmente é controlada, se o tratamento é seguido corretamente.
– A medicação não vicia quando usada na dose correta.
– A criança epiléptica pode ter inteligência e vida normais.
– Há necessidade da continuidade do tratamento para que a epilepsia possa ser controlada sem prejuízo à criança, e às vezes até curada.
– O prognóstico geral depende do tipo, da gravidade do distúrbio, da coexistência de retardo mental, de distúrbios orgânicos e do tipo de tratamento médico.

Nos distúrbios tratados clinicamente pode ocorrer a cessação espontânea. Os medicamentos serão retirados paulatinamente, depois que a criança tiver passado em longo período sem crise e seu traçado EEG tiver retornado ao normal. Nos distúrbios não tratados, as crises convulsivas costumam tornar-se mais numerosas, ocasionando danos motores e mentais. Os episódios convulsivos por si só não costumam produzir dano cerebral irreversível. A hipóxia instalada durante os episódios convulsivos pode causar retardo mental.

As crianças epilépticas com mentalidade normal poderão continuar normais com um controle apropriado dos ataques. As crianças com pequeno mal e padrões EEG essencialmente normais, em geral, comportam um prognóstico mais favorável para uma mentalidade normal, do que as crianças com grande mal ou com ataques psicomotores.

Fatores que melhoram o prognóstico estão relacionados ao início dos episódios antes dos oito anos, controle precoce das crises e ausência de problemas neurológicos e psicológicos.

Fatores que pioram o prognóstico estão relacionados ao início em maiores de oito anos, controle tardio das crises, presença de *deficits* neurológicos e psicológicos etc.

– A duração do tratamento depende do tipo de epilepsia e do intervalo que o paciente fique assintomático. No pequeno mal (crises de ausência) é possível a cura após três a quatro anos de tratamento. A retirada do anticonvulsivante deve ser lenta e jamais antes de um período mínimo de três anos com o paciente assintomático. A suspensão repentina pode provocar crises seriadas ou o estado de mal epiléptico (Mattos, 1985).

– Os medicamentos anticonvulsivantes em geral são introduzidos gradativamente até o limite desejado para o controle das crises. Inicialmente se usa uma droga isolada, o que é mais seguro. Exames periódicos de sangue permitem definir o nível sanguíneo da droga, prevenindo o uso de doses tóxicas. Se as convulsões não forem controladas com a dose inicial elas serão aumetadas até os níveis próximos dos tóxicos antes de ser abandonada. O ajuste da droga pode levar meses.

– "Quanto aos aspectos da genética e hereditariedade da epilepsia, ela é produzida por um gene autossômico, dominante, afetando 50% dos descendentes. Entretanto, a penetração do gene é variável e somente alguns poucos apresentarão a forma declarada da moléstia. Os outros membros da família podem apresentar anomalias eletrencefográficas sem manifestações clínicas" (Mattos e cols. 1985).

– Toda criança que apresentou uma convulsão necessita de EEG para estabelecer uma linha de referência para definir a normalidade. O EEG realizado cinco a sete dias após a crise tem maior utilidade quando as alterações elétricas pós-comiciais são reduzidas (Graeff Corre, 1986).

– As crianças não devem ser supervalorizadas ou desprezadas por sua enfermidade. O conhecimento dos mecanismos, processos e tratamento do problema permite o desenvolvimento de condutas mais adequadas. A freqüência às aulas deve ser encorajada e os professores orientados sobre o problema e condutas em caso de convulsão.

Nas atividades gerais existem algumas limitações a impor, quais sejam: não devem subir em locais altos, nadar sozinhas etc.

A criança deve conhecer seu problema, possibilidades e limitações. Não deve ser valorizada ou mimada por causa disso.

As fantasias e dúvidas da família e da criança a partir dos três anos devem ser trabalhadas como forma de restituir-lhes a confiança e o domínio da situação.

– É desejável que a criança se mantenha em boas condições de saúde. Devem ser evitadas a fadiga excessiva, super-hidratação e hiperventilação, bem como a perda de sono, sendo as infecções imediatamente tratadas. A ingestão de álcool (adolescente) precipita o aparecimento das crises.

– Os pais devem conhecer os cuidados corretos para atendimento de urgência em caso de convulsões devem ser estimulados a observar a criança no pré, durante e pós-crise. Com isto é possível prever a própria crise e preparar-se para ela ou acrescentar novos dados, às vezes fundamental ao tratamento.

Observação e investigação

– Durante a entrevista inicial com os pais e nos contatos subseqüentes a enfermagem pode colher informações acerca da criança e manifestações do distúrbio convulsivo, tais como: freqüência, presença de aura, situações em que se manifesta etc.

– Durante o distúrbio convulsivo a enfermagem deve observar uma série de dados que possibilitem a caracterização e a classificação do distúrbio e avaliação de suas repercussões sobre a criança:

– Comportamento da criança antes da crise.
– Tipos de movimentos observados:
  – Tônicos: corpo fica retesado e os músculos em estado de contração contínua.
  – Clônicos: movimentos espasmódicos de contração.
– Local onde os movimentos começam e terminam e o tipo de movimento.
– Áreas do corpo atingidas.
– Movimento ocular e alterações das pupilas.
– Presenças de incontinência esfincteriana e espamos laríngeos.
– Alterações respiratórias.
– Alterações de cor da pele.
– Presença de sialorréia e/ou vômito.
– Nível de consciência durante a crise.
– Freqüência e duração das crises; número de crises no mesmo epsódio; se são seriadas etc.
– Comportamento após o episódio: sonolência, reação pupilar, coordenação, paralisias, tipos de fala, fraqueza, marcha, SV.
– Observar e investigar situações como abandono do tratamento, dificuldade de compreensão do sistema de administração de medicamentos, dificuldade de relacionamento com a criança. Fornecer apoio e orientação necessárias.
– Observar as crianças com tratamento instituído pois determinados sinais e sintomas indicam efeitos colaterais e tóxicos da medicação empregada.

A enfermagem e o manejo da terapia anti-convulsivante.

Conhecer as características das drogas e executar a assistência que estes efeitos demandam para a enfermagem (ex: assistência ao paciente com problemas de vômito, ou sonolento, ou com problemas de marcha, etc.).

Quadro 37.2

Medicamentos/características	Efeitos	Uso
Medicação principal Fenobarbital (Gardenal) É uma das drogas mais amplamente utilizadas, em face do baixo custo e segurança, já que permite níveis sangüíneos altos, por vezes necessários. Apresentado para uso oral (manutenção) e IM (tratamento de crises).	Colaterais Excitação; hiperatividade, erupção cutânea; sintomas gastrintestinais; vertigem, ataxia; agravamento das convulsões psicomotoras; sonolência. Tóxicos (na superdosagem ou ingestão acidental): depressão respiratória, circulatória e renal (hipotensão, PCR, choque).	Todos os tipos de crise epilética com excessão das de pequeno mal. Contra-indicação: – Disfunção hepática ou renal grave. – Hipersensibilidade.

Quadro 37.2 (continuação)

Medicamentos/características	Efeitos	Uso
Difenil Idantoína (Hidantal, Epelin) Em geral é uma droga segura e eficaz. Apresentada para uso oral e EV. Sua absorção é inadequada no intestino do recém-nato. É mal absorvida por via IM e pode produzir necrose tecidual.	*Colaterais* Pode acentuar crises de pequeno mal, hipertrofia genvival, hirsutismo, raquitismos, nistagno, diplopia. *Tóxicos* (na superdosagem ou ingestão acidental): ataxia, erupção cutânea, discrasias sangüíneas. Em infusões acima de 2,5 mg/kg podem ocorrer – depressão de consciência e respiratória; apnéia; – hipotensão; arritmias cardíacas e PCR.	Epilepsia psicomotora e em associações com o fenobartital. Estado de mal epilético e convulsões neonatais.
Carbamazepina (Tegretol) Uso oral.	*Colaterais e tóxicos* Sonolência, fadiga, náuseas, epigastralgia e ataxia, leucopenia, erupção cutânea, trombocitopenia. Como efeitos raros, citam-se a hepatotoxicidade, depressão da medula óssea, distonia, secreção inadequada do ADH, comportamento bizarro. É comum a hiperplasia gengival, que exige remoção cirúrgica em determinadas situações.	Todos os tipos de crise, exceto do pequeno mal. Ação especial nas epilepsias psicomotoras (parciais complexas.)
Ácido valpróico (Depakene – Valprim – Valpakine) Uso Oral.	*Colaterais e tóxicos* Náuseas, vômitos, anorexia, queda dos cabelos *raramente* hepatotoxicidade e hiperamoniemia.	Profilaxia das convulsões, crises de pequeno mal generalizadas e nioclônicas.
Clonozepam (Rivotril) Uso: Oral E.V.	*Colaterais:* Sonolência 50%; mudança de comportamento, 25%; fala indistinta, ataxia e salivação.	Crises motoras (mioclônicas, espamos infantis, ausências). Crises generalizadas.
Medicação adjuvante – *Diazepam* (Valium) Via: *Intramuscular* EV (Início rápido de ação: 30 seg. a 1 min.; seu efeito é fugaz, aproximadamente 20 seg.). Retal: Início da ação em quatro a seis segundos.	*Colaterais* *Comuns:* ataxia, sonolência, fadiga, trombose venosa e flebite no local da injeção. *Ocasionais:* sintomas gastrointestinais, confusão, depressão, cefaléia, tremor, vertigens, incontinência ou retenção urinária, neutropenia, icterícia. *Tóxicos:* Sonolência, confusão, diminuição dos reflexos; hipotensão, coma; apnéia; PCR.	*IM, EV, retal* Usados no tratamento do estado de mal epilético e nos ataques recidivantes graves.

Precauções especiais no manejo de drogas anticonvulsivantes

Fenobarbital (Gardenal)

Este medicamento não é solúvel, portanto não pode ser diluído. É disponível apenas para uso IM.

Difenilidantoína – Uso endovenoso

- Quando aplicada pura, usar veia calibrosa ou diluir em soro fisiológico (1:9) a solução de hidantal para uso EV. Não pode ser diluída em glicose, pois se precipita.
- Não injetar em artéria; verificar permeabilidade da veia.
- Não injetar em veias de couro cabeludo, pois estas são frágeis e facilmente ocorre necrose, sendo demorado o processo de recuperação
- Velocidade de infusão EV é de 1mg/kg/min.
  Uso oral: Agitar bastante a hidantoína, para que o paciente não venha a receber doses menores do início e maiores do final do vidro, quando a alta concentração pode levar à intoxicação.
  Uso diário: fazer e orientar a massagem gengival, diária para prevenir a hipertrofia gengival.
- Está contra-indicado em caso de bradicardia.

Clonozepam

- Pode agravar crises generalizadas requerendo especial controle deste efeito.

Diazepam (Valium) – É solúvel

- Quando administrado por via endovenosa, aplicar lentamente (1mg/min). Usar seringa de vidro pois parte da droga se absorve no plástico. É desejável o uso de seringa de insulina para maior controle do volume injetado. Não administrar em artéria e evitar o extravasamento (trombose, flebite etc.)
- Ter ambu junto ao paciente durante a administração da droga. Ter especial precaução em crianças com comprometimento pulmonar devido a possibilidade de apnéia e/ou parada cardiorrespiratória.
- Controlar pulso e pressão arterial durante a administração, suspender se necessário.
- O diazepam é potencializado por barbitúricos, álcool e outros depressores do SNC (u-

so concomitante), podendo haver aumento do risco de apnéia.
- Administrar com precaução nas crianças com comprometimento da função renal.
- Observar rigorosamente as reações após a infusão. As reações esperadas são: hipotomia generalizada, diminuição do FR, diminuição do reflexo corneano e da resposta ao estímulo doloroso, nistagma, solução e sialorréia.
- Se usado por via retal fazer toque para retirar fecalomas. Aplicar a medicação no reto através da seringa de insulina ou seringa comum que disponha de uma capa protetora perfurada, a qual será introduzida no reto.

Assistência de enfermagem em caso de crise convulsiva

- Afastar as pessoas desnecessárias ao tratamento; procurar manter o ambiente calmo
- Fazer leve extensão do pescoço; aspirar a orofaringe e colocar o paciente em decúbito lateral
- *Administrar O_2* com máscara
- Retirar objetos duros ao redor do leito ou do local onde a criança estiver
- Proteger a língua e as bochechas das mordeduras, colocando bico de Guedel ou rolo de gaze entre os dentes
- Acolchoar os lados do leito
- Proteger a cabeça com algo acolchoado
- Não dar nada via oral
- Colocar a criança na cama caso esteja em local inadequado
- Prestar assistência à necessidade de higiene, em caso de excesso de salivação ou relaxamento de esfíncteres
- Se a crise se prolongar mais de 10 minutos, puncionar uma veia calibrosa que não seja no couro cabeludo. Infundir a solução glicosada a 5 ou 10% normalmente prescrita e os medicamentos indicados
- Infundir as drogas anticonvulsivantes indicadas pelo médico, com os cuidados vistos anteriormente
- Utilizar antitérmicos e/ou outros métodos para reduzir a temperatura, em caso de hipertermia
- Efetuar os registros do episódio e tratamento.
- Observar os sinais e sintomas no pós-crise
- Orientar os pais e crianças maiores sobre o que ocorreu e estimulá-los a perguntarem para sanar as dúvidas
- Não alimentar o paciente enquanto estiver sedado, devido a medicação
- Preparar o ambiente para prováveis crises.

Justificativa

- Manter desobstruída as vias aéreas, facilitando a ventilação. Os músculos respiratórios podem estar contraídos, o que torna a respiração difícil.
- Prevenir aspiração uma vez que no episódio convulsivo há aumento de secreção brônquica e a saliva não é deglutida.
- Fornecer O_2 para o metabolismo essencial (cérebro)
- Proteger de traumatismos e ferimentos
- Obter uma via para a aplicação de medicação de urgência.

- Atender necessidades energéticas do cérebro
- Favorecer o término da crise
- Ajudar a caracterizar e classificar a convulsão
- Prevenir broncoaspiração.
- Nas primeiras 36 horas, deixar veia heparinizada até medicações atingirem níveis sangüíneos adequados para controlar as crises
- Deixar aspirador de secreções e fonte disponível de O_2 próximos ao paciente
- Manter ambiente calmo, sem estímulos luminosos e outros desnecessários
- Proporcionar diversão apropriada para a idade da criança.

Referências Bibliográficas

1. AYPEL, S. – Formas clínicas da epilepsia na infância. In Lefevre, A.B. & Diament, A.J. *Neurologia Infantil.* São Paulo, Sarvier, 1980.

2. AZEVEDO, L.C. de & BRANDÃO, P.C. – Convulsões em Pediatria. *Clínica Pediátrica, 7* (5), set/out, 1983.

3. BRUNNER, L.S. & SUDDARTH, D.S. – *Moderna Prática de Enfermagem.* 2 ed. Rio de Janeiro, Interamericana, 2 v., 1980.

4. DA SILVA, R.J.M. – *Convulsões.* Florianópolis, Hospital Universitário, maio 1985. Conferência, mimeo.

5. GRAEF, J.W. & CONE, T.E. – Distúrbios do Sistema Nervoso. In *Manual de Terapêutica Pediátrica.* São Paulo, Medsi, 1986.

6. HOSPITAL INFANTIL JOANA DE GUSMÃO. *Rotinas de Pediatria.* Florianóplis, v.2, 1980.

7. KEMPE, C.H. e cols. – Distúrbios convulsivos. In *Pediatria, diagnóstico e tratamento.* 8. ed. Rio de Janeiro, Guanabara Koogan, 1986.

8. LEFEVRE, A.B. & DIAMENT, A.J. – *Neurologia infantil: semiologia clínica, tratamentos.* São Paulo, Sarvier, 1980.

9. MATTOS, J.P. de e cols. – Epilepsias. *J. Bras. Psiquiat. 3* (3): 191-192, 1985.

10. MATTOS, J.P. e cols. – Epilepsias II; aspectos clínicos. *J. Bras. Psiquiat.,* 34 (4): 257-262, 1985.

11. MATTOS, J.P. e cols. – Epilepsias III; terapêutica atual. *J. Bras. Psiquiat.,* 34 (5): 337-9, 1985.

12. SERRA, Mº. G. do V. & GENES, M. – Convulsões. *Clínica Pediátrica,* 9 (1), jan/fev. 1985.

13. WONG, A, e cols. – Convulsões: uma abordagem pediátrica. *Jornal de Pediatria, 53* (3): 205-215, 1982.

38
Cuidados da Enfermagem com Pacientes Pediátricos com Aparelho Gessado e Tração

Aureli Silva de Oliveira

O movimento é tido como um estado natural do corpo humano. Na infância, o movimento, além de ser habitual, está vinculado ao seu processo de crescimento e desenvolvimento.

Assim, frente a uma incapacidade ortopédica a criança é atingida física e psicologicamente, quando sujeita à restrição de sua mobilidade.

A redução do movimento será definida em função da exigência das inúmeras condições ortopédicas.

A criança poderá estar sujeita à imobilização parcial ou grande imobilização e isto poderá ocorrer num curto ou grande espaço de tempo.

A imobilização tem, por sua vez, efeitos descondicionantes e estes não necessitam períodos prolongados para ocorrer, mas podem se iniciar dentro de três a quatro dias após a imobilização. As alterações do descondicionamento, secundárias à imobilização, ocorrem:

1) no sistema cardiovascular: redução do fluxo venoso, diminuição da tolerância ortostática e menor capacidade de trabalho;

2) no músculo esquelético (desmineralização óssea, modificações na função articular e a redução na massa e tônus dos músculos (Lentz, 1981).

Quando acamada, a criança pode ainda estar sujeita às complicações secundárias à imobilização no leito, tais como os problemas circulatórios, distúrbios urológicos e gastrintestinais, formação de escaras etc. (Neves, 1976).

A demanda assistencial requerida pela criança com aparelho gessado e tração pode ser extensa. Deve estar dirigida ao atendimento de necessidades biopsicossociais e a prevenção de complicações secundárias.

É desejável assegurar que as atividades do paciente sejam as mais normais possíveis e fazê-lo usar ao máximo as articulações e os músculos não-afetados.

Nestes termos, a enfermagem pediátrica tem muito a contribuir na assistência à criança com aparelho gessado e tração e o presente capítulo procurará fornecer subsídios para esta assistência.

Aparelho gessado

Objetivos

O principal objetivo da aplicação do aparelho gessado é a imobilização:

– imobilizar provisoriamente um segmento corporal, mesmo sem fratura;

– imobilizar provisoriamente uma fratura ainda não reduzida;

– imobilizar uma região cirúrgica;

– imobilizar uma fratura reduzida;

– imobilizar um determinado segmento na presença de deformidade e/ou complicações sérias; e

– imobilizar um segmento osteoarticular com processo infeccioso.

Tipos de aparelho gessado mais comuns e finalidade

Aparelho de braço
Finalidade: indicado para fratura do úmero, supracondileana (cotovelo).

Aparelho de antebraço
Finalidade: indicado para imobilização do rádio e ulna.

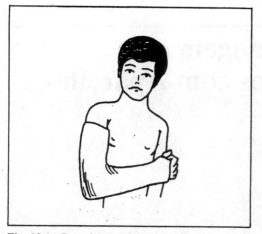

Fig. 38.1 – Braquiomanual "em cartulho".

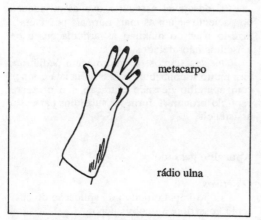

Fig. 38.2 – Antebraquiomanual, vista posterior.

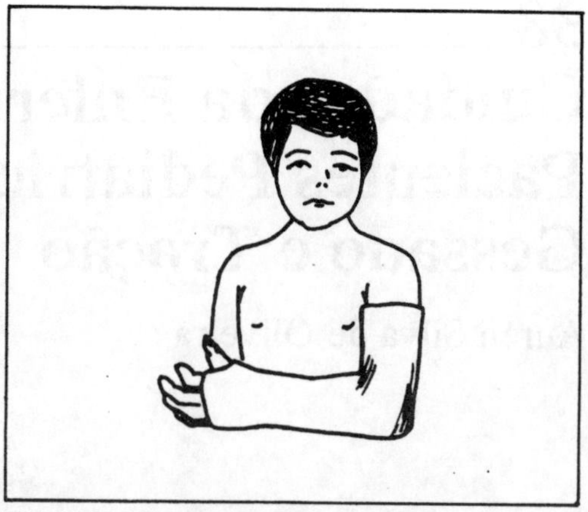

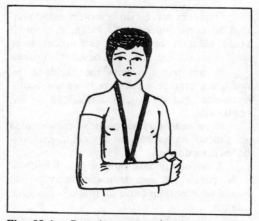

Fig. 38.3 – Braquiomanual com sulco digital.

Fig. 38.4 – Braquiomanual pendente, com argola para uso da tipóia.

Aparelho toracobraquial

Finalidade: indicado para imobilização da cintura escapular e úmero.

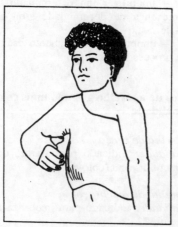

Fig. 38.5 – Gesso toracobraquial.

Calção gessado

Finalidade: imobilização dos ossos da cintura pélvica e articulação coxofemoral. Não impede os movimentos de rotação da articulação coxofemoral.

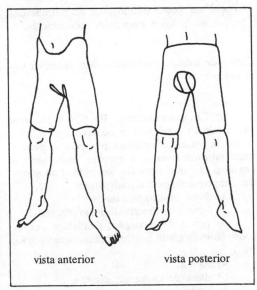

vista anterior   vista posterior

Fig. 38.6 – Calção gessado.

Aparelho hemipelvipodálico

Finalidade: imobilização da articulação coxofemoral e fêmur em processos unilaterais.

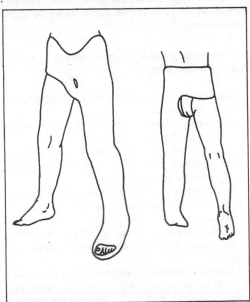

Fig. 38.7 – Aparelho hemipelvipodálico.

Aparelho pelvipodálico

Finalidade: imobilização da articulação coxofemoral e fêmur.

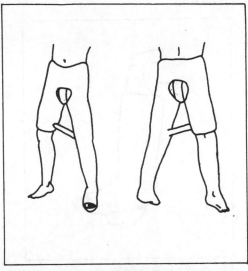

Fig. 38.8 – Aparelho pelvipodático.

Espica de quadril

Finalidade: tratar deslocamento congênito de quadril.

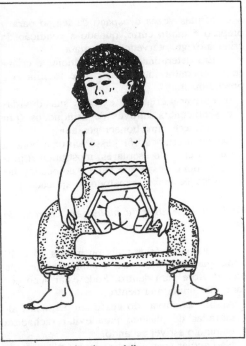

Fig. 38.9 – Espica de quadril.

Bota gessada

Finalidade: indicada para imobilização da extremidade distal da tíbia e fíbula sem desvio e ossos do tarso.

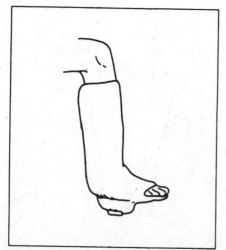

Fig. 38.10 – Bota gessada.

Cuidados gerais

Preparar a criança e a família para a aplicação do aparelho

Muitas vezes o espaço de tempo para o preparo é muito curto, quando a condição da criança exige intervenção imediata.

Em determinadas circunstâncias a criança se encontra internada, o que facilita este procedimento.
- Incentivar a criança a externar suas dúvidas e sentimentos, através de brinquedos (por ex.: oferecer uma boneca gessada);
- Deixar a criança pôr gesso em uma boneca ou, no caso de escolares, mostrar uma gravura com o gesso que vai ser colocado; dar explicações sobre o método de aplicação.

Facilitar a secagem e moldagem correta do gesso

São necessárias mais ou menos 24 a 48 horas para o gesso secar completamente. Ele seca de fora para dentro. Pode estar seco por fora, mas úmido por dentro.
- Apoiar as curvas do gesso em pequenas almofadas de plástico para evitar rachadura enquanto estiver secando.
- Não apoiar peso sobre o gesso úmido.
- Deixar o gesso descoberto. Mudar o paciente de decúbito a cada uma a duas horas para permitir que a umidade evapore pela superfície; expor ao ar, levá-lo ao sol; pode-se usar ainda secadores de cabelo e calefação por lâmpadas.
- Tocar no gesso úmido com as palmas das mãos; os dedos podem fazer reentrâncias.

Observar sinais de complicações causadas pela pressão do gesso

a) Comprometimento da circulação nas extremidades corporais. É possível que a insuficiência vascular causada por edema persistente produza necrose e escaras. Pode ser necessário cortar o aparelho gessado. São sinais de comprometimento circulatório:
1) descoloração ou cianose;
2) comprometimento dos movimentos;
3) perda de sensação; distúrbios sensoriais (formigamento, dormência, queimação, frio);
4) edema;
5) alteração na temperatura; e
6) ausência de pulsos.

b) Reclamações sobre dor ou pressão na área onde o gesso está bem ajustado ao corpo. Pode ser preciso abrir uma parte do gesso.

A área a ser aberta deve ser definida pelo médico e registrada em prontuário. O objetivo da fenda pode ser descompressão ou para visualização.

Manter a integridade da pele, tecido subcutâneo e prevenir escaras

- Higienizar a pele acessível; massagear com loção emoliente.
- Orientar a criança para que não coce sob o gesso com qualquer objeto.
- Observar sinais de irritação da pele. A pele sob o gesso pode ser puxada e observada com auxílio de uma lanterna.
- Estar atento para as reclamações de dor ou queimadura e odores desagráveis dentro do gesso; isto pode indicar que estão se formando escaras ou estas já estão infectadas. Às vezes, é preciso abrir uma "janela" no gesso.
- Manter brinquedos pequenos fora do alcance da criança; orientá-la e aos pais, para que não coloque objetos e comida dentro do gesso.

- Evitar escoriações da pele em torno da borda do gesso, alisando-as. Caso seja possível, utilizar esparadrapos à prova d'água para impedir que se quebre e fragmentos caiam dentro dele; alcochoar bordos ásperos.
- Proteger o gesso durante as refeições, alcochoando as bordas com algodão ou toalha, para impedir que restos de alimentos caiam dentro dos aparelhos gessados.
- Realizar os cuidados de higiene sem molhar o gesso.
- Não cobrir o aparelho com plástico ou borracha pois isto produziria condensação e umidificação do mesmo.
- Supervisionar a criança para que não destrua o gesso ou se machuque.
- Não mexer ou abrir o aparelho por conta própria.
- A qualquer sinal de complicação procurar o serviço adequado.
- Se o aparelho quebrar deve ser refeito conforme a indicação médica.
- Não bater no gesso e protegê-lo de ser atingido por objetos que possam quebrá-lo.

Evitar que a urina e as fezes sujem o gesso

Um gesso sujo vai irritar a pele e inalar mau cheiro, podendo mofar ou se desintegrar parcialmente. Se a criança estiver acamada oferecer com freqüência a comadre e deixar a cabeça um pouco mais alta que as pernas, a fim de que a urina não escorra para dentro do gesso.

Executar e orientar períodos diários de exercício muscular

Segundo Lentz (1981), "por mais restritiva ou imobilizadora que seja a condição ortopédica, o cliente possui alguma capacidade funcional que pode e deve ser mantida". Quando as pernas são imobilizadas por aparelho gessado ou repouso no leito, a bomba muscular (compressão, espremedura, ordenhamentos das veias) deixa de funcionar como atividade espontânea, com redução do fluxo venoso, estase nas veias das pernas e maior probabilidade de formação de trombos. O repouso no leito prejudica também a resposta neurovascular normal do sistema cardiovascular, que previne desvios excessivos do volume de sangue para os pés e pernas e mantém o oxigênio cerebral suficiente, quando o indivíduo assume a posição ortostática. O sistema cardiovascular mantém sua capacidade de fornecer oxigênio para todo o organismo somente se estimulado a trabalhar em intervalos regulares.

"Os ossos, músculos e articulações são igualmente afetados pela imobilização." Nos ossos, ocorre o fenômeno da desmineralização. Este parece resultar da predominância da atividade osteoclástica já que a diminuição da tensão exercida sobre os ossos, principalmente a longitudinal, desestimula a atividade osteoblástica.

Se o indivíduo possuía densidade óssea inadequada antes da imobilização corre o risco de fraturas mesmo após períodos curtos de imobilização.

Nos músculos a imobilidade reduz a massa muscular. O indivíduo pode ser afetado em sua capacidade de andar ou executar atividades de vida diária, principalmente se possuía pequena reserva de força antes da imobilização. As articulações podem, por sua vez, apresentar menor amplitude de movimento articular e menor estabilidade (excessiva mobilidade ou instabilidade). As causas da condição articular provêm da flacidez dos ligamentos e maior densidade do tecido conjuntivo que circunda a articulação, quando em desuso; esses efeitos podem surgir em menos de quatro semanas de repouso nos indivíduos normais (Lentz, 1981).

A atividade da enfermagem deve procurar o nível máximo de aptidão cardiovascular e musculoesquelético do indivíduo.

O programa de fortalecimento, em geral, começa com exercícios isométricos (contrair e relaxar, modifica-se a tensão e mantém o comprimento muscular. Ex.: atividades normais de flexão e extensão). Os músculos afetados devem ser contraídos lentamente, e quando a contração é máxima deve ser mantida por 8 a 10 seg. e a seguir relaxada. A manobra deve ser repetida oito a 10 vezes, no mínimo três vezes ao dia. Estes exercícios podem ser iniciados quando a amplitude articular ainda é restrita. O fortalecimento pode ser combinado com o alongamento e mobilização articular. Quando aumenta a amplitude do movimento indolor podem ser iniciados exercícios isotômicos (tensão mantida constante enquanto diminui o comprimento muscular. Ex.: trabalhos com pesos). Todo o reinício da atividade deve ser gradual, repetido igualmente certo número e executado várias vezes ao dia. Recomeçar de onde se estava pode resultar em novos problemas (Garrik, 1981).

– Nas primeiras 24 a 48h as extremidades devem ser mantidas elevadas e os exercí-

PROGRAMA DE EXERCÍCIOS E SUA BASE LÓGICA: Sugerido por Lentz, 1981.

Tipo	Base Lógica
Dorsiflexão e flexão plantar 10 vezes, quatro vezes ao dia. Contração sustentada dos quádriceps, músculos abdominais e glúteos: 10 vezes, quatro vezes ao dia.	– Os exercícios isométricos mantém a massa e força muscular, a estabilidade articular e a capacidade de trabalho cardíaco. A bomba muscular promove o fluxo venoso.
Amplitude de movimento articular ativa ou passiva, três vezes ao dia.	– Mantém um entrelaçamento frouxo do tecido conjuntivo
Marcha com muleta simulada, três vezes ao dia.	– Fortalece os músculos tríceps
Empurrar com as pernas o suporte para os pés 10 vezes, quatro vezes ao dia.	– Promove a tensão longitudinal sobre os ossos longos, para reduzir a desmineralização.

cios efetuados acima e abaixo do aparelho gessado (articulações e músculos)
– A flexão plantar e a dorsiflexão podem ser realizadas até mesmo quando a perna do paciente está num aparelho gessado.
– Os exercícios isométricos (contração *versus* relaxamento) de abdome, glúteos e quádriceps da extremidade normal podem ser realizados por pacientes num aparelho pelvipodálico.
– As extremidades não-afetadas devem ser estimuladas a mover-se e exercitar-se. O programa de exercício dos locais afetados deve ser discutido com o médico.
– O emprego de recursos recreativos é extremamente útil para atingir-se os objetivos de mobilização e exercício, junto às crianças.
– Quando a mobilização ativa não for possível, executar a passiva
A aplicação dos exercícios deve ser adequada à condição ortopédica do paciente.

Prevenir complicações respiratórias e formação de escaras em caso da criança estar acamada

– Mudar de decúbito a cada quatro horas.
– Massagear e aliviar as áreas de pressão.
– Manter a posição anatômica; utilizar coxins, travesseiros etc.
– Oferecer recursos recreativos, conforme a idade, para os exercícios respiratórios: línguas-de-sogra, cataventos, maquica (frasco de soro vazio e luva) e vasos comunicantes (vide capítulo específico).

– incentivar a criança a executar exercícios de respiração profunda e tosse a intervalos regulares.

Manter funcionamento normal dos intestinos e bexiga

A imobilização predispõe a constipação, formação de cálculos renais, deficiência na eliminação da urina e infecções urinárias.
– Oferecer líquidos e sucos freqüentemente e em grande quantidade.
– Estimular a evacuação com cotonete, quando necessário, em lactentes.
– Administrar supositórios, enemas e dieta laxativa, quando indicado.
– Observar sinais de infecção urinária.

Proporcionar um ambiente com o máximo de normalidade

A imobilidade forçada é quase sempre traumatizante para a criança e pode causar regressão no desenvolvimento.
– Colocar a criança em carrinho ou na maca para que esta possa sair do quarto. Levar ao pátio ou jardim.
– Vestir a criança normalmente (roupas largas) e incentivar o contato com outras crianças da mesma idade.
– Organizar atividades recreativas.
– Providenciar a continuação dos estudos: contatar os pais, professores, pedagogos, voluntários etc. A falta de estudo pode ser

um dos grandes problemas de escolares e adolescentes mantidos imobilizados por longo tempo.

Ajudar a família a cuidar da criança após a alta

Iniciar a orientação o mais cedo possível
- Instruir os pais sobre os cuidados que deverão prestar à criança. A cada dia orientar apenas alguns aspectos do atendimento.
- Enfatizar as medidas de segurança, tais como: erguer a cabeça do paciente durante as refeições; não deixar que a criança enfie objetos dentro do aparelho; utilizar movimentos adequados à mecânica corporal ao erguer e transportar a criança, atividades permitidas, limitações etc.
- Dar por escrito e em detalhes todas as instruções.

Ajudar na retirada do gesso

Em geral, as crianças acham que a serra amputará o membro e ficam assustadas com o barulho.
- Preparar a criança para o processo.
- Descrever todas as sensações que ela sentirá (calor, vibração etc.) bem como o processo em si.
- Deixar o paciente ver a serra encostar de leve na palma da mão do operador.
- Imobilizar o paciente, quando necessário, de forma que tudo possa ser realizado com a maior rapidez e segurança.

Assistir o paciente após a retirada do gesso

- Apoiar o membro em almofadas; conservá-lo na mesma posição após tirar o gesso e retirar as almofadas gradativamente.
- Mover as extremidades com cuidado (poderão estar muito fracas e rígidas).
- Lavar a pele suavemente com sabonete e aplicar óleo ou lanolina. O acúmulo de pele morta e material sebáceo torna a superfície dérmica escurecida e flácida. Não friccionar com força para não traumatizar a pele.

- Incentivar a criança a fazer exercícios regulares, gradativamente. Isto fortalecerá a musculatura e aliviará a rigidez nas articulações.
- Erguer o membro ao sentar, para reduzir a formação de edema.

Tipos de aparelhos e cuidados específicos

Aparelhos de braço

- Elevar o braço, colocando cada articulação numa posição superior à da procedente, para evitar, reduzir ou controlar o edema.
- Mobilizar os dedos livres com freqüência.

Gesso toracobraquial

- Durante a secagem do aparelho estar atento para apoios ou posições que empurrem o tórax para a frente, fazendo pressão contra o gesso e/ou comprimam a caixa torácica ou diafragma (ex.: achatamento).
- Ao trocar a fralda de lactentes não erguê-los pelas pernas e sim efetuar o procedimento através de movimentos de lateralização (evitar traumatismos da cintura).

Aparelhos cruropodálicos ou pelvipodálicos (calção gessado, hemipelvipodálico, pelvipodálico)

- Dar atenção ao cuidado de pele das nádegas e órgãos genitais: limpeza, lubrificação, hidratação.
- Evitar que as fezes e urina sujem e molhem o gesso; trocar fraldas logo após ficarem molhadas e sujas; oferecer comadre e papagaio com freqüência; proteger as bordas do aparelho na região anal e perineal com plástico ou material à prova d'água no momento das eliminações; quando a criança estiver acamada, mantê-la com cabeça e tronco mais elevados, para evitar que as eliminações não escorram para dentro do gesso.
  Ao trocar a fralda de lactentes não erguê-lo pelas pernas e sim efetuar o procedimento através de movimentos de lateralização.
- Não utilizar a barra de apoio para mudar o paciente de decúbito.
- Utilizar colchões firmes e se necessário travesseiros e coxins para manter as posições exigidas pela modelagem do aparelho.

- Manter o nível do aparelho, pela elevação da área lombossacra, com um pequeno travesseiro.
- Proteger os aparelhos da pressão de roupa de cama.
- Encorajar o paciente a manter uma posição fisiológica.
- Mudar o paciente de decúbito a cada duas horas.
- Massagear a região dorsal com solução emoliente e lubrificante.
- Colocar o paciente em decúbito ventral duas vezes ao dia.

Isto facilita a dreanagem postural e alivia a pressão nas costas; devem ser mantidas as curvaturas do aparelho gessado e o relaxamento do corpo.

- Mobilizar os dedos livres com freqüência.

Bota gessada

- Erguer o membro ao sentar, para reduzir a formação de edema.
- Proteger o gesso com envoltório de plástico durante banhos de imersão.
- Não andar em chão molhado.
- Encorajar a criança a se movimentar o mais normalmente possível.
- Os gessos de membro inferior, quando providos de salto (gesso para marcha) devem aguardar no mínimo 72 horas para a secagem completa, que possibilite o início da marcha.

Tração

Conceituação: Processo de aplicação de uma força externa e contínua em um segmento corporal, na tentativa de neutralizar a contratilidade muscular decorrente de problemas traumatológicos (fraturas, luxações etc.)

Em função do problema, muitas vezes o osso se desvia do seu eixo original, com encurtamento do segmento corporal afetado, por atuação isolada de grupos musculares que rompem o equilíbrio entre o ponto de aplicação e o ponto de resistência muscular (Neves e cols., 1976).

Finalidade

a) recuperar o comprimento e alinhamento normais;
b) reduzir e imobilizar a luxação e fratura;
c) reduzir ou eleminar o espasmo muscular;
d) prevenir deformidades pela fratura;
e) aliviar a dor; e
f) manter a aproximação dos segmentos fraturados de um osso até haver consolidação.

Tipos de tração

Os tipos mais usados são:

Tração cutânea

A tração exercida sobre a pele se transmite às estruturas musculoesqueléticas. Pode ser usado como tratamento definitivo das fraturas em crianças. É afetuada mediante a aplicação de materiais adesivos sobre a pele do segmento a ser tracionado.

Tem como desvantagens não suportar quantidade elevada de peso e é contra-indicada na presença de lesões de pele e de alergias.

Tração esquelética

É efetuada mediante a aplicação de fios, pinos ou pinças através dos ossos.

Tem como vantagens suportar uma força elevada, e pode ser um tratamento prolongado, com eficácia comprovada.

A tração esquelética pode ser contínua ou intermitente. A primeira não pode ser retirada em situações de curativo ou outras atividades. A segunda pode ser retirada temporariamente, conforme especificação médica.

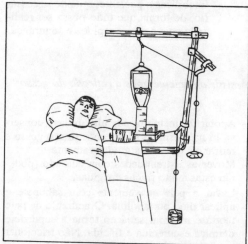

Fig. 38.11 – Tração de úmero.

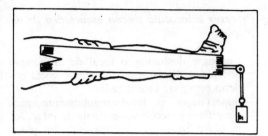

Fig. 38.12 – Tração de membro inferior.

Assistência de enfermagem ao paciente pediátrico com tração:

Segundo Neves e cols., 1976, os objetivos da assistência de enfermagem ao paciente com tração devem ser:

a) Ajudar o paciente a satisfazer as necessidades condicionadas pela lesão e pelo tratamento a que é submetido

b) Evitar complicações secundárias, conseqüentes à imobilização no leito, ou seja: diminuição da massa e força muscular, diminuição da amplitude articular; instalação de deformidade; problemas respiratórios, urológicos, circulatórios e gastrintestinais; formação de escaras.

Para alcance destes objetivos, segundo a autora citada, o programa de assistência de enfermagem deverá seguir, *pari passu,* o tratamento médico já que o mesmo poderá sofrer alterações no seu decurso.

Orientar e apoiar a criança e os pais face ao problema traumatológico e tratamento

Grande parte das intervenções em traumatologia decorrem de situações inesperadas dentro do contexto de vida "normal e sadia" da criança.

A mobilidade, essencial ao desenvolvimento infantil e canal de liberação de suas ansiedades e tensões, estará grandemente impedida. Também a separação do lar, dos familiares significativos e as lesões físicas poderão se constituir em problemas de grande repercussão psicológica para a criança e os pais.

No planejamento e implementação da assistência psicológica a enfermagem deve levar em conta:

a) a idade da criança, a sua maturidade para compreender as questões relacionadas com o problema traumatológico e tratamento;

b) repercussão dos problemas vivenciados na estrutura emocional – social de pais e filho.

A cooperação de ambos é indispensável para o sucesso do tratamento. Eles devem receber apoio e ajuda frente aos problemas vivenciados, compreender o que se passa e como se efetua o tratamento; receber treinamento para lidar com aparelhagem empregada.

Preparar a criança para instalação dos instrumentos de apoio da tração

– Remover sujidades da pele com água e sabão, quando possível, para prevenção ou diminuição dos riscos de infecção.
– Tricotomizar a região, se indicado.
– Checar e orientar a organização do material: fios, antisséptico, pedaço de madeira (tração cutânea) etc.
– Aplicar tintura de benjoim à superfície dérmica, em caso de tração cutânea, para favorecer a adesão da fita e proteger a pele.

Transferir o paciente para o leito

– Preparar a cama ortopédica ou adaptada (barras transversais, longitudinais etc.). O colchão deve ter estrado firme e ser macio, permitindo distribuição uniforme de peso.
– Executar a transferência cuidadosamente, com movimentos seguros e coordenados, para evitar exacerbação da dor por mobilização da parte afetada ou complicações circulatórias. Durante a transferência o local com problema traumatológico deve receber atenção ininterrupta.
– Caso o paciente possa ajudar-se (escolares e adolescentes), nas trações de membros, a transferência deve se iniciar pelo lado não comprometido. Quando se dispuser de um trapézio acima da cama, o mesmo pode ser segurado pelo paciente durante a transferência. Parte do corpo não atingido pode ser apoiado sobre braços, pernas e pés em flexão, auxiliando o deslocamento do corpo até o centro da cama.
– Pacientes sem condições de ajudar no processo de mobilização devem ser transferidos por duas ou mais pessoas, de forma coordenada e segura.

Auxiliar a equipe ortopédica e/ou instalar a tração

- Dispor do material de acordo com o tipo de tração para uma instalação imediata. A tração deve seguir a prescrição médica quanto à quantidade de peso, angulação, alinhamento e tipo.
- Instalar ou auxiliar na instalação da tração, procurando garantir conforto ao paciente, liberdade para execução dos cuidados higiênicos, o funcionamento esperado e indicado.

Assegurar o funcionamento correto da tração

- Manter uma tração constante, regular e adequada.
- Não aumentar nem diminuir os pesos. Não alterar o funcionamento do sistema. Se houver necessidade de ajustamentos avisar o médico responsável.
- Manter os pesos pendurados livremente durante todo o tempo, mas sem tocar no chão ou na cama.
- Certificar-se de que as cordas estão adaptadas corretamente nas roldanas.
  Os pesos não podem ser pendurados diretamente no corpo do paciente.
- Conservar os pesos longe do alcance do paciente.
- Cobrir os nós das cordas com esparadrapo para que não soltem.
- Os lençóis e cobertores não devem interferir na tração.
- Não levantar a cabeceira ou os pés da cama sem consultar o médico.
- Supervisionar a posição da criança para que o objetivo da tração seja alcançado, uma vez que o peso pode deslocar a criança no leito.
- Evitar sacudir a cama e os pesos para evitar alterações no sistema e dor para o paciente.
- Certificar-se de que existe contratração. Em geral, o corpo do paciente age como contrapeso, mantendo a região afetada alinhada e imobilizada. Porém, é possível que os pés da cama tenham que ser levantados ou colocados sobre blocos amortecedores para neutralizar o peso da tração e evitar que a criança seja puxada para baixo. O peso da criança geralmente não basta para fazer a contratração.
- Proteger as extremidades dos pinos para evitar traumatismo para o paciente e familiares e funcionários (protetores de plástico ou cortiça).

Proteger o local da tração esquelética de infecções

- Limpar e desinfetar o local de introdução dos pinos diariamente. Manter o local coberto com gaze esterilizada.
- Supervisioar o local regularmente para identificar precocemente sinais de infecção: rubor, calor, dor e deslizamento dos pinos através do osso.

Acompanhar as condições circulatórias locais

- Verificar freqüentemente cor, temperatura, presença de edema, diminuição ou aumento da sensibilidade; comparar a região afetada com as não afetadas.

Proporcionar cuidados de higiene e proteção da pele

Se não houver cuidado meticuloso com a pele a imobilidade rapidamente criará áreas de pressão.
- Acolchoar as proeminências ósseas com algodão antes de colocar ataduras, protegendo a pele contra a lesão.
- Não deixar que as cordas da tração comprimam a pele.
- Lavar e enxaguar todas as áreas expostas. Para lavar a face posterior do tórax o paciente pode elevar-se do leito segurando-se no trapézio ou com auxílio de uma ou mais pessoas, em movimentar-se lateralmente, o que deslocaria as forças tracionadoras.
- A higiene íntima de crianças maiores (escolares e adolescentes) poderá ser feita sobre a comadre, colocada quando o paciente se eleva com auxílio de trapézio ou de pessoas.
- Perna e pé não afetados podem ser emergidos em bacias com água e secados cuidadosamente.
- Trocar a roupa de cama. Pode-se seguir etapas como:
- Colocar o lençol limpo e remover o lençol sujo, da cabeceira até a altura da bacia, ao final da higiene da face posterior do tórax, quando o paciente se encontra com o tronco elevado.
- Passar o lençol limpo pelo quadril até o joelho, quando o paciente eleva o quadril com ajuda do trapézio ou de servidores.
- Elevar o aparelho de tração para passagem final do lençol limpo e retirada do sujo.

- As adaptações deverão ser feitas em função do local onde estiver aplicada a tração.
- Deixar o local em tração descoberto para melhor visualização ou em caso de frio cobri-lo em separado.
- Efetuar troca de fraldas tão logo a criança pequena evacue, evitando contaminar o aparelho com fezes e urina.

Prevenir efeitos descondicionantes musculares e articulares

Determinar períodos para exercícios musculares (vide aparelho gessado).
- Estimular a criança a mover e exercitar as extremidades não afetadas. Providenciar uma terapia recreativa que exija o uso destes músculos.
- Ajudar a criança a mexer os dedos dos pés.
- Estimular o paciente para o autocuidado (pré-escolares, escolares e adolescentes), colocando músculos e articulações em movimento.
- Orientar e/ou executar movimentação passiva das partes não afetadas.
- Controlar permanentemente a posição no leito para evitar deformidades: pé eqüino, rotação de membros; prevenir estes problemas com uso de apoio plantar fixo e/ou articular e ainda com auxílio de rolos de lençol para impedir, por exemplo, rotação coxofemoral.

Prevenir distúrbios digestivos intestinais, respiratórios e urinários

- A dieta de fácil digestão e rica em celulose pode estar indicada. Dietas ricas em Ca favorecem a obstipação e formação de cálculos renais.
- Estimular a evacuação em horários regulares com uso de cotonete para lactetentes e massagens abdominais, em casos de obstipação.
- Oferecer líquidos e sucos em abundância (a imobilização torna o paciente mais suscetível a retenção urinária e formação de cálculos renais).
- Fazer a criança respirar profundamente a intervalos regulares; a imobilização prolongada pode causar pneumonia hipostática no paciente. Fornecer material como apitos ou línguas-de-sogra a fim de tornar estas tarefas mais agradáveis. Pacientes maiores podem usar vasos comunicantes, soprar maquicas feitas de frasco vazio de soro e luvas etc.

Oferecer terapia recreativa, ocupacional e de apoio

- Favorecer a permanência de um familiar significativo junto à criança.
- Oferecer brinquedos e recreação conforme a idade e condição física da criança, como por exemplo: móbiles, música, leitura, televisão, jogos de memória ou raciocínio.

Acompanhar as condições gerais da criança e as respostas ao tratamento

- Observar e notificar qualquer anormalidade na região afetada e no estado geral (febre, vômitos, diarréia, dispnéia, dor local etc.).

Preparar a criança e a família para a alta

- A família deve ser preparada e orientada sobre problemas relacionados com limitações da mobilidade, recondicionamento articular e muscular, ou sobre problemas que interfiram nas suas atividades diárias etc. (vide aparelho gessado).
- Um programa de recondicionamento físico e desempenho do autocuidado deve ser iniciado no hospital com a colaboração da família.

Conclusões

A assistência aos pacientes pediátricos com aparelho gessado e tração deve visar o restabelecimento rápido, livre de complicações e seqüelas invalidantes preveníveis. Não é possível dar assistência à criança nestas situações sem o apoio psicológico.

A redução da mobilidade, a monotonia da situação e a alteração do atendimento de quase todas as suas necessidades básicas podem ter conseqüências até mais severas que as do mal físico.

A preparação da equipe de enfermagem e o planejamento da assistência de enfermagem devem ser adequados aos problemas encontrados, com objetivos claros, reavaliados periodicamente.

Referências Bibliográficas

1. BRUNNER, L.S. & SUDDARTH, D.S. – *Prática de Enfermagem* 2. Ed. Rio de Janeiro, Interamericana, v.2, 1980.

2. CAMARGO, F.P. e cols. – *Técnicas de Imobilização*. São Paulo, Johnson & Johnson. Manual.

3. CARTAXO, Mº das N. – *Padrões de assistência de enfermagem a clientes com aparelho gessado*. Florianópolis, Universidade Federal de Santa Catarina, dissertação de Mestrado, 1983.

4. COMARÚ, Mº N. & CAMARGO, C. de A. – Assistência de Enfermagem no pré e pósoperatório de ortopedia e traumatologia. *Rev. Bras. Enf.* D.F., 29:30-35, 1976.

5. GARRICK, J.G. – O paicente na medicina desportiva. In *Clínicas de Enf. da América do Norte: Simpósio sobre enfermagem ortopédica*. Rio de Janeiro, Interamericana, 1981.

6. LENTZ, M. – Aspectos selecionados do descondicionamento secundário à imobilização. In *Clínicas de Enfermagem da América do Norte: Simpósio sobre enfermagem ortopédica*. Rio de Janeiro, Interamericana, 1981.

7. NEVES, T.A. e cols. – Alguns aspectos què fundamentam a assistência de enfermagem a pacientes em tração. *Rev. Bras. Enf.*, D.F. 29:56-63, 1975.

39

A Enfermagem Pediátrica e a Quimioterapia Antineoplásica: Cuidados e Manejo

Haydée E. M. Back
Edilza Maria R. Schmitz

Considerações gerais

As drogas quimioterápicas antineoplásicas, de inestimável valor para tratamento e/ou cura de tumores e do câncer, não estão isentas de risco quando do seu manejo ou como processo terapêutico em si mesmo.

É de responsabilidade dos hospitais que utilizam quimioterápicos antineoplásicos, adotar medidas de proteção, segurança e acompanhamento das pessoas expostas. Também as instituições devem manter orientados e treinados os indivíduos expostos, para assegurar o manejo e administração corretas dos quimioterápicos antineoplásicos.

Pessoas expostas a quimioterápicos antineoplásicos têm apresentado sintomas como náuseas, vômitos, cefaléia, lipotimia, irritação do epitélio das vias aéreas superiores (amidalites, faringites), queda de cabelo. O contato de quimioterápicos sobre a pele pode produzir desde edema, eritemas até ulcerações e necrose.se.

Outros riscos potenciais a que estão sujeitos homens e mulheres, frente à exposição crônica, mesmo em baixas dosagens, são de esterilidade, mutagenicidade, inclusive de embriões, e carcinogenicidade. Considere-se ainda que nem todos os efeitos da exposição aos quimioterápicos antineoplásicos são conhecidos.

Os tumores e o câncer, além do tratamento com drogas quimioterápicas, podem ser tratados com drogas do grupo dos hormonoterápicos e/ou imunoterápicos, cirugia e radioterapia (raios X, cobalto, rádio e aplicação de substâncias radioativas como o iodo, fósforo, ouro etc.)

O termo quimioterapia pode ser definido como o "emprego de substâncias no tratamento de certas doenças. Os quimioterápicos mais importantes são os antibióticos e os citostáticos utilizados no combate às diferentes formas de câncer" (*Grande Enciclopédia Médica*, vol. 5, pág. 1.150, 1975). O termo quimioterápico é comumente usado para a terapia com drogas antineoplásicas (Neves & Radünz, 1983).

A droga quimioterápica ideal deveria ter ação exclusiva sobre células neoplásicas. Infelizmente, as drogas atuais agem também sobre as células normais, provocando irritabilidade, fenômenos depressivos e morte das células sadias, cujas conseqüências são mucosites, leucopenia, fibrose hepática etc.

Quadro 39.1
Considerações sobre as principais drogas usadas em pediatria

Agentes	Via	Observações	Efeitos Colaterais Associados
Agentes alquilantes Busulfan (Myleran)	Oral		Moderada a severa, depressão da medula óssea com diminuição da contagem sangüínea periférica (leucopenia, trombocitopenia e anemia).

Quadro 39.1 (continuação)

Agentes	Via	Observações	Efeitos Colaterais Associadas
Ciclofosfamida (Enduxan, Cytoxan)	Oral EV Direta EV Solução	Absorção incompleta da droga que é eli-mindada pela urina e leite materno.	Alopecia e cistite hemorrágica, náuseas, vômitos, diarréia, fibrose pulmonar, hepatite, hiperpigmentação cutânea podem ocorrer com a ciclofosfamida.
Mostarda Nitrogenada (HN$_2$, Oncocloramin)	EV Direta Intracavitária (ópica)	Provoca reações teci-duais; eliminada pelo rim em percentagem pequena.	Tromboflebite, alterações neurológicas (audição), distúrbios gastrintestinais, náuseas e vômitos podem ocorrer com a Mostarda nitrogenada.
Plantas alcalóides Vimblastina (Velban)	EV Direta. EV Inf.	É excretado por vias biliares; não cruza a barreira hematencefálica	Neurotoxicidade (dormência, paresias, diminuição dos reflexos), constipação, dor abdominal, íleo adinâmico, depressão medular, anorexia, estomatite, náuseas e vômitos, alopecia.
Vincristina (Oncovin)	EV Direta. EV Infusão	Excretada por vias biliares e 5% pela urina.	Depressão medular, neuropatias periféricas (diminuição dos reflexos profundos de tendão, dormência, formigamento de extremidades), alopecia, secreção inadequada do HAD, alterações gastrintestinais, vesicante.
Componentes Esteróides Prednisona, dexametasona e outros esteróides			Aumento do nível de açúcar no sangue e urina; aumento do apetite e ganho de peso, retenção de água pelos tecidos, transtornos estomacais, mudanças de comportamento, diminuição de resistência a infecções, fraqueza muscular, perda da massa muscular, insônia, dor epigástrica, hematêmese, sangramento gastrintestinal.
Antibióticos Doxorubicina (Andriamicina, Adriblastina)	EV Direta. EV Infusão	Incompatibilidade: aminofilina, dexametasona, diazepan, heparina sódica. Extremamente irritante para os tecidos; excretada pela urina (5 a 10%) e bile (50%)	Depressão medular, estomatite, toxicidade cardíaca, náuseas e vômitos, alterações na coloração da urina, vesicante, alopecia.
Daunorubicina (Daunoblastina)	EV Direta. EV Infusão	Excretada pela bile; não cruza a barreira hematencefálica	Trombose química ou necrose local, se houver extravasamento; depressão medular, alopecia, estomatite, erupções cutâneas, toxicidade cardíaca.

Quadro 39.1 (continuação)

Agentes	Via	Observações	Efeitos Colaterais Associadas
Dactinomicina (Biocat D, Actinomicina D)	EV Direta. EV Infusão	Excretada pela bile e urina (10 a 20%); não cruza a barreira hematencefálica	Náuseas, vômitos, diarréia, estomatite, depressão medular, erupções cutâneas, principalmente em face e tronco, cardiotoxicidade, nefrotoxicidade, estomatite.
Antimetabólitos Methotrexate	Oral IV Direta. e Infusão IM		Ulcerações orais e do trato gastrintestinal; depressão de medula óssea com leucopenia, trombocitopenia e anemia; toxicidade hepática, renal e neurológica; reações cutâneas, náuseas e vômitos.
5.Fluorouracil (5Fu; Fluorouracil)	IV Direta ou EV Infusão	Metabolizado no fígado e excretado por via pulmonar em forma de CO_2 e pela urina.	Estomatite, náuseas, depressão medular e lesão da mucosa do trato gastrintestinal, mielodepressão, neurotoxicidade.
Citarrabina (Aracytin)	EV Direta EV Infusão intratecal	Metabolizada no fígado e excretada em pequena quantidade pela urina.	Náuseas, vômitos, ulceração de mucosas (esofagite, estomatite), hepatotoxicidade e diarréia.
6-Tioguanina (6-TG, Lanvis)	Oral	Excretada 40% na urina.	Mielodepressão, náuseas, vômitos, anorexia, hepatoxicidade, estomatite.
Miscelânea L. Asparginase (Eslpar)	IV.Direta EV Infusão de 15-30 min IM	Não cruza a barreira hematencefálica; é metabolizado independentemente da função hepática ou renal.	Anorexia, náuseas e vômitos, perda de peso, sonolência, letargia, confusão mental, hipoproteinemia, hipolipidemia ou hiperlipidemia, mielodepressão, reações de hipersensibilidade, hiperglicemia.
Decarbazina (DTIC)	IV Infusão	Metabolizada pelo fígado e excretada pelo rim; incompatibilidade com solucortef.	Depressão medular, náuseas, vômitos e anorexia, sintomas gripais (febre, dores musculares e prostração), parestesias, dor no local da aplicação.
Leucovarin Calcium (Citrovorum factor, ác. folínico)	Oral IM EV Direta EV Indireta		Dor local, sensibilização alérgica, trombocitose.

Quadro 39.1 (continuação)

Agentes	Via	Observações	Efeitos Colaterais Associadas
Procarbazina (Natular)	Oral	Excretada 70% na urina e 20% no ar expirado	Depressão medular tardia mas duradoura, náuseas e vômitos, efeitos neurológicos pouco severos (inquietação, tontura, psicose ocasional e parestesias); de forma mais rara: dermatite, hepato e nefrotoxicidade, estomatite ulcerativa, cistite hemorrágica.
BCNU (Becenum Carmustine)	IV por Infusão		Mielossupressão, toxicidade renal, náuseas e vômitos; toxicidade e vômitos; toxicidade sobre o tecido linfático, rins, pulmões, fígado, trato gastrintestinal; vesicante.
Allopurinol (Zyloric)	Oral EV direta e infusão Retal		Reações cutâneas e de hipersensibilidade.

Cuidados específicos à criança e a família frente aos efeitos tóxicos e colaterais do tratamento com drogas antineoplásicas

O enfermo deve conhecer as drogas utilizadas para tratamento dos pacientes com câncer sob seus cuidados e definir a assistência que os efeitos destas medicações demandam.

Náuseas e vômitos

- Administrar antiemético conforme prescrição, antes, durante e depois do tratamento quimioterápico, conforme indicação.
- Apoio a criança durante estas ocorrências para o seu maior conforto; manter em decúbito lateral elevado, evitando aspiração; cuba rim próxima.
- Observar sinais de desidratação e espoliação eletrolítica.
- Se não houver contra-indicação, fazer reposição do líquido perdido de forma gradativa e em intervalos curtos.

- Organizar as refeições de forma a não coincidir seu horário com a administração de quimioterápicos.
- Oferecer líquidos gelados e sorvetes.

Anorexia

- Investigar junto a criança e a família os alimentos preferidos e auxiliar a nutricionista com dados que lhe permitam planejar um cardápio a gosto da criança.
- Animar os pais a estarem com a criança na hora da alimentação, quando a família tem condições de dedicar-se a esta atividade.
- Proporcionar ambiente agradável e sem distrações que desestimulem a criança a aceitar a dieta (odores, barulho etc.).
- Orientar a família e funcionários sobre a necessidade de manter-se um clima amistoso, afetivo e relaxado no horário das refeições.
- Encorajar a criança a aceitar toda dieta oferecida, verificando esta aceitação.
- Controlar o peso.

- Oferecer de preferência dieta branda, hiper-protéica e hipercalórica; evitar alimentos que causem traumatismo da mucosa.
- Fazer, orientar e supervisionar a higiene oral antes das refeições.

Alopecia

- Manter a higiene do couro cabeludo.
- Usar dispositivo (capacete de gelo, torni-quetes) na cabeça, para diminuir a ação di-reta dos quimioterápicos (via sangüínea) sobre o folículo piloso. Alguns fatores con-tra-indicam uso de torniquetes, por com-pressão dos nervos periféricos no local do nó ou amarradura.
- Preparar a criança e a família para o pro-blema.
- Incentivar e apoiar a família a usar recursos estéticos que a deixem mais à vontade com gorros, chapéus, perucas, lenços etc.
- Manter os travesseiros limpos (sem cabelo), evitando penteá-los.
- Deixar que a criança durma de lenço ou gorro. É menos traumático psicologicamente e facilita a retirada do cabelo caído.

Potencial para infecção relacionado a alte-rações imunológicas decorrentes da doença e terapia

- Observar e analisar os sinais e sintomas de infecção e notificar imediatamente ao médi-co, tais como elevação da temperatura aci-ma de 38ºC, presença de tosse, coriza, le-sões de pele, disúria, dor de cabeça, dor nos olhos, ouvidos, articulações, abdome, área genital e retal, diarréia, flebite, abcessos.
- Estar atento para outros sinais de infecção mascarados por terapia corticóide: agitação, aparência doentia, letargia, mialgia, hipo-termia.
- Proteger o paciente de fontes conhecidas de infecção; restringir visitas e contatos com pessoas doentes e com infecção respiratória; usar meticulosamente a técnica de lavagem das mãos; manter o ambiente limpo e venti-lado.
- Explicar e orientar os motivos do isola-mento a pais, crianças e funcionários; su-pervisionar o seguimento do isolamento e/ou das normas.
- Executar os procedimentos assistenciais com o máximo de assepsia.
- Manter o local de punções limpo e observar qualquer manifestação de flebite.

- Manter as unhas do paciente curtas.
- Usar sabonetes neutros para os cuidados de higiene (sabonete de glicerina).
- Utilizar loções emolientes no cuidado da pele (proderm).
- Proteger o paciente de mudanças bruscas de temperatura.
- Assegurar evacuação normal para evitar traumatismos locais (laxantes ou emolientes fecais).
- Assegurar períodos de repouso.

Mielossupressão

- Isolamento *rigoroso* nas fases críticas e *brando* quando o hemograma e mielograma estiverem normalizados.
- Assepsia médico-cirúrgica para todos os procedimentos.
- Afastamento de contato com pessoas porta-doras de infecções, principalmente respira-tórias (ex.: funcionários).
- Apoio recreativo e afetivo durante a fase de isolamento.

Toxicidade gastrintestinal

- Observar a freqüência e características das eliminações.
- Administrar corticóides e antibióticos com leite.
- Observar dor e distensão abdominal.
- Palpar e auscultar o abdome diariamente (i-leoparalítico e constipação).
- Estar atento para queixas ou sinais de dos epigástrica, sangramento gastrintestinal e hematêmese.
- Se necessário administrar laxantes e emo-lientes fecais prescritos.
- Manter o paciente hidratado.
- Instruir paciente e família para evitar o uso de sucos ácidos, comidas irritantes e drogas contendo ácido acetilsalicílico e outras dro-gas antiinflamatórias, exceto se prescritas pelo médico.

Tendências hemorrágicas (equimoses, petéquias, epistaxes, sangramento gengival, gastrintestinal, vaginal e após procedimentos que exijam solução de continuidade etc.).

- Proteger a criança de traumatismos e aci-dentes; orientar a criança, família e funcio-nários.

- Caso haja indicação de medicação IM, utilizar calibre de agulha fino e efetuar aplicação da solução suavemente.
- Estar atento para manifestações de hemorragia, observando condições da pele, mucosas e controlando periodicamente os sinais vitais e condições da criança (palidez, ansiedade, dispnéia, cianose, taquicardia, queda da PA).
- Conservar o paciente em repouso durante a fase de sangramento.
- Se possível, exercer pressão suave sobre os locais de sangramento.
- Aplicar compressas frias e colar de gelo.
- Evitar remover coágulos.
- Manipular com delicadeza cateteres, drenos e tubos de aspiração.
- Oferecer gelo para controle de sangramento oral; cessado o sangramento efetuar limpeza dos dentes e boca com cotonete e algodão umedecidos em antissépticos (cepacol, flogoral). Posteriormente, a higiene oral deve ser feita com escovas macias.
- Observar o tempo de sangramento, características e volume.

Lesões ulcerosas da língua, gengiva e reto

- Evitar alimentos e bebidas irritantes e quentes.
- Inspecionar freqüentemente a cavidade oral.
- Fazer higiene oral periódica, meticulosamente, com soluções *suaves* e frias e usar escovas com cerdas macias ou cotonetes, conforme a necessidade. Em caso de lesões, usar água bicarbonatada ou oxigenada 1:13.
- Manter os lábios lubrificados e úmicos.
- Aplicar anestésicos locais S/N, meia hora antes das refeições, para facilitar a aceitação de alimentos, quando se apresentarem lesões orais.
- Administrar medicamentos prescritos
- Conservar a região retal limpa e seca para evitar maceração e infecção.

Toxicidade renal

- Estimular a ingesta hídrica e manter a criança bem hidratada.
- Controlar a diurese (volumes e características).

Toxicidade neurológica

- Observar e notificar episódios de vômitos e cefaléia persistentes, distúrbios visuais, letargia, irritabilidade, tonturas, ataxia, alterações de comportamento e convulsões.
- Assistir o paciente nas situações acima referidas.
- Avaliar reflexos, dormências e formigamento nas extremidades, ataxia.

Toxicidade pulmonar

- Analisar diariamente as condições e características respiratórias da criança.
- Encorajar as crianças maiores de três a anos a tossir S/N.
- Mudar de decúbito a cada duas horas S/N.
- Manter as narinas descongestionadas com aplicação de solução salina a cada duas horas S/N (sorine ou SF).
- Estimular a ingesta hídrica.
- Oferecer dispositivos que auxiliem a execução de exercícios respiratórios (vasos comunicantes, balão etc.) S/N.

Reações de hipersensibilidade

- Estar atento para ocorrências de calafrio, febre, reações cutâneas, prurido, urticária, tosse, espasmo de laringe e edema angioneurótico.
- Notificar de imediato; interromper a administração da droga.
- Aplicar antídotos prescritos.

Problemas emocionais e mudanças de comportamento (podem surgir do tratamento, doença e hospitalização)

- Orientar familiares e funcionários sobre os efeitos colaterais das drogas, inclusive sobre o comportamento.
- Discutir com a criança e a família os problemas encontrados.
- Apoio psicológico, sempre que possível, por equipe multidisciplinar.
- Encaminhar a terapia psicológica.
- Observar alterações de conduta da criança e da família.
- Desenvolver brincadeiras, histórias, teatrinho, para garantir a compreensão e permitir exteriorização do medo quanto ao desconhecido.

No HIJG são adotados métodos de orientação através de livretos, que orientam a mãe e a criança, contando toda a história do tratamento, através de desenhos e ilustrações. Neste hospital foi formado um grupo de mães orientadas pelo psicólogo, no qual elas compartilhem suas ansiedades e problemas.

– Oferecer recreação à criança, quando internada ou mesmo em tratamento ambulatorial: música, pintura, quebra-cabeça, desenhos animados etc.

Em resumo, a assistência de enfermagem deve responder às necessidades físicas e psicológicas apresentadas pela criança e a família, de acordo com a fase de evolução da doença, sem perder de vista a seqüência previsível e possível do quadro. Assim para o paciente com quadro grave, mas sensível ao tratamento, é possível projetar uma sobrevida com condições satisfatórias e para o paciente com remissão dos sintomas existe um prognóstico, ainda que em muitos dos casos pouco favorável.

A mãe ou outro familiar deve permanecer com a criança durante toda a hospitalização. A enfermagem deve também auxiliar a mãe no atendimento de suas próprias necessidades físicas, além de todo conforto psicológico que esta e a família devem receber.

Não se deve esquecer que a mãe necessita de alimentação, repouso, meios de satisfazer suas necessidades de higiene, local para guardar seus pertences, de atividade e lazer. Ela deve ser ouvida, orientada e preparada para cuidar de seu filho. Não esquecer que pode estar desgastada por sucessão de noites com descanso parcial, exposição ao tratamento, ao sofrimento do filho, além da incapacidade de atender às necessidades dos outros membros da família.

O paciente com câncer, tendo tratamento prolongado e internações repetidas, vai se submeter a repetidos processos terapêuticos e diagnósticos. A enfermagem deve preparar a criança para tais situações, tais como a administração medicamentosa por via IT, transfusão de sangue etc.

Durante o tratamento são importantes ainda os cuidados com os dejetos do paciente, já que parte das drogas são eliminadas por via renal e gastrintestinal, de forma ativa. Assim, mães e o pessoal de enfermagem devem usar luvas para manipular estes dejetos.

Alterações provocadas pela terapia com esteróides ou alteração no metabolismo da glicose (aumento da glicemia ou diabetes *meli-*

tus); aumento do apetite e ganho de peso; retenção de fluidos e sódio:

– Observar sinais e sintomas de diabetes induzida por esteróides: polidipsia, poliúria e polifagia.
– Acompanhar os resulados de teste sangüíneo da glicose.
– Fazer glicosúria e cetonúria quando indicadas.
– Orientar criança e a família sobre a possibilidade de indução de diabetes pela terapia; se a mesma se instalar, orientar sobre procedimentos específicos (ensino sobre o diabetes).
– Pesar diariamente, notificar exagero de peso.
– Informar a criança e a família que a terapia com esteróides causa temporariamente aumento do apetite e conseqüente ganho de peso.
– Colaborar com a nutricionista no levantamento dos alimentos preferidos pela criança e no desenvolvimento de um plano de ensino nutricional.
– Verificar a aceitação da dieta prescrita.
– Verificar PA freqüentemente.
– Observar presença de edema (nas áreas periorbitais, nas extremidades e região sacra, normalmente se identificar o edema mais facilmente).
– Orientar a criança e a família e acompanhar a aceitação de dietas com restrição de sódio.

Manejo da quimioterapia antineoplásica

Estudos mostram os efeitos mutagênicos e carcinogênicos provocados pelas drogas antineoplásicas. O maior índice é atribuído aos agentes alquilantes, quando da exposição a essas drogas, principalmente se manipuladas em ambiente aberto e sem proteção.

O treinamento adequado do pessoal que trabalha em setores que utilizam estas drogas é indispensável, bem como a centralização da quimioterapia como setor específico, isolado, com acesso limitado.

Em alguns países, obrigatoriamente a preparação de quimioterápicos é feita em cabines especiais. As mais recomendadas são as de fluxo laminar, já que as cabines de segurança horizontais não controlam o fluxo de ar e partículas aerosolizadas das drogas vêm diretam ente à área de respiração do preparador.

435

O fluxo laminar é vertical, onde o ar é succionado através de filtros, por meio de ventilador centrífugo, com velocidade uniforme e constante (ver Fig. 39.1)

Centralização da quimioterapia

O ideal para o atendimento do paciente oncológico é a central de quimioterapia, visando centralizar tanto os pacientes internados como os ambulatoriais.

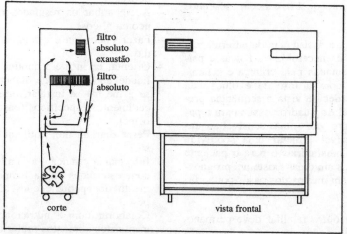

Fig. 39.1 – Capela de fluxo laminar vertical
Fonte: Cyanamid. *Quimioterapia do Câncer*

As vantagens deste atendimento são benéficas para o hospital e o paciente.

Facilita o trabalho da equipe multiprofissional, criando um método científico de atuação, prestando uma melhor assistência, proporcionando um treinamento único de pessoal, mantendo intercâmbio profissional, proporcionando maior segurança para o paciente e o pessoal envolvido, e principalmente economizando.

A central de quimioterapia é um setor dentro ou anexo à unidade hospitalar, com estrutura própria e suficiente para o atendimento ao paciente internado e ambulatorial. É idealizada de acordo com a estrutura e disponibilidade da instituição de saúde.

Características da central de quimioterapia

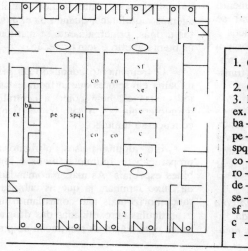

1. Quartos individuais ou para dois a três pacientes (opcional).
2. Camas
3. Poltronas/sala de estar
ex. – Expurgo
ba – Banheiro
pe – Posto de enfermagem
spqt – Sala de preparação de QT
co – Copa
ro – Rouparia
de – Depósito
se – Sala de estudos
sf – Sala de funcionários
c – Consultório
r – Recepção

Quando preparadas em áreas gerais, desprovidas de cabines de segurança, se faz necessário o uso de medidas especiais:
- Local específico para preparo e estocagem de drogas.
- Acesso limitado (proibição de fumar, comer ou descansar no local).
- Iluminação e ventilação adequadas, longe de correntes de ar que contaminariam as áreas vizinhas.
- Construção de prateleiras providas de vidro de proteção, separando o preparador da área de preparo. Em caso de não haver disponibilidade de vidros de proteção, o uso de óculos especiais é necessário (tipo máscara de mergulho).

O balcão utilizado deve ser limpo com germicida utilizado na unidade; secar o local, utilizando papel absorvente descartável; usar máscara, luvas e avental, existindo ou não a capela.

As luvas utilizadas devem ser cirúrgicas e as mãos devem ser lavadas e *escovadas* antes e depois da manipulação.

O guarda-pó também deve ser do tipo cirúrgico, sempre limpo ou descartável, de mangas compridas, com punhos e frente fechados.

Procedimentos para preparação

- Uso de luvas, avental, máscara e óculos (o último se não houver separação entre preparador e área de preparo).
- Ler as instruções de manejo e efeito da droga. Tomar o máximo de precaução para garantir a seurança do preparador e a estabilidade da droga.
- Os frascos devem ser protegidos com gaze estéril, embebidas em álcool ao serem quebrados. Para evitar aerosolização da droga nenhum líquido deve permanecer na parte superior da ampola antes de quebrá-la.
- No emprego de frascos com drogas em pós, evitar a criação de pressão positiva, quando da adição do diluente. A pressão deve ser constantemente equilibrada e a agulha só deve ser removida do frasco após a revisão da dose desejada. Estes cuidados evitam o escoamento de gotículas através do canal da agulha.

O uso de soluções prontas diminui os riscos de aerosolização, contaminação e enganos na seleção dos diluentes.
- Dispor de recipientes especiais para descartar excesso de droga, frascos e outros resíduos. Estes devem ser tratados como lixo contaminado.
- Proteger e quando possível vedar as terminações de agulhas ou intermediários contendo drogas antineoplásicas.
- Evitar picadas acidentais nas luvas provocando a autocontaminação.
- Rotular as drogas antes de removê-las da área de preparação.
- Limpeza final da área da superfície de preparo com álcool a 70% e secagem com papel toalha.
- Lavagem das mãos.
- Em caso de extravasamento da droga remover luva e indumentária virtualmente contaminadas e colocar novo vestuário de proteção. As drogas derramadas devem ser absorvidas com toalha de papel e a superfície limpa com álcool a 70%. Todo o material contaminado, inclusive indumentária de proteção, deve ser coletado, embalado e descartado como lixo perigoso.
- Em caso de exposição da pele a drogas lavar a área vigorosamente com água e sabão e controlar subseqüentemente. Em caso de exposição da vista, lavar os olhos com fortes jatos d'água, durante 15 minutos; usar colírios lavadores dos olhos e procurar um oftalmologista.

Em resumo, as formas de contaminação podem ocorrer por contato direto com a pele, inalação e ingestão de partículas aerosolizadas.

Procedimentos para a administração EV

- Administrar antiemético conforme prescrição; preparar física e psicologicamente o paciente.
- Preparar o ambiente (sofá ou cama, laedado de todo o material necessário para o atendimento ao paciente, já prevendo os efeitos colaterais da droga).
- Usar avental, máscara e luvas na administração.
- Se necessário remover o ar da seringa, mantendo uma gaze embebida em álcool, vizinha à ponta da agulha durante o procedimento.
- Puncionar o vaso de escolha, de preferência os do antebraço, distante das articulações, em caso de administração de drogas irritantes ou vesicantes. Este local possui grande quantidade de tecidos moles que controlam o extravasamento de drogas; usar agulha para punção venosa nº 23 ou 25. Não cobrir

agulha com esparadrapo na fixação. Certificar-se da punção e da ausência de transfixação da veia. Evitar punções no couro cabeludo.

– Injetar lentamente a droga conforme a seqüência de indicações (observar sinais de extravasamento, rubor, calor e edema, e observações abaixo:

– As drogas vesicantes devem ser administradas na borracha do soro, seguidas do antígeno.

– As drogas não vesicantes devem ser administradas antes das vesicantes.

Quando a droga for administrada diretamente, certificar-se a cada dois cc administrados, do refluxo venoso e ausência de edema; lavar a agulha com solução salina para remover o restante da droga no local, no final da administração.

Quando a droga for administrada sob forma de infusão, associar o quimioterápico após a instalação do diluente puro; lavar o cateter após o término da infusão da droga. Ou, então, instalar o soro puro, utilizando *scalp* de duas vias; aplicar a droga na segunda via e lavar o cateter com SF; colocar no soro os medicamentos prescritos. Certificar-se continuamente da permanência da punção correta.

– Não cobrir a agulha com esparadrapo durante a fixação para facilitar a visualização local em caso de extravasamento.

Em caso de edema, dor, referidos pelo paciente, falta de refluxo, a infusão deve ser interrompida. Não se retira a agulha pois através dela podem ser aspirados parte da solução e ministrados antídotos (esteróides). Estes também podem ser aplicados por via subcutânea.

Gelo pode ser aplicado no local por 24 h.

A avaliação dos danos totais ao tecido só pode ser totalmente efetuada duas a três semanas após a ocorrência do extravasamento.

Cuidados durante e após a administração

Controle, acompanhamento e assistência à criança e a família, frente aos problemas identificados.

Orientação à família sobre o que fazer, principalmente para amenizar os efeitos colaterais (ver páginas anteriores).

Referências Bibliográficas

1. ANDRÉA, Ma. L.M. de – Leucemia e Linfomas. *Jornal de Pediatria*, 55 (2), 1983.

2. BAKIEMIER, R.F. – Princípios de oncologia clínica e quimioterapia, imunologia e imunoterapia do câncer. In *Manual de clínica oncológica*. 4. ed. São Paulo Sarvier, 1977.

3. BROWN, M.H. & KISS. M.E. – High-dose, short-term steroid therapy (40 days). *Cancer Nursing*. New York, June. 1984.

4. BRUNNER, L.S. & SUDDARTH, D.S. – Enfermagem em oncologia: diagnóstico e tratamento. In *Enfermagem médico-cirúrgica*. Rio de Janeiro, Interamericana, 1977.

5. CRAYTON, J.K. – A enfermagem e o problema do câncer. In *Manual de clínica oncológica*, 4. ed. São Paulo, Sarvier, 1977.

6. CYANAMID LEDERLE. Quimioterapia do câncer. Folheto de orientação. 1985.

7. DO VALLE, J.C. – *Como manipular agentes antineoplásicos com segurança*. São Paulo, Luwa Climatécnica e Braso Comercial, out. 1985.

8. LABORATÓRIO BRISTOL. Manuseio de agentes citotóxicos. Videoteipe.

9. NEVES, E.P. & RADUNZ, V. – *Drogas antiblásticas*. Florianópolis, ed. da UFSC, 1983.

10. PAVLOVSKY, S.; MUGGIA, F. & MURIEL, F.S. – Disponibilid y uso racional de medicamentos essenciales para el tratamiento del cancer. *Bol. of. Sanitaria Panam*, 99 (5): 445-459, 1985.

11. QUINTAS, Mª A.L. & SANTOS, Ma. de L.S. – Planejamento da assistência de enfermagem para o paciente leucênico. *Rev. Enf. Atual*, (8), nov/dez, 1979.

12. WAECHTER, E.H. & BLAKE, F.G. – Câncer na infância. In *Enfermaria pediátrica*, México, Interamericana, 1978.

13. WULLIEMIER, F. – Assistência psíquica a cancerosos. *Documento Roche*, nº 4, abr. 1980.

40

Cateterismo Cardíaco e Angiografia: Fundamentos para a Atuação da Enfermagem Pediátrica

Rosani Ramos Machado

Conceito

a) *Cateterismo cardíaco*: É um método de investigação diagnóstica, invasivo, das condições e conseqüências fisiopatológicas de uma lesão e/ou *shunt* (pressões e concentrações de O_2, fluxo sangüíneo, débito cardíaco).

A cateterização do lado direito do coração é efetuada mediante passagem de um cateter radiopaco de uma veia cubital ou femoral até o átrio direito, ventrículo direito e artéria pulmonar.

A cateterização do lado esquerdo do coração pode ser feita através de cateter passado da veia femoral direita para o átrio direito (transeptal) e conduzido para o átrio esquerdo através de um orifício septal produzido por uma agulha existente no cateter, e por inserção do cateter na artéria braquial direita, e impelida para a aorta ascendente e ventrículo esquerdo.

A técnica é realizada sob visualização direita com fluoroscópio, sob a anestesia geral.

O cateterismo não é isento de riscos. É indicado somente após investigação clínica, radiológica e por outros métodos não invasivos, quando surgir uma possibilidade operatória para o doente em questão.

Freqüentemente o cateterimos é combinado com a angiografia.

b) *Angiografia*: Estudo radiográfico seriado dos vasos e coração visando evidenciar anormalidades estruturais e/ou funções anormais. A tomada das radiografias é feita após injeção do contraste no sistema vascular.

Objetivos do cateterismo

Diagnóstico anatômico: Identificação de concordância ou discordância atrioventricular e ventrículo-arterial, defeitos septais, estenose ou isuficiência orovalvulares, anomalias vasculares e circulação coronariana. Estes dados são obtidos pela angiografia e posição dos cateres.

Definição de parâmetros fisiopatológicos: Quantificação e direção dos *shunts*, resistência vascular pulmonar e função miocárdica.

Terapêutico: Efetuado em pacientes portadores de transposição das grandes artérias, atresia pulmonar com septo interatrial e interventricular íntegros, em drenagem anômala total das veias pulmonares com septo interatrial íntegro ou com pequena comunicação interatrial (CIA), atresia de tricúspide. Realiza-se durante o cateterismo ruptura do septo interatrial com a passagem de um cateter balão, através do forame oval e, em seguida, recuando do átrio esquerdo para o átrio direito com o balão insuflado, permitindo assim uma maior mistura de sangue arterial e venoso.

Em conseqüência deste procedimento ocorre maior fluxo entre as cavidades atriais, maior débito efetivo pulmonar ou sistêmico, e com isso melhor controle do equilíbrio hemodinâmico e acidobásico da criança. Esse procedimento é provisório porém de grande valia.

Atualmente, através de cateterismo se faz angioplastia (cirurgia reparadora de vasos).

No cateterismo, segue-se rotineiramente uma seqüência: primeiro, colhem-se amostras de sangue das cavidades e vasos, para a determinação da saturação do oxigênio (oximetria), e em seguida faz-se o registro pressórico das cavidades e vasos, e por último realizam-se as cineangiocardiografias (método angiográfico em que a opacificação vascular por contraste é seguida em imagens animadas, fornecendo ensinamentos de ordem morfológica, cinética e fisiológica).

Indicações do cateterismo cardíaco e angiografia

– Cianose intensa e progressiva
– Insuficiência cardíaca rebelde a tratamento
– Acentuado hipocrescimento
– Cardiopatias complexas cujo diagnóstico não foram feitos por métodos não invasivos
– Atriosseptostomia
– Angioplastias.

Assistência de enfermagem no cateterismo cardíaco e angiografia

Antes do procedimento – O cateterismo, na atualidade, é um procedimento rotineiro mas não podemos esquecer que para as crianças e seus pais é uma experiência nova.

A criança que tem idade para entender o que está ocorrendo ao seu redor deve receber explicações, para que possa entender sobre a técnica e o local da realização do exame.

Os pais necessitam discutir tudo sobre a necessidade, dúvidas e riscos do cateterismo cardíaco com a equipe de saúde, estando minuciosamente informados acerca do que vai ocorrer.

Também necessitam de oportunidades para expressar seus temores e preocupações. Os pais só conseguem dar força aos filhos quando a sua angústia está amenizada.

A enfermeira deve ser conhecedora do procedimento exato, para poder ficar à disposição dos pais e para planejar a assistência, quando terminado o processo.
– Preparar a criança e a família para o procedimento, incluindo orientações tais como o tempo de duração (em torno de duas horas) e sensações durante o procedimento (ex.: sensação ou palpitação no tórax, de calor na fase inicial de injeção de contraste, vontade de tossir etc.). Adequar o preparo à capacidade de compreensão da criança e da família.

Procedimento	Justificativa
Administrar o antibiótico prescrito pelo médico no dia anterior ao cateterismo.	– Prevenir infecção (septicemia), pois é um método invasivo e as crianças que apresentam malformação cardíaca são mais suscetíveis à infecção das válvulas e outras estruturas do coração.
Executar a terapia endovenosa normalmente prescrita para crianças com menos de 10kg.	– Devido a necessidade de jejum, prevenindo hipoglicemia.
Iniciar jejum: oito horas antes do cateterismo em crianças menores de dois anos e 12 horas antes em maiores de dois anos.	– Para prevenir vômitos, assegurar metabolismo basal e prevenir aspiração, devido a anestesia geral.
Verificar o recebimento de exames requisitados pelo médico e necessários à execução do procedimento, como dosagem da Na e K para quem toma digitálico.	– A alteração de sódio e potássio pode provocar arritmia e em conseqüência uma parada cardiorrespiratória.
Verificar SV, anotar e notificar alterações.	– Detetar sinais de infecação que predispõem o paciente a um maior risco durante o procedimento.

Procedimento	Justificativa
Verificar peso e anotar.	– Cálculo da dose de anestésico, de contraste radiológico, e medicações de urgência, se necessário.

Após o procedimento	Justificativa
Verificar SV de hora em hora durante seis horas. Notificar de imediato as alterações.	– Para verificar se não há alterações que indiquem hemorragia e prevenir choque. Estar alerta para sinais de hipotensão brusca, modificação da freqüência e ritmo do pulso, aumento da freqüência respiratória, debilidade ou desmaios, pele fria e úmida.
Verificar o pulso do membro cateterizado de hora em hora durante 6 horas após o procedimento. Notificar de imediato as alterações.	– Se o acesso for arterial deve-se estar alerta para buscar sinais e sintomas de isquemia como adormecimento e palidez da pele distal ao local da punção.
Comparar temperatura de membro cateterizado com outro.	– Para verificar se a circulação não está deficiente. Qualquer indicação de transtorno da circulação em uma artéria deve ser informada imediatamente. Se o membro cateterizado estiver hipotérmico envolver com algodão ortopédico e atadura de crepom.
Observar o local da incisão.	– Para verificar tumefação, dor ou endurecimento do local da incisão. As compressas úmidas e quentes podem aliviar a dor e tumefação localizadas.
Observar o curativo nas 24 horas após o procedimento.	– Para verificar se não há sangramento. Se houver, fazer compressão sobre o local; não cessando, comunicar ao médico. Se não houver intercorrências, trocar somente no outro dia.
Trocar o curativo após 24 hoas do procedimento; o soro fisiológico é usado na limpeza e povidine tópico na antissepsia.	
Observar a ingesta e controlar a diurese.	– O contraste é nefrotóxico e ainda para avaliar as repercussões do trauma cirúrgico sobre o equilíbrio hídrico corporal.
Iniciar dieta líquida após paciente acordar ou a critério do anestesista.	
Manter em repouso no leito 24h quando o cateterismo for efetuado em MMII.	

Se a criança fez cateterismo ambulatorialmente deve-se orientar a família quanto a:
- Sangramento – Se houver, fazer compressão no local, não cessando, encaminhar ao hospital.

Deambulação – Não permitir no dia do cateterismo se o mesmo foi feito em membro inferior.

Curativo – Se não sangrar, trocar somente no outro dia. Lavar bem a incisão com água, sabonete e cobrir com gaze.

Dieta – Iniciar dieta líquida após paciente acordar.

Retirada de pontos – Após oito dias do procedimento.

Referências Bibliográficas

1. BLAKE, F.G. e cols. – Mal informações cardíacas congênitas. In *Enfermaria pediátrica*. 9. ed. México, Interamericana, 1978.
2. BRUNNER, L.S. & SUDDARTH, D.S. – Pacientes com problemas cardíados. In *Enfermagem médico-cirúrgica*. 4. ed. Rio de Janeiro, Interamericana, 1982.
3. DOURADO, G.O. e cols. – Estudos hemodinâmicos. In *Cardiologia pediátrica*. 2. ed. São Paulo, Sarvier, 1982.

4. KEMPE, C.M. e cols. – Cateterização cardíaca e angiografia. In *Pediatria: diagnóstico e tratamento*. 8. ed. Rio de Janeiro, Guanabara Koogan, 1986.
5. LLORENS, J. e cols. – Enfermidades do aparelho circulatório. In *Pediatria para Enfermeiras*. Barcelona, Editorial Jims, 1972.
6. MARCONDES, E. – Patologia do coração. In *Pediatria básica*. 6. ed. São Paulo, Sarvier, 1978.

41

O Psicólogo e o Cateterismo

Maria Luiza Vieira Santos

O trabalho na instituição proporciona a oportunidade de novas experiências na medida em que oferece permanente campo aberto a tentativas e novas propostas de ação.

Este texto tem por objetivo relatar um modelo de preparação psicológica para cateterismo em crianças internadas.

O trabalho teve início em 1983, no Hospital Infantil Joana Gusmão, Florianópolis, SC.

A origem da idéia partiu da observação de altos níveis de ansiedade nas crianças e familiares, antes da realização do exame. Por outro lado, vinha-se obtendo bons resultados com o trabalho de preparação para cirúrgia cardíaca, realizado sistematicamente há algum tempo, pelo Serviço de Psicologia do referido hospital.

O cateterismo é equivalente a uma pequena cirurgia.

Trata-se de um exame invasio, realizado com objetivo de elucidar diagnóstico, sob anestesia local ou geral, dependendo da idade e peso do paciente.

Encontra-se freqüentemente casos de crianças que apresentam, diante de situação de cirurgia ou realização de exames, regressão do controle esfincteriano, terrores noturnos, pesadelos, ansiedade, fantasias de castração, além de muitos outros sintomas.

"A atuação do psicólogo pode contribuir para que o paciente entenda melhor seu papel no hospital, o seu relacionamento com a equipe de saúde, assim como sua própria doença, para que ele descubra a melhor forma de se adaptar para poder viver nesta situação de estar ou ser doente, e para que descubra o modo de reagir a esta nova situação no ambiente so-

cial ao qual está inserido"(Ajuriaguerra, 1980).

"A ajuda que podemos dar à criança, preparando-a para exames ou cirurgia, será sempre significativa, porém temos que fazê-lo de forma adequada às suas necessidades. A idade do paciente, sua personalidade e contatos anteriores com médicos e hospitais, a natureza do tratamento a seguir, motivam as diferenças" (Plank, 1966).

A preparação para o cateterismo visa baixar os níveis de ansiedade da criança e da família, informando sobre a rotina do exame, aparelhos, instrumentos e material a ser utilizado e local da realização.

· Normalmente a criança é internada na véspera do exame e há pouco tempo para a preparação.

Além do contato com o paciente e a família, visando obter um vínculo, procura-se estabelecer um clima de confiança e transmitir segurança, explicando claramente o objetivo da realização do exame, ouvindo e discutindo medos e temores, para que todos se sintam apoiados e seguros.

Através da visualização de uma seqüência de *slides*, mostrando detalhes da sala onde se realiza o cateterismo e do exame passo a passo, explica-se o que vai acontecer, tendo o cuidado de usar a linguagem clara e adequada à idade da criança e seu nível de compreensão.

Após a projeção dos *slides*, procura-se responder às perguntas, sanando as dúvidas que possam eventualmente surgir. Quando necessário, procura-se o médico ou enfermeira para complementar as respostas ou prestar informações específicas de suas áreas.

"Com freqüência a criança deforma suas idéias sobre a enfermidade e o que sucede em seu corpo. Um método simples de ajudá-la é oferecer informação exata sobre os procedimentos que vão ser usados" (Ajuriaguerra, 1980).

Ainda que tenham sido preparadas para o exame, muitas crianças sentem medo e apresentam fantasias.

"A preparação para um exame pode ter formas variáveis de êxito e produzir resultados diferentes em crianças diferentes. Não devemos supor que qualquer criança que tenha sido adequadamente preparada irá à sala de exames ou de cirurgia passivamente, enquanto que outra sem preparação não o fará. Pode ocorrer o contrário.

A criança sem preparação e sem saber o que lhe espera, na realidade sem esperar nada, pode mostrar aparentemente pouca inquietude ou sentir-se bloqueada para agir. Porém sua reação posterior pode ser grave. O valor de uma boa preparação pré-cirúrgica é comprovada depois, na rapidez da recuperação e na ausência de sintomas neuróticos" (Plank, 1966).

Referências bibliográficas

1. AJURIAGUERRA, J. de. – *Manual de psiquiatria infantil*. Rio de Janeiro, Editora Masson do Brasil, 1980.

2. ANGERAM, W.A. e cols. – *Psicologia Hospitalar, a atuação do psicólogo no contexto hospitalar*. São Paulo, Traço, 1984.

3. CADERNOS PROAHSA Nº 1 – Atuação do Psicólogo na área hospitalar. Programa de Estudos Avançados em Administração Hospitalar e de Sistemas de Saúde. São Paulo.

4. PLANK, E. – El cuidado psicológico del niño enfermo en el hospital Buenos Aires, Editorial Paidós, 1966.

42

Drenagem Pleural: Fundamentos para a Atuação da Enfermagem em Pediatria

Ligia Maria V. Pinheiro Martins
Lourdes da Costa Remor

Conceituação

A drenagem pleural, também chamada torácica, é um procedimento cirúrgico que visa promover a saída contínua de qualquer conteúdo anômalo (ar ou líquido) que se coleta na cavidade pleural.

Considerações gerais

O espaço virtual que separa a pleura parietal da visceral normalmente contém uma película de líquido claro e estéril, cuja função é facilitar o deslizamento das duas pleuras durante os movimentos respiratórios.

Em condições normais, o fluido pleural encontra-se em equilíbrio dinâmico, isto é, o volume de líquido produzido é igual ao absorvido. A absorção pleural de líquido e partículas aumenta com a maior atividade do diafragma e músculo intercostais, como ocorre, por exemplo, durante exercícios físicos. A hipoventilação, por outro lado, diminui este processo. Qualquer alteração das pressões pode romper o equilíbrio dinâmico, facilitando o acúmulo de líquido na cavidade pleural. Isto ocorre até que seja obtido novo equilíbrio ou que os mecanismos naturais consigam reabsorver o fluido em excesso.

Em condições patológicas, este espaço pode se tornar real, sendo ocupado por ar, sangue, material seroso ou purulento, recebendo a denominação de pneumotórax, hemotórax, derrame seroso ou purulento, respectivamente.

A maior incidência dos derrames pleurais ocorre nos meses de outono e inverno, época em que pneumonias são mais freqüentes. Em relação à idade, mais da metade dos casos pediátricos ocorre abaixo de dois anos. O sexo masculino é discretamente mais acometido que o feminino, em qualquer grupo etário.

Sempre que houver suspeita clínica ou radiológica de derrame pleural, a punção é conduta obrigatória. Uma vez realizada a punção pleural, o líquido obtido deve ser dividido em amostras destinadas à bacteriologia e estudo bioquímico.

Indicações

Os parâmetros indicativos de drenagem são os seguintes:
— Presença de líquido francamente purulento à punção (empiema).
— Bacterioscopia ou cultura do líquido pleural positiva.
— Glicose pleural inferior a 50mg/100ml.
— pH pleural abaixo de 7,2, na ausência de acidose sistêmica.
— Coleções serosas, cujo volume seja suficiente para produzir desconforto respiratório intenso..

Observação

As coleções serosas que não apresentarem as características acima receberão tratamento clínico.

Tipos de drenagem pleural

Sistema subaquático com garrafa úmida

A extremidade do dreno proveniente do tórax do paciente é mergulhada num frasco contendo água (ver Fig. 42.1). Através da tampa deste frasco passam dois tubos. Um deles tem a função de manter constante a pressão no interior do frasco, ao nível atmosférico, através do estabelecimento da comunicação com o ar ambiente. O outro permanece mergulhado cerca de 2,5cm no líquido do frasco e é conectado ao dreno torácico (Fig. 42.1).

O nível de água flutua quando o paciente respira, sobe quando o paciente inspira e desce quando expira.

Quando há uma solução de continuidade, de qualquer etiologia do parênquima pulmonar, poderá haver vazamento de ar à cavidade pleural (fístula broncopleural) e desta para o

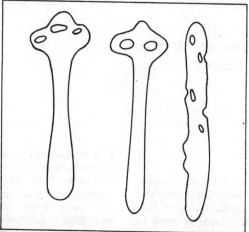

Fig. 42.1 – Tipos de dreno comumente utilizados: a) Pezzer; b) Malecot; c) Tubular.

dreno, provocando no frasco borbulhos característicos. Se o débito desta fístula é muito grande, a ponto de manter um volume acumulativo na cavidade pleural, apesar da drenagem, faz-se necessária a conexão de uma bomba de aspiração contínua no frasco para facilitar o escoamento do ar.

Sistema subaquático com aspiração mecânica

Consiste no mesmo processo subaquático anterior, mais um sifão (coluna d'água) e um motor mecânico de aspiração.

A drenagem é semelhante à do frasco único, mas a aspiração é mecânica, regulada

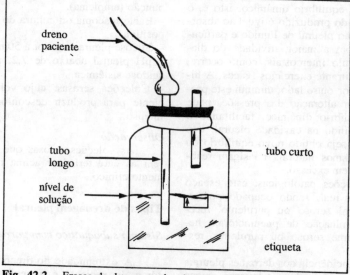

Fig. 42.2 – Frasco de drenagem de tórax. Na etiqueta é anotado o nível líquido inicial, a data e a hora em que foi efetuada a troca do frasco.

pelo volume líquido do sifão (coluna de água) medido em centímetros de água (aproximadamente 20cm). A boa drenagem dependerá da gravidade, da quantidade da aspiração efetuada e do funcionamento correto do sistema. O motor mecânico de aspiração ou vácuo elétrico cria e mantém uma pressão negativa em todo o sistema de drenagem fechado.

O sifão possui três tubos:

a) Um tubo curto que fica acima do nível de líquido do sifão, e que será adaptado ao frasco de drenagem.

b) Um outro tubo curto que será adaptado por intermediário ao motor de vácuo ou de aspiração.

c) O terceiro tubo é longo e se estende até abaixo do nível da água e se abre para a atmosfera. Este é o tubo que regula a quantidade de vácuo no sistema. Por sua vez o vácuo é regulado pela profundidade a que o tubo fica submerso na água; a profundidade habitual é de 20cm (Fig. 42.3).

Observação:

Quando o motor está parado ou o vácuo elétrico é desligado, o sistema de drenagem deve ficar aberto para a atmosfera, para que o ar intrapleural possa sair, o que pode ser feito retirando-se o tubo proveniente do motor da aspiração para criar uma abertura.

Procedimentos de enfermagem frente à drenagem pleural: montagem e acompanhamento do sistema

Material para o sistema subaquático de frasco único

– Intermediário para ligação dreno *versus* frasco de drenagem.
– Solução antisséptica para o frasco de drenagem.
– Frasco de drenagem com tubos curto e longo para regulação da pressão.
– Esparadrapo.

Material para o sistema subaquático com aspiração mecânica

– Materiais relativos ao sistema anterior.
– Sifão, dois tubos curtos para conexões com os intermediários do frasco de drenagem e da bomba mecânica; um tubo longo para regulação da pressão.
– Bomba mecânica de aspiração.
– Intermediário para a ligação sifão-bomba de aspiração mecânica.

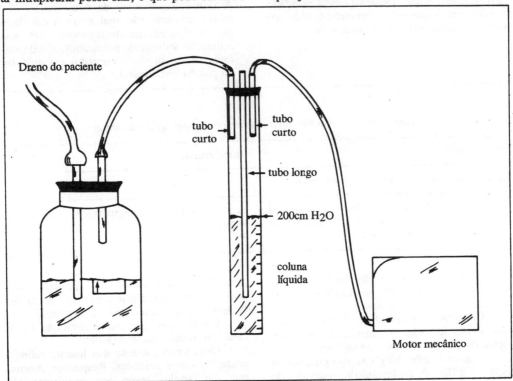

Fig. 42.3 – Sistema subaquático com aspiração mecânica.

447

Montagem do sistema subaquático simples

Preparar o frasco de drenagem: colocar a solução antisséptica e a tampa contendo os tubos longo e curto: etiquetar.

Procedimento	Justificativa
A etiqueta deve ser colocada na parte externa do frasco, de preferência no nível líquido da solução antisséptica. Registrar data, hora de instalação, nível original da solução e nome de quem preparou o frasco.	– Esta marcação mostrará a quantidade de líquido eliminado. Serve como base para a reposição sangüínea, quando o líquido é sangue. A drenagem costuma declinar progressivamente depois das primeiras 24 horas.
Conectar uma extremidade do intermediário ao dreno proveniente da cavidade pleural e outra ao tubo longo do frasco de drenagem cuja extremidade está submersa cerca de 2,5cm abaixo do nível da solução antisséptica. Se necessário, prender com adesivos os locais de conexão dos tubos. O frasco poderá ser apoiado no chão ou em suporte específico.	– A drenagem subaquática permite a entrada de ar e fluido dentro de uma garrafa de drenagem, por gravidade e pela pressão dentro do espaço pleural. A água age como vedação e impede que o ar retorne para dentro do espaço pleural. Se o tubo fica submerso muito profundamente abaixo do nível da água torna-se necessária maior pressão intrapleural para expelir o ar.
Ajustar o tubo curto, mantendo-o aberto para a atmosfera.	– Permitir que o ar saia do sistema.
Certificar-se de que o sistema esteja instalado corretamente e que exista flutuação (oscilação) no tubo longo do frasco de drenagem.	– A flutuação do nível da água mostra que existe comunicação real entre a cavidade pleural e a garrafa de drenagem. Dá uma indicação valiosa da permeabilidade do sistema de drenagem e constitui um medidor da pessão intrapleural.

Montagem do sistema subaquático com aspiração mecânica

Procedimento	Justificativa
Repetir procedimento dos itens anteriores.	
Preparo do sifão: colocar líquido na coluna conforme a altura indicada, e a tampa com os dois tubos curtos e um longo.	A altura da coluna de água regula a pressão de aspiração.
Conectar a extremidade distal de um tubo curto ao intermediário proveniente do tubo curto do frasco de drenagem. Conectar a extremidade distal do outro tubo curto do sifão ao intermediário proveniente da bomba mecânica de aspiração. Ajustar o tubo longo submergindo-o na água do sifão. A profundidade excessiva do tubo abaixo do nível de água faz com que	parte do trabalho da bomba mecânica esteja dirigido para neutralizar a pressão da coluna de água, diminuindo o nível de aspiração. Certificar-se que existe flutuação (oscilação) no nível líquido do sifão. Orientar o paciente e a família sobre o procedimento e cuidados. Responder perguntas; dar apoio frente aos problemas encontrados.

Acompanhamento do(s) sistema(s)

Trocar o frasco coletor pelo menos uma vez ao dia, anotando-se rigorosamente o volume e aspecto do líquido drenado. Após cada troca de frasco, anotar o nível de líquido colocado inicialmente, bem como a data e a hora e por quem foi feita a troca. O controle dos aumentos do nível líquido do frasco de drenagem pode ser por hora, ou diário, conforme quadro clínico do paciente.

Procedimento	*Justificativa*
Evitar que o tubo de drenagem forme alças, pois isto impede o escoamento adequado das secreções.	– Torções, alças ou pressão sobre o tubo de drenagem podem produzir pressão retrógrada, forçando possivelmente a drenagem de volta para dentro do espaço pleural e impedindo que a mesma saia deste espaço.
"Ordenhar" o dreno na direção da garrafa de drenagem, de hora em hora. Fazer a lavagem desse dreno com soro fisiológico conforme prescrição médica ou quando se observar que não existe oscilação no nível líquido. A ordenha é efetuada através de manobras manuais de estiramento rápido do dreno.	– A "ordenha" do dreno ajuda a pevenir sua obstrução com coágulos e fibrina. A atenção constante na conservação da permeabilidade do tubo facilitará a expansão imediata do pulmão e minimizará as complicações.
Verificar periodicamente a oscilação do tubo longo do frasco de drenagem e da coluna líquida, quando o sistema for subaquático com aspiração mecânica. A flutuação do líquido cessará quando: – O pulmão se reexpandiu. – O intermediário está obstruído com coágulos de sangue ou fibrina. – Formou-se uma alça de declive. – O motor de aspiração não está funcionando corretamente.	

Procedimento	*Justificativa*
Observar se existem vazamentos de ar no sistema, indicados pelo borbulhar constante no frasco de drenagem. Relatar imediatamente o borbulhar excessivo.	– O vazamento e encarceramento de ar no espaço pleural podem resultar em pneumotórax hipertensivo.
Observar e relatar imediatamente sinais de complicação, tais como respiração rápida e superficial, cianose, queixas de opressão torácica, presença de enfisema subcutâneo ou sintomas de hemorragia.	– Muitas afecções clínicas podem causar esses sinais e sintomas, incluindo o pneumotórax hipertensivo, o desvio do mediastino, a hemorragia e a dor incisional intensa.
Encorajar o paciente a respirar profundamente e a tossir em intervalos freqüentes. Se existirem sinais de dor incisional a analgesia poderá ser indicada.	– A respiração profunda e a tosse ajudam a aumentar a pressão intrapleural, servindo assim para esvaziar os materiais acumulados no espaço pleural e eliminar as secreções da árvore brônquica, com subseqüentes expansão pulmonar e prevenção da atelectsia.
Quando necessitar-se de aspiração contínua, trocar a cada duas horas a bomba de aspiração; se houver apenas um motor, desligar por 15 minutos a cada duas horas.	– O superaquecimento do motor reduzirá sua vida útil.

Trocar o curativo de dois em dois dias, ou sempre que houver secreção em torno do orifício de saída do dreno.

Procedimento	Justificativa
Colocar o frasco de drenagem abaixo do nível do tórax se o paciente necessitar ser transportado para outra área. Se não for possível, pinçar o dreno durante o transporte e abri-lo o mais rapidamente possível.	– O frasco de drenagem deve ser mantido num nível inferior ao tórax do paciente, para evitar o fluxo retrógrado do líquido para dentro do espaço pleural. O intermediário deve ser despinçado logo após o transporte para restabelecer a drenagem e prevenir aumento da pressão intrapleural.
Permitir ao paciente assumir uma posição confortável. Facilitar o bom alinhamento corporal. Quando o paciente está numa posição lateral, colocar uma toalha enrolada por baixo do dreno, para protegê-lo do seu próprio peso. Encorajá-lo a mudar freqüentemente de posição. Pacientes pequenos e/ou hipoativos, fazer a mudança de decúbito de duas em duas horas.	– A posição do paciente deve ser mudada com freqüência para facilitar a drenagem de áreas comprimidas. O corpo deve ficar bem alinhado para prevenir as deformidades posturais e as contraturais. Um bom posicionamento ajuda a respiração e facilita as trocas gasosas. Poderá estar indicada uma medicação analgésica para propiciar conforto e permitir a respiração profunda.
Anotar detalhadamente no relatório de enfermagem as observações relativas ao curativo, drenagem, colaboração do paciente quanto a fisioterapia respirtória, além das informações sobre o estado geral do paciente e suas reações ao tratamento que está recebendo.	

Procedimento	Justificativa
Retirar o dreno torácico, quando indicado; passar uma solução antisséptica no orifício de inserção do dreno; cortar os pontos de fixação do dreno com tesoura estéril; clampear o dreno, retirar rapidamente e fazer um curativo compressivo.	– O dreno torácico é retirado quando o pulmão já se expandiu (geralmente de 24 horas a vários dias). Durante a retirada do tubo as prioridades principais consistem na prevenção da entrada de ar na cavidade pleural e prevenção de infecção.

Referências Bibliográficas

1. BRUNNER, L. S. & SUDDARTH, D. S. - *Prática de Enfermagem*. 2. ed. Rio de Janeiro, Interamericana, p. 265-271, 1980.
2. ROSÓV, T. e cols. - Derrames pleurais. In *Monografias Médicas*. São Paulo, Artes Médicas, Monografia Médica, Série Pediatria nº XVIII 1981.
3. SILVA, L. C. C. da - Derrame pleural. In *Compêndios de Pneumologia*. São Paulo, Byx Procienx, p. 447-451, 1981.
4. VALENTE, Mº. A. & AMAUCHI, W. - Cuidados de enfermagem na drenagem pleural. *Rev. Paulista de Enf., 1:* 11-12, julho/agosto, 1981.

43

Insulinoterapia, Glicosúria, Cetonúria: Fundamentos para a Atuação da Enfermagem

Rosemary Eufrásio das Chagas

Insulinoterapia

A insulina é um hormônio natural, produzido por células específicas existentes no pâncreas, as células beta das ilhotas de Langerhans.

Durante muitos anos o pâncreas foi considerado um órgão muito importante na diabete, admitindo-se que produzisse algum hormônio ou elemento regulador dos hidratos de carbono. Entretanto muitas das tentativas de seu isolamento fracassaram. Só em 1921-22, é que o cientista canadense Frederick E. Banting e um jovem estudante, Charles H. Best, conseguiram realizar pela primeira vez a extração do hormônio, a insulina, iniciando uma nova etapa na história da medicina e, em particular, do diabetes. Esta descoberta foi de tal importância que valeu o Prêmio Nobel de Medicina aos descobridores, em 1923. Para avaliar o que representou para os diabéticos a descoberta da insulina, especialmente para o grupo jovem, basta lembrar que durante a era pré-insulínica, a vida média do diabético era pouco mais de 40 anos e que a mortalidade por coma era superior a 60%. Hoje em dia, graças à insulina, a vida média alcança mais de 60 anos, tendo a mortalidade por coma diabético decrescido para pouco mais de 1%.

Um outro grupo beneficiado pela descoberta da insulina foi o de gestantes diabéticas. Graças à insulina, elas podem engravidar e ter filhos normais, coisa muito rara na era pré-insulínica.

A insulina é um hormônio anabólico, ou seja, é mediador da metabolização de glicose, proteínas e gorduras (combustíveis).

A função da insulina portanto é carrear estes elementos usados na produção de energia para dentro da célula.

Permite que o organismo mobilize as suas reservas energéticas, queimando-as e produzindo energia ou acumulando-as sob a forma de reserva metabólica. É um verdadeiro mensageiro químico na máquina orgânica, coordenando as várias fases de utilização e armazenamento da energia no organismo.

A insulinoterapia é indicada em todos os casos de *Diabetes mellitus*, nos quais o controle metabólico não foi conseguido pelo uso de dieta ou hipoglicemiante oral.

Para tratamento de manutenção é indicada nos casos de diabetes tipo I (diabetes insulino-dependente) e em alguns casos de diabetes tipo II (diabetes insulino independente), ou seja, nos casos em que não foi obtido resultado com hipoglicemiante oral.

Nos diabetes tipo II é indicado o seu uso temporário em situação de estresse etc., quando os hipoglicemiantes orais não conseguem controle satisfatório da glicemia.

Tipos de insulina e novas formas de insulina

Insulina de ação rápida – insulina regular, cristalina ou não modificada (simples). É indicada no tratamento da cetoacidose, do coma hiperosmolar, em certas ocorrências como cirurgia, infecção ou quando houver necessidade de um controle rápido da glicemia, como tratamento de manutenção, quando for necessário associar com NPH.

Insulina de ação prolongada – insulina protaminozinco, ultralenta. Tem pouco uso na prática comum.

Insulina de ação intermediária – NPH ou *isofhone, lenta ou globina*. Ação intermediária entre a insulina simples e a insulina protaminozinco.

Estes diferentes tipos de insulina diferenciam-se dos outros apenas pelo seu tempo e pico de duração.

A insulina regular, simples ou cristalina se apresenta límpida como água, enquanto que as demais se apresentam leitosas.

Existe no mercado americano a insulina U-100, em todos os tipos: regular (R), NPH (N), protaminozinco (P) e lenta (L).

A insulina U-100 já tem a aprovação do Comitê de Drogas da American Association e irá substituir as atuais U-20, U-40 e U-80.

Além da insulina U-100 ser mais concentrada, ela se ajusta perfeitamente ao sistema métrico, evitando erros de dosagem.

Insulina monocomponente ou insulina componente único

É um tipo de insulina extremamente purificada, não tendo atividade antigênica, isto é, não forma anticorpos, responsáveis por certas reações das insulinas comuns.

Sua principal indicação é para os casos de diabetes insulino-dependente, aos quais se prevê o uso de insulina apenas por curto período, na alergia e resistência à insulina.

Insulina sintética – Recentemente pesquisadores anunciaram a síntese total da insulina em laboratório. Além de representar um enorme progresso no campo da diabetologia, num futuro bem próximo tem-se certo que a insulina sintética estará à disposição dos diabéticos.

Insulina oral – A insulina, por ser um hormônio protéico, não pode ser administrada por via oral, porque é destruída pelas enzimas digestivas. Entretanto, têm sido feitas experiências no sentido de se evitar esta destruição, pela associação de substâncias de superfície. No momento não passa de experiência, devendo a administração do hormônio ser feita por via injetável.

No quadro estão mencionadas características de vários tipos de insulina utilizados em nosso meio, conforme o tempo e duração de ação.

Quadro 43.1

Tipos de insulina	Começo	Pico	Duração
Insulina de ação rápida (simples, regular, cristalina-líquido claro).	30 min	2-4 h	6 a 8 h
Insulina de ação intermediária (globina-clara/NPH-leitosa).	1 a 2 horas após a injeção	8-12 h	24 a 28 h
Insulina de ação prolongada. Protaminozinco–leitosa se agitada; ultralenta–leitosa ou esbranquiçada após ser agitada.	3 a 4 h	14-20 h	28 a 72 h

Doses e medidas de insulina

A dose da insulina é medida em unidades. Uma unidade de insulina é uma certa quantidade capaz de, quando injetada num coelho, produzir, dentro de um certo tempo, uma determinada queda no açúcar do sangue.

A insulina é padronizada, conhecendo-se com exatidão o seu efeito hipoglicemiante em determinado volume. Cada frasco traz impresso sua potência, correspondente ao número de unidades por centímetro cúbico. Assim, por exemplo, a insulina U-20 tem por centímetro cúbico 20 unidades, U-40 possui 40 unidades por centímetro cúbico e assim por diante. Para evitar confusões, os fabricantes de insulina costumam apresentar os rótulos e tampas de cores diferentes correspondentes às diversas potências:

Amarela para U-20, vermelha para U-40 e verde para U-80.

É muito importante não confundir as potências de insulina, pois tais erros podem ter sérias conseqüências, quer por superdosagem, levando à hipoglicemia, quer por subdosagem, podendo levar à descompensação do diabetes.

$1cm^3$ de insulina U-20 contém 20 unidades;

$1cm^3$ de insulina U-40 contém 40 unidades; e

$1cm^3$ de insulina U-80 contém 80 unidades.

Se o paciente precisar de 20 unidades, dispondo de insulina U-20, terá necessidade de 1cm³, caso, entretanto, tiver insulina U-40, precisará apenas de 1/2cm³; se tiver U-80, precisará de 1/4cm³. Para evitar tais cálculos, as seringas para a aplicação de insulina trazem escalas em unidades correspondentes a cada concentração, permitindo, assim, uma dosagem perfeita e rápida.

As necessidades de insulina podem alterar-se devido a diversos fatores, tais como alterações na dieta, exercícios físicos, gravidez e parto, problemas infecciosos, certos medicamentos etc.

Técnica de aplicação de insulina

Material

– Frasco de insulina a ser usado.
– Seringa de insulina, de vidro ou descartável, de preferência.
– Agulha grossa para retirada de insulina do frasco.
– Agulha descartável 15 x 5, 13 x 5, 10 x 5 ou 10 x 4,3 para aplicação, e agulha para aspiração do líquido.
– Material para antissepsia do local a ser aplicado.

Preparo da injeção de insulina

– Lavar bem as mãos.
– Reunir o material apropriado.
– Fazer a mistura do conteúdo rolando o frasco na mão; não agitar o frasco.
– Aspirar o ar para a seringa em volume igual à dose desejada de insulina.
– Desinfetar o frasco com álcool a 70%.
– Introduzir a agulha através da tampa de borracha do frasco.

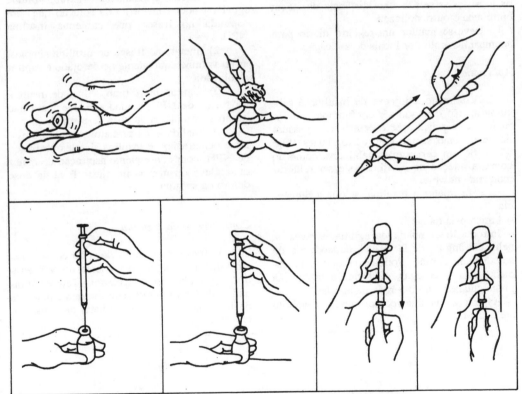

Fig. 43.1 – Fases do preparo da insulina.

– Injetar o ar da seringa no frasco e retirar suavemente a quantidade desejada. Caso ocorram bolhas de ar, injetar a insulina novamente

Locais de aplicação

O rodízio na aplicação da insulina é muito importante, para evitar complicações, tais como fibroses, tumorações, hipertrofias, nódulos e placas.

Os locais preferenciais para aplicação de insulina em pediatria são: parte externa e superior dos braços, partes laterais e frontais das coxas e abdome. Para escolares e adolescentes podem ser usados ainda nádegas e costas, logo acima da cintura. A absorção é mais rápida na área abdominal, intermediária no braço e mais lenta nas pernas. Estas áreas estão isentas de grandes vasos e nervos. Devem ser evitadas aplicações próximas às articulações, região inguinal, área próxima ao umbigo e linha média do abdome (cintura). Massagem no local da injeção, banhos quentes e exercícios do grupo de músculo do local onde foi feita a injeção aumentam a absorção.

Para evitar danos teciduais que possam inclusive interferir com absorção da insulina deve-se mudar o local de cada aplicação. Escolhida uma área deve-se utilizá-la em todos os locais possíveis, a uma distância de 1,5cm entre uma e outra aplicação.

Deve-se manter um registro diário para acompanhamento dos locais de aplicação.

Aplicação

Geralmente a injeção de insulina é subcutânea, não devendo ser confundida com injeção intradérmica, que é dentro da espessura da pele, como se faz com certos testes (Fig. 43.2). Só em certas eventualidades, como no coma, a injeção de insulina pode ser feita diretamente na veia.

Para injetar a insulina, seguir a seqüência:
— Antissepsia da pele.
— Introdução completa da agulha, através da pele, em ângulo de 90 a 45º, dependendo do tamanho da agulha. Pode-se efetuar o pinçamento com o polegar, de forma a fazer uma prega cutânea para inserção da agulha.
— Aspirar a insulina, comprimindo o êmbolo até o final.
— Retirar a agulha e manter um algodão seco em cima do local onde foi retirada a agulha.

Misturas de insulinas

Algumas vezes, especialmente nos diabéticos jovens, o controle do diabetes apenas com um tipo de insulina não é satisfatório. Nestes casos, usa-se a mistura de insulina NPH ou lenta, com pequenas doses de insulina regular.

No preparo desta mistura deve-se procurar evitar ao máximo, durante as manobras de aspiração das insulinas, que uma não penetre no frasco da outra, alterando o seu tempo de ação, de maneira imprevisível.

Recomendam-se os seguintes procedimentos durante a aspiração:

1) Injetar previamente ar, num volume igual ou pouco maior ao da solução que será aspirada no frasco que contenha insulina NPH.

2) Injetar, no frasco de insulina simples, ar no volume equivalente ao desejado e aspirar a solução.

3) Aspirar, por último, a dose de insulina do frasco de NPH, cuidadosamente, para não ultrapassar a marca da dose desejada.

A finalidade da primeira manobra é evitar a penetração de insulina simples no frasco de NPH, com conseqüente aspiração de maior quantidade da mesma no ajuste final da dose dentro da seringa.

Conservação da insulina

O frasco de insulina deve ser conservado em lugar fresco, freqüentemente no refrigerador, mas não no congelador. Temperaturas muito altas ou muito baixas alteram a potência da insulina. A temperatura ideal de conservação está em torno de 5°C.

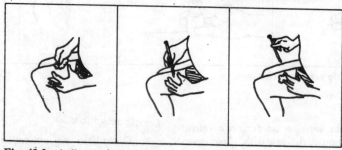

Fig. 43.2 - Aplicação de insulina.

Complicações no uso da insulina

Chacra e Castro (1982) citam como complicações do uso de insulina:

Efeito Somogyi – Embora a insulina possa causar hipoglicemia, paradoxalmente o excesso de insulina pode estar associado com hiperglicemia. Este paradoxo é conhecido como efeito Somogyi, e é primeiramente conseqüência de hipoglicemia aguda com liberação secundária de fatores hiperglicemiantes (cortisol, glucagon, catecolaminas), resultando hiperglicemia com glicosúria, e às vezes com cetonúria. Esta hiperglicemia de rebote é ainda agravada pelo excesso de calorias ingeridas, que freqüentemente acompanham os episódios de hipoglicemia. O tratamento consiste, obviamente, em diminuir a dose de insulina.

Lipodistrofia – É uma complicação benigna do tratamento com insulina e consiste em hipertrofia, ou mais freqüentemente atrofia do tecido gorduroso subcutâneo no local da aplicação.

O tratamento consiste na troca de insulina para preparações mais purificadas, tais como a insulina monocomponente, atualmente disponível no nosso meio, a qual deve ser administrada no próprio local onde desenvolveu-se a lipoatrofia, sendo excelentes os resultados obtidos.

Resistência insulínica – Consiste na necessidade insulínica maior de 100 unidades por dia, por alguns dias consecutivos, e na ausência de outras condições clínicas que possam causar resistência periférica à ação de insulina (cetoacidose, tirotoxicose, acromegalia, hipercorticismo, infecção, obesidade).

Alergia à insulina – Manifestações alérgicas. Locais (eritema, placas, nódulos) podem regredir com o tempo e são tratadas com antialérgicos comuns. Reações sistêmicas mais graves (tipo choque anafilático) requerem esquema de dessensibilização e o uso de insulina mais purificada.

A insulinoterapia, a criança e a família

A problemática da criança portadora de *diabetes mellitus* e sua família é significativa. Normalmente a insulina endógena é ausente ou acentuadamente diminuída, requerendo administração minuciosa, rigidez no esquema dietético e de atividade corporal, dificilmente seguidas e aceitas no dia-a-dia da criança, por pais e filhos. A técnica de insulinoterapia, por ser dolorosa e traumática, ao ser usada cada dia, pode ser um dos fatores a afetar o equilíbrio emocional da criança e seus pais.

Dib e Russo (1982) alertam para o fato de que o *diabetes mellitus* (DM) talvez seja a doença na qual se necessite maior cooperação do paciente para seu controle. "Pais e filhos devem ter um conhecimento pleno de sua doença e terapia."

Como não desejamos, no momento, abordar o contexto global do DM, e sim da insulinoterapia, ressaltamos alguns itens que deverão fundamentar a assistência de enfermagem na execução e orientação da técnica:

– A criança maior de dois anos e a família devem *compreender* a doença e seu controle.

– A criança maior de seis anos e a família devem ser *treinadas* a executar a insulinoterapia e testes de glicose urinária.

– Determinados fatores como o crescimento e desenvolvimento físico, variações na secreção de hormônios antagonistas da insulina, absorção variável nos locais de injeção, emoções, infecções etc. alteram a necessidade de insulina e não estão diretamente sob controle da criança e família.

– A introdução de insulina em áreas fibróticas e hipertróficas, por ser menos dolorosa leva a erros na liberação de insulina (Dib e Russo, 1982).

– A alteração da dose de insulina, efetuada principalmente pela criança, tem como conseqüência hipoglicemia ou cetoacidose e pode ser indicativa de conflitos, ansiedades e falta de adaptação frente à doença.

– As infecções em crianças menores de cinco anos, com DM, exigem rápidas e intensas alterações no seu controle já que as mesmas podem determinar alterações significativas no metabolismo e equilíbrio hidreletrolítico.

– Durante a pré-adolescência e adolescência permeadas por mudanças físicas, psicológicas e sociais, rápidas e bruscas (crescimento e maturação sexual, mudanças nas atividades e hábitos alimentares etc.) ocorrem alterações constantes da necessidade de insulina. Na época de menarca e nos períodos pré-menstruais as necessidades de insulina aumentam. Nesta etapa é fundamental o adolescente estar treinado nas relações fisiológicas entre sua dieta, atividade e insulina (Dib e Russo, 1982.).

– A lipodistrofia insulínica tem sido mais freqüentemente observada em áreas onde a insulina é repetidamente injetada. Doses elevadas de insulina não são pré-requisitos essenciais ao seu desenvolvimento; podem aparecer após poucas semanas ou anos de uso. A injeção em áreas hipertróficas agrava a lesão (Machado, 1978).

– A administração da insulina por várias pessoas pode estar mais sujeita a erros do que quando o procedimento é feito pelo paciente e os pais ou responsáveis pelo mesmo.

– A capacidade de aprendizagem da criança não é função direta da idade mas de uma série de fatores como inteligência, maturidade, duração da doença, experiência de aprendizagem, treinamento oportuno. "Em torno de seis-sete anos a criança tem condições de realizar testes urinários e interpretar as cores; após os 10 anos consegue relacionar aumento da glicemia com mau controle e entender a ação da insulina sobre si mesma. Em torno dos 14 anos é possível o autocontrole da DM" (Castro, 1982).

Impor o autocontrole numa idade precoce pode resultar em conflitos, ansiedades e portanto má adaptação.

– As necessidades de insulina não devem ser comparadas com a severidade da diabetes ou seja, um diabético que faz uso da insulina 40-U não é duas vezes pior do que o que usa insulina 20-U.

– Haverá um contínuo aumento das necessidades de insulina com o evoluir da idade, tamanho corporal, até que o desenvolvimento esteja completo ao redor de 18 anos.

– A diminuição das doses de insulina e a remissão dos sintomas não podem ser interpretadas como caminho para a cura.

– O coma hipoglicêmico, resultante de um excesso de insulina com conseqüente hipoglicemia, pode ser caracterizado por:

a) lentidão nos movimentos e raciocínio, cefaléia, irritabilidade, choro;

b) tremores, transpiração, desorientação;

c) fome, mudança de humor ou comportamento;

d) dormência nos lábios e língua, palidez, fraqueza, pele úmida;

e) sonhos excessivos ou transpiração; e

f) perda da coordenação, fala arrastada, confusão e perda da consciência.

– *Sinais e sintomas de hiperglicemia* são poliúria, muita sede, fraqueza e distúrbios visuais.

– *Sinais e sintomas de cetoacidose* são urina e sede excessivas; fraqueza, fadiga e perda de peso, pele avermelhada pela desidratação; dores abdominais, náuseas e vômitos; visão turva, respiração rápida, profunda; hálito com odor de fruta; sonolência e inconsciência.

– Informações dadas no período de descoberta da doença são pouco apreendidas em função de fatores emocionais normalmente presentes.

– São comuns sentimentos de culpa dos pais em função do caráter hereditário e crônico da doença e implicações do tratamento.

– O cartão de identificação e a orientação a amigos e professores são úteis em caso e ocorrência de complicações. Dados sobre diagnóstico, dose de insulina e atitude em caso de hipo ou hiperglicemia podem ser valiosos.

– O indivíduo em uso de NPH pode apresentar três tipos de reação:

a) Hiperglicemia pela manhã e noite, normoglicemia ou hipoglicemia à tarde.

b) Normoglicemia nas 24h e possivelmente hipoglicemia à noite (pela madrugada).

c) Hiperglicemia durante todo o dia e hipoglicemia à noite (pela madrugada).

Em função dos tipos de respostas *a* e *c* a dose de insulina deverá ser fracionada e ainda associada à insulina simples. No tipo *a*, 60 a 70% da dose total deverão ser recebidas pela manhã, mais insulina simples e 30 a 40% antes do jantar; no tipo *c* é indicada diminuição da NPH e associação com insulina simples (Chacra e Castro).

Glicosúria

Conceito

É a pesquisa de glicose na urina.

À presença de açúcares na urina dá-se o nome de melitúria. Entre os açúcares que podem ser encontrados na urina, incluem-se, além da glicose, a lactose, a frutose, a galactose, algumas pentoses e a monoeptulose. A sacarose, açúcar não redutor, também pode em condições especiais ser eliminada pela urina. A melitúria é considerada não diabética (normoglicêmica, quando coexiste com glicemia de jejum e teste de tolerância à glicose dentro dos limites da normalidade).

A presença de um açúcar redutor na urina significa diabetes até prova em contrário. Embora esta fase assintomática seja precedente, considerando-se a grande prevalência do diabetes, é preciso pensar na possibilidade de existência de uma melitúria não diabética sempre que a presença de açúcar na urina ocorre sem sintomas atribuíveis ao diabetes. A ressalva visa evitar que as melitúrias não diabéticas sejam confundidas com o diabetes e, como tal, inutilmente tratadas, às vezes com prejuízo para o paciente.

Antes de considerar, num determinado caso, a presença de melitúria, é preciso lembrar a possibilidade das pseudomelitúrias, pois a eliminação de certas substâncias que não têm açúcares, como salicilatos, cloral, vitamina C, antibióticos e quimioterápicos (penicilina, estreptomicina, tetraciclinas, cefalotina, ác. nalidíxico, isomiazida, ác. homogentísico, ác. fenilpirúvico, fenol, glutatião etc.), podem tornar a urina redutora. O reagente de Benedict, geralmente usado para pesquisas de glicose na urina, só acusa melitúria com segurança quando a concentração do açúcar é de 100mg% ou mais. Os testes enzimáticos específicos para glicose (glicose-oxidose) são mais sensíveis, sendo positivos a partir de concentração de 20-30mg%.

Indicações da glicosúria

A glicosúria está indicada em casos de diabetes tipo I, diabetes tipo II, diabetes gestacional e pacientes com uso de NPP.

A glicosúria poderá ser utilizada também em outras situações clínicas, como endocrinopatias, nefropatias etc.

A determinação da glicosúria deve ser feita antes de cada refeição e à noite. Uma glicemia elevada antes do café indica dose insuficiente de insulina ou alta ingesta calórica. Uma glicemia elevada antes do jantar pode significar que a dose de insulina da manhã é baixa ou a ingesta calórica está alta.

Antes da análise da urina, o paciente deve esvaziar a bexiga para que a pesquisa reflita melhor a glicemia.

O resultado do exame das amostras deve ser anotado, dando uma idéia da evolução diária do paciente e fornecendo dados para o ajuste de insulina.

Métodos de realização da glicosúria

A pesquisa de glicose na urina pode ser realizada por diversos métodos, os mais usados, porém, são os de redução de cobre (reagente de Benedict e *Clinitest*) e o enzimático (glicose-oxidase).

Glicosúria com o reagente de Benedict

Material

– reagente de Benedict;
– urina (± 10ml);

– tubo de ensaio;
– conta-gotas; e
– bico de gás ou lamparina a álcool ou recipiente com água fervendo.

A pesquisa de glicose pelo uso do reagente de Benedict é o método mais popular, mais seguro e menos dispendioso, embora não seja o mais prático.

Características do reagente

A seguir, são feitas considerações sobre a composição e características do reagente de Benedict, pois em algumas situações poderá ser necessário seu preparo para uso.

Sulfato de cobre	– 1,73g
Citrato de sódio	– 17,30g
Carbonato de sódio anidro	– 20,00g
Água destilada	– 100,00g

É preparado dissolvendo-se o citrato e o carbonato em cerca de 50ml de água destilada, a quente. O sulfato de cobre é dissolvido à parte, em 10ml de água, que deve ser lentamente adicionada à solução citrato-carbonato, agitando-se continuamente. Feito isso, completa-se o volume de 100ml com água destilada. É óbvio que quando se desejar preparar um litro do reagente, é só multiplicar aquelas quantidades por 10.

Método

Colocam-se num tubo de ensaio 2ml do reagente do Benedict mais quatro gotas de urina a ser testada. Aquece-se o tubo em banho-maria, em fervura, durante cinco minutos, ou, o que é mais prático, diretamente na chama de um bico de gás ou de uma lamparina a álcool.

Neste caso, deve-se mexer o tubo sobre a chama com movimentos rotatórios, para evitar que o líquido seja projetado para fora ao iniciar a fervura. Esperar esfriar e proceder à leitura.

O método de Benedict baseia-se na redução do sulfato de cobre, em meio alcalino, a óxido cuproso, de cor vermelha. Sendo assim, não é específico da glicose, pois a reação pode ser positiva em presença de qualquer agente redutor. A coloração obtida é variável, na dependência da intensidade de redução do sulfato de cobre e, portanto, da quantidade de glicose.

Se a urina não contiver glicose a cor do reagente (azul) não se altera com o aquecimento. A reação pode ser assim interpretada:

Azul	0 (negativa)
Verde	+
Amarelo	++
Laranja	+++
Tijolo	+++

Clinitest

Trata-se de uma variante do método de Benedict, sendo o produto fornecido em comprimidos selados. É dispensado em duas embalagens.

Uma, em estojo plástico, contém um tubo de ensaio, um conta-gotas, uma pequena provisão de comprimidos reagentes e a escala

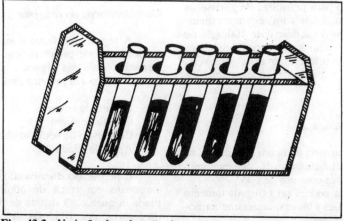

Fig. 43.3– Variação da coloração do reagente em presença de melitúria.

colorimétrica; a outra embalagem contém apenas comprimidos reagentes.

A pesquisa é realizada colocando-se no tubo de ensaio cinco gotas de urina, 10 gotas de água e um comprimido que gera calor suficiente para completar a reação. Alguns segundos depois de cessada a fervura, agita-se o tubo e compara-se a cor do líquido com a escala de cores que acompanha o produto. Não existe, portanto, uma fonte externa de calor, o que simplifica o método, embora seja mais dispendioso.

Glicose-oxidase ou glicofita

Existem alguns produtos para a pesquisa de glicose na urina baseados na reação enzimática (glicose-oxidase), sendo que no Brasil a mais conhecida é a glicofita. A pesquisa de glicose por este método é muito prática, pois basta umedecer a urina na fita de papel impregnada pelo complexo enzima-indicador e esperar um minuto. A coloração obtida é comparada com uma escala colorimétrica existente no estojo do produto, que é de pequena dimensão, podendo ser facilmente levada no bolso. Apesar de sua simplicidade, do ponto de vista semiquantitativo o método não é satisfatório, em virtude da dificuldade de interpre-

tar as tonalidades da cor verde obtida e pelas modificações ambientais que podem deteriorá-lo.

Diastix

A Diastix é também outra fita reagente para analisar a urina e determinar a quantidade de glicose presente. É uma fita transparente, com uma área reativa numa das extremidades. Para se analisar a urina, molha-se a área reativa em urina recém-emitida e previamente agitada ou passa-se a fita pelo jato de urina. Após 30 segundos compara-se a cor resultante na área reativa com as cores da tabela (escala colorimétrica). A cor original da Diastix é azul-claro, que indica ausência de glicose.

A variação da cor da fita indica presença de glicose na urina.

O indicador corado da reação neste produto é diferente do usado na glicofita, permitindo uma distinção quantitativa consideravelmente melhor.

Métodos de avaliação da glicose sangüínea

Métodos clássicos: que por coleta de amostras de sangue avaliam os valores da glicemia em jejum, pós-ingestão de carboidratos ou ainda nas situações combinadas, jejum-pós-ingestão de glicose (oral ou EV), para elaboração da curva glicêmica.

Métodos automatizados: como a da glicose-oxidase, exigem apenas uma gota de sangue colocada na fita reagente. A necessidade das tiras de papel e de um aparelho especial de leitura limitam seu uso em larga escala.

Cetonúria

Conceito

É a pesquisa de cetona na urina.

A pesquisa de cetona na urina deve ser realizada sempre que dois ou mais testes consecutivos para a glicose mostrarem 4+, ou mesmo de rotina, para pacientes diabéticos não compensados, ou segundo critério médico.

Métodos

Cetonúria com uso de reagentes de Lange

Material

– reagente de Lange;
– tubo de ensaio;
– conta-gotas;
– urina; e
– hidróxido de amônia.

O reagente de Lange é mais utilizado na pesquisa de cetona na urina e apresenta a seguinte composição:

Nitroprussiato de sódio	5,0g
Ác. acético glacial	5,0ml
Água destilada	45ml

Método

O teste é realizado colocando-se num tubo de ensaio 5ml da urina por meio de um conta-gotas e cinco gotas do reativo de Lange; agitar o tubo algumas vezes para obter-se mistura homogênea.

Em seguida, com o tubo inclinado, quase na horizontal, deixa-se escorrer pela sua parede interna 10 a 15 gotas de hidróxido de amônia. Se a urina contiver cetona, surgirá no fim de um a dois minutos um anel violáceo na superfície de contato da urina com a amônia, tanto mais intenso quanto for o teor de cetona na urina.

A gradação da reação geralmente é referida de 0 a 3+, assim sendo: não muda de cor,

negativo (zero); anel violeta fino e pouco corado, uma cruz (+); anel violeta largo e corado, 2 cruzes (++); anel violeta longo e intensamente corado, 3 cruzes (+++).

O aparecimento eventual de tênue anel acastanhado não tem significado, pois não depende da presença de cetona.

Acetest

Material

– urina (pequena quantidade); e
– comprimido reagente.

Método

Colocar uma gota de urina sobre o comprimido, aguardar por alguns segundos e fazer a leitura. Se a urina contiver cetona surgirá a cor lilás (violeta), tanto mais intensa quanto maior for a concentração de cetona.

Ketostise e Keturtest

Material

– urina; e
– tiras reagentes.

Método

São apresentadas fitas, com uma das extremidades impregnadas pelo reagente na urina; aguardar alguns segundos e fazer a leitura.

Se a urina contiver cetona, surgirá a coloração lilás (violeta), tanto mais intensa quanto maior for a concentração de cetona.

Keto-Diastix

Um procedimento mais simplificado para a pesquisa de cetona e glicose são as tiras reagentes Keto-Diastix.

A área reativa para cetona contém nitroprussiato de sódio, em um *buffer* (tampão) de fosfato de glicina. Está preparado para acusar corpos cetônicos na urina, produzindo uma reação com ácido acetoacético e/ou cetona (mas não com ácido betaidroxibutírico), de tal forma a produzir alteração da cor do reativo.

Na área reativa para a glicose, existem enzimas, glucose-oxidase e peroxidase. O iodeto de potássio serve de indicador, trabalhando conjuntamente com um cromogênio azul que serve para efetuar a mudança de cor.

Quando se coloca na urina que contém glicose glucose-oxidase catalisa a oxidação da glicose para formar ácido glucônico e peróxido de hidrogênio. O peróxido de hidrogênio oxida o iodeto de potássio na presença de peroxidase, formando um iodo livre, o qual, misturado com o cromogênio, produz a alteração de cor indicativa da presença de glicose. O teste é específico para a glicose, não se conhecendo nenhuma outra substância redutora ou outra classe de açúcar que dê reação positiva.

Entretanto, grandes quantidades de ácido ascórbico (vitamina C) podem desenvolver ação inibitória na reação.

Referências Bibliográficas

1. ANJOS, M. N. de – *A criança diabética*. 3. ed. Rio de Janeiro, Cultura Médica, 1982.
2. ARDUÍNO, F. – *Conheça o seu diabetes*. 5. ed. Rio de Janeiro, Expressão e Cultura, 1979.
3. BRUNNER, L. S. & SUDDARTH, D. S. – Moderna prática de enfermagem. Rio de Janeiro, Interamericana, v. 4, 1980.
4. CASTRO, A. M. S. & CHACRA, A. R. – Dieta e Educação da Criança Diabética. *Clínica pediátrica*. 6 (2): 33-37, março/abril, 1982.
5. CHACRA, A. R. & CASTRO, A. M. S. – Tratamento de diabetes na infância: novas preparações insulínicas. *Clínica pediátrica*, 6 (2): 8-12, março/abril, 1982.
6. DIB, S. A. & RUSSO, E. M. K. – Controle ambulatorial do paciente com diabetes infanto-

juvenil. *Clínica pediátrica*, 6 (2): 45-50, março/abril de 1982.
7. GRAEF, J. & CONE JR, T. E. – Diabete Mellitus. In *Manual de terapêutica pediátrica*. 3. ed. Rio de Janeiro, dsi, p. 437-449, 1986.
8. HOSPITAL UNIVERSITÁRIO/UFSC. *Diabetes mellitus: orientação multidisciplinar de atendimento ao paciente*. Florianópolis, 1986. No prelo.
9. MACHADO, Mº. H. e cols. – Orientação de Enfermagem na auto-aplicação de insulina. *Rev. bras. enf., 32:* 167-171, 1979.
10. MILLER, O. – *Laboratório para o clínico*. 6. ed. Rio de Janeiro, Atheneu, p. 157 a 249, 1986.

44
Assistência de Enfermagem ao Paciente Pediátrico com Comprometimento da Consciência e Coma

Mari Stela Andrade

Desde a Grécia antiga sabe-se que o comportamento normal consciente depende da função do cérebro intacto e que distúrbios da consciência são sinais de insuficiência cerebral.

A consciência é essencial à autopreservação; permite ao indivíduo reagir ao seu ambiente quando vê ou ouve e age no sentido de satisfazer suas necessidades biológicas e psicossociais.

Entretanto é possível que o indivíduo esteja consciente, mas impossibilitado de responder e agir.

A inconsciência pode ser causada por enfermidades cerebrovasculares e expansivas (tumor, abcesso etc.), traumatismo craniencefálico, estados tóxicos (uremia, diabetes, alcoolismo, envenenamento), enfermidades agudas do cérebro (encefalites, meningites), por ataques epiléticos etc.

Os sistemas reticulares de ação ascendente organizam-se de forma complexa e funcionalmente harmônica; têm importante papel na manutenção do estado de alerta, de atenção e indução do sono.

De modo geral, estas funções são atribuídas respectivamente ao sistema ativador ascendente do teto mesencefálico, sistema talâmico inespecífico e sistemas inibidores de situação mais dispersa. A função essencial do sistema reticular ativador ascendente é ativar os níveis superiores do SNC, contribuindo na manutenção do estado de consciência alerta. O córtex cerebral recebe impulsos do sistema reticular ativador ascendente e se projeta sobre os sistemas inespecíficos e sobre o próprio sistema reticular ativador ascendente, e se projeta sobre os sistemas inespecíficos e sobre o próprio sistema reticular ativador, consti-

tuindo este mecanismo a base neurofuncional essencial à manutenção do estado de alerta. Os limites anatômicos do sistema reticular ativador ascendente na porção superior do tronco cerebral são indistintos; estão espalhados através do segmento do mesencéfalo, região septal, hipotálamo e principais núcleos sensoriais do tálamo.

No homem, lesões do tálamo freqüentemente produzem distúrbios da consciência, com variações desde a inconsciência transitória ao coma profundo e irreversível. Lesões baixas do tronco cerebral não causam coma por si mesmas, mas através das alterações respiratórias e cardiocirculatórias que desencadeiam (Miyada-Hire, 1984).

Classificação dos estados da consciência

O paciente pode variar do estado consciente ao coma profundo. A classificação dos graus de profundidade de consciência varia conforme o autor. Alguns autores relacionam a profundidade do coma de acordo com a resposta motora, o que pode causar confusão, uma vez que as estruturas neurais que regulam a consciência independem da função motora. Existem dois aspectos que devem ser considerados no estudo das alterações da consciência: *o conteúdo da consciência* e a *essência das funções mentais*.

Consciência: É a condição do indivíduo normal quando completamente acordado e no qual ele reage aos estímulos psicológicos e mostra, por seu comportamento e palavras, que tem mesmo conhecimento de si próprio e de seu ambiente.

Inconsciência: É um estado de desconhecimento do ambiente, ou uma suspensão das atividades mentais pelas quais o homem toma ciência do que o cerca. Entretanto deve-se assinalar que na psicanálise a palavra inconsciente tem um significado diferente, indicando o repositório de memórias e de experiências anteriores.

Obnubilação: Corresponde a um estado em que ficam reduzidos o alerta e a percepção do meio, no qual irritabilidade e excitabilidade se alternam com sonolência. Estados mais avançados de obnubilação de consciência constituem os chamados quadros de confusão mental.

Delírio: Se caracteriza por desorientação, erros de interpretação sensorial e alucinações visuais. Costuma haver alternâncias entre períodos lúcidos e de confusão mental.

Tanto o delírio como a obnubilação de consciência são mais comuns nas fases de recuperação dos traumatismos craniencefálicos graves, e nos traumatismos leves ou de moderada gravidade, nas quais predominam a contusão cerebral hemisférica e a hemorragia meníngea traumática; são igualmente comuns em intoxicação alcoólica aguda ou em alcoólatras crônicos.

Estupor: É um estado de não responsividade e desconhecimento do meio. O paciente só pode ser acordado por estímulos rigorosos e repetidos.

Os reflexos tendinosos e plantares não são alterados.

Por outro lado, não são raros os movimentos como tremores, espasmos acentuados dos músculos, agitação ou atividade motora estereotipada e os reflexos de abraço e sucção.

Coma: É a incapacidade de acordar, independente da natureza e intensidade do estímulo, ou seja, é aquele paciente que parece estar adormecido e está ao mesmo tempo incapaz de perceber ou responder adequadamente, tanto aos estímulos externos, como as necessidades internas.

Nas fases profundas não se obtêm reações de qualquer espécie.

Estão ausentes todos os reflexos: corneal, pupilar, faríngeo, tendinoso e plantar; pode haver ou não rigidez dos extensores dos membros e opistótonos, sinais que mostram descerebração.

A respiração é freqüentemente lenta e periódica, ou seja, tipo Cheyne–Stokes ou profunda e suspirada, tipo Kussmaul, ou ainda assistida por aparelho respiratório.

Ao coma correspondem vários graus de acometimento das funções neurológicas:

Coma estágio I: É o coma superficial ainda *vígil*, onde há confusão mental severa e amnésia lacunar. O paciente é acordado por estímulos vigorosos e às vezes se obtêm respostas às solicitações, sempre imprecisas e mal adaptadas.

Coma estágio II: Corresponde à abolição de todo o contato verbal, havendo comprometimento mais intenso da consciência. É ainda possível obter-se reação de despertar com estímulos sonoros ou nociceptivos. A dor provoca mímica reflexa e gemidos.

Coma estágio III: É um coma profundo. Os estímulos dolorosos levam apenas a esboços de movimentos ou restringem-se a alterações vegetativas (vasomotoras, respiratórias e pupilares).

O reflexo córneo encontra-se abolido ou muito diminuído e a resposta pupilar é lenta.

Coma estágio IV: É um coma irreversível ou morte cerebral. Caracteriza-se por midríase bilateral paralítica, ausência total de reatividade, inclusive vegetativa. Permanecem os batimentos cardíacos, graças ao uso de técnicas de ventilação artificial. Há tendência à queda progressiva de PA e da freqüência cardíaca, as quais podem ser mantidas transitoriamente por meio de drogas. Há também hipotermia progressiva e apnéia.

A avaliação do estado neurológico de pacientes graves, com acometimento do estado de consciência, pode ser feita de modo satisfatório, observando-se os seguintes parâmetros:
– padrões respiratórios, de temperatura, qualidade e freqüência do pulso;
– forma e reatividade das pupilas;
– motricidade ocular extrínseca;
– padrões de atividade motora reflexa e voluntária; e
– modificação no nível de consciência.

O prognóstico do paciente em coma estará na dependência de fatores como precocidade do tratamento, vigilância durante a inconsciência, presença de complicações e causa básica desencadeante. Os comas de duração prolongada têm prognóstico reservado.

O sucesso do tratamento de um paciente com alterações do aspecto de consciência exige uma equipe de enfermagem bem coordenada e consciente.

Com a introdução de equipamentos de monitorização, aparelhos respiratórios, exames e diagnósticos altamente especializados, o médico e a enfermeira não podem ser substituídos na tarefa de detectar alterações do nível de consciência e/ou complicações do quadro, possibilitando intervenções específicas requeridas pelo paciente.

Principais complicações do paciente comatoso

Segundo Flavio, 1981, as principais complicações do paciente comatoso são:

Respiratórias: São decorrentes da abolição e/ou diminuição dos reflexos laríngeos, da tosse, da anatomia do véu palatino e língua, com ausência do mecanismo de deglutição e obstrução laríngea, gerando freqüente aspiração e asfixia. Outra complicação possível é o edema agudo de pulmão em casos de hipoxemia, que determina aumento da permeabilidade dos capilares do parênquima pulmonar.

Circulatórias: O choque e a insuficiência cardíaca congestiva que estão basicamente relacionados à própria etiologia do coma: intoxicação exógena, problemas cardíacos etc.

Urinárias: Atonia vesical e infecção urinária.

A primeira pode estar relacionada ao comprometimento neurológico geral, e a segunda relacionada principalmente com cateterismos repetidos e distúrbios mecânicos da bexiga (retenção, incontinência).

Metabólicas: Podem ser produzidas por jejum prolongado, perda hídrica aumentada (diarréia, vômitos, sudorese etc.), medicamentos ou por distúrbios orgânicos associados (comprometimento renal com retenção da excreção ácida, diarréia etc.).

Digestivas: A principal complicação é o vômito presente no coma parcial.

Diversas: Citam-se escaras de decúbito, conjuntivites e escoriações de córnea.

Causas mais comuns de distúrbios de consciência e coma na infância

São causas comuns dos distúrbios de consciência e coma na infância as intoxicações exógenas, acidentes com traumatismos craniencefálicos e convulsões.

Quadro 44.1
Assistência de enfermagem ao paciente com
problemas de consciência e coma

Problemas potenciais	*Plano assistencial*
Variabilidade nos e dos graus de comprometimento neurológico.	— Entrevistar familiares da criança. Determinar como ocorreu e transcorreu o processo pode auxiliar no acerto diagnóstico mais precoce e na implementação da terapia específica. — Exame físico: Determinar o grau de comprometimento das necessidades humanas básicas afetadas; determinar situações que possam servir de padrões referenciais de variabilidade. — Avaliação periódica e diária deve dar especial atenção a: Motricidade (se presente ou abolida, existência de paralisias etc.); Reflexos (se presentes, quais as suas características); pupilas (tamanho, igualdade, reação à luz); circulação (presença de hipo ou hipertensão); respiração (ritmo, freqüência e amplitude); temperatura (graus e variabilidade nas 24 horas); sinais de lesão encefálica (distúrbios nos reflexos, Babinski positivo, paralisia dos membros etc.); sintomas meníngeos (cefaléia, vômitos, rigidez de nuca, posição de opistótono); e sinais de infecção (calafrios, febre, pulso rápido, língua seca etc.).

Quadro 44.1 (cont.)

Problemas potenciais	Plano assistencial
Incapacidade do paciente para o autocuidado de higiene, hidratação, alimentação, eliminação, proteção ambiental e movimentação.	*Manter o ambiente adequado ao seu bem-estar e comodidade* – Ventilação, iluminação, odorização adequadas. – Vestuário e roupa de cama conforme a temperatura ambiental e a do paciente. – Controle do ruído ambiental. – *Cuidado corporal*, evitando os desgastes tissulares e o retardamento de processos regenerativos; proporcionar bem-estar. – Dar banho diário; manter os cabelos penteados; lavar a cabeça a cada três dias. – Aplicar umectante e/ou lubrificante na pele. – Manter a pele livre de secreções e/ou excretas. Usar coletores de urina, se possível, para crianças com incontinência urinária. – Movimentar as áreas articulares e massagear as áreas de pressão. – Mudar de decúbito em intervalos curtos. – Fazer higiene oral com solução antisséptica, mantendo a boca livre de secreções, odores e crostas no mínimo três vezes ao dia; lubrificar os lábios. – Passar uma SNG ou nasojejunal. – Administrar alimentação gota a gota. Testar a sonda antes de cada alimentação. – Lavar a sonda após o término de cada alimentação para evitar acúmulos de resíduos e uma possível obstrução. – Trocar a SNG conforme rotina. – Manter as narinas cuidadas para evitar formação de crostas no nariz (lubrificação). – Oferecer com cuidado e gradativamente a alimentação e/ou líquidos a pacientes em condições de deglutir. – Manter o paciente hidratado, oferecendo líquidos nos intervalos das refeições (oral ou por sonda).
Incapacidade de deglutir.	– Colocar o paciente em tórax elevado e decúbito lateral para evitar aspiração de secreções. – Aspirar secreções oronasotraqueais. Usar uma sonda de aspiração para cada atividade.
Retenção ou incontinência urinária e fecal.	– Observar globo vesical. – Estimular a diurese com calor ou frio sobre o abdome. – Utilizar coletor de urina ou jontex com intermediário (pode ser improvisado com dedos de luva); passar sonda vesical de alívio ou demora se houver absoluta necessidade.

Quadro 44.1 (cont.)

Problemas potenciais	Plano assistencial
	Ao passar uma sonda vesical, aplicar os princípios de assepsia cirúrgica, evitando infecção urinária. Executar assepsia diária rigorosa do meato urinário em caso de sondagem vesical. – Trocar as roupas de cama a cada eliminação. – Manter o paciente sempre seco e limpo, evitando assaduras e escaras.
Perda de controle sobre a dinâmica corporal; convulsões; rigidez articular; flacidez.	– Fazer movimentos passivos e orientar nos movimentos ativos quando possível. – *Manter o ambiente seguro:* – Grades elevadas. – Restrições se necessário. – Manter o paciente em posição anatômica, prevenindo rigidez, contraturas, deformidades e aspiração. – Prevenir pés eqüinos (caídos) com sacos de areia, coxins etc. – Utilizar coxins, travesseiros, talas e outros recursos para manter o paciente na posição desejada. – Retirar objetos potencialmente perigosos do leito e reduzir estímulos externos para convulsões. – Solicitar o fisioterapeuta.
Propensão a escaras por imobilidade no leito.	– Se possível colocá-lo em colchão d'água ou alpiste. Se não houver colchão d'água, procurar mudar o paciente de decúbito dorsal, ventral e lateral, a cada duas horas ou conforme a necessidade. – Dar banho de sol no início da manhã, fim da tarde, especialmente quando houver comprometimento tecidual.
Diminuição ou ausência de motricidade ocular.	– Manter gaze umedecida com solução salina sobre os olhos para proteger a córnea de desidratação. – Movimentar a musculatura extrínseca do olho de hora em hora. – Aplicar ungüento oftalmológico.
Instabilidade dos SV, alterações do equilíbrio hidreletrolítico e metabólicos.	– Verificar e interpretar ao SV: PA, pulso e respiração, conforme a necessidade do paciente. Notificar qualquer alteração ao *staff* responsável pelo paciente. – Fazer balanço hídrico. – Colher amostras de sangue venoso ou arterial, conforme indicado.

Quadro 44.1 (cont.)

Problemas potenciais	Plano assistencial
	– Acompanhar e interpretar exames laboratoriais. – Conhecer e manejar corretamente aparelhos usados no tratamento do paciente. – Detectar alterações no seu estado geral.
Hipertensão intracraniana ou complicações do estado neurológico.	– *Identificar sinais de:* – Diminuição da resposta aos estímulos. – Alteração nos sinais vitais. – Presença de vômitos em jato. – Inquietação, convulsões. – Fraqueza e paralisia dos membros. – Sangramento. – Cefaléia crescente, rigidez de nuca, presença de opistótono. – Alterações de comportamento, distúrbios visuais e pupilares. – Medir circunferência cefálica. – Favorecer a descompressão craniana, mantendo decúbito elevado. – Supervisionar abaulamento da fontanela. – Avaliar constantemente o nível de consciência e mudanças nas respostas e reações.
Alterações da temperatura a) Hipertermia	– *Depois de verificar a temperatura:* – Retirar cobertas, arejar o ambiente. – Fazer compressas de água morna, colar de gelo ou banho morno. – Administrar medicação específica, se indicado.
b) Hipotermia	– Aquecer o paciente com cobertores. – Colocar ao lado da cama aquecedores. – Aquecer as extremidades frias com algodão ortopédico.
Fluidoterapia e terapêutica parenteral.	– Observar o equipamento de fluidoterapia e ocorrência de reações de hora em hora. – Fazer rodízio de músculos para aplicação de injeções intramusculares.
Variação no nível de consciência.	– Proteger pacientes obnubilados, delirantes e em estado de estupor de acidentes e autoagressão (ex.: suicídio). – Evitar discussões técnicas ou conflitos que envolvam o paciente. – Falar com o paciente, demonstrar afeto. – Incentivar e proporcionar contatos freqüentes com a família; orientá-la sobre a situação da criança e sobre sua participação na assistência.

As anotações de enfermagem devem ser detalhadas, completas e freqüentes. Isto permite a tomada de decisões imediatas, conforme a necessidade do paciente.

Conclusão

A interferência com uma necessidade humana básica nem sempre indica alteração na regulação neurológica. Entretanto, sempre que houver uma alteração de regulação neurológica, o atendimento de uma ou mais necessidades humanas básicas estará afetado.

Assistir o paciente com problemas de consciência e coma, em suas necessidades básicas, biopsicossociais, é fundamental para a prevenção dos danos em caso de recuperação. Porém não só isto, como também garantir uma morte em condições dignas, se esta for inevitável.

Referências Bibliográficas

1. ADAM, S. R. H. R D., e cols. – *Medicina Interna*. 5. ed. Rio de Janeiro, Guanabara Koogan, 1968.
2. BRUNNER, L. S. & SUDDARTH, D. S. – *Enfermagem médico-cirúrgica*. 3. ed. Rio de Janeiro, Interamericana, 1977.
3. FLAVIO, J. A. – Estados de coma. In *Manual Básico de Enfermagem em Unidade de Terapia Intensiva*. Brasília, Horizonte, 1980.
4. KEMPE, C. H. e cols. – Distúrbios do sistema nervoso em bebês e crianças. In *Pediatria: diagnóstico e tratamento*. 8. ed. Rio de Janeiro, Guanabara Koogan, p.532-535, 1986.
5. MIYADAHIRA, A. M. D. & FERNANDES, Sº A. – Regulação Neurológica. *Rev. Paul. Enf.*, *4* (3): 9-103, jul-ag-set, 1984.
6. OLIVEIRA, G. G. M. de & CRUZ, O. R. – *Urgência em neurocirurgia*. São Paulo, Sarvier, 1980.

45

A Enfermagem e o Paciente Pediátrico Terminal

Eleonora Cristina Luz Stocco
Elizabeth Tereza Back
Isabel Quint Berretta

Muitos são os fatores determinantes da falta de aceitação da morte, produzidos pela nossa cultura, em especial se ocorrida na infância. Mas a criança, que representa a esperança, o futuro, também sofre, adoece e morre.

Nós, enfermeiros pediátricos e nossa equipe auxiliar, com grande probabilidade nos defrontaremos com o grupo "criança/família" na situação de morte. Assim, convém que revisemos o nosso preparo para prestar assistência integral a este tipo de clientela. É este o propósito deste capítulo: refletir sobre problemas do paciente pediátrico terminal e de sua família, diante da morte e sobre a assistência que se impõe.

A morte e a cultura

Embora a morte seja um acontecimento inegável, nem sempre temos a compreensão dos fenômenos diretos e indiretos que ela engloba.

Negar a morte, buscar a eterna juventude e a imortalidade são mecanismos geradores de apreensão e angústia, já que a realidade depõe contra a fantasia.

Diferentemente de outras culturas, a morte para o homem ocidental-capitalista é algo triste, destruidor, dramático. Em virtude disto, quando a morte ocorre dentro de uma família, tornando-se um "fato pessoal", é comum o bloqueio do acesso de crianças e familiares ao morto e/ou a discutir seus sentimentos.

Se a realidade como verdade não é vivenciada, então o será a fantasia e não raro a

morte pode ser o castigo por atos incorretos e Deus, o tirano, que o determina. Tais conceitos serão extremamente prejudiciais à formação espiritual que tanto amparo pode dar ao indivíduo.

A criança para a qual foi negada ou distorcida a verdade da finitude da vida irá um dia descobrir o engodo, o que tornará os adultos, a seus olhos, menos confiáveis.

Se durante o crescimento for dissuadida ou impedida de discutir a fundo suas experiências e sentimentos estará caminhando para a idade adulta sem ter resolvido seus problemas a respeito deste fato, perpetuando o temor e a angústia. "Quando os adultos tentam poupar as crianças de terem experiências com a morte, podem desenvolver uma ansiedade mais persistente do que a que poderia ocorrer se lhes tivessem permitido encarar a morte como parte da realidade" (Waechter & Blake, 1978).

Ante a inevitabilidade da morte, é imperioso questionar-se o sentido da vida. Viver sem justificar a ocupação de tempo e espaço, com planos não realizados, sonhos inacabados, sensação de falta de realização deixa as pessoas ansiosas e apavoradas diante da morte.

D'Assumpção (1984) alerta para a dificuldade que muitas pessoas têm em aceitar a morte de uma criança. "Alguém que vive alguns dias, horas, poderá ter justificado muito mais a sua existência, pelo que fez em torno de si, pelas pessoas no meio das quais viveu.

Alegar que a criança não teve a oportunidade de vida do adulto é uma afirmação limitada pela nossa escala de valores, que é também muito restrita."

As fases psicológicas da morte

O estudos da americana Elizabeth Kübler Ross, na década de 1960, com pacientes terminais, enfermeiros, médicos e capelães permitiram a compreensão do processo psicológico da morte vivenciado pelo indivíduo, família e circundantes.

Várias etapas podem ser vivenciadas pelo indivíduo, frente à morte, segundo a autora citada:

Negação e isolamento

Neste estágio frases como *não, eu não, não pode ser verdade, deve ter havido algum engano*, caracterizam o processo vivenciado pelo indivíduo, família e também pelos circundantes (médicos, enfermeiros etc.). A negação é uma reação de defesa à percepção do estado mórbido. Porém é temporária, sendo substituída por uma aceitação parcial e isolamento.

Raiva (raiva, revolta, inveja, ressentimento)

Neste período as frases características são: *por que eu? não poderia ser fulano?* Nesta fase, médicos, enfermeiros e familiares são tratados com agressividade, questionados quanto a sua competência e solidariedade; a terapêutica empregada pode ser vista como incorreta e desagradável. Expressar a raiva racional ou irracional é fundamental para uma posterior aceitação da morte.

Barganha

Neste estágio o indivíduo almeja um prolongamento da vida ou dias sem dor ou sem males físicos. É uma tentativa de adiantamento e inclui um prêmio e uma promessa de que não se pedirá novo adiantamento caso o prêmio seja concedido. A maioria das barganhas é feita com Deus.

Depressão

Ocorre quando o paciente percebe que não pode mais negar sua doença, devido à debilitação de seu organismo e a necessidade contínua de tratamento. Nesta fase a raiva e a revolta cessam, dando lugar a um grande sentimento de perda. O indivíduo está prestes a perder tudo e todos a quem ama. Quando a depressão é preparatória, promovendo um desapego dos seres e objetos amados, não se deve encorajá-lo para a vida. A depressão preparatória é necessária e benéfica para o paciente morrer num estágio de aceitação e paz. O indivíduo preocupa-se mais com os fatos que estão à sua frente do que com os que ficarão para trás.

Aceitação

É o período em que a família necessita de mais ajuda que o próprio paciente.

A aceitação não é um estágio de felicidade, mas a fuga de sentimentos. É um período de paz em que as notícias do meio exterior não têm mais importância, as conversas não são mais desejáveis, o silêncio exprime os sentimentos de forma mais significativa. Há um momento em que a morte nada mais é do que um grande alívio, sendo mais fácil morrer quando se é ajudado a desapegar-se de todos os relacionamentos importantes da vida. Não há depressão nem raiva quanto ao seu destino. O indivíduo sente mais sono, como um recém-nascido no sentido inverso.

O esquema 45.1 mostra que uma fase não substitui a outra, mas que podem coexistir e se justapor.

A morte tranquila não é comum, já que a fase de aceitação não é observada com frequência. O mais comum é a morte precedida de sofrimento físico e psíquico. Alcançar a aceitação depende de vários fatores, segundo Bastos (1983):

– Maturidade psicológica do indivíduo.
– Influência de sistemas referenciais variáveis, tais como orientação religiosa, idade, sexo.
– Severidade do processo orgânico.
– As atitudes de médicos, enfermeiros e de outras pessoas de significação afetiva no mundo do paciente.

Um ponto de grande ansiedade é o da separação do indivíduo de seus familiares e das pessoas que lhe são caras, quando o doente toma consciência de sua condição de doente terminal, ou pelo menos da gravidade de sua doença.

Outro ponto seria o aspecto filosófico e religioso da vida do indivíduo: o medo do desconhecido, daquilo que o espera depois da morte. Mesmo no caso de crença em uma vida após a morte, o indivíduo vive angústias e ansiedades muito grandes, porque não sabe onde

Esquema 45.1

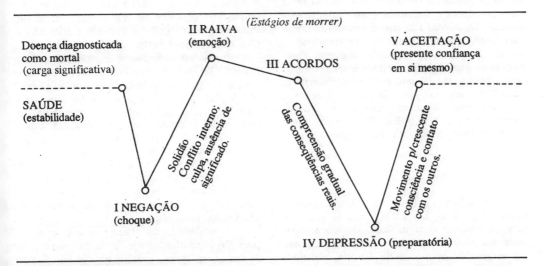

vai ou que tipo de sofrimento poderá ter. Sabe também da impossibilidade de manter contato com as pessoas queridas que vai deixar.

A problemática da morte na infância

Falar da morte na infância é trágico e doloroso uma vez que criança nos inspira vida, futuro e esperança.

A ansiedade decorrente da relação com a criança terminal freqüentemente nos impossibilita de estarmos verdadeiramente ao seu lado, como indivíduos de uma sociedade que procura negar a morte. Carecemos de recursos internos e externos que nos facilitem a viver e a acompanhar este estágio final de evolução.

As expressões de tristeza, em nosso meio, são desencorajadas tanto pelos familiares como pela equipe de saúde que tentam supri-la. A depressão da criança não é aceita socialmente e é capaz de provocar rejeição dos adultos. Assim, a criança reprime seus sentimentos de medo e tristeza.

A perda de função que uma doença fatal acarreta condiciona sentimentos de incapacidade e fracasso. A criança tende a apresentar regressão de comportamento para compensar o controle e autonomia perdidos. Em contrapartida, os profissionais de saúde e os pais lançam mão da superproteção face à impotência experimentada diante da doença.

Para os profissionais de saúde é importante compreender o homem como unidade biopsicossocial e espiritual, para poder assistir às necessidades da criança de modo a favorecer-lhe uma melhor qualidade de vida. Ajudar uma criança que está morrendo é atender ao seu pedido de não ser deixada só.

Interpretação da morte segundo as fases evolutivas da criança

Até três anos

Neste período a criança não tem desenvolvida a definição de tempo e outros conceitos. Por isso não compreende a relação vida e morte. A morte para ela é um fato reversível e com significado nulo ou escasso. Não é conceituada nesta etapa, já que a criança se interessa fundamentalmente pelo seu simbolismo verbal e não sobre as razões, causas, motivos, conexões; a fase é a dos *o quê* e não dos *por quê*. Falar sobre morte não significa preocupação com a morte.

Nas brincadeiras a criança representa a morte como o sono, a imobilidade. Se doente, a criança menor de três anos pode perceber a morte como separação iminente. Seu medo é gerado do temor de ser separada dos adultos que a protegem e confortam.

De três a seis anos

Nesta idade a criança possui uma compreensão limitada do significado de morte, pela escassez de conceitos. Pode encará-la como um estágio em que se está menos vivo ou que é algo que acontece com os outros; pode ser temporária, reversível e o morto pode ter sentimentos e funcionamento biológico similares aos vivos. Ela não é entendida como inevitável. Há tendência de personalizar a morte, de que ela vem buscar alguém. Também pode estar ligada à velhice e ser resultado de agressão, assassinato e doença. Interpreta sua doença como um tipo de punição por erros reais ou imaginários; os procedimentos dolorosos reforçam esta idéia. O conceito pode estar associado a pensamentos mágicos e mistério.

De sete a 12 anos

Nesta fase a criança vê a morte como a cessação da vida. Ela a diferencia do sono. A criança aprende o significado da morte com base em suas experiências pessoais, animais de estimação, membros da família, políticos etc. A TV e os filmes contribuem para os conceitos de morte e para o conhecimento do significado da doença. Além disto, já tem domínio dos conceitos de temporalidade, finitude, conservação etc., o que lhe permite compreender que a morte é irreversível, acontece com todos, inclusive com ela. Pode ter muito medo e sensação de culpa, principalmente se adoece (ex.: eu quis morrer e agora estou doente e parece que vou morrer). Nesta etapa, a idade entre sete e oito anos é decisiva porque a partir daí a morte é vista como negação a vida.

De 12 anos em diante

Compreende a permanência da morte como o adulto, embora possa não compreendê-la como um fato que ocorre a pessoas que lhe são queridas. Ela quer viver; encara a morte como um obstáculo para a realização de seus objetivos, independência, sucesso, aprimoramento físico e auto-imagem. Ela teme morrer antes da realização. Porém, a morte é tida como distante, além do que o adolescente pode estar cético quanto a questões como *céu, Deus, imortalidade* etc.

Se a inevitabilidade da morte surge somente no período entre sete e 12 anos de vida de uma criança, fisicamente sadia ou que não sofreu a morte de um ser próximo, o mesmo não acontece com a criança atingida em seu corpo ou em seus relacionamentos. Esta é levada a meditar sobre os acontecimentos doenças e morte, o que modifica a relação consigo mesma, seu corpo e o outro (Bastos, 1983). A

concepção da morte mantém-se de acordo com a etapa evolutiva porém a criança doente tem conhecimento claro de sua morte virtual ou iminente, sem ligá-la a conceitos filosóficos (Raimbault, *apud* Bastos, 1983).

A criança pode captar a gravidade da sua situação de dois modos: o primeiro, pela percepção do que se passa em torno dela (a magnitude dos cuidados, o pesar, a dor dos familiares etc.); o segundo, pela capacidade do consciente interior que comunica ao consciente exterior o que se passa no seu corpo (D'Assumpção, 1984).

Junto com a sensação de morte, pode ocorrer a desmistificação do poder dos pais ou o seu fracasso em evitar a dor e o término da vida ou uma progressiva desilusão com os adultos nas suas vidas.

A ansiedade da criança e suas frustrações são comunicadas aos circundantes através de uma linguagem verbal e não-verbal. É porém comum negar-se que a criança tenha conhecimento da situação, e reforçar-se os valores culturais, impedindo-se que ela possa superar o medo e os sofrimentos a que está submetida.

Waechter & Blake (1978) registram como expressões do medo e ansiedade a irritação, hostilidade, a apatia, depressão, afastamento de seus companheiros e dos adultos. A solidão pode provir do sentimento de não ser compreendido, da rejeição ou fuga percebidos nos circundantes. O medo dos processos intrusivos, da mutilação, da dor, pode mascarar a apreensão, quanto a sua sobrevivência, e ser expresso como ansiedade geral. Mas registre-se como sumamente importante para a criança o medo de perder o contato humano como conseqüência da morte.

A ansiedade geral da criança não é observada muitas vezes pelos circundantes, quando os mesmos estão imersos em seu pesar, receios e conflitos.

Os pais e a criança terminal

A perda de um filho pode ser uma das mais trágicas e aniquiladoras experiências do ser humano.

Ante a morte iminente do filho os pais vivenciarão as diferentes etapas da morte com maiores e menores possibilidades de atingirem a aceitação.

A maneira pela qual o diagnóstico é comunicado aos pais tem importância vital na determinação de suas atitudes posteriores. Se informados de forma abrupta ou de modo a eliminar qualquer esperança, poderão reagir a várias situações com extrema hostilidade. Porém a irritação deve ser sempre esperada, como resultado das defesas paternas (Waechter & Blake, 1978).

Os sentimentos de culpa reais ou imaginários quase sempre estão presentes nos pais. Censuram-se por desleixo, omissão ou impotência. A morte da criança pode ser também encarada, pelos pais, como forma de castigo por erros cometidos.

Na esfera comportamental os sentimentos de culpa podem ser deslocados para a equipe assistencial, sendo expressos pela irritação, rancor, revolta etc.

A ansiedade e os sentimentos conflituosos dos pais seguramente têm repercussões negativas sobre a criança. No momento em que as relações necessitam ser *saneadas* os pais podem estar dominados por sentimentos de impotência, frustração, raiva e mágoa. Daí seu afastamento, frieza para com a criança, incapacidade de se comunicar ou hipersolicitude. Esta conduz à permissividade, gerando condutas inaceitáveis da criança e transmitindo-lhe sentimentos de desesperança.

"A esperança é um direito de pais e filho, além do direito à verdade. Para se ter esperança é preciso ter confiança de que tudo está sendo tentado, não para a cura mas para o prolongamento do tempo em que possam estar juntos, reconfortar-se mutuamente, reorganizar forças para o momento final. A atitude dos circundantes é determinante. Se forem feitos planos que exijam dias, semanas, meses para sua concretização, existe o futuro e a esperança. Mas quando se faz todas as vontades, a criança é cercada de piedade e hipersolicitude, então a criança compreenderá que não existe mais esperança" (In *O primeiro-mundo de 0 a 6*, pág. 99).

A equipe de Enfermagem e o paciente pediátrico terminal

Conceitos e reações da equipe

Costa (*apud* Cheida & Christófolli, 1984) "identifica duas posições assumidas pelos enfermeiros frente às situações de morte iminente. Quando o paciente tem maior probabilidade de morrer, omitem-se do assunto morte e tendem a supervalorizar os cuidados físicos.

Quando a possibilidade da morte se apresenta em situações de emergência, mobili-

zam-se desveladamente, expressando depois um sentimento do dever cumprido".

O trabalho com pacientes terminais leva o profissional a uma confrontação com a própria mortalidade, com suas limitações e sua falta de onipotência. Os sentimentos gerados deste confronto podem variar entre culpa, depressão, tristeza, ansiedade e identificação com o paciente (Louzã *apud* Cheida & Christófolli, 1984). Como resultado desta problemática podem surgir o atendimento frio e impessoal, a fuga às perguntas do paciente e aos seus pedidos de empatia e/ou socorro, a homologação da *mentira caridosa*, o poder de decidir sobre o que falar, que informações fornecer para não afetar o equilíbrio do meio hospitalar.

Para Cheida & Christófolli (1984), parte dos enfermeiros estão despreparados cientificamente sobre a morte e o morrer. Com isto têm dificuldade de conversar com o paciente sobre seus problemas. Mais comumente encontram-se tristes, deprimidos, compadecidos, tomados de sentimentos de impotência, ou ainda desconfortáveis com a situação de morte. Também os enfermeiros argumentam que nem sempre dispõem de tempo para conversar com o paciente e a família. E ainda consideram informações sobre diagnóstico, tratamento e prognóstico como tarefas de total responsabilidade médica.

Quando constatado o óbito e dadas as informações sobre procedimentos com o corpo, a assistência possível é considerada acabada e a família freqüentemente esquecida (Takeda, 1985).

Assistência ao paciente pediátrico terminal: fundamentos para a atuação da enfermagem

A enfermagem ocupa uma posição-chave em virtude de sua proximidade emocional e espacial durante a hospitalização de crianças com problemas terminais (Waechter & Blake, 1978).

Takeda (1985) alerta para o fato de que "somente o indivíduo que estiver seguro em relação ao seu próprio sentimento, com formulação de uma filosofia própria, com atitudes normais diante da vida e da morte, terá atingido o estágio de capacidade de compreensão e ajuda a terceiros".

O terceiro em pediatria significa um grupo ou no mínimo uma forte dupla mãe-filho. Na assistência ao adulto terminal ainda seria possível, não desejável, o enfoque individual enquanto que na assistência à criança terminal ela não é independente. E tanto mais dependente quanto menor for a idade.

Embora possamos também estar dominados por sentimentos de onipotência e impotência, a proposta assistencial da enfermagem há muito vem perseguindo a qualidade e não a quantidade da vida. Não existe nem deve existir uma receita de assistência, já que todos somos únicos em cada situação. É possível, porém, definir a partir de nossa experiência e do estudo dos textos dos autores mencionados linhas de assistência que nos norteiem na busca desta qualidade de vida.

Como linhas assistenciais consideramos importante ressaltar:

– Oferecer à equipe de enfermagem oportunidades de aprender a discutir sobre a *problemática da morte*.

– Definir os objetivos a serem perseguidos junto ao paciente terminal e sua família; é necessário um grpo consciente, integrado em suas ações e que envolva o máximo dos elementos que atendem o paciente: elementos de enfermagem, psicólogo, nutricionista, médicos etc.

– Prestar atenção à linguagem verbal e não-verbal do paciente (atitudes, comportamentos); ouvir. A partir daí é possível verificar a situação da relação entre pais e filhos e as fases em que se encontram no processo vivencial da morte, além das dificuldades específicas do grupo ou individuais.

– Aceitar a negação; atuar dentro de uma esfera realista; não destruir as defesas da criança (nem da família).

– Aceitar a raiva e ajudar a criança a exprimi-la através de canais positivos. Estar ciente de que a cólera pode-se dirigir a outros membros da família, à equipe de enfermagem e a outras pessoas implicadas. Ajudar a família a compreender que a cólera é igual à perda.

– Reconhecer que no período de barganha o paciente e a família estão recuperando forças. Encorajar a família a completar todos os assuntos inacabados com a criança.

– Ajudar a família a criar um contato humano, amoroso e significativo com a criança.

– Ajudar a família a aceitar a criança que não quer falar e que rejeita ajuda, enquanto estiver vivenciando a desilusão, a raiva. Tranqüilizar a criança; demonstrar que suas sensações são compreendidas.

– Os sentimentos de culpa podem ser minorados quando os membros da família assistem globalmente a criança. Na situação de morte não imediata a unidade familiar terá a oportunidade de trabalhar suas angústias gradativamente.

– Aliviar a pressão imbuída nas observações *você é corajoso, um homem não chora* etc. Isto impede que a criança tenha a oportunidade de queixar-se, demonstrar o seu medo e desespero e receber a ajuda adequada.

– Permitir e orientar para que os familiares se revezem e descansem pois a morte não tem hora definida para ocorrer. O desgaste físico dos pais mina suas forças para enfrentar o problema da morte. Procurar conhecer junto aos pais as formas de conforto de maior significação para a criança a fim de ajudá-las quando a família estiver ausente.

– Se a criança e a família cultuam crenças religiosas, oportunizar a sua prática, já que podem ser de grande ajuda na luta contra a ansiedade.

– Impedir o excesso de visitas, quando a criança demonstrar sinais de necessidade de isolamento. As visitas impedem a viabilização do isolamento psicológico necessário à reorganização e reequilíbrio. Este tempo e condição podem ser urgentes.

– As perguntas da criança e da família não devem ser respondidas com evasão ou hesitação. Elas têm direito à verdade, mas também à esperança. D'Assumpção (1984) propõe que pessoas preparadas assumam a assistência psicológica do paciente. O comunicar, o responder, implica em responsabilidade de apoio, sendo por isto que determinados profissionais negam informações ao paciente ou à família.

Discutir com eles as suas preocupações torna oportunos esclarecimentos muitas vezes aliviadores. A criança pode fantasiar, estar dominada por sentimentos de culpa, pensar estar sendo punida ou rejeitada pelas pessoas significativas. As suas concepções podem ser mais perturbadores que a própria certeza da morte como o sentimento de ser responsável pelo sofrimento e desorganização da família.

– As necessidades biológicas devem ser amplamente satisfeitas. É necessário evitar o sofrimento físico desnecessário (ex.: sede, frio, fome etc.).

– A criança acometida de uma doença fatal deve ser encarada do ponto de vista de vida e não de morte, estimulando capacidades e funções não prejudicadas pela doença. Os desenhos e retratos podem ajudá-la a expresar suas sensações. Ela deve ser encorajada à vida de relação com participação nas atividades diárias, até o ponto em que seja capaz.

Se a morte não é iminente, deve ser colocada junto a outras crianças para reduzir a sensação de isolamento e alienação.

A evolução para o estágio terminal da doença apresenta alguns sinais e sintomas importantes, que deverão ser trabalhados, para minimizar esta fase. São eles a anorexia e o emagrecimento, a apatia, a sonolência e a perda do controle esfincteriano. Dar atenção especial à dieta, estimulando a ingesta de alimentos com boa apresentação dos pratos, dando prioridade às preferências do paciente, uma vez que nesta fase a restrição da mesma a nosso ver é desnecessária. Promover recreação adequada para a idade. Promover conforto através de condições higiênicas adequadas. Movimentação ativa e passiva freqüentes e uso de aparatos, se necessários, tais como colchão d'água, aquecedores, coxins etc.

– Os escolares e principalmente os adolescentes podem sentir-se rejeitados pelos amigos, que se afastam quando deparam com sua morte iminente.

Freqüentemente tais amigos estão ansiosos e ajudá-los pode ser favorável a si próprios e ao paciente.

– A formação de grupos de apoio, incluindo pais que sofrerão o processo de perda e os que a vivenciaram, pode ser de grande ajuda. O objetivo destes grupos pode ser o de partilhar problemas e ansiedades comuns, com busca de estratégias de enfrentamento.

– Outro aspecto que deve ser abordado refere-se ao local em que a criança com doença terminal deve morrer. No hospital ou em casa? Embora os hospitais prestem um atendimento físico de superior qualidade, não é vantajoso morrer lá. Muitos morrem no isolamento, num quarto estranho e muitas vezes com artifícios para prolongar a vida. Por mais que a equipe profissional tente substituir a mãe ou a família, infelizmente nos hospitais não existe o aconchego familiar. A tarefa da família é romper o isolamento e oferecer calor humano, oportunidade para o moribundo de ser ouvido, compreendido e dar amor. Por isso os familiares necessitam ser auxiliados para dispensar os cuidados necessários à criança, buscando um ambiente mais familiar quando não for possível a morte no domicílio.

– Orientar os pais sobre os motivos de comportamentos regressivos que a criança venha a apresentar; estes são mecanimos de defesa (ex.: extrema dependência). Por outro lado a superproteção permite o desenvolvimento de comportamentos inaceitáveis por parte da criança.

– O nível socioeconômico e cultural da maioria da clientela que procura atendimento médico-hospitalar em nosso meio é baixo; são previdenciários, não tendo condições financeiras de custear uma internação particular. Em contrapartida, os hospitais não têm estrutura para manter o alojamento conjunto, ficando desta forma o paciente internado sem a companhia permanente de um membro da família. Porém a permanência do familiar junto à criança é fundamental para a humanização do atendimento.

Para tanto o hospital deve fornecer meios que permitam a estadia familiar, fornecendo alimentação conforme necessidade determinada pela triagem, encaminhando a albergues próximos ao hospital para pernoites, orientando sobre normas e rotinas.

– Informar diariamente acerca do progresso da criança, responder de forma satisfatória as perguntas são meios que possibilitam aos pais maior controle sobre a situação e sua devida assimilação. Ouvir os pais, permitindo-lhes reelaborar sentimentos, é essencial a todo o grupo familiar. Quaisquer mudanças ou alterações do estado da criança ou tratamento podem ser intensamente preocupantes se desacompanhadas de informação.

– Jamais cultivar sentimentos de rivalidade, em especial com a mãe. A mãe que se sente substituída junto ao filho com doença fatal estará mais insegura e seus conflitos serão vivenciados pela criança.

– A situação de morte da criança pode reavivar e/ou gerar importantes conflitos familiares. O abandono parcial, normalmente efetuado pela mãe, pode enciumar o pai, que se culpa de tais sentimentos. Às vezes sentimentos de culpa e desconforto de um parceiro são projetados sobre o outro. É importante incentivar e ressaltar a necessidade da unidade familiar no período. É possível que a partir da situação vivida a família se reorganize.

– Se os familiares não se sentem capazes de prestar cuidados à criança, sentem necessidade de fugir e em vez de compreensão e ajuda são desaprovados, a sua ansiedade pode ser intensificada. As fases vividas pelos diversos membros da família e criança podem ser totalmente diferentes.

– Deve-se permitir que os irmãos da criança terminal o visitem. A rivalidade entre irmãos, natural, pode gerar na criança sadia sentimentos de culpa e infelicidade. Orientar e auxiliar os pais a ajudar os outros filhos a trabalhar seus problemas.

– Em determinado momento a criança passa a não sentir mais dor; a mente entra num estado de torpor e a consciência do meio ambiente desaparece. Neste momento os parentes ficam atormentados, sem saber o que fazer: devem deixá-lo só ou esperar o instante da morte? Os procedimentos médicos e de enfermagem, neste instante, não são necessários, mas também é cedo para a equipe se afastar. É o momento de compartilhar o silêncio da criança e de disponibilidade para com os parentes. O papel da equipe de saúde é perceber e indicar o parente mais tranqüilo para permanecer junto ao moribundo, pessoa que se torna de fato o terapeuta da criança. Nunca isolar a criança, abandoná-la na hora da morte. A verificação de que foi abandonada ou o sentir-se rejeitada, transforma a morte em tragédia, impede sua resolução, permeando os seus últimos momentos de vida de confusão, solidão e tristeza.

– "Aqueles que tiverem forças e amor para ficar ao lado de um paciente moribundo com o silêncio, que vai além das palavras, saberão que tal momento não é assustador nem doloroso, mas um cessar em paz do funcionamento do corpo. Observar a morte em paz de um ser humano faz-nos lembrar uma estrela cadente. É uma entre milhões de luzes do céu imenso, que cintila ainda por um breve momento para desaparecer para sempre na noite sem fim" (Kubler Ross, 1975).

– Na ocasião do luto real os pais não devem ser isolados: necessitam de oportunidade para expressar seu pesar, a sua culpa, a sua revolta, a sua desilusão. Chorar é importante. Impedir o pesar para manter o equilíbrio dos outros é transferir e impedir a resolução do problema da perda.

– Lembrar que em caso de morte súbita ou em curto período, o processo pode ser tremendamente acelerado. Nas situações de estresse intenso o tempo é secundário, parece parar; poucos minutos podem parecer uma eternidade.

Cuidados com o corpo após a morte

Comumente entende-se por morte a cessação dos batimentos cardíacos e dos movimentos respiratórios. Porém, com o avanço da tecnologia, ou seja, uso de aparelhos sofisticados, tornou-se possível a manutenção das funções vitais por meios artificiais. Devido a isto o conceito de morte mundialmente aceito é a cessação da função cerebral. Segundo a Escola Médica de Harvard os critérios de morte cerebral são definidos através de:
– ausência de receptividade e resposta a estímulos aplicados, tais como movimentos espontâneos ou secundários;
– ausência de respiração espontânea;
– ausência de reflexos superficiais e profundos;
– EEG isoelétrico em duas vezes no período de 24 horas;
– hipotermia (T 32,2ºC).

A confirmação de morte cerebral pode ser feita através de:
– angiografia cerebral;
– eletronistagmografia;
– cintilografia cerebral;
– estimulação calórica do ouvido; e
– ecoencefalografia.

Antes de ser iniciado o preparo do corpo pela enfermagem deve-se:
– Dar oportunidade aos familiares de permanecerem com a criança, procurando manter sua privacidade.
– Orientar a família em relação aos trâmites legais do funeral.

Material necessário

– Bandeja contendo:
– algodão;
– ataduras;
– pacote de curativos;
– pinça anatômica sem dentes;
– roupa para amortalhar o corpo;
– avental e máscara;
– bacia e tolha para lavar o corpo;
– um par de luvas, caso apresente secreções;
– esparadrapo;
– maca para transporte; e
– secador de *hamper*.

Procedimentos

– Providenciar local reservado (sala de curativos, quarto isolado ou biombo) para preparar o corpo;
– fechar os olhos do morto;
– retirar sondas e drenos;
– lavar o corpo quando necessário;
– proceder o tamponamento (bucal, nasal, auricular, retal, vaginal e fístulas existentes). O tamponamento é realizado com a pinça

anatômica, introduzindo bolas de algodão profundamente na cavidade, até enchê-la completamente, sem contudo provocar deformidades. Ao tamponar a cavidade bucal, traciona-se a língua para iniciar o tamponamento na orofaringe. Na presença de fístulas, cavidades abertas com secreção, faz-se um curativo compressivo, usando esparadrapo largo;
– trocar curativos existentes;
– vestir o corpo;
– fixar maxilar e mãos com ataduras S/N;

– envolver o corpo com lençol limpo; e
– identificar o corpo, colocando nome completo e número de registro.

Observação

O corpo deverá ser entregue aos familiares juntamente com o atestado de óbito ou enviado à conservadora.

Referências Bibliográficas

1. ANGERAMI, V. A. e cols. – *Psicologia Hospitalar; a atuação do psicólogo no contexto hospitalar.* São Paulo, Traço, 1984.
2. ASSUMPÇÃO, E. A. – Tanatologia e o doente terminal. *Diálogo Médico, 10* (2): 22-36, 1984.
3. BASTOS, O. – O adoecer e a morte. *J. Bras. Psiq., 32* (4): 211-218, 1983.
4. BRUNNER, L. S. & SUDDARTH, D. S. – *Prática de Enfermagem.* 2. ed. Rio de Janeiro, Interamericana, 1980.
5. CHEIDA, M. L. C. & CHRISTÓFOLLI, D. A. S. – A equipe de enfermagem frente à problemática da assistência individualizada ao paciente terminal. *Rev. Bras. Enf.*, Brasília, *37* (4): 165-173, jul/dez., 1984.
6. FUNDAÇÃO ROBERTO MARINHO/MEC. A criança e a morte. In *O primeiro mundo, de 0 a 6.* Rio de Janeiro, Riográfica, 1985.
7. HELSINGER, F. M. H. – Criança ou morte. *Rev. Clínica Pediátrica, 10* (4): 58-59, 1986.
8. HOSPITAL JOANA DE GUSMÃO. *Manual de Técnicas de Enfermagem.* FHSC/Florianópolis, Serviço de Enfermagem, 1984.
9. KUBLER ROSS, E. – *Sobre a morte e o morrer.* 1. ed. São Paulo, Ed. da Universidade de São Paulo (Edart), 1977.

10. RAIMBAULT, G. – *A criança e a morte.* Rio de Janeiro, Francisco alves Editora S.A., 1979.
11. STEDEFORD, A. – *Encarando a morte: uma abordagem ao relacionamento com o paciente terminal.* Porto Alegre, Artes Médicas, 1986.
12. STEVENS, K. R. – Assistência humanística da Enfermagem às crianças em estado grave. In *Clínicas de Enf. da América do Norte.* Rio de Janeiro, Interamericana, 1981.
13. TAKEDA, L. R. – Solidão e morte em hospitais. *Rev. Enf. Moderna, 3* (4): 10-15, 1985.
14. TORRES, R. da C. e cols. – Não me deixe morrer sozinho. *Arq. Bras. Psic., 32* (3): 138-142, 1980.
15. TORRES, W. da C. – O tema da morte na psicologia infantil: uma revisão da literatura. *Arq. Bras. Psic., 32* (2): 59-71, ab/jun., 1980.
16. TORRES, W. da C. e cols. – *A psicologia e a morte.* Rio de Janeiro, Fundação Getúlio Vargas, 1983.
17. WAECHTER, E. H. & BLAKE, F. G. – *Enfermaria Pediátrica.* 9. ed. México, Interamericana, 1978.

Impresso nas oficinas da
SERMOGRAF - ARTES GRÁFICAS E EDITORA LTDA.
Rua São Sebastião, 199 - Petrópolis - RJ
Tel.: (24)2237-3769